临床低视力学

主　编　孙葆忱　胡爱莲

副主编　郑远远　杨晓慧

编　者（以姓氏笔画为序）

马丽萍　王　雁　刘　博　许天红
孙书琛　孙葆忱　李　杨　沈云裳
杨晓慧　郑远远　郑殊颖　施益浩
胡爱莲　钱志亮　徐　亮　盛　欢
崔彤彤　蔡春梅

编写秘书　杨晓慧（兼）　刘　瑛

人民卫生出版社

图书在版编目（CIP）数据

临床低视力学 / 孙葆忱，胡爱莲主编 . —北京：人民卫生出版社，2013

ISBN 978-7-117-18383-3

Ⅰ . ①临… Ⅱ . ①孙…②胡… Ⅲ . ①视力低下 – 研究 Ⅳ . ①R77

中国版本图书馆 CIP 数据核字（2013）第 273751 号

人卫社官网	www.pmph.com	出版物查询，在线购书
人卫医学网	www.ipmph.com	医学考试辅导，医学数据库服务，医学教育资源，大众健康资讯

临床低视力学

主　　编：孙葆忱　胡爱莲
出版发行：人民卫生出版社（中继线 010-59780011）
地　　址：北京市朝阳区潘家园南里 19 号
邮　　编：100021
E - mail：pmph @ pmph.com
购书热线：010-59787592　010-59787584　010-65264830
印　　刷：中国农业出版社印刷厂
经　　销：新华书店
开　　本：787 × 1092　1/16　印张：26　插页：6
字　　数：649 千字
版　　次：2013 年 12 月第 1 版　2013 年 12 月第 1 版第 1 次印刷
标准书号：ISBN 978-7-117-18383-3/R · 18384
定　　价：63.00 元
打击盗版举报电话：010-59787491　**E-mail：WQ @ pmph.com**
（凡属印装质量问题请与本社市场营销中心联系退换）

谨以此书

贺

中国低视力康复工作开展 30 周年

主编简介

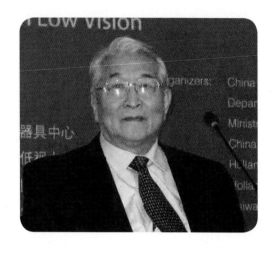

　　孙葆忱,首都医科大学附属北京同仁医院、北京市眼科研究所主任医师、教授、博士生导师,孙葆忱教授主要从事低视力及防盲工作,曾任全国及北京低视力专家组组长、全国防盲办主任、国际防盲协会中国国家委员,1983年在中国北京同仁医院眼科建立了我国第一个低视力门诊,于1988年出版了我国第一部低视力专著——《临床低视力学》,是我国低视力领域的奠基人。1993年享受国务院颁发的政府专家津贴。孙葆忱教授多次获得北京市及中华眼科学会奖励,主编、主译及参编专业书籍12部,在国内外发表论文130余篇。

主编简介

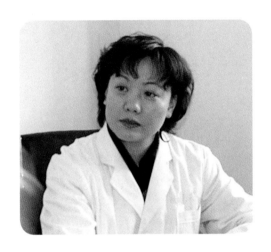

　　胡爱莲,女,医学博士,首都医科大学附属北京同仁医院、北京同仁眼科中心、北京市眼科研究所,1986年起从事眼科专业至今有多年的眼科临床工作经验。擅长眼底病的诊断及治疗,尤其是老年性黄斑病变、糖尿病视网膜病变、糖尿病眼部并发症的综合治疗以及视神经疾病的诊疗。2000年致力于防盲治盲和低视力康复等。

　　全国防盲指导组常设秘书兼办公室主任、北京医学会眼科分会委员、中国医院协会医疗技术应用专业委员会委员、中国及北京残联低视力专家组成员。

副主编简介

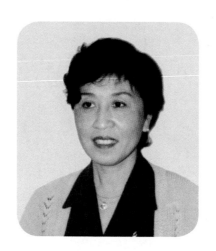

　　郑远远,女,1977年毕业于首都医科大学医疗系,现为首都医科大学附属北京同仁医院、北京同仁眼科中心、北京市眼科研究所主任医师、副研究员。专业:低视力与防盲的临床研究。参编有关低视力专著6部,发表论文30余篇,多篇文章评为卫生部及中华医学眼科优秀论文。研发了国产便携式单筒望远镜助视器,并获国家专利。现任中国残联及北京市残联低视力专家技术指导委员会委员。

副主编简介

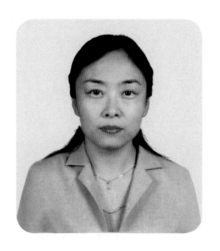

　　杨晓慧,医学博士、博士后,首都医科大学附属北京同仁医院、北京同仁眼科中心、北京市眼科研究所副主任医师、副教授。

　　参加WHO防盲管理人员培训班,多年致力于防盲治盲和低视力康复工作,担任中残联低视力康复人才培训教师,参与中残联视觉障碍预防对策研究。擅长儿童屈光不正、斜视、弱视和眼球震颤的诊断及治疗,有20余年的眼科临床工作和低视力康复经验。参编医学专著8部,发表国内外论文20余篇。

序

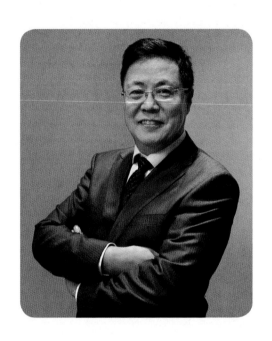

  据我国第二次残疾人调查及邯郸眼病、北京眼病调查资料显示,我国有视力残疾患者1696万人,视觉残障给他们的生活和工作能力及生活质量造成了严重的损失,并给家庭和社会造成了巨大的经济和人力负担。如何能让他们回归到主流社会,回归日常生活是低视力残障患者及家庭所期盼的,也是社会所关注的。

  在我国"十二五"发展规划中提出以国家为主导,动员社会各界参与积极开展低视力残障者的救助工作,这一计划为低视力患者及家属带来了福音,也为我国低视力工作带来了新的发展机遇。

  孙葆忱教授是我国低视力工作的奠基人,长期从事低视力研究、教学、服务工作。在他的主持和领导下,他和他的团队再版了《临床低视力学》,为我国低视力工作者提供了难得的教科书和临床应用指导用书,为我国低视力工作者培养做出了卓越的贡献。

  随着科技进步,新的低视力助视器是不断涌现,新的技术也层出不穷,为了能跟上科技发展的步伐。为了能满足低视力工作者的新需求,已为八十高龄的孙葆忱教授再次带领他的团队辛勤耕耘,阅读大量文献,结合现实需求等完成了新版的《临床低视力学》,在此表示祝贺。

　　新版的《临床低视力学》是我国目前低视力教学的经典教科书,涉及了低视力学的方方面面,如第三章增加了各种先进及实用的电子助视器,第十章成年人低视力,内容较为新颖、丰富,填补了多年来专著中缺少的重要内容。本书另外新增的第十二章是视力残疾人的定向行走训练,内容包括定向行走理论、训练方法及国内外发展确实,该章是低视力康复极为重要的内容之一。

　　相信此书的出版将会为我国低视力工作者的培养,低视力患者的救助方向做出重要贡献。感谢孙葆忱教授和他的团队为低视力学作出的卓越贡献。

王宁利

前　言

《临床低视力学》于1988年第一版及1998年第2版至今分别为25及15个年头，距我们在北京同仁医院眼科开设全国第一个低视力门诊1983年，整整过去了30年。这30年我国及全世界范围内在低视力领域中不断地取得进展。1999年由"国际防盲协会（IAPB）"与"世界卫生组织（WHO）"共同发起"视觉2020——享有看见的权利"这一全球活动，要求在2020年全球消除5种可避免盲，其中包括屈光不正与低视力，由此可以看出低视力在全球防盲治盲中的重要性及迫切性。

我国政府及全社会非常重视在我国开展"视觉2020"活动，在卫生部、中国残联和全国防盲组的领导下，在全国范围内积极地开展着低视力的康复工作。

在全国开展低视力工作，培训大量的各种水平的低视力康复人员，确实是一个长期而迫切的任务。《临床低视力学》在过去近30年中，在培养医学院学生、眼科医生、视光学师及各级低视力康复人员中起到了一定作用。目前，我院荣幸地被评定为中国残联的"中国视觉障碍资源中心"，负责培养全国低视力康复人才，因此中心任务之一是教材的准备，由于第2版《临床低视力学》已经售罄，目前又急需教材，在中国残疾的领导下，我们在第2版《临床低视力学》基础上，根据国内近年来低视力发展需求及各地低视力康复经验的基础上，结合当前全球范围内低视力发展的趋势及成功的范例，撰写成第3版《临床低视力学》。

出版第3版的过程中，得到了中国残联康复部尤红主任、秦新梅处长的支持与鼓励及人民卫生出版社刘红霞主任的帮助，在此表示衷心的感谢！在此书的编写过程中我院刘丽娟医师、王亚星医师在搜集文献方面给予了大力帮助，在这里一并表示谢意！

在本书编写过程中，自始至终都得到了我院副院长、眼科中心主任、北京市眼科研究所所长王宁利教授的具体指导与帮助，在此深表感谢！

限于我们知识水平与经验，本书如有不妥甚至错误之处，欢迎读者指正！

孙葆忱　胡爱莲
2013年4月15日

目　录

第一章 低视力概述

一、我国残疾人联合会制定的盲及低视力标准

视力残疾是指由于各种原因导致的双眼视力低下并且不能矫正或视野缩小,以致影响其日常生活和社会参与。1987 年及 2006 年我国残疾人抽样调查视力残疾标准见表 1-1。

表 1-1　1987 年及 2006 年我国残疾人抽样调查视力残疾标准

类别	级别	双眼中好眼最佳矫正视力
盲	一级盲	<0.02~ 无光感,或视野半径 <5°
	二级盲	<0.05~0.02,或视野半径 <10°
低视力	一级低视力	<0.1~0.05
	二级低视力	<0.3~0.1

附注:
1. 盲或低视力均指双眼而言,若双眼视力不同,则以视力较好的一眼为准。如仅有单眼为盲或低视力,而另一眼的视力达到或优于 0.3,则不属于视力残疾范畴
2. 最佳矫正视力是指以适当镜片矫正所能达到的最好视力
3. 视野半径度 <10°,不论其视力如何均属于盲

二、世界卫生组织(WHO)历年来制定或推荐的视力损害标准

(一) 1972 年 WHO 制定的视力损害标准

世界卫生组织(WHO)防盲研究组于 1972 年建议制定了《盲及低视力标准》,并于 1975 年正式将其列入《国际疾病分类修订本 -10》(ICD-10)中。表 1-2 为 WHO 制定的标准。

表 1-2　世界卫生组织制定的盲及低视力的诊断标准

类别	级别	双眼中好眼最佳矫正视力	
		低于	等于或优于
低视力	1	0.3	0.1
	2	0.1	0.05(3m 指数)
盲	3	0.05	0.02(1m 指数)
	4	0.02	光感
	5	无光感	

按视野为标准制定了盲的诊断标准：中心视力好，但视野小，以注视点为中心，视野半径 <10° 但 >5° 为 3 级盲，<5° 者为 4 级盲。

上述两种标准无本质区别，实标上盲及低视力标准并无根本区别，只是分级不一致。为了方便记忆，我们将上述标准简化，如按视力标准定义：

盲 = 双眼中好眼矫正视力 <0.05 者。

低视力 = 双眼中好眼矫正视力 <0.3~0.05 者。

举实例说明低视力的诊断标准：

右眼矫正视力 =0.3	左眼矫正视力 =0.1	不能诊断低视力
右眼矫正视力 =0.3	左眼视力 = 无光感	不能诊断低视力
右眼矫正视力 =0.2	左眼矫正视力 =0.1	诊断低视力
右眼矫正视力 =0.05	左眼矫正视力 =0.02	诊断低视力
右眼矫正视力 =0.04	左眼矫正视力 =0.02	诊断为盲

应该说明的是视力残疾是指盲 + 低视力而言，另外盲或低视力都是指双眼，单眼盲或低视力不称为盲或低视力，也不属于视力残疾。

（二）1992 年 WHO 制定的低视力诊断标准

1992 年 WHO 在泰国曼谷召开的"儿童低视力处理"的国际研讨会上制定了此标准，并于 1996 年在西班牙马德里召开的"老年人低视力保健"国际研讨会中重申，并向全世界推荐此低视力标准，简称曼谷—马德里标准：低视力是指一位患者即使经过治疗或标准的屈光矫正后仍有视功能损害，其视力为 <6/18（0.3）~ 光感，视野半径度 <10°，但是其能够或有潜力能够利用其视力去安排和（或）执行某项任务。

本低视力诊断标准与 1972 年 WHO 制定的标准有明显的差别：①本标准视力标准几乎包括了 1972 年全部低视力 + 盲的标准（无光感除外），说明了视觉康复的范围，同时低视力患者可能通过助视器或低视力康复受益而使其生存质量得以提高；②本标准是经过治疗后的低视力，因而病例人数比 1972 年标准的人数大约减少 75%~80%，这些患者是真正需要进行视觉康复者。上述低视力标准，在 2009 年 5 月 18~22 日，于日内瓦召开的第 62 届世界卫生大会上通过的"预防可避免盲和视觉损害的行动计划"中，得到了认可。

（三）2003 年 9 月 WHO 制定的新的视力损害分类标准

2003 年 9 月，在日内瓦 WHO 总部召开的"制定视力丧失和视功能特征标准"的专家咨询会议制定了新的视觉损害分类标准（如表 1-3）。

会上专家对上述新的视力损害分类标准进行了说明与解释，WHO 防盲专家 Dr.Pararajasegaram 指出，目前应用的视力损害分类已经过去 30 年，它是由"WHO 防盲研究组"于 1972 年倡议，并于 1975 年纳入《国际疾病的分类（ICD）》第 9 次修订版本中。并认为在世界各地不同的环境下应用，已取得了相当丰富的经验，发现了一些不足之处，需要加以解决，任何所需要的更改，与会者已达成共识。对此新的分类标准的确定有下列问题的考量：①最佳矫正视力未能显示患者的现实生活，且低估了视力损害所造成的负担；②"低视力"这个名词尚有另外一个内含，即需要对"低视力"服务的含义，但从当前视力损害分类中的低视力患者中，并不是所有的患者都需要低视力保健服务；③"盲"的分界线可能限制了需要服务的人数，例如许多"经济"盲早已达到了当前"盲"的标准水平；④标准的视力检测，应包括近视力的检查。

表 1-3　WHO 新的视力损害分类标准

分类	*日常生活远视力（Presenting distance visual acuity）	
	视力低于	视力等于或优于
轻度视力损害		6/18,3/10(0.3),20/70
中度视力损害（1）	6/19,3.2/1.0(0.3),20/63	6/60,1/10(0.1),20/400
重度视力损害（2）	6/60,1/10(0.1),20/400	3/60,1/20(0.05),20/400
★盲（3）	3/60,1/20(0.05),20/400	*1/60,1/50(0.02),5/300(20/1200)
盲（4）	*1/60,1/50(0.02),5/300(20/1200)	光感
盲（5）	无光感	
（6）	未确定或未具体说明	

说明：*1/60,1/50(0.02),5/300(20/1200)或 1m 数指

*日常生活视力（Presenting visual acuity，PVA）：一个人在正常屈光状态下所测视力，例如若受检者未佩戴远用矫正眼镜，则检查裸眼视力；若受检者佩戴远用矫正眼镜，并经常戴用，则受检者戴镜后检查视力；若受检者佩戴远用矫正眼镜，但并不经常戴用，则检查受检者裸眼视力，以上这些视力称为日常生活视力，★以注视点为中心，视野半径 <10° 为盲

附：北美或美国视力损害及盲的标准：视力损害，好眼矫正视力低于 20/40(0.5)；法律盲，好眼矫正视力≤20/200(0.1)

三、流行病学调查中视力残疾的患病率与病因

（一）我国视力残疾的患病率与病因

我国于 1987 年及 2006 年共两次进行过全国残疾人抽样调查，以我国或 WHO 1972 年制定的视力损害标准进行调查，结果如表 1-4 及表 1-5。

表 1-4　1987 年与 2006 年视力损害患病率及人数推算数据（含多重残疾）

年度	盲率	低视力患病率	视残率	盲人数（万）	低视力人数（万）	视力残疾人数（万）
1987	0.43%	0.58%	1.01%	461	622	1083
2006	0.44%	0.85%	1.29%	579	1117	1696

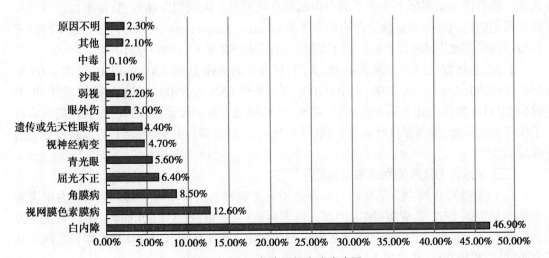

图 1-1　2006 年我国视力残疾病因

表 1-5 1987 年与 2006 年视力残疾病因比较(含多重残疾)

1987		2006	
病因			
白内障	46.1%	白内障	46.9%
角膜病	11.4%	视网膜葡萄膜病	12.6%
沙眼	10.1%	角膜病	8.5%
屈光不正、弱视	9.7%	屈光不正	6.4%
视网膜葡萄膜病	6.0%	青光眼	5.6%
青光眼	5.1%	视神经病变	4.7%
遗传或先天眼病	4.3%	遗传或先天眼病	4.4%
视神经病变	2.4%	眼外伤	3.0%
眼外伤	1.7%	弱视	2.2%
其他	2.6%	沙眼	1.1%
不详	0.60	中毒	0.10%
		原因不明	2.10%
		其他	2.3%

从表 1-5 得知 1987 年沙眼在我国是致盲的主要病因,占第 3 位,构成比占 10%,但由于防治得当,更重要的是人民生活水平的不断提高,在 2006 年不但不是主要致盲原因,且构成比为 1.1%,几近消灭,主要存在我国边远、少数民族地区。

值得关注的是,我们近年来大力开展白内障复明手术,从 20 世纪 80 年代初期,每年数万例白内障手术,后每年超过 50 万例手术,即 1988 年前的每年 10 万例增加到 2004 年的 56.9 万。从 2000 年起我国每年白内障手术量开始超过白内障盲人的发生数(40 万例 / 年),实现了白内障手术量的历史性转变。到 2008 年共完成白内障复明手术 88.7 万例。但到目前,每年白内障手术已超过 100 万例,基本上解决了白内障问题,这确是防盲工作中的巨大成就。在我国一定程度上缓解了因白内障致盲的问题。但我们应该知道,每年在每百万人群中所做的白内障手术量称为白内障手术率(cataract surgery rate,CSR),它是衡量不同国家和地区眼保健水平的常用指标。图 1-2 所示为各国 CSR 水平(1999—2010 年)。

目前,经济发达国家如澳大利亚,美国、日本等的 CSR 达到 5300 或以上,印度 1999 年 CSR 为 3100,2008 年达 5300,WHO(2000 年)期望 CSR 为 3500。目前,我国的 CSR 为 915(2011)在世界上处于偏下的水平,离 WHO 期望值尚有一段差距,因此,在我国防盲治盲工作任重而道远,仍需在政府领导下,眼科专业人员,社会各界共同继续努力,以获得更大的成绩。

(二) 全球视力残疾的患病率与病因

1. 以最佳矫正视力为基准的全球视力损害患病率与人口估计 以下全球视力损害的患病率是根据 1972 年 WHO 制定的视力损害标准(见本章一,(二)节),即以最佳矫正视力为标准所进行流行病学调查所得的数据进行的评估。表 1-6 所示为全球视力损害患病率及人数估计(根据 2002 年世界人口)。

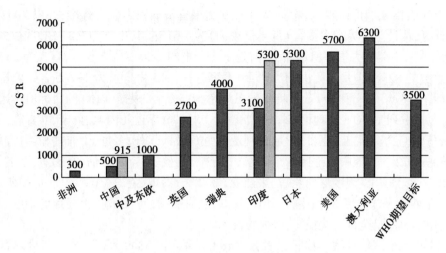

图 1-2 各国 CSR 水平(1999—2010 年)

表 1-6 WHO(2002)全球各地区盲及低视力患病率及人口估计

WHO 分区	资料来源	总人口 (百万)	盲人数 (百万)	盲率 %	低视力人数 (百万)	低视力率 %	视力损害人数 (百万)
Afr-D	13 个国家:	354.324	3.464	1.0	10.715	3.0	14.361
Afr-E	6 个国家调查:	360.965	3.642	1.0	10.573	3.0	14.215
Amr-A	1 个国家调查:	322.309	0.694	0.2	4.029	1.2	4.723
Amr-B	3 个国家调查:	456.432	1.392	0.3	7.600	1.7	8.992
Amr-D	1 个国家调查:	73.810	0.332	0.5	1.488	2.0	1.820
Emr-B	4 个国家调查:	142.528	1.076	0.8	3.580	2.5	4.656
Emr-D	1 个国家调查:	144.405	1.406	0.97	4.116	2.9	5.522
Eur-A	7 个国家调查:	415.323	0.937	0.2	5.435	1.3	6.372
Eur-B1	2 个国家调查:	169.716	0.618	0.4	2.546	1.5	3.164
Eur-B2	1 个国家调查:	53.130	0.142	0.3	0.590	1.1	0.731
Eur-C	未基于人口的调查:	239.717	1.305	0.4	4.219	1.8	5.254
Sear-B	4 个国家调查:	405.313	4.214	1.0	9.669	2.4	13.883
Sear-D	4 个国家调查:	1394.045	8.334	0.6	28.439	2.0	36.782
Wpr-A	1 个国家调查:	150.867	0.393	0.3	1.883	1.2	2.276
Wpr-B1	2 个国家调查:	1374.838	7.731	0.6	26.397	1.9	34.128
Wpr-B2	3 个国家调查:	148.469	1.229	0.8	2.898	1.9	4.127
Wpr-B3	2 个国家调查:	7.677	0.025	0.3	0.090	1.2	0.115
全世界		6213.869	36.857	0.57	124.264	2	161.121

注:Afr=WHO 非洲地区,Amr=WHO 美洲地区,Emr=WHO 东地中海地区,Eur=欧洲地区,Sera=WHO 东南亚地区,Wpr=WHO 西太平洋地区

从上述表格我们可以得知,根据 WHO 1972 年盲及低视力分类标准,并以 2002 年全世界人口计算,估计全世界视力损害(盲 + 低视力)为 1.61 亿,其中盲为 0.37 亿,低视力为 1.24 亿(见表 1-6)。老年视力损害像预期那样,是十分严重的,>50 岁的老年人,盲人为 3000 余万,占盲人总数的 82.4%。儿童盲也相当严重,不容忽视,<15 岁盲童为 137 万。如果盲率作为一项指标,上述 WHO 分区中,全年龄组盲患病率 >0.5% 者,根据 WHO 的目标应考虑优先采取行动,包括下列 WHO 8 个地区:2 个非洲地区 19 国家(赤道几内亚、贝宁、喀麦隆、佛得角、冈比亚、马里、毛里塔尼亚、尼日尔、尼日利亚、塞拉利昂、苏丹、多哥、中非共和国、肯尼亚、南非、坦桑尼亚),2 个东地中海地区 5 个国家(黎巴嫩、阿曼、沙特阿拉伯、突尼斯、摩洛哥),2 个东南亚地区 8 个国家(印度尼西亚、马来西亚、菲律宾、泰国、孟加拉国、印度、尼泊尔、巴基斯坦),及 2 个西太平洋地区 5 个国家(中国、蒙古、柬埔寨、缅甸、越南),上述地区中的国家占世界总人口的 75%,给全世界提供了 85% 的盲人。

在 1990 年全球估计视力损害患者为 1.48 亿,盲人占 3800 万,到 2002 年全球视力损害者为 1.61 亿,12 年间视力损害患者增加了 9%,盲人为 3700 万,却减少了约 0.26%。

从 1990 年到 2002 年发达国家盲人由 3500 万增加到 3800 万,增加了 8.5%,在此期间发达国家≥50 岁人口增加了 16%,同时低视力患者人数的改变更为明显,从 1000 万增加到 1800 万,增加了 80%。这些数据说明视力损害中可避免盲的增加与 60 岁以上老年人口的增加密切相关。

在发展中国家(印度与中国除外),从 1990 年到 2002 年,盲人由 1880 万增加到 1940 万,增加了 3%。在此期间估计中国盲人从 6700 万增加到 6900 万。印度估计盲人分别从 8900 万下降到 6700 万。这数据表明在此期间中国盲人增加了 3%,而印度盲人减少了 25%。

全世界人口从 1990 年到 2002 年增加了 18.5%,而 >50 岁人口增加了 30%,在发达国家 >50 岁人口增加了 16%,发展中国家(中国除外)为 47%,中国为 27%。考虑到上述变化,2002 年视力损害人数或范围似比以往的估计要低一些。

以上数据的估计是以"最佳矫正视力"为视力损害的定义为准,因而屈光不正造成的视力损害未包括在上述数据当中,因而低估了视力损害的范围与程度。

2. 以最佳矫正视力为基准的全球视力损害的病因学　以最佳矫正视力为基准的全球视力损害病因,可详见表 1-7 及图 1-3。

表 1-7　WHO 世界各地区各种盲因及在总盲因中所占比例

WHO 分区	资料来源	白内障	青光眼	AMD	病因		儿童盲	沙眼	河盲	其他
					角膜混浊	糖尿病视网膜病变				
Afr-D	13 个国家:	50	15		8		5.2	6.2	6	9.6
Afr-E	6 个国家调查:	55	15		12		5.5	7.4	2	3.2
Amr-A	1 个国家调查:	5	18	50	3	17	3.1			3.9
Amr-B	3 个国家调查:	40	15	5	5	7	6.4	0.8		20.8
Amr-D	1 个国家调查:	58.5	8	4	3	7	5.3	0.5		13.7
Emr-B	4 个国家调查:	49	10		5.5	3	4.1	3.2		22.2
Emr-D	1 个国家调查:	49	11	2		3	3.2	5.5		21.3
Eur-A	7 个国家调查:	5	18	50	3	17	2.4			4.6

续表

WHO 分区	资料来源	白内障	青光眼	AMD	病因		儿童盲	沙眼	河盲	其他
					角膜混浊	糖尿病视网膜病变				
Eur-B1	2 个国家调查:	28.5	15	15	8	15	3.5			15.0
Eur-B2	1 个国家调查:	35.5	16	15	5	15	6.9			6.6
Eur-C	未基于人口调查:	24	20	15	5	15	2.4			18.6
Sear-B	4 个国家调查:	58	14	3	5	3	2.6			14.4
Sear-D	4 个国家调查:	51	9	5	3	3	4.8	1.7		22.5
Wpr-A	1 个国家调查:	5	18	50	3	17	1.9	0.025		5.0
Wpr-B1	2 个国家调查:	48.5	11	15	3	7	2.3	6.4		6.8
Wpr-B2	3 个国家调查:	65	6	5	7	3	3.6	3.5		6.9
Wpr-B3	2 个国家调查:	65	6	3	3	5	9.5	4.3		4.2
全世界		47.8	12.3	8.7	5.1	4.8	3.9	3.6	0.8	13.0

注:Afr=WHO 非洲地区,Amr=WHO 美洲地区,Emr=WHO 东地中海地区,Eur=欧洲地区,Sera=WHO 东南亚地区,Wpr=WHO 西太平洋地区

根据 2002 年全世界人口进行估计:全球大量盲人与老龄化直接相关,事实上,60 岁以上的老年人是盲人的"主体",从发达国家而言,白内障已不是老年人第 1 位盲因,AMD 是致盲的第 1 位病因。但从全球而言,白内障仍是第 1 位盲因,几乎占盲人总数的 1/2,同时白内障也是低视力的第 1 位病因。青光眼是第 2 位盲因,年龄相关性黄斑变性是第 3 位盲因,其他尚有沙眼,角膜混浊,儿童盲,糖尿病性视网膜病变等。全球盲因(2002)详见图 1-3。

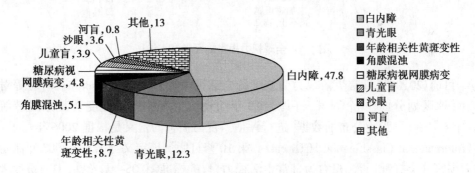

图 1-3 以最佳矫正视力为基准的全球盲病因(2002 年)

3. 以日常生活视力为基准的全球视力损害的评估(2004) 在 2003 年 WHO 制定了新的视力损害标准,视力检查不再以最佳矫正视力为准,取而代之的是"日常生活视力"。我们应该特别强调的是"最佳矫正视力(best corrected visual acuity,BCVA)"与"日常视力(presenting visual acuity,PVA)"的差别与意义。例如在群体中应用 BCVA 对视力损害进行评估,由于大量的未加矫正屈光不正患者的缺失,而使评估失真。若以日常生活视力为基准的调查进行分析与评估,则视力损害中便包括了未加矫正的屈光不正,这不但让我们知道面对日常生活时的视力障碍患者的真实状态,并能获得更为准确的患病率与病因。以下数据分析都以日常生活视力代替最佳矫正视力,同时低视力的定义仍为视力 >0.3,盲的视力标准为 <0.05。

以日常生活视力为基准的全球视力损害人数(2004 年)见表 1-8。

表 1-8   2004 年全球估计视力损害人数

视力损害类别	视力损害人数(百万)		全部病因
	未加矫正屈光不正	其他原因,2002 估计※	
盲	8.266	36.857	45.083
低视力	144.972	124.264	269.236
视力残疾	153.198	161.121	314.319

※ 以 2002 年最佳矫正视力的估计,从 2002 年到 2004 年全球人口改变约 3%

从表 1-8 得知以 WHO 新制定的视力标准评估全球视力损害人数为 3.14 亿,其中低视力为 2.69 亿,盲为 4500 万。另外由于未加矫正的屈光不正而导致盲为 826 万,低视力为 1.45 亿,视力损害为 1.53 亿。从图 1-3 得知,在致盲病因中白内障为第 1 位,未加矫正屈光不正是第 2 位病因,它们同时也是低视力的主要病因,它们几乎占视力损害的 1/2,图 1-4 所示为全球视力损害病因(2004)。

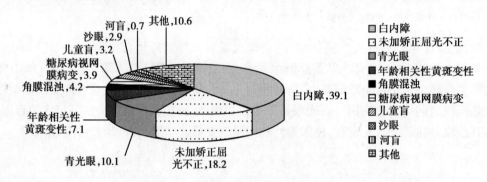

图 1-4   全球视力损害病因(2004 年)

4. 目前(2010)以日常生活视力为基准的全球视力损害评估   Pasolini(2012)等对按全球 WHO 地区划分的 39 个国家,将其 2010 年的视觉损害的严重程度及其原因最新数据(2010 年 6 月 30 日为止公布的数据)进行评估。视力损害的定义是根据 2006 年《国际疾病分类(International Classification of Diseases)第 10 修订版》,该定义与 WHO 2003 年制定的新的视力损害分类标准一致,视力为日常生活视力,盲的标准 <0.05~ 无光感,中及重度视力损害 <0.3~≥0.1 及 <0.1~≥0.05) 即被称为"低视力"。

(1) 全球视力损害的患病率:2010 年全球估计全部年龄组视力残疾人数及患病率如表 1-9 所示。

表 1-9   2010 年全球估计全部年龄组视力残疾人数(百万)及患病率(%)

年龄(岁)	人口数	盲人数	低视力人数	视力残疾人数
0-14	1848.50	1.421	17.518	18.939
15-49	3548.2	5.784	74.463	80.248
≥50	1340.80	32.16	154.043	186.203
全年龄组	6737.50	39.365(0.58%)	246.024(3.65%)	285.389(4.24%)

从上表得知,估计全球视力损害人数为 2.85 亿,(占全球人口的 4.2%)盲为 3900 万(或 0.39 亿),低视力为 2.46 亿;在 ≥50 岁年龄组,在视力损害总人口中占 65%,在盲人中占 82%。

表 1-10   2010 年 WHO 分区各国视力损害人数及相应的百分比

WHO 分区	总人口（百万）	盲 人口数百万（%）	低视力 人口数百万（%）	视力损害 人口数百万（%）
非洲地区	804.9(11.9)	5.888(15)	20.407(8.3)	26.295(9.2)
美洲地区	915.4(13.6)	3.211(8)	23.401(9.5)	26.612(9.3)
东地中海地区	580.2(8.6)	4.918(12.5)	18.581(7.6)	23.499(8.2)
欧洲地区	889.2(13.2)	2.713(7)	25.502(10.4)	28.215(9.9)
东南亚地区(印度除外)	579.1(8.6)	3.974(10.1)	23.938(9.7)	27.913(9.8)
西太平洋地区(中国除外)	442.3(6.6)	2.338(6)	12.386(5)	14.724(5.2)
印度	1181.4(17.5)	8.075(20.5)	54.544(22.2)	62.619(21.9)
中国	1344.9(20)	8.248(20.9)	67.264(27.3)	75.512(26.5)
全世界	6737.5(100)	39.365(100)	246.024(100)	285.389(100)

例如,世界卫生组织估计我国低视力约为 6700 余万,占全球低视力的 27.3%,盲约为 820 余万,全球盲人的 20.9%,视力损害人数约为 7550 余万,占全球视力损害总人口的 26.5%。

附:调查研究数据的 WHO 分区的各国名称

非洲地区:博茨瓦纳、喀麦隆、厄立特里亚、埃塞俄比亚、冈比亚、加纳、肯尼亚、马里、尼日利亚、卢旺达、乌干达、坦桑尼亚联合共和国

美洲地区:阿根廷、巴西、智利、古巴、多米尼加共和国、危地马拉、墨西哥、巴拉圭、秘鲁、委内瑞拉

东地中海地区:伊朗伊斯兰共和国、阿曼、巴基斯坦、卡塔尔

欧洲地区:俄罗斯、土库曼斯坦

东南亚地区:孟加拉国、东帝汶民主共和国、印度、印度尼西亚、缅甸、尼泊尔

西太平洋地区:柬埔寨、中国、巴布亚新几内亚、菲律宾、越南

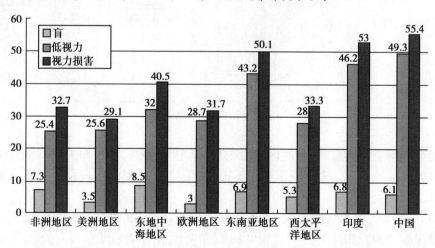

图 1-5   说明全球 WHO 6 个分区中,每百万人口中低视力、盲及视力损害人数

例如,在我国世界卫生组织估计每百万人口中,盲人为 6.1 人,低视力为 49.3 人,视力损害人数为 55.4 人。

(2) 全球视力损害的病因:在 2010 年全球视力损害人数为 2.85 亿,占全球人口的 4.2%,表 1-11 概述了视力损害的主要病因。

表 1-11　2010 全球视力损害病因及人数估计

病因	盲(百万)	低视力(百万)	视力损害 (低视力 + 盲,百万)	%
未加矫正屈光不正	1.18	118.68	119.86	42
白内障	20.08	74.10	94.18	33
青光眼	3.15	2.56	5.71	2
年龄相关性黄斑变性	1.97	0.89	2.85	1
角膜混浊	1.58	1.28	2.85	1
沙眼	1.18	1.67	2.85	1
糖尿病视网膜病变	0.39	2.46	2.85	1
儿童盲	1.58	1.28	2.54	1
未确定	8.27	43.10	51.37	18
总计	39.37	246.02	285.39	

2010 年全球视力损害病因依次为:未加矫正的屈光不正占 42%,白内障占 33%,其他原因为青光眼为 2%,年龄相关性黄斑变性,糖尿病视网膜病变,沙眼及角膜混浊,儿童盲均为 1%,未确定为 18%(图 1-6)。

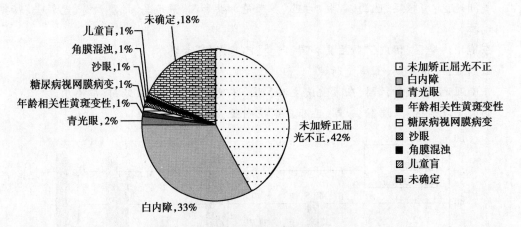

图 1-6　全球视力损害病因

2010 年全球盲病因依次为:白内障为 51%,青光眼为 8%,年龄相关性黄斑变性 5%,儿童盲及角膜混浊均为 4%,未加矫正屈光不正及沙眼为 3%,糖尿病视网膜病变为 1%,未确定为 21%,可见图 1-7。

2010 年全球低视力病因依次为:未加矫正屈光不正 48.20%,白内障 30.12%,青光眼 1.04%,糖尿病视网膜病变 1.00%,沙眼 0.68%,角膜混浊 0.52%,儿童盲 0.52%,年龄相关性黄斑变性为 0.40%,未确定 17.52%,见图 1-8。

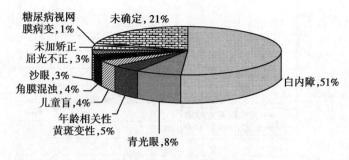

图 1-7　2010 年全球盲病因

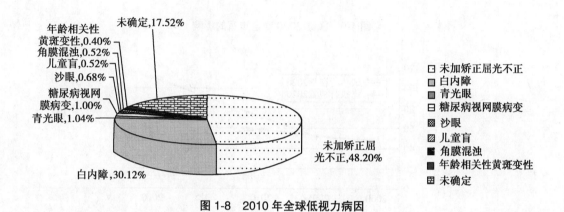

图 1-8　2010 年全球低视力病因

5. 视觉 2020 对全球盲的影响　视觉 2020—享有看见的权利—到 2020 年在全世界消灭 5 种可避免盲（Vision 2020，Global Initiative for the elimination of Avoidable Blindness，The Right To Sight）。包括：①白内障；②沙眼；③盘尾丝虫病（Onchocerciasis）即河盲（River Blindness）；④儿童盲及⑤低视力与屈光不正。这一运动是由 WHO 与"国际防盲协会（IAPB）"发起的。1999 年 9 月我国卫生部张文康部长签署了"视觉 2020 全球支持宣言"。视觉 2020 将通过 4 个 5 年计划分阶段予以实施，分别从 2000 年、2005 年、2010 年及 2015 年开始，到 2020 年结束。

（1）视觉 2020 对全球盲的影响：Frick 与 Foster 预测（2003）在视觉 2020 倡导开始的 2000 年全球估计盲近为 4400 万，由于全球老龄化及人口的增长，如不采取有效措施，预测在 2010 年及 2020 年估计盲例数可分别增加到 5800 万及 7600 万。由于视觉 2020 获得成功，在 2010 年全球盲例数由原先的 4400 万，下降到 4000 万，到 2020 年可下降到 2400 万，如图 1-9 所示。这些早期的预测未包括未加矫正的屈光不正（uncorrected refractive error，URE），即以最佳矫正视力为基准的预测，但图 1-9 所显示的视觉 2020 对全球盲影响的趋势是正确的。例如包括未加矫正屈光不正的全球盲在 2004 年为 4600 万（Resnikoff 等，2008），而目前，即 2010 年（Pascolini 等，2012）的全球盲为 3936.5 万，也呈明显的下降趋势。

（2）预测视觉 2020 对全球经济的影响：Frick 及 Foster（2003）预测（如图 1-10），如视觉 2020 未获得成功，由于视力损害造成的总成本生产力的损失在 2010 年上升到 710 亿美元，到 2020 年上升到 1100 亿美元，如视觉 2020 获得成功，在 2020 年可降低 570 亿元。如未能执行视觉 2020，则在 20 年里全球将损失 2230 亿美元。

上述数据（图 1-10）为以"最佳矫正视力"为基准预测的，没有包括 1.53 亿由"未加矫正

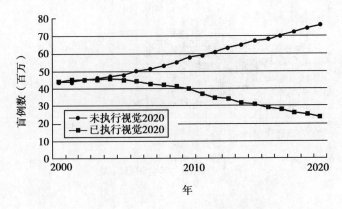

图 1-9　视觉 2020 对全球盲的影响

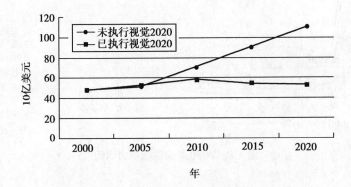

图 1-10　视觉 2020 对全球经济的影响

屈光不正"而造成视力损害患者,根据 Smith 等(2009)对未加矫正屈光不正患者造成生产力损失,在 2007 年为 1210 亿元,加上上述视力损害患者,在 2010 年生产力损失至少为 2000 亿,到 2020 年全球生产力损失至少可达 3000 亿美元。

四、低视力门诊中病因分析

(一) 国内情况

1983—1987 年北京同仁医院眼科低视力门诊 1500 例病因分析,如表 1-12。

表 1-12　低视力病因分析(全部年龄组)

病因	例数			%
	男	女	总数	
高度近视	194	109	303	20.200
视神经萎缩	128	49	177	11.800
小眼球,小角膜	88	65	153	10.200
视网膜色素变性	77	41	118	7.866
先天性白内障术后无晶状体	65	33	98	6.533
黄斑变性	45	22	67	4.466
青光眼	46	20	66	4.400

续表

病因	例数			%
	男	女	总数	
眼球震颤	41	17	58	3.866
老年性白内障	32	15	47	3.133
先天性白内障	28	17	45	3.000
脉络膜视网膜炎	32	13	45	3.000
角膜白斑	26	15	41	2.733
白化病	25	14	39	2.600
虹膜脉络膜缺损	17	8	25	1.666
屈光不正	18	4	22	1.466
弱视 + 屈光不正	13	9	22	1.466
角膜斑翳	7	8	15	1.000
小结			1341	89.40
其他	118	47	159	10.04

从我们 1500 例低视力的病因分析中可以发现,占第 1 位的是高度近视,为 20%;第 2 位是视神经萎缩,占 11.8%;第 3 位是先天性小角膜及小眼球,占 10%;第 4 位是原发性视网膜色素变性,占 7%;第 5 位是先天性白内障术后无晶状体,占 6%;以后顺序为黄斑变性、青光眼、先天性眼球震颤、老年性白内障及先天性白内障等。我院低视力门诊 1500 例各年龄组患者的病因分析,如表 1-13。

(二) 国外情况

1. 发达国家　Crossland 等(2005)报告,30 年间(1973—2003 年)在英国伦敦 Moorfields 眼科医院圣乔治的低视力门诊记录,病因学如下:第一位为年龄相关性黄斑变性(age related macular degeneration,AMD)占 41.5%,其次为青光眼 18%,糖尿病视网膜病变 15%,白内障为 6.5%,其他为 19%(角膜混浊,视神经萎缩,先天性眼球震颤及视网膜营养失调)。

Nquyen 等(2008)在德国杜平根(Tubinger)低视力门诊对 1999—2005 年间 4711 例患者回顾性研究发现,最多见的是年龄相关性黄斑变性为 40%,其次是视网膜毯层营养不良,视神经萎缩及糖尿病视网膜病变。

Maberley 等(2006)对 1996—2001 年在加拿大中等城市乔治王子城(Prince George)眼科门诊就诊的低视力及盲患者进行了研究分析,年龄为 0~85+ 岁,平均 51.4 岁,在 962 名患者中,视力≤0.6 为 366 例,视力丧失的主要病因是白内障,视路疾患(共占 42.1%),其次为年龄相关性黄斑变性(13.2%),其他视网膜病(11.4%),糖尿病视网膜病变(6.6%),及青光眼(2.7%)。

Wolffsohn 等(1999)报告,在澳大利亚的最大的低视力中心—Kooyong 低视力门诊从 1972—1990 年。

2. 发展中国　Olusanya 等(2012)报告在 2005 年 8 月—2008 年 7 月在非洲尼日利亚大学学院医院中的低视力门诊对新门诊患者进行了观察。表 1-14 所示为尼日利亚大学学院中低视力门诊 193 例患者的病因学分析。

表 1-13　低视力门诊各年龄组病因分析

病因	0-14岁		15-29岁		30-44岁		45-59岁		60-74岁		75岁以上		总数		%
	男	女	男	女	男	女	男	女	男	女	男	女	男	女	
高度近视	5	5	25	10	37	24	76	56	45	11	6	3	194	109	20.20
视神经萎缩	13	11	57	17	33	13	18	7	6	0	1	1	128	49	11.80
小眼球小角膜	22	18	50	38	15	9	0	0	1	0	0	0	88	65	10.20
视网膜色素变性	5	6	17	13	24	12	23	9	8	1	0	0	77	41	7.86
先天性白内障	30	15	29	13	6	5	0	0	0	0	0	0	65	33	6.53
术后无晶状体	9	2	14	7	6	7	7	2	7	4	2	0	45	22	4.46
黄斑变性	2	4	5	3	2	2	12	6	17	3	8	2	46	20	4.40
青光眼	15	8	18	8	3	1	4	0	0	0	1	0	41	17	3.86
眼球震颤	0	0	0	0	0	0	6	7	16	8	10	0	32	15	3.13
老年性白内障	6	9	12	6	7	2	2	0	1	0	0	0	28	17	3.00
脉络膜视网膜炎	4	0	9	3	6	5	6	3	5	1	2	1	32	13	3.00
角膜白斑	1	6	9	1	8	3	8	5	0	0	0	0	26	15	2.73
白化病	10	6	11	8	3	0	1	0	0	0	0	0	25	14	2.60
虹膜脉络膜缺损	4	3	9	5	4	0	0	0	0	0	0	0	17	8	1.66
屈光不正	5	0	4	1	1	1	3	2	5	0	0	0	18	4	1.46
弱视+屈光不正	4	3	4	1	3	3	2	2	0	0	0	0	13	9	1.46
角膜斑翳	1	0	0	2	0	2	6	1	0	3	0	0	7	8	1.00
小结											男	女	882	459	89.40

表 1-14 尼日利亚大学学院中低视力门诊 193 例患者病因学分析

病因	例数(%)	病因	例数(%)
视网膜色素变性	32(16.6)	弱视	9(4.7)
年龄相关性黄斑变性	28(14.5)	未确定	8(4.1)
视神经萎缩	23(11.9)	角膜混浊	7(3.6)
青光眼	22(11.4)	病理性近视	7(3.6)
白化病	19(9.8)	黄斑裂孔	3(1.6)
非特异性黄斑病变	16(8.3)	其他	5(2.6)
双侧黄斑瘢痕	14(7.3)	总计	193(100.00)

其他:糖尿病视网膜病变 2 例,疱疹性视网膜病变 1 例,慢性葡萄膜葡萄膜炎 1 例,色素膜缺损 1 例

本报告的特点是年轻患者较多,>30 岁者占 38.9%,大多数患者 <50 岁(58%),这符合一般发展中国家情况。

Ramezani 等(2012)报告在伊朗康复门诊患者 423 例,男性 275 例(65%),女性 148 例(35%),年龄 3~92 岁,平均 43.6±25.2 岁。病因登记合格者 418 例,病因分析如表 1-15。

表 1-15 伊朗康复门诊视力损害患者病因分析

病因	例数(%)	病因	例数(%)
视网膜及脉络膜病	311(74.5)	青光眼	11.(2.6)
视神经病	41(4.5)	其他	27(6.5)
玻璃体 + 全眼球	15(3.5)	总计	418(100)
先天性白内障	13(3.1)		

视网膜脉络膜病变共 311 例,病因如表 1-16。

表 1-16 视网膜脉络膜病变患者病因分析

病因	例数(%)	病因	例数(%)
黄斑变性及后部裂孔	92(29.6)	视网膜脱离	16(5.2)
糖尿病视网膜病变	58(18.7)	白化病	14(4.5)
视网膜色素变性	54(17.4)	Laber 病	8(2.5)
Stargart 病	35(11.2)	视网膜静脉阻塞	4(1.2)
黄斑部营养障碍	30(9.6)		

从发展中国家低视力门诊来看,病因学中最主要的病因为视网膜病变,其次为视神经病变及青光眼等。

五、我国低视力康复工作的开展回顾与展望

有效地控制视力残疾,是人类在新世纪面临的挑战。美国的一项调查显示,人们对视力丧失和盲的关注程度仅次于心脑血管疾病及恶性肿瘤排在第三位。全世界每年视力损害的花费已达到 250 亿美元。有效地控制视力残疾,是人类在新世纪面临的挑战。我国是世界上视力残疾患者最多的国家之一,视力残疾已经成为严重威胁我国人民健康且亟待解决的公共卫生问题。但更应引起重视的估计在我国每年会出现新盲人 45 万,低视力 135 万,即

在我国约每分钟会出现1个盲人,3个低视力患者。到2020年全国人口预计从目前的12.67亿增加到15亿。人口基数增加,人口老龄化,视力残疾率增加,如不采取更加积极的措施,预计我国视力残疾患者会增加4倍,视力残疾将成为一个更为严重的公共卫生及社会问题,它不仅直接或间接增加家庭及社会的经济负担,而且给患者及其亲属带来无法估计的精神痛苦,如此可见,视力残疾已经成为严重威胁我国人民健康且亟待解决的公共卫生、社会和经济问题,必须给予高度重视。

我国低视力康复工作滞后于发达国家30年之久,直至20世纪80年代初我国低视力康复工作乃是一片空白,没有低视力门诊,没有助视器,没有低视力康复的专业人才,没有低视力专著或教材。孙葆忱教授于1983年在北京同仁医院组建了我国第一个低视力门诊。1986年孙葆忱教授邀请了国外低视力专家,并在WHO资助及卫生部的支持下,在北京召开了全国第一个低视力培训班,来自全国各地近100名眼科专家第一次接受低视力培训。1986年研制成功第一套国产助视器。1988年出版我国第一部低视力专著“临床低视力学”;2004年主编我国教育部的第一部低视力全国高等教材“低视力学”。同时,孙葆忱教授奔赴全国各地指导建立低视力门诊。在全国范围内低视力康复工作逐渐开展起来。

1. 我国低视力康复工作受到了中国残疾人联合会和卫生部高度重视　在1988年开始制定全国性低视力康复计划,在1991年将此项工作纳入了《中国残疾人事业“八五”计划纲要》,要求“八五”期间完成二万名低视力残疾者配用助视器的任务,并要求组织好人员培训,做好与之配套的助视器的生产和供应。从此,低视力康复一直是中国残疾人事业五年计划纲要中的康复任务之一。《中国残疾人事业“九五”计划纲要》规定,各地统一组织开发、生产、供应助视器,在所有市和有条件的县以儿童少年中的低视力者为重点配用助视器并指导其进行视功能训练。世界卫生组织及世界非政府组织提出了“视觉2020——人人享有看见的权利”的防盲战略目标,1999年9月我国卫生部张文康部长签署了“视觉2020全球支持宣言”,代表我国政府向世界承诺:到2020年我国将要消灭包括白内障、沙眼、儿童盲、低视力与屈光不正等可避免盲。《中国残疾人事业“十一五”计划纲要》制定了“十五”期间开展低视力康复工作,组织助视器的研制、开发和供应,形成医院眼科、盲校低视力班、定点眼镜店和患者家庭相互配合的低视力康复工作网络,为10万名低视力者配用助视器。《中国残疾人事业“十一五”发展纲要》制定了“十五”期间完成低视力者配用助视器10万名、盲人定向行走训练3万名的康复任务。配套的主要措施是完善低视力康复服务网络,组织开发、生产、供应助视器,推广低视力康复技术,对贫困低视力患者实施救治;开展盲人定向行走和生活技能训练服务。2006年卫生部和中国残疾人联合会印发了《全国防盲治盲规划(2006—2010年)》,提出了低视力康复具体的工作目标,70%的视力小于0.3的屈光不正患者能够佩戴合适的眼镜,地级市以上行政区要有至少一家的低视力门诊或低视力康复部,使10万低视力患者得到康复。2012年卫生部和中国残疾人联合会印发了全国防盲治盲规划(2012—2015年)提出了在省级残疾人康复机构建立“低视力康复中心”,为50万名低视力患者免费配用助视器,培训低视力儿童家长20万名的目标。2011—2015年《中国残疾人事业“十二五”发展纲要》主要任务包括构建辅助器具适配体系,组织供应500万件各类辅助器具(其中为50万名低视力患者配用助视器),有需求的残疾人普遍适配基本型辅助器具。实施0~6岁残疾儿童免费抢救性康复项目,建立残疾儿童抢救性康复救助制度,有条件的地区逐步扩大康复救助范围。实施盲人定向行走训练、低视力残疾人康复等国家重点康复工程。每个五年规划发展纲要都明确了低视力康复任务,配套了具体的实施方案与措施,并由中央和地方财政提供资金保障,促使了我国低视力康复工作得到长足的发展。

2. 随班就读是我国视残儿童康复工程的重大举措 1991 年我国盲童、聋童入学率不足6%,盲、聋和弱智儿童特殊教育是我国普及初等教育最薄弱的环节。随着世界特殊教育"一体化"的发展趋势,我国开展了中国特色的"一体化"特殊教育即随班就读(参见第八章儿童低视力)。中国残疾人事业"八五"五年工作纲要其任务明确规定,使盲童、聋童入学率分别提高到 10% 和 15%,同时采取有力措施,积极推动普通学校和幼儿园附设特教班及普通班中吸收肢残、轻度弱智、弱视和重听(含经过听力语言训练达到三级康复标准的聋童)等残疾儿童随班就读。中国残疾人事业"九五"计划纲要配套实施方案强调,可以接受普通教育的残疾儿童少年入学率达到与当地其他儿童少年同等水平,视力、听力言语和智力残疾儿童少年义务教育入学率分别达到 80% 左右;在"十一五"期间继续完善以随班就读和特教班为主体、特殊教育学校为骨干的残疾儿童少年义务教育体系。全面推行随班就读和普通中、小学校设立特教班,30 万人口以上且适龄残疾儿童少年较多的县(市)要建立一所九年义务教育特殊教育学校。

3. 低视力专业人才是视觉康复工程的核心 北京同仁医院从举办第一个低视力培训班以来,每年举办两期全国性多种层次的盲及低视力培训班,此外,还设立了长期或短期的低视力医师研修培训项目,以及低视力专业高端人才硕士博士的培养。1986—1988 年北京师范大学特教系学生(120 人)曾开设低视力课程;温州视光学院、广州中山医科大学及首都医科大学视光学系学生(大专班)专门开设低视力课程。《全国残联系统康复人才培养规划(2005—2015 年)》,"2010 年前对县级以上康复工作管理人员、康复机构专业技术人员和70% 的社区康复员开展统一的规范化培训;到 2015 年,实现全员培训,形成较完善的康复人才培养工作体系及配套管理制度。"中国残联康复部组织由各康复专业领域资深专家组成的"中国残联康复技术讲师团",赴各地开展巡回培训。2009 年中国残联开始实施"中国残联康复人才培养'百千万工程'"。2011 年中国残联挂牌中国视觉障碍资源中心于北京同仁医院,每年承担举办全国低视力骨干人才培训(课时两周)和低视力专业人才培训(课时一周)两期,立项五年。

4. 助视器是低视力患者康复的必备工具 继成功研制第一套国产 D2-I 型光学助视器,1997 年研制的新型便携式单筒望远镜也获国家专利,国产助视器批量生产,不仅全国使用并出口多个国家;至今,远用、近用光学助视器已成为我国低视力患者的主要康复器具,但光学助视器阅读距离近、视野小、不美观等缺点远远不能满足目前患者日益增长的康复需求,电子助视器问世为广大低视力患者带来新的希望,2009 年国产电子助视器投入市场,电子助视器,放大倍率高、阅读距离舒适,价格仅为进口产品的 1/2。但是,即使这样,数千元的价格对于多数低视力患者来说也是难以接受的。目前,助视器生产成本较高与低视力患者经济水平普遍较低之间的矛盾凸显,如果满足患者需求,企业将无法生存;如果企业良好运行,又将剥夺部分低视力患者的需求。因此我国亟待提高助视器的研发水平以及建立供给保障制度等。

此外,加强了低视力康复机构的建立与建设,至今,在许多城市建立了低视力康复中心与康复点。同时,以科教研带动低视力工作的发展,编写有关低视力教材十多本。完成了对比敏感度与视觉康复的研究,眩光与视功能的研究,功能性视力的研究,滤光镜与视功能的研究,老年与儿童低视力特点的研究,视觉康复与教育康复的研究,低视力助视器应用的研究及中国盲童学校低视力分班教学教育改革的研究等科研项目。有力地推进了中国的低视力康复工作。

近年来,低视力康复工作已日益受到我国政府、眼科专业领域及企业的重视并取得了重大的进展,然而,作为世界上低视力患者人数最多的国家之一,我们仍面临着十分严峻的挑战。

公众的低视力康复健康教育普及残疾预防意识薄弱。低视力明显影响人群的日常生活、经济收入、社会功能、心理状况,但多数低视力患者却对低视力本身缺乏认识,不能得到有效的社会支持,对低视力康复的基本知识了解甚少,不能正确使用助视器,某些眼科医生也认为低视力无法治疗,因此很少对病人提供这方面的信息。特别是农村,由于医疗水平低、经济落后,很多低视力人群的生活质量根本得不到改善,调查表明农村经济收入低的地区,低视力患病率很高。对 0~6 岁的低视力儿童调查发现,仅有 14.1% 的视力残疾儿童使用助视器帮助康复。而低视力患者又不同于盲人,对于成人各种原因引起的低视力,几乎都可以通过使用助视器配合康复训练得到改善,儿童的视力也可以在屈光矫正的基础上使用助视器得到提高。低视力教育康复工作是一项社会工程,涉及从中央到地方的各级残联、卫生部门、特教部门及众多的医疗机构、学校、家庭等,需要各方面相互配合、协同完成。因此,在我国需要制定健康教育规划,加大宣教力度,不仅提高患者的认知度,同时提高眼科医生的认知度,从而提高助视器的使用率,改善低视力患者的生活质量。

我们的基础还比较薄弱,还存在低视力专业康复机构少、专业人员匮乏、病员筛查困难、助视器验配手段单一、缺少视功能训练,没有建立低视力康复中心建设标准、技术体系及形成有效的康复模式等问题。目前的低视力康复服务能力与服务水平不足于满足我国上千万低视力者巨大的服务需求。

实现中国政府提出的 2015 年实现残疾人"人人享有康复服务"和世界卫生组织提出的"视觉 2020 人人享有看见的权利"的目标仍然需要百倍努力。

(孙葆忱　胡爱莲)

第二章 低视力检查

低视力检查的目的是设法使低视力患者能够充分利用残余视力,帮助低视力患者提高生活质量及增强独立生活能力。

一、病史

低视力患者的病史,可对其检查、处理及训练等提供非常重要的信息。

首先应该询问一般眼科病史及治疗过程。如患者要求进一步治疗而又确实无法治疗者,在检查后应予说明。这类患者求治心切,可能不愿意接受助视器的检查及处方。这些患者可能是最近发生视力损害,他们所考虑的是如何治疗,而不是使用助视器。

许多患者和家属并不知道何谓助视器,或认为助视器能把他们的病治好;也有的患者认为助视器和眼镜一样,近视眼戴上一副眼镜视力便正常了,所以戴上助视器,无论什么眼病,视力都可以恢复正常。许多患者要求助视器帮助他们走路、穿过十字路口等。所以低视力门诊医生应该根据患者的不同情况,作一些必要的说明,例如低视力的定义,低视力门诊的主要工作范围,什么是助视器及助视器的主要性能等。许多单眼患者(一眼低视力或盲,而另眼正常或接近正常)要求配用助视器,也需对他说明单眼患者无法配用助视器。另外,有些患者对使用助视器有顾虑,认为助视器可使其眼病恶化、残余视力丧失等。上述情况在低视力门诊中经常见到,医生应向患者解释或说明,特别应该说明的是我国康复工作水平,目前尚不可能借助于一般光学助视器帮助患者走路。在告诉患者及其家属助视器并不会使患者眼病及视功能恶化的同时,还应告诉他们助视器对眼病不起治疗作用,也不能使病情好转。

要询问患者既往使用助视器的经验。在低视力门诊中就诊的患者,最常使用的是各类手持放大镜,因为它们很容易在商店中买到。个别患者也有使用自制普通眼镜助视器的。尚有一位边远农村的患者,使用的是一般手持放大镜,但由于放大倍数低一些,她有时使用一个玻璃圆球(小孩用的"弹球")进行阅读,这样放大倍数高,但每次只能看到一个字,当然光学畸变也很明显。作者请她阅读时,她阅读得很快,每连续看3

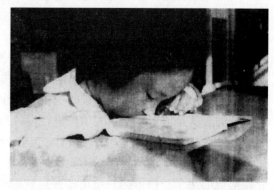

图 2-1 患者应用"弹球"作放大镜的阅读情况

个字读一次(图 2-1)。最后我们给她配了眼镜助视器。一般而言,如果患者已经习惯于既往使用的助视器,不必勉强换用其他助视器,只要使用效果比较好就可以了。

对于先天及遗传性眼病患者,应该询问其家族史、遗传史,必要时还应转到遗传咨询门诊会诊。

应该了解患者对照明的要求。在室内外照明都可能对患者产生干扰,使患者出现各种不适症状或视力下降。在室内,可因眼病种类、年龄不同而对照明有不同要求,所以应该知道患者喜欢用哪种光源,例如白炽灯、荧光灯,还是其他光源。光强些好,还是光暗一些好。一般低视力患者,尤其是老年人,愿意光强一些。但有些眼病如先天性无虹膜、后极部白内障、白化病等,常喜欢灯光暗一些。在室外,应了解患者比较适应晴天还是阴天,适应早晨、中午或者傍晚等,患者是否需戴太阳镜、大檐帽等以减少眩光的产生。例如视网膜色素变性,尤其有后极部并发性白内障的患者,常愿意戴太阳镜,以减低眩光引起的不适症状,避免因眩光而引起的视力下降。

要了解室内各种家具之间、地面与墙壁、窗户玻璃及镜子等表面的反光及对比情况。如果室内物品表面反光强,亦可引起不适眩光或失能眩光,造成患者不适或视力下降。物品之间对比度差,能给低视力患者在室内活动造成困难,例如在一个深棕色的写字台上放有棕色的瓷杯或笔筒,由于它们之间对比差,低视力患者很容易把杯子或笔筒碰掉在地上。如在上述桌面上放的是白色或浅色的杯子等,就不易发生上述情况。

应该询问全身病史,特别注意神经系统、关节、听力方面的病史,这对以后助视器的应用及疾病的诊断都有重大影响。如有听力损害,则对以后的康复训练困难就会更多一些。

对患者的职业,退休人员的生活情况和业余爱好,学生的学习情况,都应予以询问。由于视功能损害对各类人员所造成的困难是不相同的,这样可以针对不同情况与需要使用不同的助视器。

应该询问患者来低视力门诊的目的,例如许多知识分子主要的要求是提高阅读书写能力,许多退休人员有着各种爱好,例如学习书法、绘画、钓鱼等,他们可能有更多的时间看电视,这些都应借助视器来帮他们解决。总之,可根据患者的要求,较有目的地选用助视器,这样既可节省时间(低视力患者在诊病、处理时所花费的时间比普通眼科患者要长得多),又可使患者比较满意。对于病史情况,应该较详细地记录在病历上。

二、视力检查

对于眼病患者来说,视力检查是最基础的检查方法之一,目前所用视力表主要检查的是中心视力,即检查视网膜黄斑区中心凹视敏度,从而可简单迅速地了解到视功能的初步情况。

视力表是根据视角的原理设计的。所谓视角就是由外界两点发出的光线,经眼内结点所形成的夹角(就是外界物体的二点射入眼内相交时所形成的角度)。正常情况下,人眼能分辨出两点间的最小距离所形成的视角为最小视角,即一分视角(图 2-2)。

视力表就是以一分视角为单位进行设计有效的检测视力而来的。如图 2-2:当人眼能看清 5m 远处的一个 E 字形上的开口(缺口或开口的距离为 1.5mm)的方向时,按简化眼计算,此缺口在视网膜像中的距离约为 5μm,视力定为 1.0;同时也可以算出,当物像为 5μm 时,由光路形成的两个三角形的对顶角即视角约相当于 1 分度(即 1′视角);因此,如果受试者在视角为 10 分度时才能看清相应增大了的视力表上标准图形的缺口(相当于国际视力表上最上

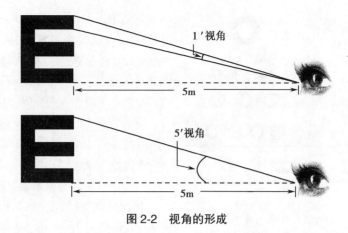

图 2-2 视角的形成

面一排),则视力定为 0.1。

视力表分为远用和近用,儿童和成人的视力表也有所不同。

为了获得较为准确的视力,最好由专门配备于低视力门诊的护士或由低视力门诊医生自行检查患者的视力。

(一)远视力检查

1. Snellen 视力表   1862 年,Snellen 发表了由他设计的《Snellen 视力表》。此表的科学理论基础是整个视标为 5′ 视角,视标的细节例如 "E" 字的每一笔画的宽度或笔画的间隙均为 1′ 视角(正常人视网膜能辨别两点最小距离的视角)。Snellen 的视力公式如下:

$$V=d/D$$

V= 视力

d= 受检眼与视力表间的距离

D= 整个视标为 5′ 视角时离眼的距离

如受检眼离视标(或视力表)d 为 5m,整个视标为 5′ 视角时距眼的距离 D=10m,则:

$$视力\ V=5/10 \quad V=0.5$$

《Snellen 视力表》采用分数记录法,如用 6m 为检查距离的视力表,在 6m 处恰好看到 1′ 视角的视标,记为 6/6,如在 6m 处只能看到正常眼在 60m 可以看到的视标,记为 6/60。英美国家采用 20 英尺(feet)(约 6m)为标准距离,其记录有 20/20 和 20/200。通常所见的 20/40 所代表的意思是在 20 英尺距离时所能看清的最小视标的视角为 40′(图 2-3)。

2. Landolt C 字视力表   因为 Snellen 视力表的视标在不同方向上的视角是不同的。1888 年 Eemund Landolt 发明了《Landolt C 字视力表》。是采用 7.5mm 正方形中有 1.5mm 宽度的环,环上有 1.5mm 宽的缺口,呈 C 字形,又被称作 C 型视力表。C 字视标是一个各向半径相等的圆,只要视标的任意一个方向是标准的 5′ 视角,则该视标在 360 度方向中的任意一个方向一定是标准的 5′ 视角。

《Landolt C 字视力表》用视角的倒数为视力的记录方法,即:

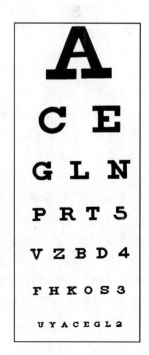

图 2-3 Snellen 视力表

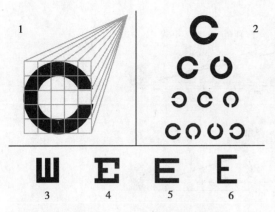

图 2-4　Landolt C 字视力表

V=1/ 视角。实质上将 Snellen 分数转化为小数值后，也就是小数法。标准视力以小数记录为 1.0，视标按等差级数计算，增率为 0.1、0.2……2.0。主要用来检测飞行员等对视力有高度要求职业人员的视力（图 2-4）。

3. 国际标准视力表　1952 年，由孙济中和周诚浒教授按照 1909 年第 11 次国际眼科会议标准绘制而成了《国际标准视力表》，由中华医学会推荐使用（图 2-5）。

《国际标准视力表》科学理论基础同《Snellen 视力表》一样。视标排列共 12 行，视标的递增率为调合集数，视力为等差级数（0.1~1.0），以小数记录，如 0.1、0.8 等。如能认清 "1.0" 或更小的行，为正常视力。在国外，有时不用小数，而是用视力公式来描述，如把视力表放在 6m 或 20 英尺，视力 = 实际看到视标的距离 / 正常眼看到视标的距离，描述为 6/6、6/12、6/30、6/60，或者 20/20、20/40、20/100、20/200 等。国际标准视力表检查方法如下：

（1）检查距离是 5m，被检者的视线要与 1.0 的一行同一高度。如果室内距离不够 5m，则应在 2.5m 处设置平面镜来反射视力表。

（2）照明合适，双眼分别检查，一般先右后左（先检查裸眼视力，后检查矫正视力）。检查一眼时，另一眼可用遮眼匙完全遮盖，不能压迫眼球。被检查者眼睛必须睁大，不能眯眼、斜视或歪头。

（3）检查时由上而下指视标，如回答正确再指点下一行视标。如能辨认，则自上而下，由大到小，直至能看清楚辨认的最小一行。辨认速度平均每字 3~5 秒钟。如果视力好，不必由最大一行查起。

（4）如果被检查者只能辨认最大的一行 E 字的缺口方向，则记录视力为 "0.1"，如果能看清第二行，记录为 "0.2"。每行必须认清 3 个以上，依次类推。如果对某行部分认不出，如 "0.7" 行有三个不能辨认，记录为 "0.7^{-3}"。如果 "0.7" 有三个能看见，记录为 "0.7^{+3}"。

（5）如果在 5m 处不能看清 0.1 视标，则应向视力表逐渐走近，将最初能看清 0.1 视标的距离记下，按视力 =0.1× 被查者与视力表的距离 /5m 计算视力。例如在 2m 处看清 0.1，则视力 =0.1 × 2/5=0.04。

（6）如果距视力表 1m 仍看不清 0.1，可改用辨认眼前手指的方法来测定视力，由远而近按照最初能看到手指数的距离，记录视力。如在 20cm 能看清指数，则记录为 "20cm 指数" 或者 "CF/20cm"。

（7）如靠近至 5cm 仍不能看清手指数，则改为整手在眼前摆动，以 30cm 到 5cm，记录能看清手摆动的距离。则记录

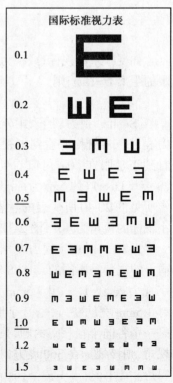

图 2-5　国际标准视力表

为"20cm 手动"或者"HM/20cm"

(8) 如不能辨别手动,则检查光感:光感的检查是在暗室内进行,先遮盖一眼,不得透光。检者持一烛光或手电在被检者的眼前方,时亮时灭,让其辨认是否有光,记录为"光感+"。光感者,为进一步了解视网膜功能,尚须检查光定位,方法是嘱被检者注视正前方,在眼前1m远处,分别将烛光或手电置于正前的上、中、下,颞侧上、中、下,鼻侧上、中、下共9个方向,嘱被检者指出光的方向,并记录之。能看到的记录为"+",不能辨认的记录为"−"。

我们低视力门诊在成人使用的是我国通用的《国际标准视力表》,但是,《国际标准视力表》中,0.1 仅有一个视标,以后是 0.2,仅有 2 个视标,在 0.1 到 0.2 之间并无视标。0.2 视力的图形比视力 0.1 的图形小 1/2,而视力 1.0 的图形只比视力为 0.9 时的图形小了 1/9。而且,视标增率不一致,无法变距使用,这种表示视力方法不利于临床上表示视力的改善程度,例如由原来 0.9 的视力改善为 1.0 较容易,但由 0.1 的视力改善为 0.2 却较难,虽然视力都增加了 0.1,但其真正改善的程度并不一样。这种视力表对一般眼科患者来说虽有缺点,但尚可使用,然而对低视力患者确实不够适用。

《低视力对数视力表》是目前国内可以使用于低视力检查的视力表之一。它的优点是,在 0.1~0.2 之间有另两行视标:0.12、0.15,增率相等,可以变距测量。但是,其缺点是 0.1~0.25 行视标的视标数目太少。

4. Keeler A 视力表 1956 年,Charles Keeler 为了评估视力损伤而设计了《Keeler A 视力表》。《Keeler A 视力表》采用对数标准记录,是目前所应用的《Log MAR 视力表》的前身。该视力表有 20 个不同的字母,从 A1(6/6,Log MAR0.0)到 A20(1/60,Log MAR1.9)。每个相邻的字母都是不同的,每行之间的放大倍率是 1.25。该视力表提供简单易用的转换表,以满足低视力患者得到满意的视力检查。

5. Sloan 字母视力表 1959 年 Louies Sloan 在 26 个字母中选取 10 个字母,称之为 Sloan 字母,设计了《Sloan 字母视力表》。这是因为《Snellen 视力表》选用的 26 个字母的识别难易程度不一样。比如 A 和 L 就较 E 要容易识别。《Sloan 字母视力表》中 10 个字母识别难度大致相同(图 2-6)。

6. 对数视力表 缪天荣教授于 1966 年设计了《对数视力表》,又称 5 分制对数视力表。将视力分成 5 个等级,1 分为光感,2 分为手动,3 分相当于 50cm 指数(即小数制的 0.01),4 分相当于小数制 0.1,5 分为标准视力(1.0)。视标为 E 字或 C 字,共 14 行。对数远视力表,是以 5m 距离测试,能辨第 11 行,为标准视力,记以 5.0。视标按几何级数增加,视标每增加 1 倍,视力的对数就减小 0.1。即视力记录按算术级增减。1989 年被定为《国家标准视力表》,即目前临床上应用的《标准对数视力表》(图 2-7)。

7. Bailey-Lovie 视力表 1976 年 Ian Bailey 和 Jan Lovie 发明了《Bailey-Lovie 视力表》。该视力表设计的原则如下:①对数单位的增率(各行比例恒定);②每一行的字母数相等(每行 5 个);③字母间距与行间距同字母大小成比例;④各行视标具有相同(或相似)的可变性。

因此,视力测试的结果只与字母大小有关。该视力表的表达与传统的理念相反,即数字越小,视力越好。如能辨认 1 分视角的表达为 0,大于 1 分视角的,表达为负值,而最佳能辨认视角为 10 分视角的,则表达为 1。《Sloan 视力表》和《Bailey-Lovie 视力表》的视标大小都采用了几何数的增率变化。目前临床上常用的《EDTRS 视力表》的设计就是基于这个原理(图 2-8)。

8. ETDRS 视力表 1980 年美国国家科学院(the National Academy of Sciences-National Research Council,NAS-NRC),将采用 Sloan 字母和《Bailey-Lovie 视力表》的行间距制成的视

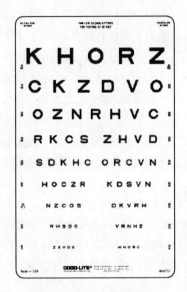

图 2-6 Sloan 字母视力表

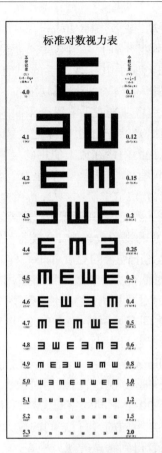

图 2-7 标准对数视力表

力表应用于糖尿病性视网膜病变早期治疗的研究（Eearly Treatment of Diabetic Retinopathy Study,ETDRS),称为《ETDRS 视力表》(图 2-9)。

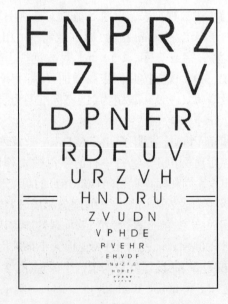

图 2-8 Bailey-Lovie 视力表

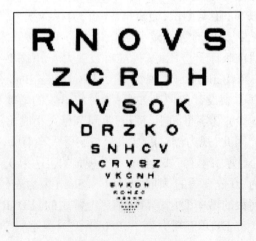

图 2-9 ETDRS 视力表

《ETDRS标准对数视力表》的设计原则包括：①每一行的字母数相等，即每行5个字母；②对数单位的增率（各行比例）恒定；③字母间距与行间距同字母大小成正比；④各行视标具有相同或相似的可辨性；⑤视力低下时可以变距使用，由于增率不变故视力表可以远近移动而不影响测值。

已有国内外大量研究表明，《ETDRS视力表》测试，不论在成人还是儿童重复性都很好，人为因素所致差异小，可靠程度高。Peter K和Kaiser MD研究《Snellen视力表》和《ETDRS视力表》的差别，发现后者明显比前者好，尤其是在低视力和渗出性年龄相关性黄斑变性人群，这种差异更为明显。

9. Log MAR视力表 1982年，Ferris等研制了《Log MAR视力表》，每行有五个Sloan字母，每行的字母按照对数级变化。

《LogMAR视力》是指最小分辨角的对数视力（Logarithm of Mininal Angle Resolution）。它使用最小分辨视角（MAR）。意义在于：①MAR是视力测量的绝对值；②任何视标大小增率的视力表均可以使用；③在不同检测距离视力表中可以直接比较；④可以在远近视力表之间进行视力的直接比较；⑤很容易转换成Snellen视力表的分数值或是小数值；⑥LogMAR视力解决了对数视力表和国际标准视力表每行视标数不等，视标拥挤噪声程度不一致的缺陷，适用于临床、科研和视力的流行病学调查。

10. 符号视力表 由于一些低视力患者常伴有学习障碍，需要有一些符号与视标相应的视力表，尽管这些视力表原来是为儿童设计的，但是对于那些有学习障碍的低视力患者是非常有用的。国内外有许多符号视力表。

11. 计算机产生的视力表 计算机的应用使得视力的检查有了很大进展。一种基于网络的计算机视力测试系统，可以替代传统式视力表（灯箱）人工视力检测的全过程。当采用计算机视力测试系统测试视力时，由于计算功能控制显示不同的视标，其具体值随着视距的变化而改变，因而实现了在不同视距（5m、3m以及更小测试距离）下测试视力，供受测人判断。这种检查只需要受测人与计算机交互，消除许多人工无法控制的人为检测误差，如指示不明确、遮眼不规范、检测时间不标准、提前记忆视力表等。具有建档长期保存与比较功能。该系统中的算法的推验是以国家标准GB 11533-89为基础的，从而确保了结果的客观性、准确性。

以前计算机产生的视力表最大的限制在于像素化。为了得到清晰的区分，至少需要10像素的高度。如果6/3（-0.3LogMAR）字母需要100像素长，那么6/60（1.0LogMAR）字母需

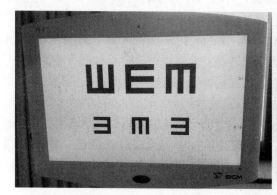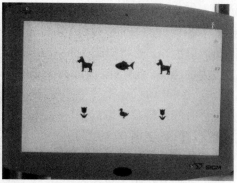

图2-10 计算机产生的视力表

要 2200 像素长。目前的显示器可以满足。

但有些视力表是专门为低视力患者设计的。常见的低视力患者用的视力表有：①《灯塔远视力表》(Lighthouse Distance Acuity Chart) 如图 2-11；②《低视力远视力表》(Designs For Vision D:Stanee Chart) 如图 2-12；③《灯塔图形视力表》(Lighthouse Symbol Charts) 如图 2-13。

《灯塔远视力表》就克服了上面的缺点，0.1 视标有两个，这就不像 "E" 字表或《国际标准视力表》，0.1 只有一个视标，易于为患者记住。另外，在 0.1 到 0.2 之间也有两行视标。

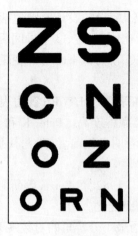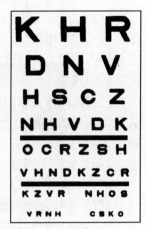

图 2-11　灯塔远视力表

图 2-12　低视力远视力表

图 2-13　灯塔图形视力表

图 2-12 为《低视力远视力表》，用的是数字，视标大小为 0.028~2.0 (20/700~20/10)，测试距离为 6m 或低于 6m。

当患者视力在 0.2 或以下时，用一般视力表就不太合适，所以低视力患者最好应用从 0.1 到 0.2 之间有视标的视力表，如《灯塔远视力表》，0.1 到 0.2 之间有两行视标，分别为 0.16 (20/125)、0.12(20/160)。也可以用专为低视力患者设计的远视力表(图 2-14)，最大视标为 0.028 (20/700)。我们也设计了大的视标，《国际标准视力表》0.1 的 "E" 字视标为 50 米视标。我们设计了各种大的 "E" 字视标，分别为 200m、175m、150m、125m、100m 和 75m(图 2-14)。测试距离可以为 5m，也可以为 2.5m、1m 等。例如使用我们为低视力患者设计制作的大 "E" 字视力表中的 200m 视标，测试距离为 2.5m，则该患者视力为 $5/200 \times 2.5/5 = 0.025 \times 1/2 = 0.0125$ (图 2-15)。

或许有的眼科医生可以提出，2.5m 或 1m 所测视力并不是远视力，因为患者看这些视标(在上述距离)需要用 0.4D 或 1.00D 的调节，或该患者为 0.4D 或 1.00D 的近视，不用调节也可看清上述视标。实际上对于最佳矫正视力在 0.1 或以下的低视力患者，0.4D 或 1.00D 的屈光不正或调节并无实际意义。

对于学龄前或智力低下的儿童，可以用《灯塔图形视力表》，如图 2-13，该视力表为卡片

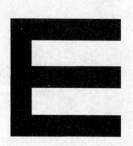

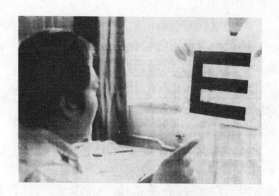

图 2-14 为低视力患者设计制作的远视力表　　　图 2-15 用自制的视力表检查视力

式,有 3 个图形:苹果、房子、伞,视标大小为 0.1(20/200)~2.0(20/10)。该图形视力表的缺点是图形少(仅 3 个),检查时小儿易于记住,也易于失去兴趣而不合作。因此认为作者等设计的《学龄前图形视力表》更好一些(图 2-16),因为图形多(8 个),小儿不仅难于记住,而且不易失去兴趣,小儿易于合作,能够得出较为准确的视力结果。

　　查视力时,应分别查右眼及左眼,并予记录,然后再同时查双眼视力。后者常较前者视力为佳,即双眼视力常优于单眼。双眼视力结果更能代表患者视力情况,因为在实际生活中(看远)常常是同时用双眼(图 2-17)。

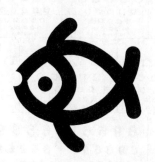

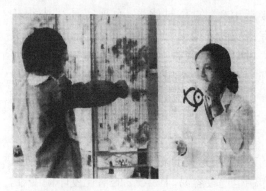

图 2-16 卡片式学龄前图形视力表卡　　　图 2-17 用作者等设计的卡片式学龄前图形视　　　　　　　　　　　　　　　　　　　　　　　力表检查儿童视力

　　对于低视力患者来说,主要关注注视区的视力,因此也可以用单个符号卡测试(图 2-18)。

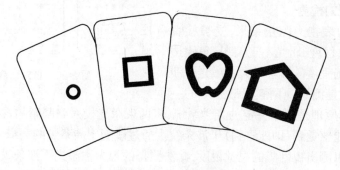

图 2-18 卡式视力表

(二) 近视力检查

近视力检查用以检查调节状态下视力及测量近点距离,了解调节力的程度,协助诊断屈光不正或眼病。我们低视力门诊常规应用国际标准近视力表查视力(图 2-19)。检查时应注意照明,避免反光。测试距离为 30cm。如果患者在此距离不能看清 0.1,可以移近距离,直至看清为止。记录视力和测试距离。正常近视力在 30cm 处看清 1.0 一行即可。老年人调节力减弱或丧失,在查近视力时可根据年龄适当给予正球镜,以代偿他们的调节力。

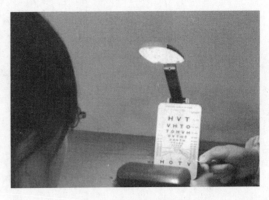

图 2-19 近视力表查视力

在我们低视力门诊了解患者为低视力以后,特别在应用助视器时,均进行近视力测定。如果患者为阅读用,且视力能达到 0.5~0.6 或以上时,便进行阅读能力测试,所用检查材料包括各种不同大小字号的读物。

近视力表除上面介绍的标准近视力表外,还有《兰氏环近视力表》、《对数视力表》、《耶格(Jager)表》、《Log MAR 近视力表》等。

(三) 低对比度视力表

一般视力表背景与视标的对比度为或者接近 100% 的高对比度,而现实环境中很少有这样的环境,因此为了了解视觉质量,需要测试低对比度视力,因此,Hyvarinen 设计了《低对比度儿童视力表》,包括各种不同对比度(25%,10%,5%,2.5%,1.25% 的视标),如图 2-20。

一般而言,经常应用的视力表是 25%~10% 的对比度,这是日常生活中常见到的对比度,印刷也比较容易。1%~5% 的对比度印刷困难,但是非常实用,因为在地面阴影处及面部表情变化都是在此对比度范围。虽然进行低对比度视力测试比较费时间,但是对低视力患者视功能的评估十分重要(图 2-21,图 2-22)。

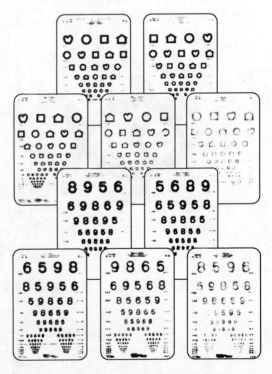

图 2-20 低对比度视力表

(四) 激光视力检查

传统的视力表视力测量结果,受被检者屈光介质的混浊程度、屈光不正情况、角膜透明程度、角膜规则程度的影响较大。激光干涉条纹视力(IVA)是测定视网膜光敏感度的一种新的方法。其原理是利用一定的光学系统,将两束激光投射到眼睛的视网膜上形成干涉条纹,被检者就能感觉到(即能看到)干涉条纹。通过改变干涉条纹的宽窄,依据被检者能分辨的程度,就可以测出视网膜的视觉锐度,此法测得的视力称激光干涉条纹视力(IVA),这种方法测定视力几乎不受眼球光学系统性能的影响,即使眼球光学系统有明显的缺陷,如白内

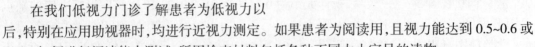

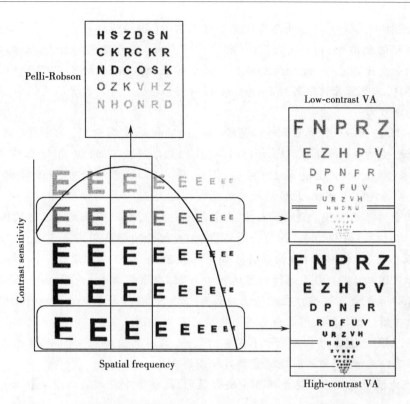

图 2-21 正常人的对比敏感度曲线,三个突出显示的方块所对应的是对比度值为 10% 的 Snellen 视力表、Bailey-Lovie 视力表和 Pelli-Robson 视力表

障、角膜混浊、高度屈光不正、不规则散光及圆锥角膜等病,由于激光穿透力很强,且光束很细,只要稍微有点透明区域就能将激光光束导入,因此仍可查出视力。图 2-23 所示即为激光干涉条纹视力检查仪器。

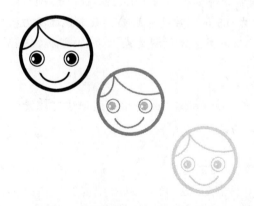

图 2-22 儿童笑脸对比度图形视力表

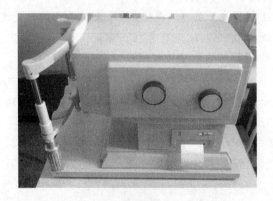

图 2-23 激光干涉条纹视力检查仪器

附 1:远近视力关系

Kestemhaum(1956)曾对远近视力关系作过较为详细的阐述。《Snellen 视力表》的理论基础是正常人最小分辨力为 1′ 视角,每个视标对 5′ 视角。视力 1.0(20/20)的含义是能看到

6m 远处的视标,该视标在 6m 处为 5′视角。我们用的《国际标准视力表》原理与上述相同,只是眼离视标的距离为 5m。我们用的《标准近视力表》的原理也如上述,正常人的近视力为 1.0,它的含义是能在 30cm 处看到视标。该视标在距眼 30cm 处为 5′视角。远近视力的含义是一样的,只是前者的距离为 6m 或 5m,后者为 30cm。当然,看远不用调节,看近(30cm)要用一定的调节力。

如果一眼在 30cm 处看不到 1.0 视标,而在 15cm 处才能看到 1.0 视标,则该眼近视力为正常近视力 1.0 的 1/2,(1.0×15/30=1.0×1/2),即此眼的视角为正常人的 2 倍;如果此眼在 10cm 处才能看到 1.0 视标,则说明它的近视力相当于正常视力的 1/3,(1.0×10/30=1.0×1/3);同理,此眼的视角为正常人的 3 倍,以此类推。

因为低视力患者近视力达到 0.6 便可阅读一般书刊,所以从低视力患者的阅读能力来讲,可以把 0.6(标准近视力表)作为一个标准。0.6 视标的标准距离是 50cm,即正常眼(视力 1.0)可以在 50cm 处看清 0.6 的视标。如某人在 25cm 处可以看清 0.6 的视标,则说明此眼视力为正常眼的 1/2。由于国际标准远视力与《标准近视力表》是根据同一原理制成的,所以一个眼的远视力及近视力在理论上应该是一样的,即如果远视力是 0.6,近视力也应该是 0.6,反之亦然。但实际上远近视力在下述情况可有差别。

1. 近视力优于远视力　常见于不规则的散光、角膜周边部混浊、晶状体赤道部混浊以及某些眼球震颤患者(因看近时眼球震颤减轻或消失)。

2. 近视力低于远视力　见于角膜中央部混浊、晶状体中央部混浊以及中心有相对暗点等情况。

附2:远视力与阅读眼镜屈光度数及阅读距离间的关系

远视力倒数(RV):如远视力为 0.5,则远视力倒数(RV)即为 2,因为 0.5=1/2,1/2 的倒数为 2。同理如果远视力为 0.2,则远视力倒数(RV)为 5。

我们可以根据 RV 来求出读近视力表 1.0 或 0.6 等所需屈光度数,例如某患者远视力为 0.5,求读近视力表 1.0 时需多少屈光度?因为在正常眼即远视力为 1.0,应能在 30cm 处看到近视力表上的 1.0 视标(其原理前面已讲过),远视力 0.5 是正常视力的 1/2,或者说远视力的倒数 RV=2,故该患者在正常距离 30cm 的 1/2 即 15cm 处看清近视力表上的 1.0 视标,15cm 处所需的屈光度数可以从

$$D=1/F$$

公式求出,100/15=+6.66D(设无调节力),即该患者需加 +6.66D 的近用或阅读镜可以看清 1.0。如将上述计算变成一般规则,则可引出下列公式:

如设 RV=N

则某眼看近所需屈光度数为:100N/30=3.3ND(D 为屈光度)

例如,某患者远视力 =0.1,求看清近视力表 1.0 所需屈光度数:

3.3×10=33D,看清 1.0 需 +33D。

此处 3.3 为看清 1.0 的"系数"。RV×系数 = 该患者看清 1.0 所需屈光度数。

+33D 的含义是当患者的视力为 0.1 时,看近视力达到 1.0 需戴 +33D 的阅读镜,或需戴 +33D 的近用眼镜助视器。

根据我们的经验,低视力患者的近视力在 0.5 或 0.6 时便能阅读一般书刊。所以,如果我们能够计算出近视力 0.5 或 0.6 的系数,以及患者的远视力倒数,便可很容易地计算出该

患者看清 0.5 或 0.6 或阅读一般书刊杂志所需的屈光度数。这对为低视力患者佩戴近用眼镜助视器颇有参考价值(请参看本书第三章《近用助视器》)。

正常人看清近视力表 0.5 的距离是 60cm,看清 0.6 的距离为 50cm。0.5 的系数为 100/60=1.6,0.6 的系数为 100/20=5。所以患者要看清 0.5 或 0.6 所需屈光度数应该分别为 1.6N 或 2.0N(N=RV,为远视力倒数)。

表 2-1 说明的是各种低视力患者要达到阅读一般书刊杂志即近视力达到 0.5 或 0.6 所需的屈光度数。

表 2-1 远视力 0.05~0.3,看近达到 0.5 或 0.6 所需的屈光度数

矫正远视力	RV	看清近视力 0.5 所需屈光度数及距离(系数 =1.6)		看清近视力 0.6 所需屈光度数及距离(系数 =2.0)	
		屈光度数(D)	阅读距离(cm)	屈光度数(D)	阅读距离(cm)
0.05	20	36	2.8	40	2.5
0.06	16	25	4	32	3
0.08	12.5	20	5	25	4
0.1	10	16	6	20	5
0.2	5	8	12.5	10	10
0.3	3.3	5	20	6	16

表 2-1 所列各种数字,如屈光度数及阅读距离,只是参考数字,其目的是在测知患者远视力之后,便可根据远视力情况求出看近所需应用的屈光度数。

本表表明患者无调节力,如果患者有调节力,上述屈光度应减去调节力。

附 3:低视力患者的近视力测试与近用助视器的放大率

根据我们的临床经验,如患者只能看到标准近视力表的 0.3 或以下时,如不应用助视器则基本上不能阅读一般书刊杂志(5 号字体);如能看到或用助视器能看到 0.5 或 0.6 则可顺利阅读一般书刊杂志。在我们低视力门诊,在为患者配用助视器时,除测近视力外尚用各种不同大小字号的读物让患者阅读。

澳大利亚视光学专家 Yanmei Hao 及 Johnston 等也为低视力患者研制了汉字近视力测试卡,称为《对数最小视角分辨视力表》,即 LogMAR(log minimum angular of resolution),实际上是一种对数视力表,其测试距离一般为 25cm,也可以在不同距

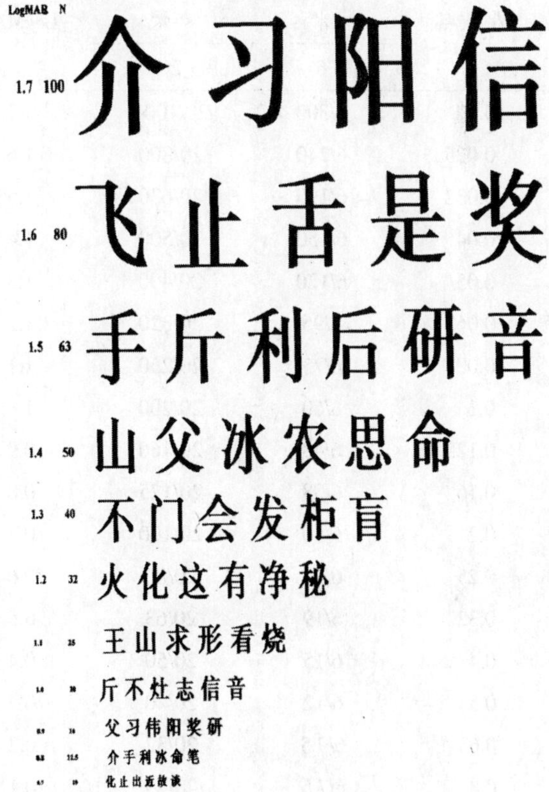

图 2-24 中文 LogMAR 近用视力表

离进行测试,如 10cm、12cm、5cm、16cm、40cm 等,但所测得的视力必须根据新的测试距离在 LogMAR 表上校正,如图 2-24。

附 4:用 LogMAR 方法测试近视力

单个字母视力测试表的理论基础是整个视标为 5′ 视角,视标的每一笔画的宽度或笔画的间隙均为 1′ 视角。视力 1.0(6/6 或 20/20)的含义是能看到 6m 远处的视标,该视标在 6m 处为 5′ 视角。正常人最小分辨力为 1′ 视角,它的对数是 0.0。被称作"LogMAR "系统的视力检测程序,是一种按几何比例大小排列字母的视力表,字母大小按 $10^{0.1}$,或 1.26 倍增大,因此,视力表上的每一行字母是下面一行字母的 5/4 或增大 25%。这种字母大小按对数关系增大是非常有用的,因为 $1.26^3=2$ 倍或 $2\times$,而 $1.26^{10}=10\times$。由下表可见,从 0.0 到 1.0(6/6 和 6/60)共有 10 行字母按几何比例大小排列。"LogMAR"系统的优点在于不论在任何测试距离,在视力表上视力每提高三行,相当于视分辨力提高 2 倍。

改变测试距离将影响视标的视角,而"LogMAR"系统也非常适用于需要改变测试距离的情况。例如:缩短一半测试距离(从 40cm 缩至 20cm,或从 25cm 缩至 12.5cm),则该眼的视角看清为正常人的 2 倍,即此眼的近视力为正常近视力的 1/2。如果缩短一半测试距离,则需双倍附加阅读镜片或调节,如在此例中分别应从 +2.5D 增加到 +5D,+4D 增加到 +8D。

表 2-2　LogMAR 与 Snellen 视力表的对应关系

| 小数点 | Snellen 视力表 | | LogMAR | 近视力 | | |
| | 米 | 英尺 | | 测试距离与点数 | | |
	6	20		25cm	40cm	16cm
0.02	6/300	20/1000	1.7	100	160	63
0.025	6/240	20/800	1.6	80	125	50
0.032	6/190	20/630	1.5	63	100	40
0.04	6/150	20/500	1.4	50	80	32
0.05	6/120	20/400	1.3	40	63	25
0.063	6/95	20/320	1.2	32	50	20
0.08	6/75	20/250	1.1	25	40	16
0.1	6/60	20/200	1	20	32	12.5
0.125	6/48	20/160	0.9	16	25	10
0.16	6/38	20/125	0.8	12.5	20	8
0.2	6/30	20/100	0.7	10	16	6.5
0.25	6/24	20/80	0.6	8	12.5	5
0.32	6/19	20/63	0.5	6.5	10	4
0.4	6/15	20/50	0.4	5	8	3.2
0.5	6/12	20/40	0.3	4	6.5	
0.63	6/9.5	20/32	0.2	3.2	5	
0.8	6/7.5	20/25	0.1		4	
1	6/6	20/20	0		3.2	

另外,Yanmei Hao 及 Johnston 设计了用 LogMAR 方法测试阅读能力,该测试卡共计 24 张,6 张为一级,分别用于小学初年级、小学高年级、初中及高中或成年人,每张字号大小不一,包括 6.5、10、16、25、50 及 100 点(测试距离 =25cm),见图 2-25。

> 海是温馨的。海孕育了我的生命,又涤净了我的心灵。海是豪放的。波涛澎湃,万里长风,海使我视界宽远,胸襟辽阔;海指引我在智慧的领域中广泛求知;海启示我在无限的生活中寻求生的真谛;海引导我在尘雾迷茫的人世间适时进止;海更使我在众星闪烁的夜空唯独喜爱明亮的月亮。

> 海阔天空。那浪花起处的帆影,那水天吻接的云霞,那飞翔自由的银鸥,那无风自涌的浪涛,那悠悠逝去的白云,是画家富丽的彩绘,是诗人优美的诗篇,是乐圣天才的结晶。

> 我不知道,古往今来有多少歌颂海洋的诗篇,有多少赞美海洋的歌曲,我更不知道那汹涌澎湃的波涛,会把我的心灵带上多么遥远,多么遥远……

阅读测验二十一— **WORD READING TEST**
高中或成人　　　　 Secondary/Adult
字体大小: 16P　　 Print size 16P
Dr. Yanmei Hao & A/Prof. Alan W. Johnston
The University of Melbourne　　9/1996

图 2-25 LogMAR 阅读能力测试表

附 5:LogMAR 方法测试阅读能力

这些阅读卡片用来测试阅读的能力,可能所得的结果与用单个字视力表测试的结果不一致。《LogMAR 视力表》指定用 25cm 的测试距离。也可以改变测试距离,但所得视力必须根据新的测试距离在 LogMAR 表上校准。

说明:要求被测者手举阅读卡片于眼前 25cm 处,以最快的速度出声阅读,并且避免阅读错误。记录阅读时间,并与此卡的正常阅读速度进行比较。如果阅读速度减慢甚至停顿,应考虑有视力障碍(只是小的字体阅读困难)或文化程度问题(大小字体均阅读困难)。

表 2-3 不同距离下的 LogMAR(对数)视力

字体大小	测试距离				
	40cm	25cm	16cm	12.5cm	10cm
16P	0.7	0.9	1.1	1.2	1.3

澳大利亚专家 Johnston 研制了一种"近视力计算器"(Near visual acuity calculator),见图 2-26,在低视力门诊也很有实用价值。在该"计算器"上有纵行排列的 4 列数据,第 1 列为阅读距离;第 2 列为看近时需加的屈光度数;第 3 列为视力(包括点数);第 4 列为看近时所需放大倍数。现举例说明如下:如患者在 25cm 处能看到 Yanmei 等设计的《中文近视力表》或

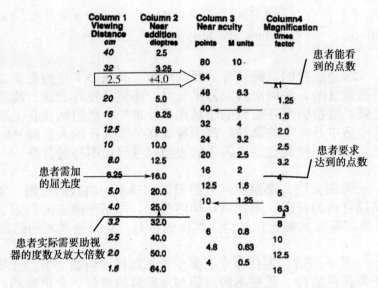

图 2-26 近视力计算器

瞿佳等设计的《汉字近视力表》的 40 点（相当于初号字）那行字，而患者要求看到 10 点（5 号字），则可滑动第 3 列的视力值，使 40 点与箭头对齐，则可从第 3 列得知患者需加 +16D，从第 4 列得知患者需加 4 倍放大。但 Johnston 特别指出：为了能顺利地进行阅读，患者应该有一部分"剩余"的力量，这样才能看清不至于疲劳，所以每个病例在其屈光度（或放大倍数）处最少下移两行，在上述患者实际需要的助视器的处方不是 +16D 或 4 倍，而是 +25D，约 6 倍（图 2-26）。

　　近年来我们在低视力门诊经常应用瞿佳等设计的《汉字阅读视力表》（图 2-27）。该视力表除可对患者进行近视力测试外，尚可根据测试结果得出患者使用近用助视器的主观放大率或放大倍数。这种集视力测试阅读能力及放大倍数预测于一身的《汉字阅读视力表》，确实是低视力门诊工作中简便又十分有效的工具。该《汉字阅读视力表》大小为 26cm×18.5cm，阅读距离为 25cm，有不同大小字号及点（point）数的汉字共计 15 行，在这里应首先介绍一下点数或点系统，所谓"点"是表明英文字母字体的大小或高度，1 点 =1/72 英寸或 0.323mm，后来英国眼科界将点改成记号"N"，因此点（point）与 N 含意相同。如患者能顺利阅读表中的第 4 行的初号字（40 点），但患者要求使用近用助视器能顺利阅读一般报纸或杂志（5 号字或 10 点），即 5 号字或由 10 点放大 4 倍，变为 40 点，则患者即可顺利阅读，因而其所需助视器放大倍数为 4 倍，也可以用以下简单公式计算助视器放大倍数：患者能够阅读字号点数 / 患者拟阅读字号点数 = 助视器放大倍数，即 40/10=4 倍。又如患者能顺利阅读表中的第 9 行的 20 点（二号字），但患者要求使用近用助视器能顺利阅读一般报纸或杂志（5 号字或 10 点），则其所需助视器的放大倍数为 20/10=2 倍，余类推。但一般而言，为了使患者在阅读或近距工作时不易产生疲劳，或延长工作及阅读时间，常需在上述放大倍数的基础上再加 1~2 倍。

点 数 (point)	汉 字 号 数	
80	(九行字)	四比八小
64	(七行字)	九大于七和二
48	(特号字)	老王喜欢中国山水
40	(初号字)	一年有三百六十五天
36	(小初号字)	太阳已经从东边升起来了
32		你和孩子们为什么那么高兴
28	(一号字)	同学写信告诉老师他全家平安
24		走到大门口就可以看见前面有条路
20	(二号字)	把课文读两次后再做句子与对话练习吧
16	(三号字)	我们中间每个人都知道科学知识非常重要
12	(小四号字)	请不要在马路上乱跑必须记住行人要走人行道
10	(五号字)	因为他现在出去了所以还得过些时候才能见面
8	(六号字)	工人们在这里已经长期生活和工作了几十个年头
6		为了充分认识和了解现代社会请认真学习物理等
5	(七号字)	我那时的会话里也时时插图画着前面的情况生活也背着了时代

(标准检查距离25cm)

图 2-27 汉字阅读视力表

附6:视力表的记录和换算

几种视力表的记录和换算见表 2-4。

表 2-4 几种视力表的记录和换算

5分记录	4.0	4.1	4.2	4.3	4.4	4.5	4.6	4.7	4.8	4.9	5.0	5.1	5.2	5.3
小数记录	0.1	0.12	0.15	0.2	0.25	03	0.4	0.5	0.6	0.8	1.0	1.2	1.5	2.0
对数记录	1.0	0.9	0.8	0.7	0.6	0.5	0.4	0.3	0.2	0.1	0	−0.1	−0.2	−0.3
分数记录 (5m)	5/50	5/40	5/32	5/25	5/20	5/16	5/13	5/10	5/8	5/6	5/5	5/4	5/3	5/2.5

三、眼科常规检查

常规的眼科检查应包括裂隙灯、眼底镜等检查。重点在于决定诊断及确定病变是否活动。

如果病变仍在活动,例如有活动性炎症或出血等,应按眼病诊断予以治疗。如果病变静止,或为陈旧性病变,而且经眼科各种治疗手段无效或失败时,则应考虑使用助视器。

关于眼科常规检查:一般眼科书籍均有介绍,此处不再重复。

四、屈光检查

低视力患者均应常规进行屈光检查,不可主观断定患者视力"不可能矫正"。Fonda 指出,经过仔细的屈光检查,约 20% 的低视力患者可以提高远视力。必须强调的是,低视力患者的视力损害不一定全部由于眼病所致,也可能与屈光不正有关,角膜损害严重者也可能通过屈光矫正而提高部分视力。因此,对于每一个低视力患者都必须进行常规的而且是十分细心的屈光检查。作者曾遇到一位视力为 0.1 的双角膜散在薄翳及斑翳的低视力患者,经仔细的屈光检查后,双眼视力均达到 0.4。该患者曾到过许多医院检查治疗,遗憾的是从未进行过屈光检查。

(一)散瞳验光

散瞳验光即使用睫状肌麻痹剂以后进行验光。检查成功与否取决于屈光间质是否清晰、眼球固定能力及眼球震颤等情况。如果患者视力在 0.1 或以下,在屈光不正检查中,球镜片在 1.00D、散光在 2.00D 或以下的改变,常常不能为患者所觉察。对于眼球震颤患者的屈光检查,实际上也没有多大困难,这是因为在眼球摆动过程中,检影镜反光影动是清晰的。也可以让患者取一眼球震颤比较轻的头位进行屈光检查,散瞳后或老年人可以用自动验光计进行屈光检查,但它不适用于瞳孔直径小于 2mm、晶状体混浊或眼球固定能力差的患者。在散瞳验光后睫状肌麻痹未恢复以前,不应进行助视器的检查与使用。

(二)角膜散光计(keratometer)的应用

角膜散光计对确定下列低视力患者的散光非常有用。

1. 角膜病变　如由角膜外伤或炎症引起的不规则散光、早期圆锥角膜、角膜移植术后等,可以用它确定散光轴及屈光度数。

2. 另外尚有白内障患者、瞳孔直径在 2mm 以下者、高度近视眼检影镜红色反光不清晰时、检验检影验光后的散光轴等。

(三)下列眼病常伴有明显的屈光不正

1. 白化病　这类患者常有较大的散光,利用角膜散光计检查儿童白化病的屈光不正效果非常好。

2. 核性白内障　这种白内障常常推迟成熟或较长时间不成熟,不宜手术治疗,常可以引起近视。所以老年患者突然出现近视或近视增加,应考虑有核性白内障的可能。

3. 双眼弱视　常有较高度数的屈光不正,应在详细检查后,予以矫正。

4. 先天性白内障术后无晶状体　有的眼科医生或验光师仅给患者以正球镜片矫正,而忽略了散光问题,这是不对的,可以使用角膜散光计检查患儿的散光轴及屈光度数。

5. 圆锥角膜及 Marfan 综合征等　常有严重的屈光不正,应仔细检查,予以矫正。

五、Amsler 表检查

由 Amsler 首先提出,即应用方格表检查中心视野。方格表是 10cm 见方的黑纸板,用白色线条划分为 5mm 宽的正方形格 400 个,板中央的白色小圆点为注视目标,检查距离为 33cm。所以检查时,患者要用 +3.00 阅读镜或 3.00D 的调节力。一个方格相当于 1°,Amsler

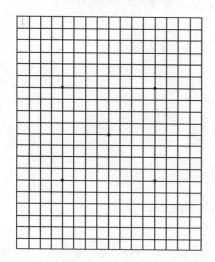

图 2-28 Amsler 表

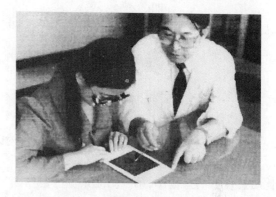

图 2-29 用 Amsler 表进行检查

表上的方格相当于中心视野 20°（图 2-28、图 2-29）。

Amsler 表可检查中心视野,正常情况下可以看到该表线条笔直,每一小格呈正方形。有相对性中心暗点者,某些格子的线条前好像有薄雾挡着,有时这些线条或格子甚至看不清楚或消失。视物变形者在 Amsler 表中可以发现线条不均匀或格子不正方等。本表检查既快速又有效,而且携带方便,检查方法也较易掌握。

六、对比敏感度检查与眩光检查

一般视功能可用各种方法检查。视觉最重要功能之一为形觉,通常是用黑白对比分明的视标来测定其分离阈值,即以测量视力的方式对视觉功能进行定量评价。但是只检查分离阈值不能完全表现出视觉的形觉功能,例如辨认浓淡不分明或对比不强烈的物体能力(在日常生活中常常会遇到),仅靠视力测量就无法得出明确答案。

近 30 多年来,人们在更广泛范围内用定量函数作为评价视功能形觉方面的手段。在光学领域中研究并发展起来的调制传递函数(modulation transfer function,MTF)概念,已被引进到视觉系统。

调制传递函数是以空间明暗对比二维频率反应作为研究内容,常以对比度来表示。若以表示结构大小之间的频率(信息量值)为横轴,以它的对比度为纵轴,则 MTF 为一曲线,此曲线为一倒"u"字,亦称为对比敏感度曲线,它能较完整地反映视功能,而视力仅仅是对比敏感度曲线末端上的一个点。

对比敏感度检查,国外常用的有 Arden 图表测试,还有 VCIS6000 及 VCTS6500 对比敏感度测试卡,以及激光对比敏感度测试仪(Randwal Variable Contrast Acuiometer,VCA),现将前者介绍如下:

VCTS6000 为测近距之用,VCTS6500 为测远距之用,现以 VCTS6000 为例加以说明。VCTS6000 共有 3 张大小为 14cm×17.50cm 的测试卡(图 2-30),测试卡横分 5 排,左侧排首处标明 A、B、C、D 及 E,分别代表 1.5、3、6、12、18 周/度 5 个空间频率。每排均有 8 个不同

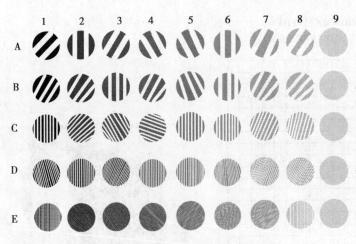

图 2-30　VCTS6500 对比敏感度测试卡

对比敏感度值的条栅图,第 9 图无条栅为空白图。1~8 图的对比敏感度值逐渐增加(对比敏感度阈值逐渐降低)。例如 A 排图 1 的对比敏感度值为 3,而图 8 为 70。条栅图有 3 种方向,即垂直、左斜或右斜。

检查方法是将测试卡插入特制支架裂隙中,该处距离为 40cm(16 英寸),受检者用手握住此支架,将支架顶在颊部(图 2-31)。在测试前需用测光表(图 2-32)于距测试卡约 5cm 处测出测试卡表面亮度,允许的范围为 30~70 英尺 - 烛光。在测光表上此范围为绿色区,因此,只要指针在绿色区,即表示亮度在允许范围内,可以进行检查。测光表应测试 VCTS 测试卡的左上、右上、左下及右下四个角处。

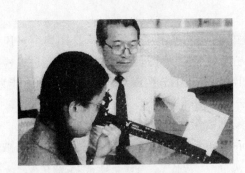

图 2-31　进行对比敏感度检查

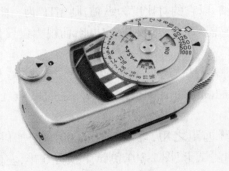

图 2-32　测光表

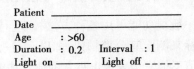

Patient _____
Date _____
Age　　　: >60
Duration : 0.2　　Interval : 1
Light on _____　Light off _ _ _ _ _

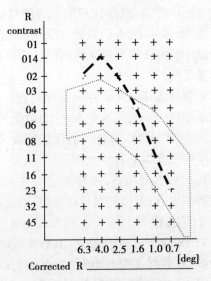

图 2-33　对比敏感度记录

检查时将左眼遮住,先查右眼。检查中先从 A 排图 1 开始看,然后顺序看图 2、图 3……等。把看到的最后一个图标记在记录纸上。再用同样方法检查 B、C、D、E 各排,并记录之。

VCTS6500 对比敏感度检查,基本上与 VCTS6000 一样,不过前者是一种远距离测度,测试距离为 3m。上述两种检查均不需在暗室中进行,在一般检查室或工作室中便可检查。

我们曾对 92 例正常人进行过对比敏感度的检查,正常范围如图 2-33。

对比敏感度检查,对低视力门诊及眼科临床均极重要。关于对比敏感度的临床应用,可以参阅本书第四章《照明、对比敏感度及眩光》。

（杨晓慧 孙葆忱）

七、视野检查

视力分中心视力和周边视力,周边视力也称视野。中心视力反映的是视网膜黄斑部注视点的视力,周边视力反映的是视网膜黄斑部注视点以外的视力。也就是说,一眼平直向前注视时所能见到的空间范围。视野内的景物在眼底视网膜上的投射方位正好是相反的,即视野上部的景物,投影在下方视网膜上,颞侧视野的景物,投影的鼻侧视网膜上,以此类推。视野是视功能的一个重要方面,有些疾病如晚期视网膜色素变性及青光眼,有时尽管中心视力尚可,但若视野小于 10°范围,仍被列为盲目的范围(根据 WHO 在日内瓦制定的标准)。视野检查对视路疾病的定位诊断,对青光眼、眼底病等疾病的诊断,有重要价值,而且还能用以判断某些疾病的发展过程、预后和疗效。

(一) 视野检查原理

视网膜的视敏感度以黄斑中心凹为最高,距黄斑部越远则敏感度越低。其岛形视野的顶峰相当于最敏感的黄斑中心注视点,这个岛的鼻侧较颞侧陡峭,上方比下方稍陡峭。一般将视野分为三个区域:10°以内称为中心视野;10°~25°称为中间视野;25°以外为周边视野。视野的检查方法大致分为两种。

1. 动态视野检查法(kinetic perimetry) 即传统的视野检查法,用不同大小的视标,在不同方位由周边向中心移动,记录下患者刚能感受到光刺激的出现或消失的点,将这些敏感相同的点连接成某一视标检查的等视线,由几种不同视标检查的等视线,就构成了类似等高线描绘的"视野岛"(图 2-34)。动态视野检查法的优点是检查速度快,缺点是对小的、旁中心相对暗点发现率低。

2. 静态视野检查法(static perimetry) 在视屏的各个选定点上,由弱至强增加视标亮度,患者刚能感受到的亮度即为该点的视网膜敏感度或阈值。将某一子午线上的阈值点连接起来,就构成峰形的阈值曲线。静态视野检查定量较细致,易于发现小的旁中心相对暗点、但是检查速度较慢,操作繁琐。由电脑控制的自动视野计,为静态视野检查法开辟了广阔的前景,使视野检测标准化。

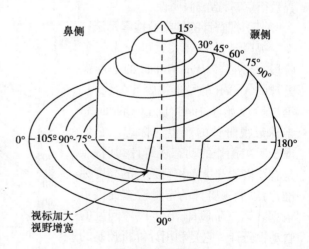

图 2-34 视野岛

然而各种检测方法各有所长,人工操作的动态视野检查宜于确定周边视野,Amaly-Drance 视野检查法取两者之长,中央视野用静态视野检查法定量,周边视野用动态视野检查法定其视野范围(图 2-35)。

视野检查属于心理物理学检查,反映的是患者的主观感觉。影响视野检查结果的因素主要有三方面:①患者方面的因素:精神因素,如警觉、注意力、视疲劳及视阈值的生理波动,总之视网膜的光敏感度不是固定的,而是动态系统;生理因素有瞳孔直径、屈光间质混浊、屈光不正、缩瞳药、眼球旋转等;②仪器方面的因素:动态与静态视野检查法的差异,平面屏与球面屏的差异,单点刺激与多点刺激的差异。此外,背景光及视标不同,视阈值曲线就不同,如视标偏大,背景光偏暗,其视阈值曲线就平;反之,阈值曲线就尖(图 2-36、图 2-37)。③操作方面的因素:不同操作者因检查方法和经验不同,对同一患者的视野检查很难得出完全一致的结果。使视野图典型化或诊断先入为主,人为地改变了视野的真实形态,造成假阳性。因时间、精力的限制,操作单调,有时检查敷衍草率,造成假阴性。

(二)视野计的种类及检查方法

视野计的发展大致可分为三个阶段:早期是以 Von Graefe 的平面视野计的 Aubert 的弓形视野计为代表。第二阶段始于 1945 年,以 Goldmann 半球形视野计的产生为标志。它仍属于手工操作的动态视野计,其特点是有严格的背景光和刺激光的亮度标准,为以后视野计的定量检查提供了依据。第三阶段即 70 年代才问世的自动视野计。它是利用计算机控制的静态定量视野计,具有多种检查程序

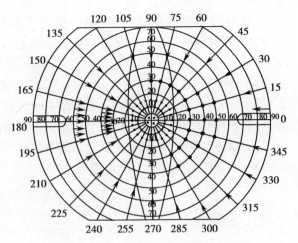

图 2-35 Amaly-Drance 动态视野检查

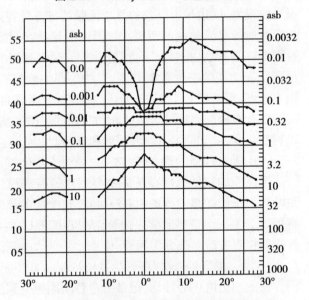

图 2-36 30°视野水平子午线上的不同阈值曲线
横轴:视野角度;纵轴:刺激光亮度

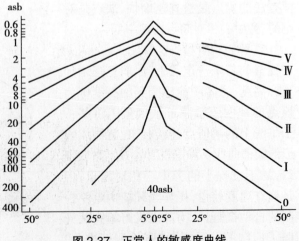

图 2-37 正常人的敏感度曲线

供选择。检查中无需问答,患者看见刺激只要按反应键,微机就可根据反应情况自动调整刺激亮度及变换刺激位置,自动记录并打印结果。自动视野计大大提高了静态视野检查的速度,而且随机出现刺激光,在固视监控、图形表示等方面都有很大的改进。视野计检查法简介如下:

1. 对照法(confrontation test)　此法是检查者的正常视野与受检者的视野作比较,以确定受检查的视野是否正常。方法是:检查者与患者面对面而坐,距离约1m,双方的眼睛维持同一水平高度。检查右眼时,受检者遮左眼,右眼注视医生的左眼。而医生遮右眼,左眼注视受检者的右眼。医生将手指置于自己与患者的中间等距离处,分别从上、下、左、右各方位向中央移动,嘱患者发现手指出现时即告知,这样医生就能以自己的正常视野比较患者视野的大概情况。此法的优点是操作简便,不需仪器。缺点是不够精确,且无法记录供以后对比。

2. 屏面视野计(tangent perimeter)　是目前常用的中央平面、动态视野计。其黑色屏布为1m²或2m²,中心为注视点,屏两侧水平径线15°~20°,用黑线各缝一竖圆示生理盲点。检查时用不同大小的视标绘出各自的等视线。美国Bausch Izmb公司生产的投光式自动记录视野计,在投射光视标的控制杆上套上画笔等,移动刺激光标就可记录下不同视标的等视线。

3. 弧形视野计　是目前较常用的动态周边视野计。其底板为180°的弧形板,半径为33cm,我们所用的弧形视野计为Ferre-Rand改良型投射式视野计。

以上介绍的投光式视野计均没有严格的背景光及刺激光的亮度标准,所以不同视野计所查结果难以互相参照。

4. Goldmann视野计　为半球形视屏投光式视野计,半球屏的半径为30cm,背景光31.5asb,视标的大小及亮度都以对数梯度变化(表2-5、表2-6)。视标面积是以0.6对数单位(4倍)变换,共6种。视标亮度以0.1对数单位(1.25倍)变换,共20个光阶。Goldmann视野计视标大小与亮度相互转换的关系是,要保持视标的总刺激值不变,视标亮度减低时,其面积就相应增大。

例如亮度增加0.5对数单位,视标面积就相应减少0.6对数单位。Goldmann视野计为以后各式视野计的发展改进提供了刺激光的标准指标。

表2-5　Goldmann视野计的视标面积及其记号

记号	0	I	II	III	IV	V
面积	1/16	1/4	1	4	16	64

表2-6　Goldmann视野计的视标亮度及其记号

标记	e	d	c	b	a
1	31.5	25	20	16	12.5
2	100	80	63	50	40
3	315	250	200	160	125
4	1000	800	630	500	400

5. Friedmann II型视野分析仪属静态、多刺激点、定量屏面视野计。它仅能查中央25°视野,共有98个刺激点,31个检查模式,24个亮度光阶(图2-36)。该视野计与一般视野计有以下几点不同:①它属多刺激点式检查,即同时闪现2~4个刺激点,所以患者的回答不是

看见与否,而是看见多少个。有人认为多刺激点的"熄灭现象(extinction phenomenon)"易发现一些很轻微的相对暗点。所谓"熄灭"现象就是在视网膜有一轻度视功能减低区,该区的投射处放置一个刚能看见的视标,当视野的另一部分(正常区)出现同样亮度的视标,此视功能减低区在多刺激点同时出现时,就感觉不到这个刺激了;②该视野计越靠近中央,刺激点越小,正好与中央视敏感度高、周边视敏感度低的峰形曲线相吻合;③它的刺激光是闪烁光,又是几个象限同时出现,可减少患者寻找视标的可能性;④背景光为半暗环境。现在还无法证明,在背景光为半暗条件下,刺激时间短于完全时间积累时,探测视野缺损是否敏感。

6. 自动视野计 它是由电脑控制的静态定量视野计,能自动监控患者固视中央的情况,根据操作者的要求自动执行检查,自动打印结果,有的还能对比前后视野检查的数据进行统计学分析,提示视野缺损是改善还是恶化。应强调指出的是,自动视野计仍是一种主观的心理物理学检查。如前所述,影响视野检查的三种因素,它能排除操作者方面的人为干扰,有利于患者的随诊观察。但在人方面的精神、生理上的变化因素,它是不能完全排除的。比较好的自动视野计能提供这方面的指标,如视网膜阈值的短期波动、假阳性或假阴性反应等。可以帮助判断某些轻微的视野变化是属生理性的,还是早期的病理改变。自动视野计在国外发展很快:已有几十种类型,比较好的生产厂家如 Octopus、Humphrey 等。

自动视野计的检查方法有三大类:

(1) 静态阈上值视野检查(suprathreshold perimetry):整个检查过程仅用一种阈上值的刺激亮度(图 2-38),正常的视野阈值是山峰形的曲线,如果选较弱的刺激 L1 虽能查出旁中心的相对暗点,但这种弱刺激对正常周边视野却是阈下刺激,可造成诊断上的假阳性。如果选较强的刺激 L2 在周边视野达到了阈上刺激,但这种对中心视野过强的阈上刺激,又易造成旁中心相对暗点的漏诊—假阴性。所以仅适用一种强度刺激的阈上值视野检查,在诊断学上很难达到特异性及敏感性的统一。国外 Fieldmater 100 型和 200 型自动视野计即属此类型。

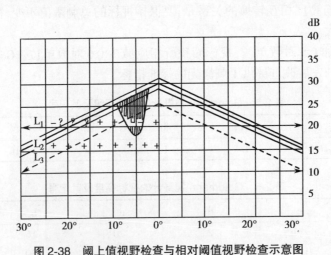

图 2-38 阈上值视野检查与相对阈值视野检查示意图

(2) 表态相对阈值视野检查(threshold-related static perimetry):这种方法避免了前者的缺点,在中心高敏感区给予弱刺激,周边低敏感区给予稍强刺激,使得不同角度的视标刺激增量坡度与视野阈值曲线相一致。这种视野检查法查的速度很快,每眼检测约 5 分钟,而且比较准确,是临床上最常用的检查方法。

(3) 静态阈值视野检查(threshold static perimetry):在视屏各点由弱到强逐渐增强刺激亮

度,直到患者看见为止,达到视阈值。这是最精确的视野定量检查法,但是它较前两类检查法耗费时间,然而仍比手动的静态视野检查快得多,而且刺激点是随机出现,可避免患者去追视刺激。

自动视野打印的定量检查图有两类,一类是数字图,标明了视野各相应点的视敏感值。它的单位是 dB,是亮度 asb 的反对数变量等级表示法。dB 值越大,该处视敏感度越高,所用的亮度刺激值越小。另一类是灰度图,它是前者的图像化,敏感度高处色明,敏感度低处色暗,能很直观地表现出视野缺损的情况(图 2-39)。

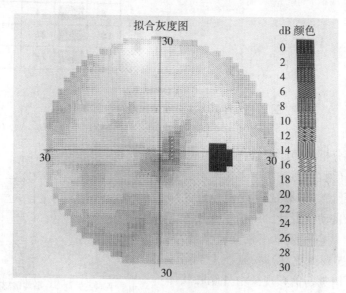

图 2-39 定量视野图

Qzs-1 型球形自动视野计是北京市眼科研究所和航天部联合研制的,其亮度标准参照 Goldmann 视野计。检查共 14 个程序可选择,能做相对阈值的定性、定量检查;能做阈值检查的快速、随诊性、全阈值测定。检查范围,有中心 30° 两种、有周边 30°~60°、青光眼易损区,共 4 种分布。此外该机还有存取分析患者资料的功能,即患者查完视野后资料可存计算机磁盘内,以后该患者复诊,提取原资料复查视野能减少检查时间,并能自动分析病情有否变化,显示数字处为该点变化的量。该视野机在检查时可通过屏幕监视患者的固视情况及整个检查步骤。

HQDS-1 型电脑视野仪(图 2-40)是北京市眼科研究所科研人员推出的新一代汉字系统电脑视野仪。共有 20 个检查程序;有定性、快速阈值、定量,全阈值四种检测方法。每次检测结束再随机重复检测 8 个点,观察可靠性,用修正率表示。检测范围除 30°、30°~60° 及鼻侧易损区外,增加了中心 10°(红色视标)。有测试结果存储、提取功能。为临床提供快速、准确、一目了然的检查结果分析报告(图 2-41),包括测试结果(数字图和二维图)、总阈值、总丢失量、平均丢失量、平均敏感度、平均缺损、各测试点阈值下降值(数字图)及修正率。

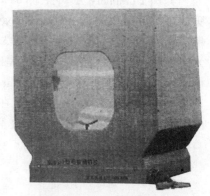

图 2-40 HQDS-1 型电脑视野仪

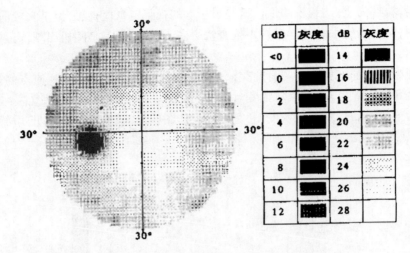

图 2-41 HQDS-1 型电脑视野仪检查报告

有图表及统计学分析的随诊报告：前后两次、多次检测对比分析(图 2-42)。

7. 倍频视野计 倍频视野计是一种利用倍频现象设计的自动视野计。所谓倍频现象即当一刺激光标为低空间频率正弦反转格栅,高时间频率闪烁(15Hz 或更高)时,则产生空间频率增加一倍的视错觉。倍频现象由外侧膝状体大细胞通道(magnocellular 或 M-cell path-way)传递,视网膜神经节细胞中大直径细胞投射到外侧膝状体大细胞层,这种大直径细胞在视网膜神经节细胞中只占 3%~5%。青光眼视神经损害过中早期选择性地引起视网膜神经纤维层中的大细胞的损伤,因此与传统自动视野计相比倍频视野计对青光眼早期视野损害的探查更为敏感。

美国 Humphery 公司生产的 FDT 倍频视

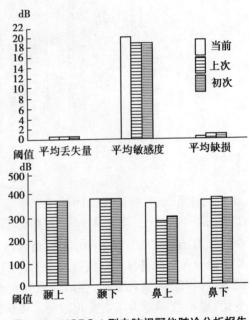

图 2-42 HQDS-1 型电脑视野仪随诊分析报告

野计(Frequency Doubling Technology Visual Field Instrument)刺激光标由闪烁的黑白垂直格栅组成,刺激光标为 10 度方型、黑白色栅交替转换,空间频率为每度 0.25 周,时间频率为 25Hz,视野仪自动变换刺激光标黑白条栅的对比度以确定每一检测点的阈值。检查范围在中心 20°,能做全阈值检查(full-threshold)和阈上筛选检查(supra-threshold screening-tests)。如果患者屈光不正在 7D 以内,则在检查过程中不需戴矫正镜,检查结果不受瞳孔大小的影响,受屈光间质浑浊的影响。FDT 倍频视野计具有操作简单,检查时间短(阈上筛选检查每只眼检查时间小于 1 分钟)等特点,适于青光眼的普查和筛选。

(徐 亮 施益浩 李 杨)

(三) 微视野计

视野是评价视功能的重要方面,正常视野有两个含义:①视野达到一定的范围;②视野范围内各部分光敏感度正常。有多种视野计被广泛应用于青光眼和神经眼科的检查中。然而常规的视野检查仪器均以受检眼稳定的中心注视为前提,黄斑疾病常导致中心固视力下降,因此传统视野计无法对黄斑疾病导致的视功能异常作出准确检测。另一方面,以往荧光素眼底血管造影(FFA)、相干光断层成像(OCT)等对于眼底病的检查均以形态学为主,不能客观地反映视网膜功能,这就需要一种能够综合评价视网膜形态和功能的检查技术。在这样的背景下,微视野计(Microperimetry)应运而生。

1. 检查仪器　目前临床上常用仪器有两种:共焦激光扫描检眼镜(Scanning Laser Ophthalmoscope,SLO)(图 2-43,F-10 共焦激光扫描检眼镜) 和 MP-1 微视野计(micro perimetry 1,MP-1)(图 2-44)。以 SLO 进行黄斑微视野检查的设想是由 Timberlake 等(1982)首次提出的,该仪器可同时将波长为 632.8nm 的氦氖(He-Ne)激光以及 780nm 的半导体红外激光投射到眼底后极部 33°×21° 的区域,He-Ne 激光用以产生背景光以及刺激视标光束,而红外激光则用以眼底共焦扫描成像。这使得刺激光束可以在眼底实时成像的监视下精确地投射到眼底的特定位置。配合相应的程度软件,可对中心视野的静态光敏感度阈值以及动态视野进行检测,还可检测注视点的位置以及稳定性。

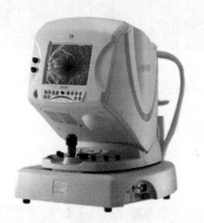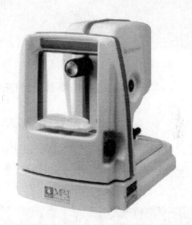

図 2-43　F-10 共焦激光扫描检眼镜　　　　図 2-44　MP-1 微视野计

(1) SLO 微视野检查:

1) 设计原理:SLO 微视野检查用红外半导体激光(780nm)和氦氖激光(633nm)两种光源。红外光作为眼底扫描光源,投射到视网膜上逐点扫描。其反射光通过共聚焦裂隙,由光检测器接收放大,通过电子计算机合成视网膜图像。监视器图像上的每一点与视网膜上的每一点相对应,从而建立起一种高质量的点对点的视网膜连续动态影像。红外激光为非可见光,穿透性好,可在不被患者察觉的情况下扫描眼底图像,即使晶状体或玻璃体混浊也能获得令人满意的效果。氦氖激光为可见光,用于产生刺激光标,固视光标和背景照明,光标的强度通过声光调制器调节。声光调制器可根据图像发生器的电子信号迅速调整氦氖激光的强度。刺激光标大小为 Goldmann Ⅰ 到 Goldmann Ⅳ,强度为 0~31dB 范围之间,以 1dB 为等级间隔。中心固视视标为 "+" 字形在监视器监控下投射在视网膜中心凹位置。然后操作者在直视眼底情况下,将刺激光标准确投射在被测视网膜处。SLO 微视野检查所测视野范围有 32°×24° 和 16°×12° 二种。监视器图像为 768×576 像素。不同强度的光标采用不同的字母表示(例 A 表示 0dB),检测中未看见的光标也被记录下来,用不同颜色的字母表示或显示为黑色小方块。SLO 微视野检测技术的固视检测可在检测者直视下通过对某一视网膜解剖标志的位置矫正,跟踪被检测眼的固视情况。该技术可对操作过程中每一次测量作固视跟踪,提供被测眼的固视信息。检查完毕,微视野检查结果与眼底图像的综合信息,存储在硬盘中。

F-10 共焦激光扫描检眼镜影像技术:设备如图 2-44,也可称为数字式检眼镜,该设备的影像技术:Retro 模式,DCO 和 FAF 自发荧光可对患者先行非侵入性筛查,使后续检查更安全、更精确,如图 2-45。

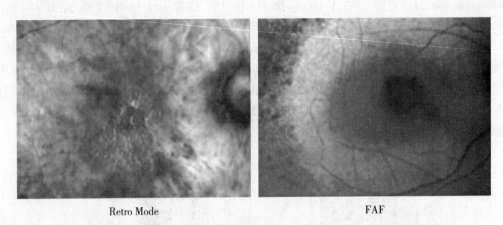

Retro Mode   FAF

图 2-45　F-10 共焦激光扫描检眼镜 Retro 模式和 FAF 自发荧光

F-10 共焦激光扫描检眼镜有四种激光:490nm(蓝光),790nm(红外),660nm(红光),532nm(绿光),可满足患者全面检查的临床需求。532nm 真绿光拍摄无赤光照片,有利于RNLD(视网膜神经纤维层损伤)的检查(图 2-46)。

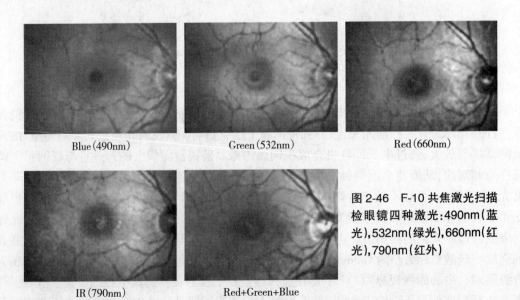

Blue(490nm)　　　　Green(532nm)　　　　Red(660nm)

IR(790nm)　　　　Red+Green+Blue

图 2-46　F-10 共焦激光扫描检眼镜四种激光:490nm(蓝光),532nm(绿光),660nm(红光),790nm(红外)

　　该设备具有多重光圈设计,可精确对焦和观察不同景深的视网膜,1.5~7mm 范围内有 5 种光圈可供选择,另还有 DL、DR 和 Retro3 种特殊光圈。使医生细微观察不同深度的视网膜成为可能。Retro 模式可非侵入性地立体呈现视网膜诸多病症,如玻璃疣、黄斑水肿,使医生诊断更明确、治疗更精确。最大频率 26Hz,高速录影,接近摄像的 30Hz 频率(图 2-47),使眼底充盈状况观察得更明细,极细微血管的阻塞也能被发现。

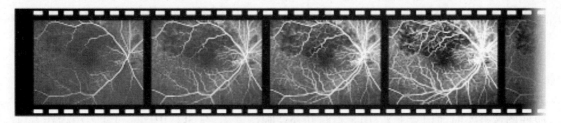

图 2-47　F-10 共焦激光扫描检眼镜最大频率 26Hz,高速录影

　　2) SLO 微视野检查的临床意义:SLO 微视野检查可用于测定中心 20°~40° 视野范围内暗点的大小和深度,检测中心固视点和评估固视点的稳定性。它与目前临床广泛应用的 Octopus 和 Humphrey 电脑视野仪在执行以上类似功能时,技术指标上有一定的差异。传统的投射式视野检查在检查中无法精确确定光标在视网膜上的位置。它只能通过对比视野图和眼底图像来估计投射光标与局部视网膜间的关系,评估视网膜功能的损害部位。微视野检查则能在直视下将刺激光标投射在眼底损伤部位,测量该处视网膜敏感性。微视野检查在计算机软件辅助下,视野图与眼底图像点对点重合,也可与荧光素眼底血管造影(FFA)或吲哚青绿脉络膜血管造影(ICGA)图像精确对应重合,准确反映病变处视网膜功能受损情况。

　　SLO 微视野检测技术分辨率很高,是目前测量中心视野精确度最高的技术。它的最小分辨率为 6 分弧。电脑视野检查方法中,Octopus(Interzeag Octopus 101)自动视野仪的黄斑阈值程序(M2)是目前投射式视野检查程序中,检测位点密度最高的程序,被用于评价和测定黄斑区 10° 视野。M2 程序由计算机控制,自动测量 4° 视野范围内 45 个点和 4°~9.5° 视野范围内 36 个点,中心凹分辨率为 0.7°。Humphrey 自动视野仪的黄斑阈值程序,以方块格栅状测量中心 16 个点,点与点间的空间距离为 2°。Schneider 等(1993)曾对黄斑裂孔、中心凹旁色素上皮萎缩、年龄相关性黄斑变性继发视网膜下新生血管等几种典型疾病同时进行 SLO 微视野检查与 Humphrey 视野分析仪 10-2 程序检查,经比较后认为,微视野检查能更精确地记录暗点的扩大和加深,测得微暗点;并且可精确地定位注视点,记录黄斑注视方向及其与新生血管膜的关系。微视野检查可在检测中跟踪眼底注视点的位置变化。检查过程中通过不断记录固视视标在视网膜上的位置来评价受试者的固视情况,对于固视不稳的患者通过手动跟踪矫正注视点,从而提高了微视野检查结果的精确性。患眼注视点的检出有助于在手术或眼底激光治疗时避免注视点的医源性损伤。此外,患者固视稳定性的信息也有助于医生判断视野检测结果的可信度。传统的视野检测仪则不能提供患者固视方面的信息。Octopus 101 的 M2 程序通过摄像头监测瞳孔位置以确认患者保持固视,Humphrey 自动视野仪通过反复检测盲点位置以确认患者保持固视,但该二项技术在固定眼球,提高检测结果的精确性方面明显逊于 SLO 微视野技术。

　　(2) MP-1 微视野计:MP-1 并非共焦激光扫描成像,它的红外眼底摄像仪可对眼底 45° 区域实时成像,而刺激光标则以 LCD 液晶屏显示。相对于 SLO,MP-1 最大的优点在于可以自动追踪并补偿眼球运动造成的眼底位置偏移(这一过程在 SLO 中需手动进行),使光标可以准确地投射到预定位置,其配套软件可实现自动静态阈值微视野、自动动态微视野、注视功能以及阅读能力检测。共焦激光扫描检眼镜(Scanning Laser Ophthalmoscope,SLO)和 MP-1 微视野计(microperimeter-1,MP-1)二者的检测结果具有良好的一致性。MP-1 微视野计与 SLO 相比,优势在于:①可获取彩色眼底像与微视野图重合,分析相应部位的功能;②有自动随访功能:可在复查时得到与前次检查相同点上的视网膜光敏感度,从而精确评价病程的进展和治疗的效果;③在使用的便捷性方面,MP-1 更占优势。

2. 检查方法

(1) 静态阈值检测:SLO 与 MP-1 的静态阈值检查过程大同小异,受检者需注视固视点,光标随机投射到检查区域内各个检测点,如受检查发现光标则按键应答。显示光标的同时,眼底图像被实时地记录下来,用于追踪并补偿眼球运动,在 SLO 中这一过程需由操作者以鼠标点击特定标志点(如动静脉交叉)的方式完成,而 MP-1 则可自动追踪并补偿眼球运动。通常背影光强度设为 $10cd/m^2$,MP-1 的背影光可为白色或红色。固视视标为 $1.5° \times 1.5°$ 的十字架,中央有 $0.5°$ 的开口,以便刺激光标志可以投射到固视点中央。SLO 的刺激光显示时间为 120 毫秒或 200 毫秒,MP-1 为 100 毫秒或 200 毫秒。SLO 的刺激光强度可由 0~21dB 以 0.1log 为幅度调节显示。0dB 代表最大光强度 $71cd/cm^2$。SLO 与 MP-1 可显示的刺激光标大小为 Goldmann Ⅰ~Ⅴ。在 SLO 中,最终各个检测点的光阈值与一张黑白的共焦激光眼底图重叠显示。MP-1 则与彩色眼底照片重叠显示,以直观地显示光阈值与眼底形态的对应关系。静态阈值检测是最常用的微视野检查方式,主要用于分析黄斑病灶对中心视野内光敏感度的影响,同时 SLO 及 MP-1 都已建立了各自的正常人静态阈值数据库。Rohrschneider 等(2005)对 SLO 与 MP-1 的自动阈值微视野检测进行了比较,认为两者检测强度结果的一致性较好,MP-1 检测的视野暗区稍大于 SLO,而在使用的便捷性方面,MP-1 更占优势。

(2) 动态视野检测:除了静态阈值检测之外,SLO 与 MP-1 都有自动动态视野检测功能(SLO 还能进行手动动态视野检测)。刺激光标的大小、移动速率、方向、注视点中心位置等参数都可以预先设定。嘱受检者注视固视点,光标在各个方向上做离心或向心运动。当受检查看到光标时做出应答,仪器记录下应答时光标对应的眼底位置,以描记出暗区的边界。检查的用时非常短。但无论是 SLO 还是 MP-1 都不能在动态视野检查过程中对眼球运动进行追踪和补偿,因此,在注视稳定性差的患眼中,可能造成错误结果,需谨慎判读,有疑问时可重复检测,以提高结果的可靠性。

(3) 注视功能的检测:SLO 与 MP-1 都可以很方便地实现注视点的检测,嘱受检者在确切注视固视目标后按键应答,重复 30~50 次,仪器记录下每次按键时固视光标在眼底的确切投射位置,并与眼底图重叠显示出来,用以评估中心注视点的位置与稳定性。特定的黄斑疾病可造成特定的注视行为的改变,有严重中心暗点的患眼通常以中心凹外区域注视,在稳定的偏心注视点形成之前,还可观察到两个或多个注视点交替注视的现象。注视点的检测对许多黄斑疾病患者的个别辅导以及视觉康复训练有重要的意义,在斜弱视领域也有十分重要的应用价值。

3. 临床应用 微视野检查技术可将眼底解剖部位与视功能相对应,具有直观、准确的优点。现已被广泛应用于随访眼底疾病的发展过程和评价治疗效果,主要应用于:①检测中心 20°~40° 视野范围视网膜病变区敏感性,测定暗点大小,定量评估局部视网膜功能;②测量固视点位置或旁中心注视区域,判断注视点的稳定性。测量注视点的位置可辅助评价黄斑下手术的效果,协助选择视网膜手术切开位置。在激光治疗中也可避免注视点的医源性损伤。彩色眼底照相机,提供详细的眼底形态学信息,叠加上微视野检查结果提供的眼底定量视觉功能信息,可帮助医生进行完整诊断(图 2-48)。

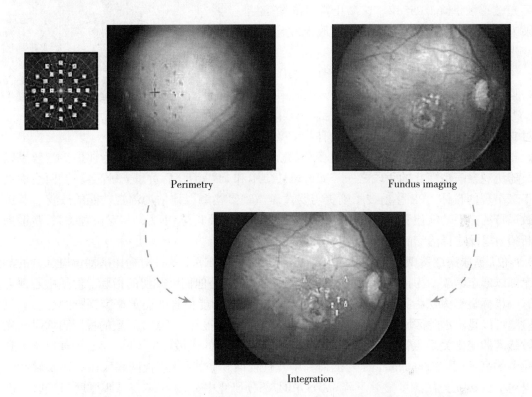

Perimetry

Fundus imaging

Integration

图 2-48 眼底形态学信息叠加微视野检查结果提供眼底定量视觉功能信息

自动微视野计,是眼底尤其是黄斑部视功能检查的新标准,量化的视觉敏感度值可直接推论眼底视功能状况,自动固视分析,仪器用每秒 25 次的速度精确探测患者固视点的位置,高速分析固视(30 秒),即使在固视很差很不稳定的条件下,微视野检查结果依然可靠(图 2-49)。

自动眼球追踪技术保证了黄斑部位的光敏感度地形图(即视野检查结果)与其形态学检查结果(即彩色眼底照片)在空间上具有精确和可信的关联,检查结果可重复性高,具备自动随访功能,微视野检测方案可选择内部预设方案,也可根据临床情况自定义,定量定位分析更精确。

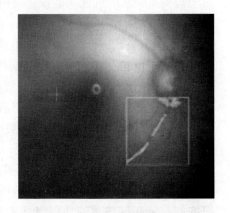

图 2-49 固视不良微视野检查结果

针对黄斑疾病的检查手段,可分为形态与功能两个方面,对于形态学检查,临床上有很多手段,如检眼镜、FFA、相干光断层成像(optical coherence tomography,OCT)、海德堡视网膜断层扫描仪(Heidelberg retina tomograph,HRT)、眼底自发荧光(fundus autofluorescence,FAF)

等,但功能检查则长期以来一直以中心视力为主要的指标,随着黄斑微视野检查的推广,越来越多的研究表明了其在黄斑疾病的诊断与随访中的应用价值。正常人年龄每增加 10 岁,中心 10° 视网膜光敏感度下降 0.055dB。这个正常值的测定结果为进一步研究黄斑部病变时视网膜光敏感度的变化提供依据(图 2-50)。

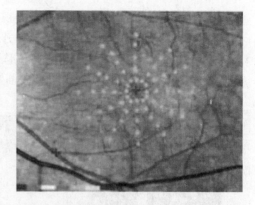

图 2-50　正常人中心 10°微视野

(1) 年龄相关性黄斑变性(AMD):AMD 伴脉络膜新生血管膜形成(choroidal neovascularization, CNV):湿性 AMD 以 CNV 的出现为标志,近年来针对 CNV 的治疗手段发展迅速,而只有黄斑微视野检测能精细测定黄斑光敏感度的改变,因此许多研究都将黄斑微视野作为评估治疗效果以及随访观察病情变化的手段之一。如黄斑转位术和 PDT 治疗后黄斑光敏感度的变化,而近年来出现的自体 RPE 移植技术则更需要黄斑微视野检测以评估局部视功能的改善。黄斑微视野的注视功能检测也可以通过确定注视点的位置及其与 CNV 的相对位置关系,帮助判断预后以及选择治疗的手段。

(2) 糖尿病性黄斑水肿(Diabetic macular edema, DME):目前针对糖尿病性黄斑水肿的治疗都以形态学改变为指征,然而对患者而言,视功能才是他们最关切的指标。但是中心视力这一指标显然无法为指导 DME 的诊疗指供足够的视功能信息。而黄斑微视野的静态阈值检测可以显示水肿区域光敏感度的改变,已有多项研究报导了 DME 导致的视网膜增厚与光敏感度的变化关系,结果都显示黄斑水肿区域不同程度的光敏感度下降,得益于黄斑微视野检测的高精度。Rohrschneider 等的研究中发现视网膜激光瘢痕、视网膜大血管以及硬性渗出对应区域的光敏感度显著下降(MD>7dB),部分研究中显示 OCT 视网膜厚度与光敏感度呈负相关,而其他的一些研究中这一关系并不显著。但可以肯定的是黄斑微视野光敏感度对于检测黄斑水肿的视功能损害、评估疗效、分析预后均有实用价值,是对 OCT 等形态学检查手段的有利补充。

(3) 黄斑裂孔:黄斑微视野计出现的早期便被用于黄斑裂孔的检查,Acosta 等在 1991 年便描述了黄斑裂孔在微视野检查下的绝对暗点以及偏中心注视的特征性表现,随着手术治疗黄斑裂孔的发展,黄斑微视野也逐渐成为了监测术后视功能恢复过程的有力工具。同时微视野检查还可以鉴别黄斑裂孔与假性黄斑裂孔,如前所述,黄斑裂孔表现为绝对暗点以及偏中心注视点的形成,而假性黄斑裂孔的光敏感度无明显下降或仅轻度下降,而注视点仍位于"裂孔"区域内。

(4) 中心性浆液性脉络膜视网膜病变(central serous chorioretinopathy, CSC):中心性浆液性脉络膜视网膜病变是常见的黄斑疾病,常导致中心视力下降以及视物变形,而黄斑微视野研究则显示视网膜浆液性脱离导致光敏感度下降,且积液量与光敏感度的损害程度相关。神经视网膜下液吸收后数月,原脱离区仍可见光敏度的下降。Toonen 等(1995)对 21 例 CSC 患者和 19 例健康志愿者进行局部视网膜敏感性和注视点的稳定性检测。采用微视野检查,使用不同强度的光标,量化视网膜的光敏感度。并通过测量涵盖 75% 注视点的区域,量化注视点的稳定性。结果显示,黄斑水肿区为相对暗点,患眼的注视点稳定性较正常眼显著下降。因此,Toonen 指出临床上除了采用中心视力检测患者的视功能以外,SLO 局部视网膜敏感性和注视点稳定性的测定也可作为检测和随访视功能的指标。

(5) 光凝瘢痕:Muller 等采用微视野检测技术评估激光治疗后视网膜光凝瘢痕处的视网膜功能。Oshima 等发现 CNV 激光治疗后,光凝瘢痕可以扩大,甚至累及中心凹。微视野检查发现瘢痕周围视网膜的亚临床改变可出现在视力损害之前。

Ishiko 等(1998)对 2 例因黄斑光凝治疗引起的医源性视力损伤患者行眼底检查和微视野检查。其中一例为激光时注视点判断错误,光凝点靠近注视点。光凝瘢痕处为深暗点,注视不稳。另一例为光凝瘢痕扩大累及中心凹,微视野检查显示光凝瘢痕处视觉敏感性下降。因此,微视野检查可用于量化评估激光光凝处的视网膜敏感性的改变(图 2-51 1~7)。

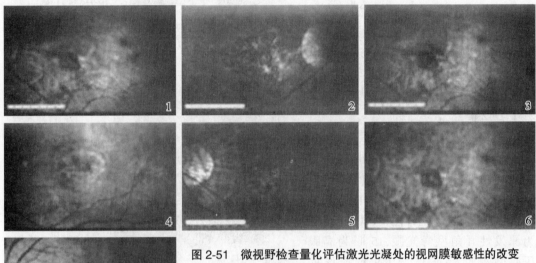

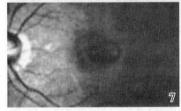

图 2-51 微视野检查量化评估激光光凝处的视网膜敏感性的改变
图 1 黄斑中心凹光敏度 14dB 低于周围;图 2 绝对暗点 0dB;图 3 相对暗点 14dB;图 4 旁中心注视,注视不稳;图 5 为图 3 同一患眼,治疗后相对暗点变浅;图 6 为图 4 同一患眼,治疗后视网膜光敏度升高;图 7 为图 4 同一患眼,治疗后中心注视,稳定

董凌燕等(2007)观察 13 眼脉络膜新生血管经经瞳孔温热疗法(transpupillary thermotherapy,TTT)治疗前后微视野变化,结果显示病灶及其周围视网膜光敏度明显低于外围视网膜光敏度,以致形成暗点,7 眼病灶处为绝对暗点,6 眼为相对暗点。提示微视野检查在 TTT 治疗 CNV 过程中,能客观评估疗效并能指导推测预后。微视野检查有助于了解 AMD 和高度近视黄斑变性眼病灶的范围及功能的情况,为临床随访 CNV 病变和评估 TTT 治疗效果提供了客观的指标。

(6) 儿童弱视:弱视是一种由于先天性或在视觉发育的关键期进入眼内的光刺激不够充分,剥夺了黄斑形成清晰物像的机会(视觉剥夺)和(或)两眼视觉输入不等引起的清晰物像与模糊物像之间发生竞争(两眼相互作用异常)所造成的单眼或双眼的视力疾患,一般眼科检查无器质病变,经睫状肌麻痹检影后矫正视力≤0.8 者。弱视眼黄斑敏感度降低,周琼等(2009)利用微视野仪对 22 例 26 眼屈光不正及屈光参差性弱视患儿的视网膜黄斑部及黄斑中心凹的光敏感度以及固视稳定程度进行了综合治疗前后 1 个月的测定,结果表明弱视眼治疗前后视网膜黄斑 10°内光敏感度与视力变化呈正相关,即敏度值增加越大,视力提高越明显,但两者相关强度较低,提示弱视眼黄斑部不仅有中心视力下降这一形觉功能障碍,而且也可能存在光觉改变,且弱视是视觉系统的疾病,可能包括视网膜到视皮层的病变。

在检查过程中总体耗时短,受检者配合度好,并有自动采像跟踪系统保证刺激投射稳定性,消除眼球运动造成的干扰,且配置了注视点检测,能够了解受检者的注视稳定性和新注视点的产生,并可将结果叠加在眼底彩色照片上,形象直观,而且整个检查过程不需散瞳,因此微视野检查可作为较小年龄弱视患儿弱视疗效的评估方法之一(图2-52,图2-53)。

(7)视网膜神经纤维层(retinal-nervefiberlayer,RNFL)损伤:Orzalesi 等(1998)对在 SLO 氩蓝激光下鉴别为RNFL 损伤的 25 眼分别行微视野检查和自动视野仪 30°视野检查,其中 10 眼为原发性开角型青光眼,15 眼为高眼压。微视野检查 12 眼 RNFL 损伤处发现深暗点,暗点边界清晰,整个损伤区域敏感度下降(≥5dB),其余 13 眼RNFL 损伤处测得中度暗点,表现为损

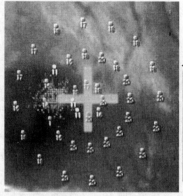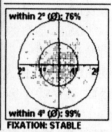

图 2-52　一旁中心注视弱视患儿左眼治疗前的光敏感值(dB)及固视稳定数值(%)

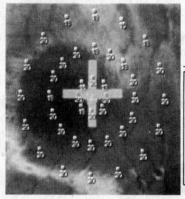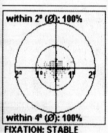

图 2-53　同一弱视患儿左眼治疗后的光敏感值(dB)及固视稳定数值(%)

伤区域内有聚集的暗点,敏感度下降 1~4dB。自动视野检查结果 11 眼未见异常视野,14 眼显示 RNFL 区敏感度下降。该研究说明,SLO 微视野检查技术检测 RNFL 损伤较自动视野仪更敏感,即使自动视野仪检查视野无异常者,通过微视野检查也可发现视网膜敏感度下降。

(8) Stargardt 病:Stargardt 病是一种由 ABCA4 基因变异引起的常染色体隐性遗传的黄斑疾病,眼底改变以黄斑色素紊乱、萎缩,可伴中周部多发的白色斑点为特征。在病变早期,微视野检测可见多个孤立的小片状旁中心暗点,而中心凹可不受累。而病变后期,中心凹受累严重时,注视点常移至中心暗区的上方,新形成的偏中心注视点是不稳定的,呈竖椭圆形的分布,垂直方向上变异较大这一注视行为的变化具有特征性,可帮助鉴别视锥细胞、视杆细胞变性以及其他眼底改变与 Stargardt 病相似的疾病。

(9) 卵黄样黄斑变性:卵黄样黄斑变性以其独特的眼底改变而得名,又名 BEST 病,病程可分为:卵黄样前期,卵黄样期,假性脓肿期,卵黄样破裂期,萎缩期。Jarc-Vidmar 等(2006)对不同病变分期的卵黄样黄斑变性患者进行微视野的检查,均表现为中心视野的缺损,但不同的病变分期与视功能的损害并无直接关联。因此无法根据眼底病变的形态推测微视野的损害。在中心视力受损轻微的患眼微视野检查表现为细小的相对或绝对暗点而注视点常位

于暗区的边缘。

（10）光刺激恢复实验（photostress recovery test，PSRT）：PSRT 是 Ito 等（1997）对微视野检查技术的改良，用于测定视网膜的光刺激恢复时间，评估视网膜功能。PSRT 刺激光标为红色光标，大小分别为 Goldmann Ⅰ、Ⅱ、Ⅲ。具体操作方法为先确定光标阈值，用绿色氩激光漂白视网膜 10 秒、20 秒或 30 秒。然后红色光标在被测视网膜处每隔 3 秒钟闪现一次，受试者看见光标就给出应答。作者对 17 例健康对照眼和 11 例中心性浆液性脉络膜视网膜病变（CSC）眼视网膜水肿区内外行 PSRT。健康受试者的光刺激恢复时间与漂白时间及红色光标强度相关，而与刺激光位置无关。CSC 患眼水肿区的光刺激恢复时间延长。作者认为，PSRT 不失为视网膜中心区疾病研究的视功能检测手段。

（11）近视：矫正视力≤1.0 的近视即对黄斑区功能或结构有一定程度的影响。使用微视野计对不同程度近视的患者进行检查，结果显示随着近视程度加重，黄斑光敏感值降低。这种改变在超高度近视组（–8.25D~–15.00D）中更加明显。此外，在高度近视组（–6.00D~–8.0D0）中，鼻外区先于其他区域出现光敏感度下降，而在超高度近视组则发展为广泛的光敏感度下降，这与近视弧和后巩膜葡萄肿的发展部位有一定相关性。病理性近视眼底表现为黄斑色素紊乱，视网膜劈裂，CNV 形成，黄斑出血，中心凹脱离和萎缩。随着黄斑病变的发展，病理性近视患者的视功能逐渐减退，表现为视网膜光敏感度和固视稳定性下降及旁中心固视点的形成。MP-1 微视野计可以检测不同黄斑病理改变的视网膜光敏感度变化及固视状况，对病理性近视患者的诊治有重要的临床指导意义。

（12）葡萄膜炎：常引起慢性黄斑水肿和中心视功能的下降。Kiss 等（2008）发现葡萄膜炎引起黄斑水肿的患者其中心视网膜光敏感度明显下降，即使对于 OCT 证实已平复的黄斑水肿，仍有视网膜光敏感度的降低。Takeuchi 等（2009）认为 MP-1 在评估 Behcet 病患者反复炎症对视觉功能的损害中起到重要的作用。

（13）青光眼：曲氏等（2008）在青光眼患者中 MP-1 微视野计与自动静态阈值视野计进行了对比性研究，将检查结果分为上、下、鼻、颞、中心五个区域并相互对应，进行统计学分析。结果 MP-1 微视野计的检查结果与自动静态阈值视野计检查结果一致；其可以作为青光眼患者的检查手段，准确评价患者视功能；亦可以更早地发现青光眼病理改变，对于晚期青光眼患者，由于他只保留了非常小的中心视野，所以自动静态阈值视野计很难将其检测出来。而 MP-1 微视野计刺激光斑在眼底投射点的空间距离很小，可以克服此困难，从而进行高精确度的详细检查。总之，MP-1 微视野计是一种非损伤性的视功能检查手段，可以用于青光眼患者的检查并准确评价视功能，其不仅可以对早期青光眼进行诊断，而且也可以对晚期青光眼患者的视功能进行可靠地评估，因此在青光眼患者的诊断及视功能评价方面将有更广阔的应用。

4. 发展与前景　微视野检查是一种非损伤性检查技术。它较传统的中心视野检查对视网膜疾病，尤其是黄斑病变能提供更准确的视网膜上定位和定量信息，是病程随访和疗效观察的又一辅助手段。该项检测技术能为眼底病的手术和激光治疗提供治疗前后有价值的信息，有效避免中心注视点的医源性损伤。因此，它在临床上的应用前景良好并具有较高临床价值。

（蔡春梅）

（四）正常视野

正常人视野以颞侧最广，上方最窄。正常的颜色视野以白色最广，蓝色次之，红色更次之,绿色最小,在30°~40°。故视野的周边部为色盲,中心约30°内为全色觉区,这与视网膜的视锥细胞、视杆细胞分布有关。正常人视野的平均值为:上方56°,下方74°,鼻侧65°,颞侧91°(图2-54)。视野的大小除受视标、照明、颜色等因素影响外,还可因鼻梁的高低、睑裂和瞳孔的大小有差异。我国人的鼻下方视野要较西方人的大些,瞳孔大的比瞳孔小的视野约大6.1°,睑裂大的比睑裂小的视野约大6.6°,眼球突出的比不突出的或内陷的约大6°。

视神经乳头在视野上为一椭圆形视野缺损,此点属生理性的,故称生理盲点,即Mariotte盲点。这个盲点为绝对性阴性的暗点,盲点附近无辨色能力。正常人生理盲点的中心在注视点

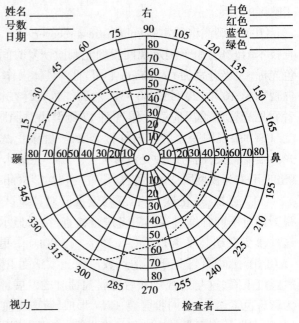

图 2-54 正常人视野范围

颞侧15.5°,在水平中线下1.5°,其垂直径为7.5° ± 2°,横径5.5° ± 2°。生理盲点的大小及位置因人而稍有差异。在生理盲点的上下缘均可见到有狭窄的弱视区,为视神经乳头附近大血管的投影。如仔细检查,此弧形弱视区可伸至30°以外,此现象称为"血管暗影"。

(五)病理性视野

在视野范围内,除生理盲点外,出现其他任何暗点均为病理性暗点,暗点阴影能够被患者察觉到的,称为阳性暗点。这种暗点常为视网膜外层疾病及角膜、玻璃体混浊所致。主观上不能感觉到,只能在视野计上检查出来的,称为阴性暗点。这种暗点常为视路传导系统疾病所致。根据暗点的深度,又有绝对暗点和相对暗点,前者指各种视标均看不见,而后者指较大的白视标尚可分辨,但对较小的白视标或某些颜色视标不能分辨。凡是对白视标呈相对性暗点,对于其他颜色视标多为绝对性暗点。

1. 向心性视野缩小 这类视野改变,在各个方面几乎程度相等,所以缩小后的视野在形状上与原视野没有多大差异。常见于视网膜色素变性、青光眼晚期、球后视神经炎(周围型)、周边部视网膜脉络膜炎及癔病。癔病性视野缩小,有颜色视野颠倒、螺旋状视野收缩等现象。此外,有些患者对视野检查不甚了解,也可出现向心性视野缩小,不可忽视。严重的向心性视野缩小,视野<10°,可呈管状视野,有的虽视力良好,并不能进行正常活动,此属盲。

2. 偏盲 对脑部疾病定位诊断极为重要。以注视为界,视野的一半缺损称偏盲;①同侧偏盲:即一眼颞侧和另一眼鼻侧偏盲,多为视交叉以后的病变所致。有部分性、完全性和象限性同侧偏盲之分。部分性同侧偏盲最多见,缺损边缘呈倾斜性,双眼可对称也可不对称。上象限性同侧偏盲,见于颞叶或距状裂下唇的病变;下象限性同侧偏盲则为视放射上方纤维束或距状裂上唇病变所引起。②异侧偏盲:分为双颞侧偏盲和双鼻侧偏盲。双颞侧偏盲为视交叉病变所引起,程度可不等,从轻度颞上方视野低下到双颞侧全盲。双鼻侧偏盲不是真正的偏盲,常由一个以上病变所致,为不规则不对称的视野缺损。

3. 水平性偏盲 为视野的上半部或下半部缺损。单侧眼为视交叉前部病变所致,例如

视网膜中心动脉的鼻上和颞上支阻塞,或上方的缺血性视乳头病变。双眼上方或下方水平性偏盲见于距状裂的双侧上唇或下唇病变。

偏盲有完全性及不完全性,也可以是绝对性或相对性视力低下。同侧偏盲的中心注视点完全二者分离,称为黄斑分裂,见于视交叉后视路前部病变,检查时患者必须充分合作,否则不易查出。偏盲时注视点不受影响者称为黄斑回避,见于脑皮质后部疾患,也可能是缺损的早期最后形成黄斑分裂。

4. 扇形视野缺损　①扇形尖端位于生理盲点,为中心动脉分支栓塞或缺血性视乳头病变;②扇形尖端位于中心注视点为视路疾患;③象限盲:为视放射的前部损伤;④鼻侧阶梯:青光眼的早期视野缺损。

5. 暗点　①中心暗点:位于中心注视点,常见于黄斑部病变,如黄斑变性、囊肿、裂孔及出血、中心性脉络膜视网膜病变、球后视神经炎、中毒性弱视、家族性视神经萎缩。②弓形暗点:多为视神经纤维束的损伤,常见于青光眼、有髓神经纤维、视乳头先天性缺损、视乳头玻璃疣、缺血性视乳头病变等。③环形暗点:视网膜色素变性、青光眼。④生理盲点扩大:视乳头水肿、视神经乳头炎、青光眼、有髓神经纤维、视神经缺损、伴有弧形斑的高度近视眼。

八、色觉与色觉检查

随着我国现代科学技术的飞跃发展,颜色在日常生活中的作用日趋重要。对于从事交通运输、美术、化工及医药卫生等专业人员,均需要有正常色觉。在我国的人群中,色觉异常虽属少数,但如让其担任与颜色有关的工作,不但会给工作造成损失,甚至还会危害他人。尤其对于低视力患者,我们在评估他的视功能,为其今后的工作定位时,色觉检查是必须的。

色觉是眼在明亮处视网膜视锥细胞活动时所产生的一种感觉。各种不同波长的光波引起不同的色觉。视器对各种颜色的光线敏感度并不尽同,因而发生色觉时,各种波长的光在明亮上就有所区别。最亮的是黄绿色,最暗的是红色,当照明强度降低时,比较明亮的光波即向波长短的蓝色部分移位,从昼光觉转为夜光觉,这种现象称浦肯野现象。此外,随着照明度的改变,色觉也发生变化。在照明度逐步减低的情况下,首先失去辨别红色的能力,最后才是蓝色。

(一) 色觉理论

关于色觉理论的学说很多,主要有两种,杨格(V.Young)与黑尔姆霍兹(V. Helmholtz)二氏提出了三原色学说,即视网膜组织(视锥细胞)具有感受三种基本颜色红、绿、蓝(或紫)的感色成分,每种感色成分主要是对一种基本颜色发生兴奋,而对其他有色光线则只表现有限程度的反应。例如在红色的作用下,仅是红色成分发生兴奋,绿色成分的兴奋程度就要弱些,而蓝色(或紫色)成分的兴奋则更为微弱。

赫林(Herring)提出红、绿、黄、蓝四原色理论,其中红绿与黄蓝是相互对立的互为补色,并假定有红绿与黄蓝两种不同的物质存在。当一定的波长引起这两种物质的异化时,就产生了红与黄的感觉,而它们的同化过程,则导致绿与蓝的感觉。红绿色盲及黄蓝色盲之由来,可按此学说得到解释。

(二) 色觉障碍

1. 先天性色觉障碍是一种由女性遗传的色觉障碍,男性发生率5%,而女性不足1%。色觉障碍包括色弱和色盲两类。色弱是指对颜色的辨别能力降低,色盲是指不能辨别颜色。临床上色弱表现形式有两种,一种能像正常人那样可辨别所有的颜色,但在假同色面前就显得犹豫不决。另一种与之相反,患者一开始能迅速而正确地认出各种颜色,但继续反复检查下去,则逐渐产生差错,情况与色盲者相同。

根据三原色学说,丧失对一种颜色的辨别力者,称为二色视,其中丧失红色辨别力者,称红色盲;丧失绿色辨别力者,称绿色盲,丧失紫色辨别力者,称紫色盲。丧失两种颜色辨别力,则称为一色视,即全色盲。全色盲虽然极少,却具有重要的临床意义。患者除不能辨别颜色外,同时伴高度畏光,瞬目频繁,视力减退显著,视野检查常可发现中心暗点。全色盲的形成可能在于其视网膜内的视锥细胞发育不全,无感色功能,而视杆细胞内的视紫红质对绿色波长具有特强的反应。因此,全色盲的光谱中绿色区域最为明亮,一定程度的灰色眼镜结合必要的屈光矫正,对全色盲的视力提高可有一些帮助。

2. 后天性色觉障碍:原则上任何从视网膜到大脑皮层间的视路上所发生的损害都可以引起后天性色觉障碍,因此,后天性色觉障碍的出现并不具有特殊的定位与定性的意义。如视神经萎缩、球后视神经炎等视野检查时常可发现视野缺损与暗点。至于那些引起光觉障碍的眼底病,如视网膜色素变性、视网膜脱离,也常同时导致不同程度的蓝色觉方面的障碍。白内障摘除术后发生青视,以及中枢性疾病发生的红视等,都是比较少见的色觉异常,但都不具有特殊的临床诊断意义。

(三) 色觉检查方法

1. **色盲表检查法**　色盲表又称假同色表,系根据各种类型的色盲患者,不能分辨某些颜色的色调,却能分辨其明亮的特点,绘制成各种颜色的,色调不同而明亮相同,或各种颜色的色调相同而明亮度不明的色点,以色点组成数字或图形,使色盲者无法辨别,最常用的有俞自萍氏、石原忍氏及斯替灵氏(Stillins)等色盲检查表(图 2-55,图 2-56)

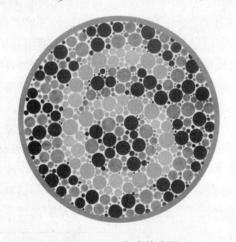 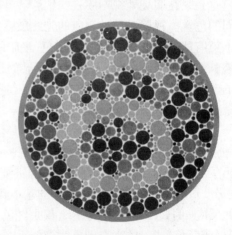

图 2-55　红色盲检查图　　　　　　图 2-56　绿色盲检查图

2. **彩色毛线试验法**　首先给患者一束某种颜色的毛线,嘱其在掺杂有各种颜色的毛线堆中尽快挑出颜色相同的毛线,然后根据所选毛线的颜色是否正确以及在挑选过程中有无犹豫不决等表情,即可大致判断有无色觉障碍存在。如医生取红毛线,而患者在毛线堆中选出深绿色或棕色线,则为红色盲,选出淡绿色与棕色线,则为绿色盲。

3. **有色铅笔记录法**　以各种有色铅笔或蜡笔代替上述的彩色毛线。医生先在白纸上画上颜色线条,嘱患者从铅笔堆中任意挑选与所画线条相同的色笔,并排画上,即成为很好的色盲记录。

4. 信号灯测验法 主要为检查司机及海员所用,由 Doner 首创于 1877 年,此法对诊断红绿色盲敏感,在交通运输方面优于假同色表,例如患者误将青蓝或红蓝当成红色,把青黄或红黄当成黄色,则说明有红绿色盲。

5. 颜色混合测定器 最精确的色觉检查是 Nagel 根据 Rayleigh 理论设计的色混合测定器。此法不但精确,而且既可定性,也可定量。世界各国已广泛采用并有多种改良型。此仪器是通过一投射来的光源经过三棱镜后被分为光谱上的色调,再通过可转动的螺钮装置,调节投射屏上的红绿比例。正常人红绿混合成相对比例,而红色盲者常红多于绿,绿色盲者常绿多于红。

九、立体视觉及其检查法

(一)立体视觉的概念

立体视觉(stereopsis)简称立体视,在特殊工作的体检中称为深度觉(depth perception),它是视觉器官对客观景物三维空间的视知觉,也是对周围物体的远近、深浅、凹凸和高低的分辨能力。立体视觉是以单眼视力为基础并由双眼单视发展而来,人类的两只眼睛随着人类进化逐渐由头的两侧移向头的正前方,使两眼的大部分视野互相重叠,两只眼球又在水平线上左右分开一段距离。在两眼同时看远近不同的物体时形成不同的集合角,集合角之差为视角差,它是双眼立体视觉的最根本的理论根据。

(二)双眼视觉

两眼同时看物体时,叫双眼视觉,它是一个完整的生理功能。它与单眼视觉不同:①可弥补视野中盲点处的缺陷,又可扩大单眼视觉的视野;②形成空间感觉(立体知觉);③增加对物体距离和大小判别的准确性。在临床上为了诊断和治疗的方便,根据其简单与复杂的程度把双眼视觉分为三级,这是 Worth(1901)所提出的。

同时知觉:同时知觉(simultaneous perception)即一级立体视觉,是指两眼对物像有同时接受能力,但不必二者完全重合。两眼能同时看一个东西是形成双眼视觉最起码的条件。至于看的方式和结果则可能各种各样,如果被检查者双眼视力功能正常,不仅是两眼同时看见同一物体,而且每眼所接受的物像都恰好落在视网膜黄斑部,传入大脑后被感觉成一个物像。

融合:融合(fusion)即二级立体视觉,是指大脑能综合来自两眼的相同物像,并在知觉水平上形成一个完全印象的能力。这是在具有双眼同时知觉基础上,能把落于两个视网膜对应点上的物像综合为一个完全印象的功能。融合为一种通过大脑高级中枢的反射活动,引起反射的条件刺激是落于非对应点上的两个物像。融合的含义不仅是指能把两个物像联合起来,还必须能在二眼物像偏离正位的情况下有足够的能力反射性地保证二像合为一个知觉印象。能引起融合反射的视网膜物像移位幅度称融合范围,融合范围一般可以作为双眼视觉正常与否的标志。

立体视:立体视(stereopsis)即三级立体视觉,是在上述二级基础上较为独立的一种双眼视觉功能。

立体视是一个单独存在的知觉现象。许多研究证明它与明暗、刺激时间、物像与背景对比等没有明显关系,也不取决于融合力的大小,因而认为这是一种高级的心理生理反射,是大脑高级中枢综合分析的结果。

仅有单眼的人,特别是自幼失去一眼的人,也能比较准确地判断远近距离,但这与双眼视者的立体感有本质的不同,他们是通过训练依靠经验和一些条件,如光和影的方向,物体的习惯大小,互相掩蔽部分的存在等来判断空间位置的,与正常人看图画和照片也会有深度感的情况相似。

(三) 立体视觉检查方法

眼科进行立体视功能检查应当包括:立体视锐度(两眼能够正确判断深度的最小差异)、交叉视差与非交叉视差(立体视觉范围)三项指标。

立体视觉检测手段很多,用不同仪器不同方法测定的正常值均不同,而且不同职业、不同工种对立体视也有不同的要求,不同的人测定的结果亦不同。下面介绍几种常用的检测方法。

1. 多尔曼(Dolman)深度觉计　深度觉计由 Dolman 于 1919 年所设计,系用双眼视差角的原理测定双眼立体视觉的最小分辨阈值的常用方法。其主要设计部件为在照明均一白背景的前面竖立的两个小黑杆。一个固定,另一个与长绳连接,可在滑动槽内前后移动,被试者通过观察窗在 6m 处双手拉绳,把可动小杆拉到与不动者平行为止。从滑槽旁边的标尺读出立体视阈的大小。连测三次,取其平均值。空军体检以小于 30mm 为及格,张氏用本仪器对 800 名选飞人员所测平均值为 13mm,即 <4.8′ 视角,国外所测 <5.16′。

2. 立体镜和同视机　立体镜系由怀特斯能(Wheatstone)于 1832 年所发明。弱视镜和现在使用的同视机均由立体镜演变而来。立体镜是利用光学部件使两眼分别观察成对的立体图片使之产生感觉。这种成对的图片称为立体图,它的特点是两张图片的轮廓、结构、颜色和亮度对比均相同,其中只有个别的物点在水平(横)方向有轻度偏移。这种大同而又小异的图的网膜像,传到视觉中枢产生融像后,根据两眼的像差并通过视觉心理因素,使两张只有两度空间的平面图产生具有辨别三维空间的立体感。

立体镜视力几乎排除了所有其他足以影响立体视的因素,只根据立体图之间的细微差异来判断其立体程度。尽管由立体镜所显示的立体视非常生动,并有极强的吸引力,但对于某些从无立体体会的人,对其所感受的现象仍然不会描述。

3. TL-1 型立体视觉检查仪　这种立体视觉检查仪由邢氏等研制(图 2-57)。将其系在一固定厚度的玻璃片前后,两面印上几何图案,玻璃的厚度即图案的实际距离,当两眼从正前方观察两图案时,就形成双眼视差。让受试者由远向近以能正确辨认出图案的凸或凹陷部分的观察距离和瞳孔距离,从换算表中得出其立体视敏度。本检测仪的特点是:不需要戴特殊眼镜可自然观察,而且能快速检查出被试者有无立体视及其定量。图案为直观式,且可灵活多样,反复更换,也不容易猜、记。

4. Titmus 立体视觉检查图　系利用偏振光镜观察偏振光立体图测定立体视觉。根据设计图形可以测定大小不同的立体视阈值(图 2-58)。凡有立体视觉功能者戴上偏振光眼镜后,很容易地看到栩栩如生振翅欲飞的家蝇浮于书面,立体视反映较慢者可把图慢慢移远或移近使之产生立体感。小方

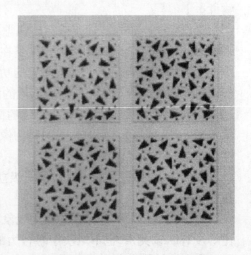

图 2-57　TL-1 型立体视觉检查仪

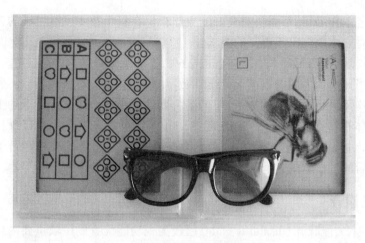

图 2-58 Titmus 立体视觉检查图

格图中每个方图中均包含四个圆圈,有立体视者,很容易把其中一个圆圈看成突出于图的表面。本图检查距离为 40cm,简便易看,检查迅速,临床应用广泛,但有 25% 的猜测性。

5. 立体视觉检查图 立体视觉检查图系颜氏等研制,应用视差原理,采用随机点制成,图形隐蔽、无法猜测、客观性强,并通过红绿镜片来显示立体图形。此图检查项目齐全,有多种用途,可查零视差(800~40″),交叉视差(30~150″)与非交叉视差(30~150″),立体视程度(10°~1°),即同时视及融合功能,可谓高、精、全。但因此图检查难度大、繁琐,而且检查后有人可出现不舒适感,不适合临床常规检查之用,尤其不适合有双眼视的低视力患者。

6. 新立体图 1981 年由日本粟屋忍仿造 Titmus 图而成。此图通过戴红、绿色镜片来显示立体图像,蝴蝶图为定性图,三排扑克牌图可查 40″、200″、100″ 立体视锐度,棱形图作为定量检查,所以此图可查三项立体视觉指标。但因为是图像式,故仍有一定猜测,准确度不够。

7. T.N.O 采用随机点立体图,通过双色滤镜片来显示立体图形。图形为半隐蔽的,有一定先觉预知因素。它只能测立体视锐度(480~15″),不能测定交叉与非交叉视差,是现今检查有无立体视的最好的工具。

8. R.D.E 与 T.N.O 类似,也是采用随机点立体图,通过带偏光眼镜来显示隐藏的立体图形。其特点:只能作立体视觉定性测定,但立体视锐度不够精确,只有 200″,有 50% 的猜测性,适合于儿童检查。

9. 全息图 是记录了被拍物点光的全部振幅和相位。当用参照光使其再现时,其再现像,即包含了原物的三维空间的特性,故看起来与原来的实物完全相同,观察这种图像时,不但要使用集合,还有调节反应参加。因这种图像是实物的再现,故两个物像之间亦有视差(不只横向的也有垂直的)存在。全息图具有形象逼真、引人入胜并可储存大量信息及不易损坏的优点。随着激光全息术的不断发展,其原有缺点如价昂、不易大量生产和只有单一色调等,已逐步得到解决,所以采用全息技术作为立体视觉的检查、诊断和防治眼科疾病,将是一种理想途径。

(四) 立体视觉检查的重要性

立体视觉在人类生活中的重要性逐渐引起人们的重视,越来越多的工种体检中都把它列为重要的检查项目。例如飞行员、航海员、司机,又如进行各种显微手术、各式各样的体育技巧及精湛的艺术作品等,都需要有良好的立体视。在科学技术飞跃发展的今天,很多高科技的尖端技术对立体视提出了更高的要求。

据国外资料统计,在正常人中立体盲占 2.6%,立体视觉异常占 3% 以上。可见立体视觉缺陷人占有相当比例。但国内目前无此确切数字。在临床上,对斜视、弱视、屈光不正、视疲劳和某些眼病均需进行立体视的检查,目的是协助诊断治疗。对某些特殊的工种,如上所述进行严格的立体视检查,是职业的需要,是为防止差错事故的发生保护自身和他人的健康。在低视力门诊,对低视力患者进行立体视的检查,是为了对患者的视功能给予全面的评估,以便对他们今后的工作定向,生活能力的训练给予有效的指导帮助。

十、眩光检查

近 10 余年来失能眩光(disability glale)已成为视功能检查的一项重要内容,对低视力患者更是如此,我们所用的检测器系美国 Titmus 公司生产的 Miller Nidler 眩光测试仪。它包括三部分,即改良的幻灯放映机、支持固定患者头部的装置和 19 张幻灯片。这些幻灯均位于同一平面,并有恒定的眩光光源。每张幻灯片的中心部,都有一个 Landolt 环形视标,相当于 Snellen 视力表的 20/400(0.05)。环形视标的缺口方向不同,对比度可变。环形视标周围背景可逐渐变暗,可显示出黑色 C 环与背景之间的对比度阈值。

此项测试距离较近(36cm),因而老视眼均需佩戴合适的近用矫正镜片。测试在暗室内进行,受试者舒适地就坐于台前,下颌置于托架上,头部固定好,视轴与屏幕呈直角,对准中心部。患者头部如向任何方向移动 2.5cm,则眩光强度降低 12%;患者视轴若偏离 10cm,则眩光强度下降近 50%。双眼分别进行测试,即先遮盖一只眼,另一只眼注视屏幕上显示的黑色 C 环。C 环与背景间的对比度变化范围为 80%~25%(第 1~19 号幻灯片)。在 1~14 号幻灯片,每张幻灯片之间的对比度相差 5%;在第 15~19 号幻灯片,每张幻灯片之间的对比度相差 2.5%,每只眼均从 80% 的对比度开始测试,尔后依次递减。如果患者能看清第 18 号幻灯片,而看不清第 19 号幻灯片,则在记录纸上记下 5%,其含义是此视标与周围背景的对比度相差 5%,即失能眩光值为 5%。

我们曾对 126 例(252 只眼)正常人进行了失能眩光的检测,如表 2-7 所示。

表 2-7　126 例(252 只眼)正常人失能眩光的检测

年龄(岁)	失能眩光值							
	2.5%		5.0%		7.5%		合计	
	眼数	%	眼数	%	眼数	%	眼数	%
<20	15	15.31	80	81.63	3	3.06	98	100
20~	17	16.67	81	79.41	4	3.92	102	100
>40	4	7.69	42	80.77	6	11.54	52	100
合计	36	14.28	203	80.56	13	5.16	252	100

根据表 2-7,本组 126 名正常受试者(252 只眼)的失能眩光值为 2.5%~7.5%。其中,有 203 只眼的失能眩光值为 5%,占 80.56%。失能眩光值为 7.5% 者,在 <20 岁的年龄组(平均年龄 13 岁)中,只有 3 只眼,占 3.06%;在 >40 岁的年龄组(平均年龄 52 岁)中,有 6 只眼,占

11.54%,两组间的差异有显著意义(P<0.05)。而在 20~40 岁的年龄组(平均年龄 32 岁)中,失能眩光值为 7.5% 者有 4 只眼,占 3.92%,与 >40 岁的年龄组相比,两组间差异无显著性(P>0.05)。

关于失能眩光对低视力患者的影响详见第四章"眩光"一节。

(杨晓慧　孙葆忱)

第三章 助视器

世界卫生组织(WHO)为主导与包括国际防盲协会(IAPB)在内的许多从事防盲工作的非政府组织(NGOs)于1999年2月18日共同发起了"视觉2020—享有看见的权利"(vision 2020,the right to sight)这一全球性行动,目标是到2020年在全世界根除5种可避免盲,这5种可避免盲中便包括了低视力。1999年9月我国卫生部领导代表我国政府在"视觉2020"宣言上签字,做出了庄严承诺,这说明了全球及我国在2020年之前要根除5种可避免盲之一——低视力。

世界卫生组织(WHO)估计全世界有盲人4000万~4500万,低视力是盲人的3倍,为1.35亿~1.4亿,其中75%约1亿多患者可以通过手术及屈光矫正得以恢复或提高视力,尚有25%的低视力患者需要低视力保健(low vision care),需应用助视器(visual aids)等视觉康复(visual rehabilitation)。

2006年全国残疾人抽样调查结果显示,低视力750万,全国有视力残疾1310余万,在视力残疾患者中可能约有25%,即约400余万患者需要低视力保健。更应引起重视的是全世界每年大约有700万人丧失视力。我国每年会出现新盲人45万,低视力135万,即在我国约每分钟会出现1个盲人,3个低视力患者。如果不采取有力措施,到2020年我国视力残疾人数将为目前的4倍,估计会达到5000余万。全世界每年视力损害的花费已达到250亿美元,视力损害已是我国乃至全球的一个严重的公共卫生问题。

我国的低视力康复工作与助视器的研发在中国残疾人联合会的直接领导下,从1988年开始制定的全国"八·五"第一部康复规划到"九·五"、"十·五"、"十一·五"和目前正在进行的"十二·五"规划,都将低视力康复列入了重点,并组建了全国低视力专家技术指导委员会,建立了中国残疾人用品开发供应总站,在我国的某些大城市建立了助视器的生产定点厂家,促进了低视力康复工作的长足发展。20世纪80年代我国著名低视力专家孙氏曾研制成功第一套国产D2-I型低视力助视器箱,新型便携式单筒望远镜1997年也获国家专利证书。特别是近几年我国又设计开发了新一代低视力助视器箱和一批低视力助视器。这些助视器不仅参考了国外同类产品的先进技术,同时广泛吸取了专家和低视力患者的意见和建议,大大提高了我国低视力助视器的质量和品种。至今我国已有近四十万低视力患者配戴了低视力助视器,并从中受益,提高了他们学习、工作、生活的能力,改善了生活质量。

第一节 助视器的概念与分类

一、助视器的概念

1996年,我国通过的国家标准 GB/T16423《残疾人辅助器具分类》第一次明确提出和使用了辅助器具的概念。"辅助"在汉语中解释为"从旁帮助"。辅助器具牵涉到人类生存发展的众多领域,主要是指为残障人(残疾人、老人、伤患者)以及全社会人士提供具有补偿、替代、治疗、舒适等功能的康复类设施与装置。助视器就是提供给视力残疾人使用的一种重要的辅助器具。顾名思义,它如同大家都熟知的助听器一样,助听器的使用可以让人听到原来听不到或听不清的声音,助视器的使用可以帮你看到原本看不见或看不清的东西或目标。

世界著名低视力专家学者 Faye 曾给助视器如下定义:可以改善低视力患者活动能力的任何一种装置或设备,均称助视器(visual aids)。Joes 指出,在低视力的保健领域中,可以认为助视器是一种工具,能够帮助患者,只此而已。有时在低视力保健或康复中,它并不是十分重要的。但 Joes 并不是认为在低视力保健或康复中,助视器可有可无。他只是强调在低视力的保健及康复中,助视器只是一部分,而不是全部。无疑这种观点是正确的。例如,望远镜并不能使一个低视力患者独立行动,但它可能是低视力患者的活动训练中的关键。只有望远镜(助视器)与训练计划结合在一起,才可能达到康复目的。

助视器能帮助低视力患者更有效地利用他(她)们的残余视力,帮助其克服和摆脱因视力损害而造成视力低下,同时不必担心使用助视器后病情会恶化。每一个低视力患者都有不同的工作、学习环境及生活要求,因而所需助视器的种类也不同,甚至相当一部分患者需要一种以上的助视器。助视器有多种多样,可满足患者不同的视觉及活动需求。

二、助视器的分类

助视器分为两大类,即视觉性助视器和非视觉性助视器(更准确地说是非视觉性装置或设备)。视觉性助视器可分为光学助视器与非光学助视器。光学助视器又分为远用光学助视器和近用光学助视器。光学助视器是借光学性能的作用,以提高低视力患者视觉活动水平的设备或装置。它可以是凸透镜、三棱镜或平面镜。凸透镜对目标可以产生放大作用,平面镜或三棱镜可以改变目标在视网膜上的成像位置。电子助视器因含有光学镜头归属于光学助视器。非光学助视器是通过改善周围环境状况如照明、对比度、色彩或相对体积大小等增强视功能的设备或装置。非视觉性助视器是指依靠听力或触觉等视觉以外的补偿来满足患者视觉活动需求的设备。实际上没有任何一种助视器能够取代正常眼球的全部功能。低视力患者因工作、生活及学习不同的要求,常需要一种以上不同种类的助视器。

第二节 远用望远镜助视器

在日常生活、学习或工作中我们经常需要看远处,如看电视,看交通信号站牌、列车时刻表、航班表、观看文艺、体育节目,学生课堂上看黑板等。对于低视力患者,要想看清 1m 以外的目标唯有使用望远镜。最简单而且实用的增进低视力患者远视力的方法是缩短患者与目标间的距离,如果两者之间的距离缩短为原来的 1/2,则视网膜成像的大小即自动变为原来的 2 倍。这种方法在视网膜成像的质量亮度及视野大小等方面均无明显改变。当然,如果观察者与目标间的距离是固定不变的,则上述移近方法便不实用,所以在这种情况下,只有靠望远镜系统,才能缩短患者与目标间的距离,借此提高远视力。

一、发展概况

马可波罗(Marco Polo),威尼斯著名商人,在元朝(13 世纪)在我国居住 17 年,著有《马可波罗游记(The Travels of Marco Polo)》,在游记中,有关于在中国老年人用近用放大眼镜阅读的记载。

1608 年荷兰的眼镜制造师 Hans Lippershey 根据 Dutch 及 Galilean 原理,设计了三种类型的望远镜式眼镜。第一种是物镜为凸透镜,目镜为凹透镜,两者之间有一段距离(图 3-1);第二种是前面是凸透镜,后面是凹透镜,凸透镜与凹透镜为一体,两者之间无间隔(图 3-2);第三种前面是凸面镜,后面是凹面镜,两者之间有间隔(图 3-3)。

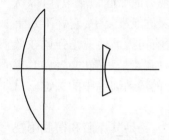

图 3-1 望远镜的透镜系统(前为凸透镜,后为凹透镜,中间有一段距离)

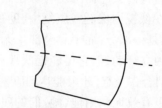

图 3-2 望远镜光学系统(为一个透镜,前面为凸面,后面为凹面)

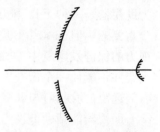

图 3-3 望远镜系统(前面为凸面镜,后面为凹面镜,两者之间有间隔)

1646 年德国人 Kircher 首次开了一个手持望远镜式眼镜处方。1667 年 Franscesco Eschinardi 为一个 –6.25D 的近视眼患者开了一个放大倍数为 2 倍的望远镜式眼镜。1908 年 Hertel 为高度近视眼设计了较为完善的望远镜式眼镜。第一个矫正近视眼的望远镜式眼镜的放大倍数为 1.3 倍,而且很快发现,望远镜式眼镜对于矫正合并有远视的弱视患者有益,其后望远镜的放大倍数有所增加。

1915 年,Stock 为一些在战争中受伤的低视力退伍军人配用望远镜式眼镜获得成功。其后各国光学工厂相继生产各种为低视力患者使用的望远镜,并不断加以改进及完善。

最简单而且实用的增进低视力患者远视力的方法,是缩短患者与目标间的距离,如果二者之间的距离缩短为原来的 1/2,则视网膜像的大小即自动变为原来的 2 倍(图 3-4)。这种方法,在视网膜成像的

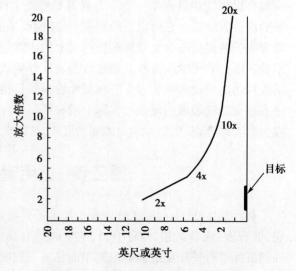

图 3-4 目标距离与放大倍数的关系

质量、亮度及视野大小等方面,均无任何明显改变。当然,如果观察者与目标间的距离是固定不变的,则上述移近(approach)方法便不实用。所以在这种情况下,患者只有靠望远镜系统,才能缩短患者与目标间的距离,借此提高远视力。事实上,没有任何其他光学助视器,能代替望远镜来提高远视力。

二、望远镜的设计原理

所有望远镜都可以认为它们包括两个光学系统,即物镜与目镜。物镜通常是正透镜,离所观察的目标近。目镜离观察者的眼很近,是屈光度数较物镜大得多的负或正透镜。目镜的正负与望远镜的类型有关。例如在伽利略(Galilean)望远镜的目镜是负透镜,而在开普勒(Keplerian)望远镜的目镜是正透镜。

1. 伽利略望远镜　伽利略望远镜包括一个物镜(正透镜)及一个目镜(负透镜),图 3-5 是伽利略望远镜的光学原理示意图。

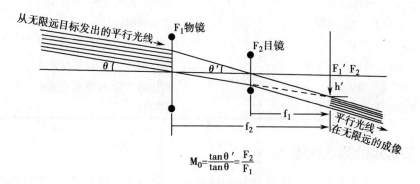

图 3-5　伽利略望远镜光学原理图

如果是非调焦或固定焦距的伽利略望远镜,物镜与目镜间的距离为 d,可以从下列公式求出 d:

$$d=f_1-f_2 \tag{3-1}$$

d= 非调焦望远镜系统物镜与目镜间的距离,$f_1=$ 物镜焦距,$f_2=$ 目镜焦距。

设物镜焦距 f_1 为 10cm(+10.00D),目镜焦距 f_2 为 5cm(-20.00D),

则 d=10-5=5cm 即为该望远镜镜筒的长度。

望远镜系统的放大作用可由下列公式求出:

$$M=F_2/F_1 \tag{3-2}$$

M:为望远镜的放大率,F_2:为目镜的屈光度数,F_1:为物镜的屈光度数。

如上述目镜 F_2 的屈光度数为 -20.00D,物镜 F_1 屈光度数为 +10.00D,所以该望远镜的放大率为:M=20/10=×2(2 倍)。

我们可以很容易的自行试验伽利略望远镜的放大作用。如在试镜加上插入一个 -20.00D 的镜片(目镜),在其前方加一个 +10.00D 的镜片(物镜),然后将 +10.00D 镜片前移至 5cm 处,便可看清远处的目标,亦即获得 2 倍的放大作用。

2. 开普勒望远镜　该类望远镜物镜与目镜均为正透镜,但后者屈光度数较前者大许多。开普勒望远镜的光学原理图(图 3-6)。该类望远镜产生的是倒像,必须有变倒像为直立的装置(所谓天文望远镜,即开普勒望远镜,但并不加变倒像为直立像的装置)。因此,同样

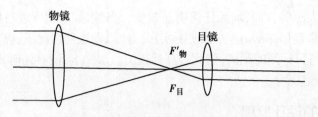

图 3-6　开普勒望远镜光学原理图

放大倍数的开普勒望远镜,比伽利略望远镜的镜筒要长一些。

伽利略望远镜和开普勒望远镜的比较,详见下表(表 3-1)。

表 3-1　伽利略望远镜与开普勒望远镜比较表

伽利略望远镜	开普勒望远镜
常用的放大倍数为 2 倍	可达 10 倍
不需加三棱镜系统	需加三棱镜变倒像为正像
可为调焦及非调焦式	常为调焦式
光学设计比较简单	光学设计较复杂
重量轻,可装在眼镜内	重量大一些,少数装在眼镜上
周边畸变明显	周边畸变轻,成像的质量及亮度佳
镜筒较短	镜筒较长

三、望远镜的基本性能

1. 望远镜的放大作用　非调焦式伽利略望远镜应用于正视眼患者或已戴矫正眼镜的屈光不正患者;远处目标射出的平行光线,进入望远镜系统形成入射角 δ,而出射角为 δ',δ'/δ 表示该望远镜系统所产生的角放大作用。该望远镜系统的角放大率可以用下列公式求出:

$$放大率\ M=tg\delta'/tg\delta \tag{3-3}$$
$$M=(h'/f_2)/(h'/f_1) \tag{3-4}$$

$M=f_1/f_2$ 为放大倍率,f_1 为物镜的焦距(mm),f_2 为目镜的焦距(mm),F_1 为物镜的屈光度数,F_2 为目镜的屈光度数。

设目镜 $F_2=-20.00D$,则其焦距 $f_2=50mm$(可以从公式 $F=1/D$ 求出),物镜 $F_1=+10.00D$,则其焦距 $f_1=100mm$,所以放大率 $M=f_1/f_2=100/50$,$M=\times 2$。

从上述得知,可以从许多公式中求望远镜系统的放大率。在望远镜的实际使用过程中,也可以估计出它的放大倍数。如果观察者的双眼视力均较佳,则可用一眼通过望远镜看远处的目标,另一眼不通过望远镜直接看目标,两眼所看目标大小之比,便为望远镜的放大倍数。

从图 3-5 得知,远处或无限远处目标射出的光线为平行光线,经过物镜即正透镜 F_1 以后,光线聚焦在虚线顶端处形成焦点或焦面,同时也在物镜的第二焦面形成一个实像,但在光线尚未完全聚焦以前,便碰上了比物镜 F_1 屈光度数大得多的目镜 F_2,于是这些聚合光线又重新散开(成为平行光线),并向反方向聚合,形成第一焦点或焦面,即形成放大的直立的虚像,为观察者的眼所看到。

2. 望远镜与屈光不正　使用非调焦望远镜时,可以用以下三种方法中的一种,来矫正患者的屈光不正。

(1) 最早用也是最简单的方法,是让患者戴上矫正远视力的眼镜或使矫正镜与望远镜的目镜合为一体。

(2) 第二种方法是改变物镜的屈光度数,或在物镜上外加一个"物镜帽"。如近视眼患者需用负透镜的物镜帽,如使用伽利略望远镜,则会降低相对的角放大作用。而在开普勒望远镜外加一个负的物镜帽,将可增加望远镜的相对角放大作用。同样,如患者为远视眼,需加正物镜帽,其结果与上述相反,即在使用伽利略望远镜时,相对角放大作用增大,而在使用开普勒望远镜时,相对角放大作用减低。

(3) 第三种方法是变非调焦式望远镜为调焦式望远镜,以解决屈光不正。用改变目镜与物镜间距离的方法,来解决屈光不正。在近视眼患者使用伽利略望远镜时,可以缩短物镜与目镜间的距离,即缩短镜筒,这样眼部接收的为散开光线,可使相对角放大作用降低。对远视眼患者,可增加伽利略望远镜的物镜与目镜间的距离,即延长镜筒,这样眼部接收的为聚合光线,因而增加了相对角放大作用。在使用可调焦的开普勒望远镜时,如为近视眼,亦需缩短镜筒,但相对角放大作用是增加而不是减少。对远视眼亦应增加透镜间距离,但相对角放大作用也减少了。

3. 望远镜的色差或像差 由于望远镜的视野比较小,所以周边部的畸变较眼镜助视器等为小。单筒手持望远镜常是开普勒望远镜,其消球差的双合透镜是一种标准的光学结构,因其球差、彗差等均已降低到最小程度。这种设计多见于质量较高的开普勒望远镜,放大倍数多为 4~8 倍,少数为 10 倍。

眼镜式双筒望远镜常是伽利略式望远镜,放大倍数多在 4 倍以下,而且像的质量与同样放大倍数的开普勒望远镜相比,也是比较差的。

四、低视力门诊常用的望远镜

1. 眼镜式望远镜 眼镜式远用望远镜是低视力门诊常用的助视器,眼镜式望远镜的种类较多,低视力门诊常用的有双筒眼镜式助视器,远近两用的望远镜助视器及其他眼镜式望远镜助视器。

(1) 一般的眼镜式望远镜:种类比较多(图 3-7),上海齐备视光研究所生产的放大倍数为 ×2 的眼镜式望远镜,北京市眼科研究所生产的放大倍数为 ×2.5 的眼镜式望远镜和长春 228 厂生产的放大倍数为 ×2.8 的眼镜式望远镜,均可调焦,属于伽利略望远镜,外壳均为塑料,内设玻璃透镜,视野范围在 8°~10°。英国 Keeler 光学公司生产的 ×2.5 的可调焦眼镜式望远镜,即 Keeler LVA40,可调焦范围从 70cm 至无限远。图 3-8、图 3-9 分别是 ×2.5 和 ×3.0 全光学镀膜的眼镜式望远镜,具有可调软鼻垫和可调节头带。特别适于观看电视、体育活动、博物馆、剧院和音乐会等。图 3-10 是具有不同屈光度数的眼镜式望远镜,对于具有屈光不正的低视力患者尤为方便适用。

(2) 可单眼或双眼两用望远镜:图 3-11

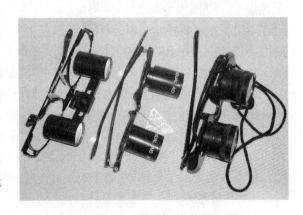

图 3-7 国产不同样式眼镜式望远镜

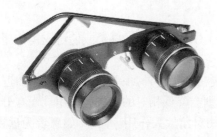

图 3-8　2.5× 的眼镜式望远镜

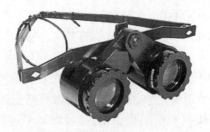

图 3-9　3.0× 的眼镜式望远镜

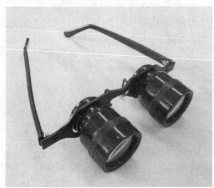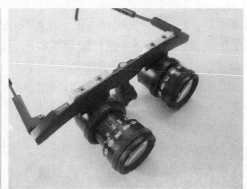

图 3-10　具有不同屈光度数的眼镜式望远镜

这是一副 ×2.5 的眼镜式望远镜,将这副眼镜式望远镜中间的一个镜筒卸下,便成为一副单筒眼镜式和一副单筒手持式的望远镜。单筒重新组装后又成为一副双筒眼镜式望远镜助视器。

（3）远近两用望远镜:我所与五机部合作生产的全塑国产 ×2.0 远近两用望远镜(图 3-12),该望远镜外壳、镜片均用塑料制品,所以重量较轻,视距范围为 2m 至无限远。可调焦范围为 –10~+10D,还附有不同屈光度数的阅读帽,以备近距离

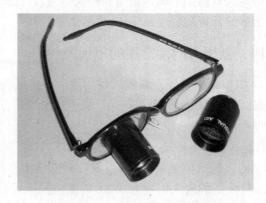

图 3-11　可单眼或双眼两用望远镜

使用。图 3-13 K4 VARIO ×10 可伸缩式镜头的眼镜望远镜,可以清晰地看近距离物体。图 3-14 是个新设计的双目眼镜式望远镜,伽利略光学系统,×2.5 的放大率,图像无失真而流畅。每个望远镜都可以根据需要做望远镜聚焦和瞳孔间距的个别调整。尽可能适合于约 400mm 的近焦阅读,是视力受损患者近距离阅读的一个很好选择。

（4）头盔式望远镜:图 3-15 所示即为头盔式望远镜,其视野范围较大,为 20°,视距范围为 30cm 至无限远,外形尺寸为 56mm×102mm×32mm。该望远镜较重,约 150g,生产厂家称它为 ZS-4 型盲人增视镜。它适于中距离使用,但如低视力患者玩牌、看乐谱或操作计算机,需要训练后才能做到。口腔科及外科医师在有些手术中也使用它。

（5）其他眼镜式望远镜:例如有国产中央调焦望远镜(图 3-16),是市场上常见的一种国

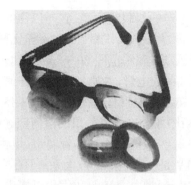

图 3-12 国产 2.0× 远近两用望远镜

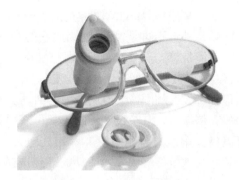

图 3-13 10× 远近两用望远镜

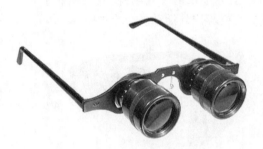

图 3-14 2.5× 远近两用望远镜

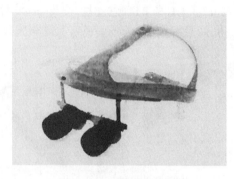

图 3-15 头盔式望远镜

产中央调焦望远镜,一般为 ×2~×3,可作为儿童玩具,同时在观看文艺演出体育比赛时使用。英国 Keeler 光学公司生产的三种望远镜如图 3-17 所示:① Keeler LVA40 是一种 2.5 倍的可调焦眼镜式望远镜,可调焦范围从 70cm 至无限远;② Keeler LVA20 是一种单或双眼非调焦式望远镜,放大倍数为 2 倍,并附有两个阅读帽(+0.75D 及 +4.00D),为中及近距离使用;③ Keeler LVA31 是一种单眼可调焦式望远镜,调距范围从 0.5m (中距离)至无限远。

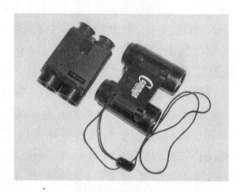

图 3-16 国产中央调焦望远镜

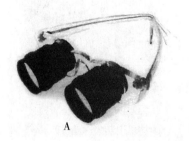 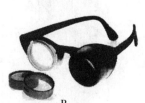 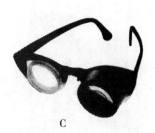

A   B   C

图 3-17 英国 Keeler 光学公司生产的三种望远镜
A. Keeler LVA40;B. Keeler LVA20;C. Keeler LVA31 望远镜

(6) TV 眼镜:MaxTV 眼镜是由 Human ware 公司生产的双眼望远镜,它与以往的望远镜不同的是外形不再是镜筒式,因此它的视野大为 20°,放大 ×2.1,观察距离 3m 至无限远,聚焦物镜能补偿 +/−3D,或聚距调整允许从 10 英尺至无限远,瞳距范围 60~68mm,全塑柔性材料,仅重 49g,佩戴舒适。MaxTV 最适合看电视、体育事件、电影、戏剧,观鸟,或任何其他在远程查看放大的图像会有所帮助的活动。SEE-TV 眼镜是专为收看电视设计(图 3-18),×2.1 的放大倍率,从 10 英尺到无限远都可获得放大的清晰图像。这个最简单的双筒望远镜系统可以最大限度地看到电视屏幕和其他大小的物体。这些眼镜是观看体育赛事、电影、戏剧和其他兴趣爱好等大多数活动的理想选择。Coil×2TV 是一种新型的放大系统(图 3-19),眼镜式设计,让双手保持自由。外观轻巧,×2 放大倍率,镜头由丙烯酸和优化以提供一个失真最小的清晰图像。两个侧式旋转轮控制精确的对焦,可以为每只眼睛提供独立的焦点。Coil×2 TV 10% 的有色镜片,户外活动可降低眩光,它不仅适于看电视、戏剧或歌剧等室内活动,而且特别适合钓鱼、观鸟和飞翔无线电遥控飞机等户外活动。

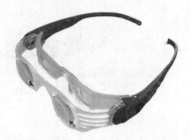
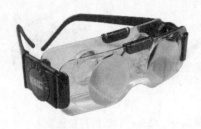
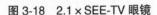

图 3-18　2.1×SEE-TV 眼镜　　　图 3-19　Coil 2×TV

2. 单筒望远镜　北京市眼科研究所与五机部合作研制的 DZ-1 型成套助视器中,有两种单筒望远镜(图 3-20),一种为放大 4 倍,另一种为放大 7 倍。这两种望远镜均可调焦,4 及 7 倍望远镜视距范围为 33cm 至无限远。望远镜的镜筒调短时可以看远处,镜筒调长时可看近处,调到中间位置看中距离目标(图 3-21)。另外,携带使用也均较方便。

北京市眼科研究所与金钥匙视障研究中心合作研发,委托北京 608 厂生产的是一种微型指环或戒指式望远镜,这种单筒便携式望远镜助视器是一种典型的伽利略望远镜系统,×2.5 的单筒望远镜其焦距为 50.7mm,光学总长 34.3mm,出瞳直径为 Φ8mm,出瞳距离为 10mm,可调焦范围 ±5DS,它的镜筒采用轻铝制成,手环为不锈钢,不仅外形美观,它的最大优点是体积小、重量轻、小巧、操作简单,方便携带(图 3-22),使用时不惹人注目,价格亦较便

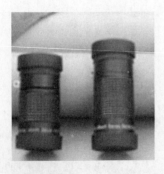
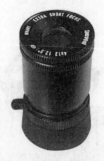
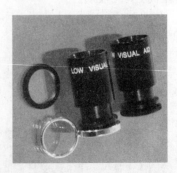

图 3-20　国产 4× 及 7× 单筒望远镜　　图 3-21　单筒望远镜　　图 3-22　指环或戒指式单筒便携式望远镜

宜。目前被很多低视力患者喜爱,在临床上广泛使用。

Fonda 成套助视器中两种单筒望远镜。一为 Walters $4 \times 12, 12.5°$,视距范围为 20cm 至无限远;一为 Selsi $8 \times 20, 7°$,视距范围为 30cm 至无限远。说明上述两种望远镜除可看远处,尚可看近处。

Specwell $8 \times 20, 7°$;及 Keeler $8.25 \times 20, 7°$ 单筒手望远镜,视距范围均为 30cm 至无限远。

很多望远镜上标明 $8 \times 20, 7°$,它的含义是该望远镜放大 8 倍,物镜的直径为 20mm,视野大小是 7°。如患者视力在 0.1 或以上,可使用 2~2.5 倍的望远镜,而视力低于 0.1 时,可使用 4~7 倍的望远镜。

图 3-23 是一种微型广角开普勒望远镜,放大 8 倍,物镜直径为 24mm,该望远镜的物镜可以调换,即可以 8 倍与 6 倍互换。

3. 卡式单筒望远镜 适合于患者本身有屈光不正戴眼镜,需要时可把望远镜卡在眼镜上。图 3-24 是卡式望远镜,分别是 Keeler 2 倍卡式望远镜(图 3-24,A)和 Keeler 3 倍卡式望远镜(图 3-24,B),前者视距范围为 70cm 至无限远。

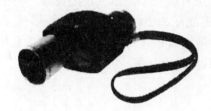

图 3-23 微型广角开普勒望远镜 8×

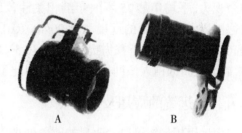

A   B

图 3-24 两种卡式单筒望远镜
A. Keeler 2 倍卡式望远镜;B. Keeler 3 倍卡式望远镜

4. 双焦望远镜 图 3-25 便是由 Keeler 光学公司生产的一种双焦望远镜。该望远镜系统的上方有一小的非调焦性 2.5 倍的远用望远镜,下方为近用望远镜,放大倍数可为 2 倍、3 倍、4 倍及 5 倍。这种双焦望远镜特别适合于在校学生用,他们可以利用上方 2.5 倍的望远镜看远(如黑板),利用下方 2~5 倍的近用望远镜看近(如看课本、写字等),非常方便。

5. 蜜蜂镜头系统望远镜 蜜蜂镜头系统(Honey Bee Lens Systems)是奇特的三合一的望远镜组装系统(图 3-26),使患者各自获得可用的最大视野。三个相同功率的望远镜光学组合在一个壳内。特殊的楔形棱镜放置在望远镜的外部,调整视野向中间的望远镜,该系统通过填补盲点提供一个较大的连续的水平视野。

6. 两种特殊望远镜 接触镜望远镜(contact-lens telescope)是一种称为全视野(full-field)的望远镜。患者戴一个高度近视的接触镜,这便是望远镜的目镜,再戴一幅正球镜片的普通

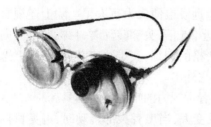

图 3-25 助视器放在眼镜架上

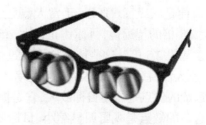

图 3-26 蜜蜂镜头系统望远镜

眼镜,此正球镜片便是物镜,一般这种光学系统只能得到2倍或2倍以下的放大作用。这种望远镜特别适合于高度近视眼戴角膜接触镜的患者应用。此外,另一种"特殊"的望远镜是适合于术后无晶状体眼、高度远视眼对晶状体脱位患者,他们可以通过用一个手持的+3.00D的球镜片,放在离眼前大约25cm处,而获得看远放大3倍的作用。例如无晶状体眼需要+12D球镜片予以矫正,也可以认为他是一个−12D的近视眼患者,此−12D即为望远镜的"目镜",而+3D相当于物镜,所以12/3=×4,这种做法,可以产生4倍的放大作用。

7. 植入性微型望远镜助视器(miniature telescopes implants) 植入性微型助视器是老年黄斑变性患者的新选择。它是将助视器设计成类似人工晶状体的形式并植入眼球,经临床实验,有相当的价值,为低视力患者提供了又一可选择的助视方法。该植入性微型助视器是一个 ×3 的助视器,长4.4mm,直径3.2mm,焦距500mm,有一个由PMMA制成的支撑结构,两个可调的C型圆环使之更易于固定在囊内,该助视器在房水中的重量为46.1mg,相当于四个人工晶状体,能很好地被晶状体囊支撑。

该植入性微型助视器的发明人为以色列的Dr Isaac Lipshitz。到1999年3月已有14例有残余视力,平均年龄75岁的年龄相关性黄斑变性患者接受了该植入性助视器。一位72岁的德国患者,术前她的远视力为20/400(0.05),近视力为20/200(0.1),植入助视器后,远视力提高20/75(约0.3),近视力提高20/40(0.5),现在她能阅读她喜欢的杂志,在所有的临床试验中,尚无眼睛因植入该助视器而受损,但此手术在我国尚无开展。

五、望远镜的应用及优缺点

应用远用望远镜可以较明显的改善低视力患者视功能提高远视力。

三十多年低视力的临床经验表明,远用望远镜的使用可以使80%以上的低视力患者提高远视力,改善生活质量。

我们使用的是国产(西安)2.5倍眼镜式望远镜。经配用后患者均有不同程度的视力提高,个别患者视力由0.1或0.2提高到1.0。原视力在0.03~0.05,约50%的患者可提高到0.3或以上,少数病例达到了0.7~0.8;原视力在0.1的患者,经佩戴上述望远镜后,有66%的患者视力达到0.3或以上。北京同仁医院低视力门诊曾报道,37例盲童(好眼视力<0.05)使用远用望远镜助视器后,30例视力提高≥0.05,脱盲率占81.1%。106例低视力儿童中的88例,使用望远镜助视器后视力≥0.3,脱残率61.5%~83.02%,其中76例远视力≥0.5,视力达到0.5或以上者,占20.68%~71.7%。所以,许多低视力患者通过佩戴上述眼镜式望远镜,可以看远处景物、路标、车号和体育比赛,在室内可以看黑板、看电视、看舞台表演和看商店内货品等。但如上述,望远镜的最大缺点是视野缩小了,我们用的2.5倍望远镜的视野直径为8°~9°(图3-27)。

我国目前采用的由世界卫生组织推荐的盲的标准是:不论中心视力如何,如果中心视野半径<5°,便是四级盲。所以,正常人戴上这种望远镜也便成为盲人了。除上述视野缩小之外,戴上2.5倍的望远镜,目标比正常大2.5倍,近2.5倍,头部转动时,目标向反方向运动的速度比正常快2.5倍。这些情况如不经过长期严格的训练,实难适应。另外,戴上这种望远镜走路,惹人注目,不美观,因而一般患者不愿戴它外出。

望远镜的优点是能使目标放大,它是提高患者远视力的唯一可用辅具。

望远镜的缺点是视野明显缩小、目标变近及变大,当患者头部转动时,可见目标快速向反方向运动,它只适用于静态的情况下使用,不能在运动中使用。静态下使用见于在教室看

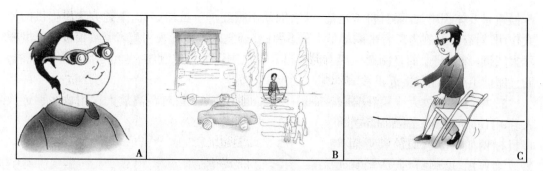

图 3-27 带望远镜后视野缩小
A. 远用双眼眼镜式望远镜；B. 患者戴上望远镜后所见到的街道情况；C. 患者在室内走动碰倒了身边的椅子

黑板、家中看电视、剧场看演出、室外看站牌或观景等。如果在走路、开车等运动状态下使用是很困难的，除非经过较长时间训练。此外，望远镜还具有景深短，外观较笨重、不美观等缺憾。

第三节 近用助视器

为了解决低视力患者的阅读或某些近距离工作的需要，近用助视器的使用在某些时候比望远镜更重要，近用助视器多为屈光不正较高的正镜片，屈光度调整的范围考虑屈光不正及阅读距离两大因素。

一、近用助视器放大作用原理

放大作用（magnification）是目标外观的增大，即增大目标在视网膜上的成像。有 4 种方法能增大视网膜成像，即产生放大作用。

1. 相对体积的放大作用（relative-size magnification）　在相对体积放大作用中，是目标实际的体积或大小增大了（图 3-28）。图 3-28 说明了相对体积放大作用。A 为原来的小目标，A′ 为小目标在视网膜所成之像，二者均以实线表示。B 与 B′ 为大目标及其在视网膜上所成之像，二者均以虚线表示。

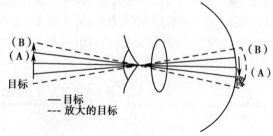

图 3-28 相对体积的放大原理

该图说明，当目标增加时，网膜成像亦随之增加。如图所示，目标成倍增大（如目标 B），视网膜上的成像亦随之增大，视网膜上有较多的视细胞受刺激而兴奋，即有更多的神经冲动由视神经传入大脑，使大脑获得更多的视觉信息，能够辨认该目标。所以当外界目标增大时，视网膜成像亦随之增大，二者的关系是正比关系，即目标增大几倍，视网膜成像也相应增加几倍。这种相对体积放大作用的例子有大字印刷品，如大字书、大字报纸等。另外用毡制粗笔尖代替一般圆珠笔写字，前者写出的字比后者粗大很多（上述均为非光学助视器，见本章"非光学助视器"部分）。上述两例均是应用很简单的技术提供放大作用，但常常不为大家所重视。当然这种放大作用常常将小目标"复制"成大目标，例如将普通书印成大字本，这样不但重量及体积增加,而且价格也高一些,因此不很经济。虽然如此,上述方法所提供的放大作用,对有些低视力患者来说却是十分重要的。例如,有些低视力患者常需借助光学助视器来阅读一般书刊,而且阅读距离有时过近。但在阅读大字书刊时,常可不用光学助视器,而且阅读距离也比较接近正常。

2. 相对距离放大作用(relative-distance magnification) 相对距离放大作用也叫移近放大作用(approach magnification),即将目标例如书本向眼前移近而产生放大作用。当目标向眼前移近时,视网膜成像亦随之增大。例如目标从原来位置向眼前移近1/2,则视网膜成像便增大2倍(图3-29)。

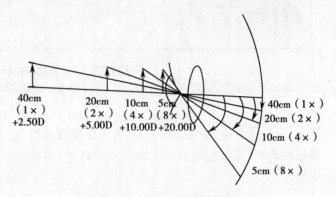

例如图3-29,当目标离眼40cm时,视网膜成像为1倍,当目标离眼为距离1/2即20cm时,视网膜成像放大为2倍,当目标距眼为10cm即为原距离1/4时,视网膜像放大4

图 3-29 相对距离放大原理

倍,而离眼5cm时,放大作用为8倍,以此类推。这种放大作用,并未使用任何光学设备或助视器,所以这是二种有效的、有弹性及省钱的放大方法,而且对图像质量并无明显影响。例如,在使用一般眼镜助视器及其他类似的光学助视器,如双合透镜,都是由于相对距离放大作用或移近放大作用所致。上述助视器产生的视网膜成像增大,不是由于该类助视器凸透镜本身的放大作用,而是相对距离放大作用的结果。例如,距眼40cm处的目标所发出的光线到眼睛时聚散度为 –2.50D(100/40=2.50D),要想清晰地看到这个目标,即目标成焦点在视网膜上,则此眼必须使用2.50D的调节或在眼前加+2.50D的镜片,或此患者为 –2.50D 的近视。当目标从距眼40cm移近到距眼20cm处时,则视网膜成像增大2倍,这意味着目标离眼20cm处所形成的视网膜像,是其在40cm处所形成视网膜像的2倍;同时眼睛必须使用5.00D的调节,或在眼前加+5.00D的镜片。距离、放大作用、所需调节(用屈光度D表示)之间的关系见表3-2。

表3-2 以40cm为基准点的放大作用与所需调节之间的关系

目标与眼距离 (cm)	放大作用 (×)	所需调节 (D)	目标与眼距离 (cm)	放大作用 (×)	所需调节 (D)
40	1	2.5	4	10	25
20	2	5	2	20	50
10	4	10	1	40	100
5	8	20			

注:所需调节可由眼镜、调节力、未矫正的近视等分别或同时提供

从表3-2得知,每增加1倍放大作用,便需增加2.50D,所以放大作用或放大率M=屈光度/2.5,因此 ×2放大作用=2×2.5,即为+5.00D。这个公式所提供的是在"特殊"距离即40cm的放大率。

但一般常用的放大率,不是以40cm,而是以25cm为基准点,即很多放大镜或其他光学

助视器,都是以此来标明的(表3-3)。

表3-3 以25cm为基准点的放大作用与所需调节之间的关系

目标距离(cm)	放大作用(×)	所需调节(D)	目标距离(cm)	放大作用(×)	所需调节(D)
25	1	4	4.25	6	24
12.5	2	8	3.30	8	32
6.25	4	16	2.50	10	40
5.00	5	20	1.00	25	100

注:所需调节可用镜片、调节、未矫正的近视等分别或同时提供

如以25cm为基准点(即明视距离),则放大作用与所需调节(用屈光度D表示)之间的关系便如表3-3。表3-2及表3-3会使读者产生混乱,因为4倍放大作用可以是+10.00D,阅读距离在10cm处(表3-2),也可以是+16.00D,阅读距离在6.25cm处(表3-3),所以出现了放大率都注明4倍,但屈光度数却不同,即一个为+10.00D,而另一个为+16.00D。所以出现这个问题,便是有的生产厂家是以40cm为基准点(表3-2)算出的放大率;而另外一些厂家是以25cm为基准点计算出的放大率(表3-3)。这也是低视力专家常常愿意以屈光度数,不愿以放大倍数为放大镜或其他光学助视器加以标明的主要原因。但无论如何,由于有以上两个系统或两种计算放大率的方法,使我们在实际生活中常常会出现混乱情况。作者本人与一般低视力专家都是以25cm为基准点,来计算放大率的,所以放大率M=屈光度数/+4D或M=25cm/屈光度的焦距。

举例:求+10D放大镜的放大率M

M=10.00/4.00,M=2.5或M=25cm/10cm,M=×2.5。

3. 角性放大作用(angular magnification) 亦称放大力(magnifying power),是指物体通过光学系统后视网膜成像大小,与不通过光学系统视网膜成像大小之比。角性放大作用最常见的光学设备是望远镜(图3-30)。这是以伽利略望远镜为例,来自无限远的平行光线,产生的入射角(目标)与产生的出射角(视网膜成像)分别为i及e,而e/i便是角性放大作用。

图3-30角性放大作用示意图,放大率为3倍。当目标距眼太远或目标无法向眼前移近时,都可以利用角性放大作用。例如远处目标不能自行变大或移近眼前,则望远镜的角性放大作用便可以被应用。

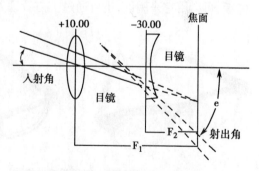

图3-30 角性放大作用原理

4. 投影放大作用(projection magnification) 即把目标放大投射到屏幕上,如电影、幻灯以及闭路电视(CCTV)等,都称为投影放大。这实际上也是一种线性放大作用(linear magnification),投影放大使用=投影像大小(cm)/目标大小(cm)。

助视器可以利用上述4种放大作用中的一种或几种,例如将目标增大2倍(相对体积放大作用),然后目标距眼从40cm移近到20cm(相对距离放大作用),又放大2倍,总的放大作用(两种放大作用的联合)为4倍。例如在40cm处看放大为5倍的闭路电视,如移近到20cm处时,则总的放大作用是10倍。

二、近用助视器常见类型

(一) 眼镜助视器

1. 普通正透镜　普通正透镜即普通眼镜助视器,这种普通眼镜助视器与普通眼镜相似,但它为屈光度数较大的正透镜,我国可制造 +4~+40.0 的普通眼镜助视器。镜片可以是玻璃片透镜和树脂片透镜(图 3-31、图 3-32)。

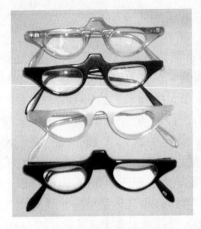

图 3-31　玻璃片透镜

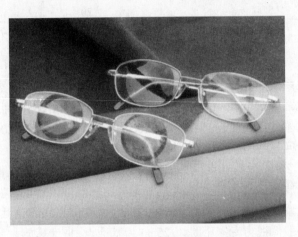

图 3-32　树脂片透镜

　　该类镜片的缺点是常常有周边部畸变,为了减少这种畸变,我们将大度数的正球镜固定在镜片的中央稍偏内下方,图 3-33 A、B。后者重量亦较前者轻一些。

　　我们经常使用的是半月型眼镜助视器,其优点是重量轻更适合于一定远视力的低视力患者,可以用它来阅读,也可通过上方看远处(图 3-34)。

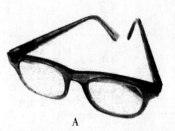

A　　　　　　　　　　B

图 3-33　普通眼镜助视器

A. 普通眼镜助视器;B. 镜架为普通眼镜架,但大屈光度数的正透镜固定在镜片的中央稍偏内下方

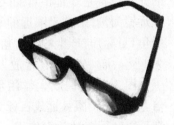

图 3-34　半月型眼镜助视器

　　图 3-35 所示是双焦点眼镜助视器,下加均为较大屈光度的正透镜。这种助视器适合于通过矫正有一定远视力提高的低视力患者,上方看远,下方阅读或用做其他距离工作。

　　(1) 普通正透镜的放大原理:普通眼镜助视器与一般眼镜无很大区别,只是屈光度数较大,例如,患者无近视或远视的一般老花镜(也称老视眼镜)的屈光度一般 +1~+4D,而近用眼镜助视器一般从 +6D 开始至 +32D,在我国最高可达 +40.00D,常用的度数 +12D~+24D。

　　使用近用眼镜助视器看书时,眼睛与书的距离明显变近才能看清,并且随着眼镜助视器

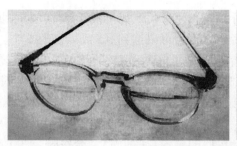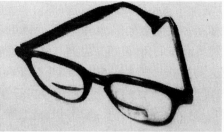

图 3-35 双焦点眼镜助视器

屈光度数增大而变得更近。

眼镜助视器所以能够产生放大作用,是由于患者只有将读物拿到离眼较近处才能看清,即患者在镜片的前焦面处才能看清读物。这就使目标与眼睛之间的距离缩短,由于目标移近增大了视角,从而使视网膜成像变大,这也是一种相对距离放大作用,图 3-36 及图 3-37 说明了上述放大作用。

在图 3-36 中,目标位于 -12.50D 的远点(FP)处,即焦点(8cm)处。从目标"O"发出的光线,通过眼内节点 N,产生视网膜像 i,这个像比在 25cm 处同样大小目标"O"产生的像要大 3 倍。此图说明目标可以靠近视(或调节力)移近到眼前在视网膜上形成放大的像。

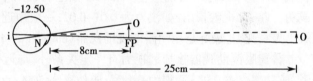

图 3-36 -12.50D 近视的放大作用以 25cm 为标准距离

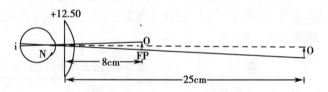

图 3-37 正视眼且无调节力戴上 +12.50D 时的放大作用图解

图 3-37 目标"O"位于 +12.50D 的远点处,即在该透镜的焦点 8cm 处,从目标"O"发出的光线,通过眼内节点 N 产生的视网膜像 i,比 25cm 处所成之像大 3 倍。在一个无调节力正视眼患者,戴上 +12.50D 的镜片后,只有将 25cm 处的目标移近到 8cm 处,才能在视网膜上形成一个清晰的像。

图 3-38 中一个大小为 8cm 的目标,由 1000mm 处移近到离眼 100mm 处时,视网膜像便由 0.12mm 增大到 1.2mm,即增大 10 倍。如果该目标为圆形,像亦为圆形,而 12

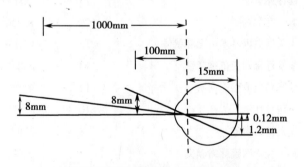

图 3-38 目标移近产生的放大作用

及 1.2mm 等均为圆像的直径,则 1.2mm 直径的像比 0.12mm 的像,在面积上大 100 倍。这样在视网膜上便有更多的视细胞接收外界刺激而兴奋,可以使大脑得到更多的视觉信息,使患者能够分辨目标。因为低视力患者不能辨认一个小而清晰的像,而能辨认一个大而稍为模糊的像。

(2) 普通正透镜的应用：每位有阅读和近距离工作需求的低视力患者都可以配用眼镜助视器。使用多大度数的眼镜为宜，我们以患者的近视力可以达到 0.5 或以上为成功。即可阅读一般报纸和书刊，否则为失败。例如：患者的近视力 V_N 为 0.15，阅读一般书刊需要达到的近视力约为 0.5，则 $M=0.5/V_N=0.5/0.15$，$F=4$，$M=4×3=12.00D$，用 +12.00D 正透镜给患者试戴，调整眼镜式放大镜的屈光度使患者在最舒适的状态下阅读 0.5 的视标。如患者能看清 0.5 视标，则表明患者可以看清一般书刊、报纸等。如果为双眼阅读，由于集合与调节的不一致，应附加底朝内的棱镜。通常的规则是每眼给予 $1^\triangle$ 的棱镜（底朝内）结合每眼 +1.00D 的正透镜。

在我们低视力门诊连续 425 例患者分析，其中有 163 例，即在 38% 的患者，配单眼普通眼镜助视器，年龄为 6~81 岁。近用的普通眼镜助视器的主要功能是用于阅读。所谓成功即配镜后近视力≥0.5（我国的标准近视力表），能较顺利地阅读 5 号字体，即可以阅读一般报纸或书刊，否则认为失败。在佩戴普通眼镜助视器的患者中，原远视力 <0.02 者计 21 例，仅 1 例（5%）获得成功。说明视力 <0.02 时，一般无法配普通眼镜助视器。视力在 0.02~0.05 以上者成功率为 50% 左右；视力在 0.05~0.2 以上者成功率为 90% 以上。视力 >0.2 的患者均获成功。Fonda 也曾指出：如视力为 0.01~0.02，一般用近用助视器（不仅是普通眼镜助视器）都难于提高视力，最好是用闭路电视助视器（closed circuit television，CCTV）。

普通眼镜助视器除与远视力有一定关系外，与近视力亦有密切关系。例如近视力 <0.1 者，成功率仅占 25%；近视力 0.1 者，成功率为 50%；近视力为 0.2 者，成功率为 75%；而近视力≥0.3 者，成功率在 95% 以上。

配普通眼镜助视器患者可为各种病因，详见表 3-4，最常见的病因为先天性小眼球、小角膜等计 33 例，占 17%；视神经萎缩占 12%、老年性白内障约占 10%、先天性白内障术后无晶状体约占 7.7% 等。

表 3-4 配普通眼镜助视器患者病因

主要病因	例数	主要病因	例数
先天性小眼球、小角膜、眼球震颤	33	高度近视	6
视神经萎缩	23	眼球震颤	5
老年性白内障	20	青光眼	5
先天性白内障术后无晶状体	15	白化病	4
原发性视网膜色素变性	13	陈旧性虹膜睫状体炎	4
角膜白斑或粘连白斑	11	弱视	3
黄斑变性	10	斜视	3
先天性白内障	8	其他	15
陈旧性视网膜脉络膜炎	8	合计	193
老年性白内障术后无晶状体	7		

近用普通眼镜助视器的屈光度数与阅读距离关系密切（表 3-5），随着屈光度数的增加，平均阅读距离亦变近。

当屈光度达到 +20.00~40.00D 时，平均阅读距离为 1.88~3.80cm，阅读距离过近是近用普通眼镜助视器的主要缺点（图 3-39、图 3-40）。从我们的病例分析来看，在 183 例患者中，

表 3-5 普通眼镜助视器屈光度数与阅读距离关系

屈光度数	平均阅读距离（cm）	例数
+4.00 以下	14	1
+4~+8.00	8.30（3~17）	75
+9~+12.00	7.44（3~14）	28
+13~+16.00	4.66（2~9）	27
+17~+20.00	3.93（2~9）	26
+21~+24.00	3.80（2~6）	5
+25~+28.00	3.50（2~7）	12
+29~+32.00	2.50（2~3）	4
+33~+36.00	2.00（3~17）	1
+37~+40.00	1.88（1~2.5）	4
合计		183

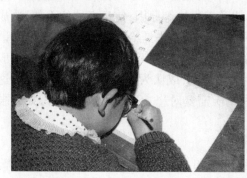
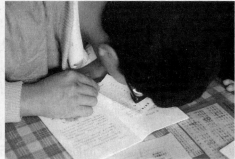

图 3-39 儿童使用眼镜助视器在书写

有 177 例使用的屈光度数在 +28.00D）或以下，约占 97%。最常用的屈光度数在 +4.00~+20.00D，共计 156 例，约占 85%。这些数据为我们制造成套国产助视器奠定了可靠的基础。

一般屈光不正在配老视镜时，须将原有的散光加在近用镜片上，否则视力会下降。但对于低视力（图 3-33）戴普通眼镜助视器阅读情况患者，近用镜上是否加原有散光，取决于散光度数的大小。Fonda 认为，眼镜助视器的屈光度数≥+10.00D 时，不超过 2.00D 的散光可以忽略，我们用实践证明了上述说法是正确的。因为低视力患者看到

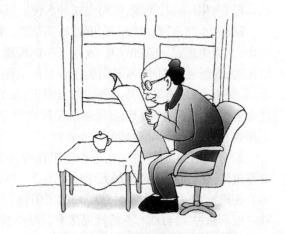

图 3-40 老人使用眼镜助视器在看报

的是一个大而较模糊的像，而散光矫正与否常不为患者觉察，因此对视力影响不大。

许多使用眼镜助视器的患者除要求阅读外，还要求书写，但由于距离过近，书写甚感困难，解决的办法是在写字时，可用原阅读用眼镜屈光度数的 1/2。实践证明这种解决方法是有效的。例如一位正视眼无调节力的低视力患者，戴一副 +20.00D 的普通眼镜助视器，其阅

读距离为 100/20=5cm。显然在 5cm 处写字是有困难的,但如果在书写时,将 +20.00D 减去 1/2,即变为 +10.00D,则其书写距离为 100/10=10cm,使书写距离比阅读距离延长 1 倍,书写会方便一些。书写的字迹也比阅读字体大许多,而且不必看得十分清晰,所以书写时使用原阅读屈光度数的 1/2 或更低一些的屈光度数是没问题的。必要时,在用书写镜写完字后,也可以用阅读镜再检查一次。

戴单眼普通眼镜助视器的患者,如视力差的眼有光感以上的视力,在阅读时,容易干扰视力较好的眼,而出现视物不清或视疲劳的症状。解决方法是将视力差的镜片贴上不透明纸,可以避免视觉干扰。将阅读卡片放在患者眼前并逐渐后移,直到看清字体。让患眼聚于某一单字上,并让患者阅读一篇感兴趣的文章及大声朗读,同时调节光线。浏览文章时最好伴随轻微的头部移动而不是转动眼球。用大度数的助视器阅读标准印刷体时可能有困难,因为 +20.00D 以上的助视器,视野范围较小。当患者能熟练阅读时,再给予较小字体的阅读材料。

在使用较大屈光度数阅读时,由于阅读距离较近,在读 20~30 分钟后,常感疲劳。这可能是由于阅读距离近,另外可能因为没有阅读架及工作灯等原因,使患者体位不佳,造成颈部、背部及腰部等的肌肉疲劳,老人则更为明显。解决的方法是给患者阅读架(或以乐谱架代替),解决好患者的照明等。患者如出现视力疲劳,应该休息一会儿,再进行阅读。一般低视力患者常认为视力疲劳可造成视力损害,使眼病加剧,或认为是一种"坏"的先兆。这种顾虑是多余的,并无理论及实践根据,遇到这种情况需要对患者进行耐心的解释,如果眼科医生也有上述错误观念,那就很不应该了。

(3) 普通正透镜的优缺点:

优点:①它是最容易接受的助视器,有固定或恒定的放大作用;②在凸透镜助视器中,眼镜式助视器的视野最宽,常为一般放大镜的 2~3 倍;③可空出双手而行自由活动,如拿材料或写写字及各种操作;④适用于手臂震颤的患者;⑤可以长时间的阅读;⑥可单眼或双眼使用。可有双眼单视,美观,可与立式放大镜或其他助视器联合应用。

缺点:①凸透镜度数越高,阅读距离越近。最高度数眼镜式助视器的阅读距离可在 2.5cm 以内;②透镜超过 +10.00D 时,眼距工作面很近,造成书写或操作均有一定困难;③透镜度数增加时,视野逐渐缩小;④较近的工作及阅读距离,对照明的要求也较高;⑤阅读及工作距离近,景深短,因而不易保持读物在焦点附近,屈光度数大时更明显。透镜度数较高时,阅读速度会减慢;⑥光学中心固定,须通过镜片光学中心阅读或工作,对于偏中心注视的患者有一定困难,他们必须转动眼睛或歪头视物。

2. 正透镜加三棱镜　在近距离工作或阅读时,需要很大的集合才能保持双眼单视,只有通过加三棱镜或使镜片的光学中心内移,才能保持正常的阅读。

正透镜加三棱镜是一种双眼用的眼镜助视器,与单眼眼镜助视器有些不同,它的屈光度数一般不超过 +14.00D,不然就无法有双眼单视。

(1) 正透镜加三棱镜的原理:为了达到双眼单视的效果,看近物时,伴随着调节作用双眼会产生集合运动。它与调节之间存在着一定的比例关系,当用正透镜帮助低视力患者看近物时,由于正透镜代偿了患者部分或全部的调节,患者实际付出的调节小于未戴镜时的调节,从而相应产生的集合小于实际所需的集合,而底朝内的棱镜能使像外移从而弥补了集合的不足。

为了维持患者的双眼单视,使之不易产生视力疲劳,以及延长阅读及工作时间,在配双眼眼镜助视器时,必须设法减轻患者的辐辏。减轻患者辐辏的方法:可以在镜片上加基底向内的三棱镜,以及使镜片的光学中心内移。在近距离工作使用双眼眼镜助视器时,所使用的辐辏与调节密切相关。看近时,每一个米角(MA)的辐辏需要一个屈光度(1D)的调节。例如,在 33cm 进行阅读,需要 3 个米角的辐辏及到的调节(或加 +3.00D,如果患者无调节力时),才能看清该处目标。如果患者需 10 米角的辐辏,则需要 10D 的调节。

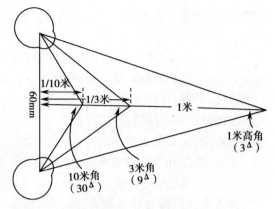

图 3-41 瞳距为 60mm 时,1、1/3、1/10 米角的三棱镜度

在说明双眼眼镜助视器需加三棱镜或光学中心内移等问题以前,应该首先讲清楚米角。单眼米角是眼的固定轴与中线在 1m 处的夹角(图 3-41)。

米角的数值可因瞳孔距离(PD)而有改变。米角也可以三棱镜表示,即可以换算成三棱镜度。

换算方法是: 三棱镜(Δ)=PD(瞳距)(cm)/2 × MA(米角)   (3-5)

例如,PD=60mm(6.0cm)时,1 米角的辐辏为:6.0/2 × 1=3$^\Delta$,即为 3 个三棱镜度。

当瞳距为 65mm(6.5cm)时,单眼一个米角相当于 3.25$^\Delta$;当瞳距为 70mm 时,则单眼米角为 3.50$^\Delta$。说明瞳距越大,米角所表示的三棱镜度数越大。

如果患者的瞳距为 65mm,阅读在 10cm 处,即米角 =10(10 米角),这样便可以求出单眼米角的三棱镜或单眼在此距离所需的辐辏力。

$$6.5/2 × 10=32.5^\Delta$$

说明患者瞳距为 65mm,要看清 10cm 处的目标,每眼所需辐辏为 32.5$^\Delta$。如果瞳距离为 70mm,则每眼需辐辏力为 35$^\Delta$。

以上说明在近距离工作或阅读时,需要很大的辐辏,只有通过加三棱镜或使镜片的光学中心内移,才能减低辐辏。

随着阅读或工作距离变近,看近的瞳距亦随之缩短,辐辏增加。看近的瞳距不必直接测量,可以用 Lebensohn 的方法计算:

        看远瞳距(mm)/(阅读距离(英寸)+1)= 远近瞳距(mm)之差   (3-6)

例如,看远瞳距为 65mm,阅读距离为 10cm,所以远近瞳距之差 =65/(4+1) =13mm,看近瞳距 =65-13=52mm。因此,上述近用双眼眼镜每个镜片的光学中心应该内移 13/2=6.5mm。

根据 Tait 所绘之图(图 3-42),可以说明近瞳距的求法。从图 3-42 得知,c_1c_2= 看 1m 远瞳距,P_1P_2= 看近瞳距,d= 眼球角膜与近距目标 A 间的距离。

设 c_1c_2=65mm,d=10cm,求 P_1P_2。

据图 3-42, $c_1c_2/P_1P_2=(d+1)/(d-1)$;   (3-7)

        $65/P_1P_2=11/9$;$11 × P_1P_2=65 × 9$;$P_1P_2=585/11$;$P_1P_2=53.18$mm

说明看远瞳距为 65mm,看近瞳距为 53mm。每个眼的镜片光学中心需内移 6mm。

还有一个简单的方法是以屈光度数计算,即每加一屈光度,光学中心需内移 1mm。

Fonda 指出:看近时,为减轻患者的辐辏,每增加一个屈光度,便应在该镜片上增加 1$^\Delta$(基底向内),如增加的三棱镜度多一些,则患者更不易产生视力疲劳。为把上述问题讲得更

清楚一些,现举我们低视力门诊的病例加以说明:

患者女性,48 岁。诊断:双黄斑变性。远视力:右 0.1,左 0.1;近视力:右 0.1,左 0.1;显然验光:正视;看远瞳距:60mm。

配阅读用双眼眼镜助视器:

右 +8.00S 联合 10$^\triangle$(基底向内)=0.7(近视力)

左 +8.00S 联合 10$^\triangle$(基底向内)=0.7(近视力)

阅读距离 =13cm

患者戴此双眼眼镜助视器,能读小 5 号字(一般书刊、报纸),一次阅读时间可在半小

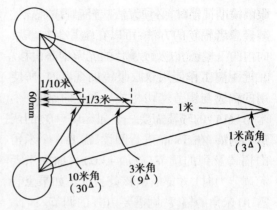

图 3-42　用图解及公式方法求近瞳距

时以上,无视力疲劳症状,情况良好。该患者远瞳距 60mm,看近距离为 13cm。根据图 3-42,此患者每眼需辐辏($\triangle$)=6.0/2 × 7.8=23.4,即每眼辐辏力约需 23,而我们只加了(每眼)10$^\triangle$,相差甚多,患者所以无不适,是因为她自己有一定的辐辏能力。我们加基底向内的三棱镜是帮助或减轻患者的辐辏力,而不是靠三棱镜来代替患者的辐辏。当然每眼加 23$^\triangle$(基底向内),在技术上,我们是达不到的,而且也无此必要。

为了便于工作,Fonda 的成套助视器中的眼镜助视器(双眼)系列,因屈光度数不同而加上了不同的基底向内的三棱镜,除特殊情况外,不需要仔细计算所需要的三棱镜度数。例如,Fonda 双眼眼镜助视器如下配制:

双眼半月形眼镜助视器系列(图 3-43):

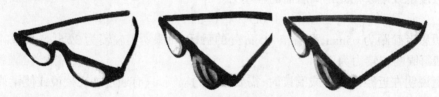

图 3-43　Fonda 系列双眼眼镜助视器加有三棱镜

右 +6.00S=8$^\triangle$(基底向内)

左 +6.00S=8$^\triangle$(基底向内)

右 +8.00S=10$^\triangle$(基底向内)

左 +8.00S=10$^\triangle$(基底向内)

右 +12.00S=14$^\triangle$(基底向内)

左 +12.00S=14$^\triangle$(基底向内)

(2) 正透镜加三棱镜的应用:在我们低视力门诊的连续 425 例患者中,配双眼眼镜助视器者共计 30 例,约占 7%,年龄为 7~62 岁。这也说明在低视力患者中,有双眼单视者是少数。病因主要为角膜斑翳、视神经萎缩、先天性小眼球小角膜及白化病等。多数患者所需屈光度数在 +4~+8.00D,无一例超过 +14.00D。

3. 消球差透镜　消球差透镜(aspheric lenses):又称消球差显微眼镜(aspheric microspic spectacles),或称消球差放大镜(aspheric magnifier)。现在这种消球差透镜都是由塑料制成的,因为这样制作容易,价格也较便宜。消球差透镜可以使屈光度数大的透镜变薄,并可减少图

像的畸变。消球差透镜的前表面制成消球差面,近眼球面制成一般球面。在一般球面镜上,各面的屈光度是一样的,但在消球差镜片上,以中央部最高,向周边逐渐减小(图 3-44)。

(1) LVA10 消球差放大镜:为英国 Keeler 光学公司生产的消球差透镜,分为 2 倍、3 倍、4 倍、5 倍、6 倍及 8 倍。是一种全视野消球差透镜。在这组消球差透镜中,有一种"半月形"消球差放大镜,该镜上方有一半月形缺口,为有一定远视力的低视力患者使用,可以从此半月形缺口处看远。由图 3-45 得知,可在该消球差透镜的后面,于该透镜的罩内,放入低视力患者的矫正镜片。

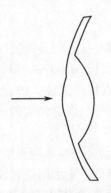

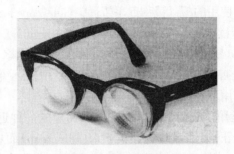

图 3-44 消球差透镜(其前面 为消球差面,后表面为球面)

图 3-45 消球差放大镜

还有一种在消球差放大镜的前方有一透明并带缺口(为使用外部光源)的控制距离的罩,使用时可以将控制罩顶住读物表面,对于老年人尤其是有震颤患者,以及对焦距控制有困难者,最为方便。放大倍数有 ×6 及 ×8 两种。为戴用带有距离控制罩消球差放大镜(×8)阅读时的情形。

(2) Keeler 双焦点片:此小纽扣样的镜片可以固定在眼镜的下方,形成双焦点眼镜,该纽扣式双焦点镜片直径约为 23mm,放大倍数有 ×2、×3、×4、×5、×6、×7、×8、×9 及 ×15 共 9 种。测试时可以把这些消球差试镜片放在镜架上。

美国产的 Aoliet 系列,为塑料消球差透镜,包括 ×6(+24.00D)、×8(+32.00D), ×10 (+40.00D)及 ×12(+48.00D)。

4. 消球差双合透镜 消球差双合透镜(aspheric double lenses):又称复合眼镜放大镜 (compound spectacle magnifiers)或称显微镜(microscopes)。这种助视器由两个彼此有一段空间的消球差透镜组成,多为全视野型。在过去的数十年里,由于消球差透镜的出现,使光学助视器的畸变现象得到明显改善。双合或复合透镜放大在 8 倍以下时,与一般消球差透镜相比无明显优点,但是如果放大倍数在 8 倍以上,尤其在 10 倍以上时,则复合透镜对减少光学畸变现象更具优越性。另外,虽然眼镜助视器都有工作或阅读距离短之缺点,但是复合透镜系统的前部在镜架上向前突出,因而增加了有效的工作距离,并且可附有照明系统。

图 3-46 是 Keeler 公司生产的 LVA9 双合透镜或复合放大镜,放大镜倍数为 ×8、×10、×12、×15 及 ×20 等 5 种,并可附有光源系统(图 3-47)。每个消球差双合透镜或称复合放大镜的后面的塑料罩内,可以固定低视力患者的矫正镜。

英国 Keeler 光学公司生产的上述系列双合透镜均为塑料制品,所以重量比较轻。

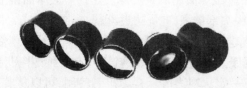

图 3-46　LVA9 双合透镜

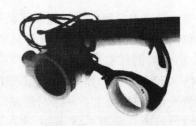

图 3-47　高倍放大的双合透镜可附有光源

(二) 近用(或中距)望远镜

看近使用的望远镜称近用望远镜(telescope for near),又称望远镜显微镜(telemicrcscope)、长焦距阅读放大镜(long focus reading magnifier)、望远放大镜(telescopic loupe)等。1667 年 Francessco Eschinardi 为增加近视眼的工作距离,使用了近用望远镜。19 世纪德国的 Zeiss 公司首先制成近用系列望远镜。尽管近用望远镜有许多缺点,但它最大的优点是能在较高倍放大使用下,有较长的工作距离。

1. 近用望远镜的光学原理　最简单的一种近用望远镜是一个非调焦望远镜,在其物镜上加一个正透镜,或称为阅读帽(reading cap)而成。这样可以变远用望远镜为近或中距离用。例如,当正视眼用固定或非调焦望远镜看近时,近处目标通过望远镜进入眼内的光线是发散光线,而不是平行光线,因此需很大的调节力才能使近处的目标在视网膜上形成一个清晰的像。

所需调节力约等于不用望远镜时调节力 × 望远镜放大倍数的平方。例如,正视眼看距眼 25cm 处的目标所用望远镜的放大倍数为 ×2.5,则需调节力为 100/25=4.00D,4 × 2.5²,即 4 × 6.25=25.00D。

正常的调节力远远低于 25.00D,所以无法在使用望远镜的情况下看清离眼 25cm 处,即近处目标。为了看清远处目标,可以加正球镜片于望远镜的目镜上,但需加很高度数的正球镜片(如上述),所以常不为人们所采用。另外一种方法在物镜上加正球镜片,具体加球镜片的方法中最简单的办法是加阅读帽。这样便可以变远用望远镜为近用。从图 3-48 可知近用望远镜的简单光学原理。如图 3-48 所示,当 25cm 目标 M 发出之光线经阅读帽 +4.00D 以后,便变

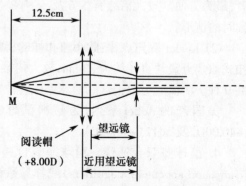

图 3-48　近用望远镜的光学原理

成平行光线,目标来自无限远。光线经过望远镜的物镜入目镜后,进入一个正视眼内,恰好在视网膜上形成一个清晰的像。所以远用望远镜变近用,其近用距离完全取决于在固定焦距望远镜上所加阅读帽的正透镜的屈光度数,与望远镜的放大倍数无关,即阅读距离等于所加正透镜的焦距,例如在一固定焦距的望远镜的物镜上,加 +8.00D 的正透镜,则该近用望远镜的阅读距离,就是 +8.00D 的焦距,即焦距 F=100/8,F=12.5cm;如阅读帽为 +10.00D,则阅读距离为 100/10=10cm。

远用望远镜在物镜上加阅读帽(正球镜)以后,其放大倍数亦发生改变,可以用下列公式求出:

$$M=M_a \times M_d \tag{3-8}$$

M 为加阅读帽后望远镜放大倍数；M_d 为望远镜原放大倍数；M_a 为阅读帽的放大倍数。

设阅读帽的屈光度数为 +8.00D，则 M_a=8.00/4，M_a=×2.0，所以近用望远镜的放大倍数：M=$M_a \times M_d$=2.5×2，M=×5，该近用望远镜的放大倍数为 ×5。

如果患者选用眼镜助视器，为了达到相同的放大倍数即 ×5，需要一个 +20.00D 的普通眼镜助视器，其阅读或工作距离为 100/20=5cm。而阅读帽屈光度数为 +8.00D 的近用望远镜的阅读或工作距离为 12.5cm。说明两者放大率虽然均为 ×5，但近用望远镜的阅读距离比普通眼镜助视器要远。

一个远用望远镜加阅读帽以后，其相当的屈光度数可以根据以下公式求出：

$$F_{en}=M_a \times Fv \tag{3-9}$$

F_{en} 为相当的屈光度数；M_a 为望远镜的放大倍数；Fv 为阅读帽屈光度数。仍以上述为例，则：

$$M_a= \times 2.5$$
$$Fv=+8.00D$$
$$F_{en}=2.5 \times 8，F_{en}=+20.00D$$

说明此近用望远镜相当于 +20.00D 的屈光力，即与一个 +20.00D 的普通眼镜助视器的放大倍数一样。前已述及，加 +8.00D 的近用望远镜的阅读或工作距离为 12.5cm，但 +20.00D 普通眼镜助视器的阅读或工作距离为 100/20=5cm。说明二者放大率均为 ×5，近用望远镜的阅读距离是普通眼镜助视器的 2.5 倍（12.5/5=2.5 倍）。

使用近用望远镜时，为获得最佳放大作用及最适宜的阅读与工作距离，应该矫正患者的屈光不正。在远视眼，阅读距离会稍远一些，放大作用会稍下降；而在近视眼，可使阅读距离变近，放大作用稍增加。

2. 近用望远镜的种类

（1）在望远镜上加阅读帽：这是一种比较简单的近用望远镜。低视力门诊常用的近用望远镜有国产眼镜式望远镜，放大 ×2.5，如图 3-49，阅读帽的"帽"外壳及镜片均为塑料制品，类似一个有弹性的橡皮套，在橡皮套内放上所需之正球镜片，然后将它再套到望远镜的物镜上。镜片的屈光度数及阅读距离分别为：+2.00D，50cm；+4.00D，25cm；+6.00D，16.6cm；+8.00D，12.5cm；+10.00D，10cm；+12.00D，8.3cm；+16.00D，6.25cm。

另外一种是由我们与东北光学仪器厂共同研究生产的国产 DZ-1 型成套助视器，望远镜为 ×2，阅读帽分别为 +4D、+6D、+8D、+10D、+12D 及 +14D 共 6 种，全部为塑料制品（图 3-50）。

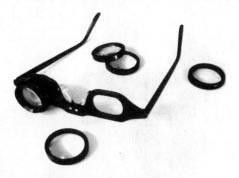

图 3-49　带阅读帽的望远镜

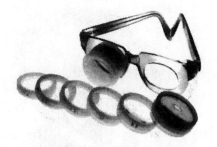

图 3-50　DZ-1 型成套助视器中 2× 望远镜及各种阅读帽

(2) Keeler LVA26:是一种可调焦望远镜,远用为 ×2,近用为 ×3。图 3-51A 为 LVA 26-1,类似底座,或为望远镜的目镜;图 3-51B 为 LVA26-2,为近用"帽",是望远镜的物镜;图 3-51C 为 LVA26-3,为中距"帽";图 3-51D 为 LVA-4,为远镜"帽"。使用时,将 LVA26-1 即底座与任何一个"帽"套在一起,二者之间的距离可以改变,即调焦,可根据患者需要使用各种"帽",将其固定在眼镜架上。

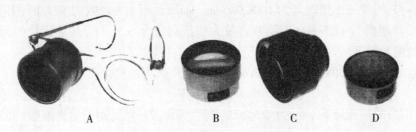

图 3-51　LVA26 可调焦远用、近用望远镜
A. 望远镜的目镜,类似底座;B. 近用帽为望远镜的物镜;C. 中距帽;D. 远镜帽

(3) Keeler 横杆型(Bartype)双眼及单眼近用望远镜:图 3-52 有 4 个横杆,根据瞳孔距离而设计。这种望远镜无阅读"帽",实际而是阅读帽(正透镜)与望远镜的物镜合二为一。双眼用放大倍数为 ×1 及 ×2,单眼放大倍数为 ×3、×4、×5 及 ×6。该近用望远镜的物点是虽然放大倍数不同,但阅读或工作距离不变,均为 15.5~16.0cm。还有一种望远镜,其视距范围较大,如从无限远到 30 或 20cm 等,已在远用助视器中谈及,在此不再赘述。

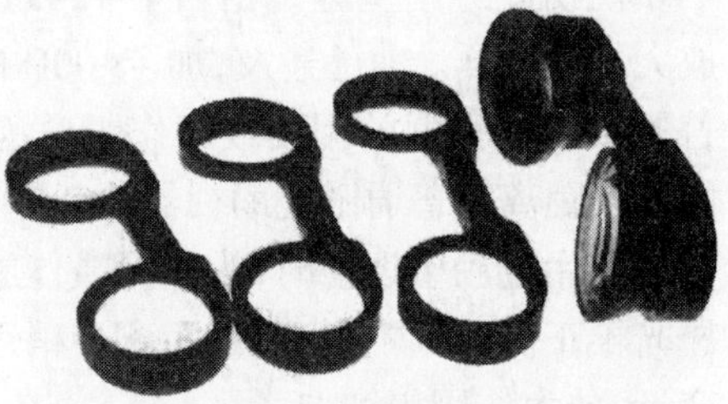

图 3-52　Keeler 横杆型近用望远镜

(4) 手术放大镜:实际上也是的一种显微镜,常用于一般眼科手术或简单的处理,如取角膜异物,拆除角膜缝线等,如图 3-53 所示。图 3-54 是 ×2.5 伽利略放大镜的近用望远镜,工作距离 14~18 英寸(36~46cm),可以用于珠宝店、表店或修理半导体收音机。

(5) 夹式放大镜:是另一种近用望远镜,图 3-55 是夹式放大镜眼镜。图 3-56 显示放大镜头可向上翻转,放大倍率 ×1.75~×3.5,工作距离随着功率而增加。夹式放大镜可有不同大小的放大倍率,图 3-57 放大倍率是 ×1.0、×1.5、×2.0、×2.5、×3.5 等;图 3-58 的这种夹

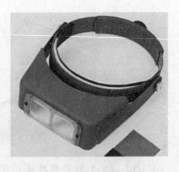

图 3-53　3.5× 手术放大镜

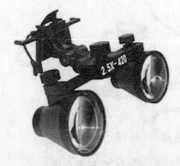

图 3-54　2.5× 近用望远镜

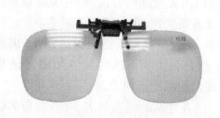

图 3-55 夹式放大镜眼镜

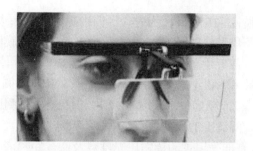

图 3-56 可翻转的夹式放大镜

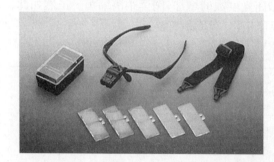

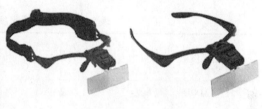

图 3-57 夹式放大镜:放大倍率为 1.0×,1.5×,2.0×,2.5×,3.5×

式放大镜是由弹簧夹将防刮放大镜镜片夹在了患者的眼镜架上,增加了放大倍率。

(6) 半框双目放大镜:这种放大镜的镜头有耐划伤涂层,使其很难被划伤(图 3-59),同时硬镀膜镜片会产生一个明亮的图像和减少眩光。

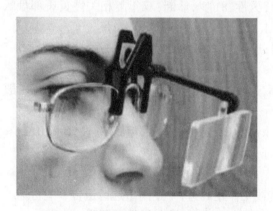

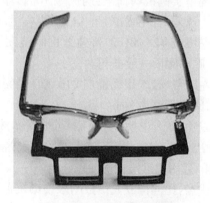

图 3-58 弹簧夹将放大镜夹在眼镜架上

图 3-59 半框双目放大镜

3. 近用望远镜的应用　近用望远镜是比较复杂的低视力助视器,指导患者将不同镜度阅读帽放在望远镜上,使其既能看远又能看近。在训练时,向患者介绍调节钮的位置及旋转方向,向外旋看远,向内旋看近,旋至中央看中等距离。让患者从远距离开始,自己调节焦距。使患者眼与望远镜形成一水平线。先让患者读视力表,然后看房间周围物体。调节目镜可获得最佳近视力,可阅读近视力表或阅读材料。

在 1984—1985 年,我低视力门诊共为 112 例患者配了近用望远镜助视器,其中男性 79例,女性 33 例,年龄为 7~85 岁。全部患者包括 20 种病因,其中居首位是先天性小眼球、小角膜,占 16%;其次为先天性白内障,占 12%;老年性白内障及高度近视,均占 8%;视神经萎缩及角膜白斑,各占 7%;白化病点 6%;视网膜脱离及黄斑变性,各占 5% 等。

戴近用望远镜前近视力在 0.3 或以下者计 81 眼,戴近望远镜后近视力达到 0.5 或以上者计 63 眼,占 77.7%,即约 80% 的患者可阅读一般书刊。我们所用的近用望远镜是国产 ×2.5 望远镜,阅读帽共 7 种(前已述及),测试近视力用标准近视力表。

阅读帽的屈光度数越大,阅读或工作距离越近,二者之间的关系如表 3-6。在全部病例中,有准确记录阅读帽屈光度数及阅读距离者 101 例,其中最常用的屈光度数为 +8.00D,共 40 例,占 39.60%;其次是 +4.00D,共 23 例,占 22.77 %;屈光度数为 +4.00D~+12.00D 者共计 94 例,约占 93%。从表 3-6 可以看出,随阅读帽屈光度数的增加,阅读距离缩短。虽然如此,但近用望远镜与相同放大倍数的普通眼镜助视器相比,阅读距离要远一些。

表 3-6　阅读帽屈光度数与阅读距离之关系

屈光度数	例数	阅读距离(cm)	
		范围	平均值
+2.00D	2	2425	24.33
+4.00D	23	533	15.70
+8.00D	40	722	10.32
+10.00D	9	514	10.13
+12.00D	22	320	9.64
+16.00D	5	519	9.00

现举实例说明如下:病例号 1001,郑 ××,男性,81 岁,诊断:双年龄相关性黄斑部盘状变性。视力:右光感;左远 0.1,不能矫正,近 0.1。

左眼戴 +24.00D 的普通近用眼镜助视器,近视力 =0.6,阅读距离为 3~4cm,可阅读小 5 号字,顺利阅读一般书刊。

左眼戴 ×2.5 望远镜加 +16.00D 的阅读帽,近视力 =0.6,可阅读小 5 号字,顺利阅读一般书刊,阅读距离为 8cm。

以上病例说明,普通眼镜助视器放大 ×6(24/4=×6),而近用望远镜放大 ×10(2.5×16/4=2.5×4=×10),后者的阅读距离反较前者延长 2 倍左右。

4. 近用望远镜的优缺点

优点:比同样放大倍数的眼镜助视器阅读或工作距离远,中距离望远镜适合一些特殊工作,如打字、读乐谱、画图及一些修理工作。双手可自由活动,易获得较好照明。

缺点:视野小,景深较短。

(三)手持放大镜

手持放大镜(hand magnifiers)是一种手持的可在离眼不同距离使用的正透镜,即眼与透镜距离可任意改变的近用助视器。

手持放大镜在 +10.00D 以下者称为低倍率放大镜,+10.00~+20.00D 称为中等倍率放大镜,大于 20.00D 称为高倍率放大镜。各种手持放大镜的屈光度范围从 +4.0~+80.0D,但常用范围在 +4.0~+20.0D。高屈光度放大镜为双合透镜,可以减少物像畸变。手持放大镜放大倍率越高,透镜直径越小,物体越靠近焦距其放大率越大,人眼越靠近放大镜,放大倍率越大。

手持放大镜的优点是工作距离可以随意变化,可以和其他近用助视器合用。

制造手持放大镜的材料多种多样,其中包括塑料。最常用的是丙烯酸衍生物,其比重较轻,大约为冕玻璃的1/2。由于重量轻,更适合于制成大直径的放大镜。塑料放大镜可以铸模成型,因而造价较低。铸模成型的透镜也可以作成消球差透镜,以减少光学畸变。缺点是该类材料质软,表面易于划伤。因此,目前许多厂家在塑料透镜表面涂抗划伤及抗静电膜。

另外,也可以用玻璃制造透镜,常用的有冕玻璃及普通玻璃,它们较塑料重,但抗划伤性能远远超过塑料,较同样塑料材料(屈光度数相等)的放大镜薄。普通玻璃的特性与冕玻璃相似,但因杂质较多而呈淡绿色。

在一些高倍数的放大镜中,常常使用一种以上的材料制成,如冕玻璃加钡火石玻璃等,以减少畸变。

手持放大镜可有不同形状,可为圆形、方形、长方形、多角形等。其外壳及手柄可为塑料、金属,或二者兼有。塑料手持放大镜的外壳常比透镜要高一些,以防透镜被划伤。设计比较好的手持放大镜的头部即透镜部分与手柄重量差不多相等,使用方便。有的放大镜为折叠式,可改变其大小,携带方便,不使用时其外套也可起到保护镜片的作用。有的手持放大镜本身带有光源,且多见于放大倍数较高者。一般而言,放大倍数高,透镜直径小;反之,放大倍数低,透镜的直径较大。手持放大镜可以和其他近用助视器合用,如眼镜助视器不能满足近距离阅读时,可配合使用放大镜,增加放大倍率,亦可以使用阅读帽联合放大镜。

由于便于携带,一些低视力患者喜欢使用手持放大镜,虽然这种放大镜的放大倍率不能改变,但通过调整眼与放大镜之间的距离,可以使放大效果发生改变。放大镜与目标之间的距离很容易调整,这与放大镜的放大倍率有关。眼与放大镜之间的距离也影响视野的大小,距离与视野大小成反比,距离越近,视野越小。放大镜与印刷视标的距离决定印刷视标通过放大镜的成像形式,如果两者的距离在放大镜焦距内,所成的像是一个需要调节的虚像,因此在使用中要不断地变换观察距离。

1. 手持放大镜的光学原理　手持放大镜的光学原理与立式放大镜有相同之处,但又远较眼镜助视器、立式放大镜或闭路电视助视器等为复杂。这是因为立式放大镜物距是固定的,而手持放大镜的物距是不固定的,在一定的范围内可以通过改变物距来获得不同的放大率。

绝大多数放大镜(包括手持放大镜)放大率或放大力的计算方法是:
$$放大率 M= 放大镜屈光度数 D/4, \qquad (3\text{-}10)$$
例如,+12D 放大镜的放大率 M=12/4=×3。或者是,放大率 M=25cm(明视距离)/ 放大镜的焦距f,例如上例:M=25/8.3=×3。

上述放大率的计算基于以下假设,即目标位于透镜的焦点处,成像距离是在25cm即明视距离处。上述 M 表示为放大镜的放大率,即在明视距离(25cm)处像的放大率。对同一放大镜来说,放大镜的放大率是固定的,计算方法如上述。但放大镜像的放大率是不定的,它随物距而变化,也就是说放大率随物距而变化。图 3-60 及图 3-61 可以说明上述问题。

设 u 为镜~物间距离,即物距,v 为镜~像间距离,即像距,o 为目标大小,f 为透镜焦距,z 为眼~透镜间距离,y 为眼~像间距离。

如图 3-60,设放大镜为 +12.50D,则其焦距 F=100/12.5=8cm。
$$u\ 物距 =2cm$$
$$o\ 目标大小 =2cm$$

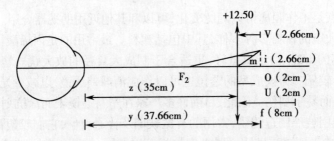

图 3-60　物距为 2cm 时的放大镜像的放大率

已知公式：

$$1/u+1/v=1/f \tag{3-11}$$

$$1/2+1/v=1/8$$

$$v=2.66$$

$$v/u=i/o$$

$$2.66/2=i/o$$

$$i=2.66$$

放大作用公式：

$$v/u=i/o=×1.33$$

如图 3-61，设放大镜为 +12.50D，则其焦距 f=8cm，u=4cm，o=2cm。

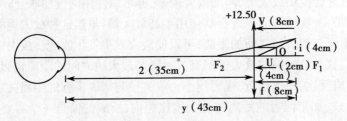

图 3-61　物距为 4cm 时的放大镜像的放大率

同公式（3-11）：

$$1/u+1/v=1/f$$

$$1/4+1/v=1/8$$

$$1/v=1/8-1/4$$

$$1/v=-0.125$$

$$v=8$$

$$v/u=i/o$$

$$4/2=i/2$$

$$i=4$$

放大作用公式：

$$v/u=i/o=2x$$

从图 3-62 得知：f=8cm，u=6cm，o=2cm

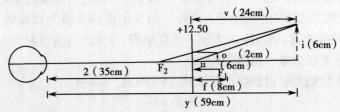

图 3-62　物距为 6cm 时的放大镜像的放大率

$$1/u+1/v=1/f$$
$$1/6+1/v=1/8$$
$$v=24$$
$$v/u=i/o$$
$$i=8$$

放大作用公式：$v/u=i/o=4x$

从图 3-63 得知：$f=8cm,u=7cm,o=2cm$

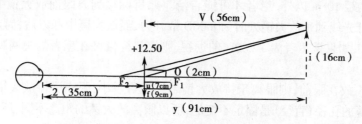

图 3-63　物距为 7cm 时的放大镜像的放大率

$$1/u+1/v=1/f$$
$$1/7+1/v=1/8$$
$$v=56$$
$$v/u=i/o$$
$$56/7=i/2$$
$$i=16$$

放大作用公式：$v/u=i/o=8x$

从图 3-60、图 3-61、图 3-62、图 3-63 及其相应的计算，可以说明一个 +12.5D 的手持放大镜像的放大率的变化情况。+125D 放大镜的焦距是固定不变的（8cm），目标大小 O 也固定在 2cm，眼与放大镜的距离 z 为 35cm 也是固定不变的。眼～像之间的距离 y 是像距 v 加眼～透镜距离 z（35cm），因 v 可以改变，所以 y 也是可变的。

如图 3-60 所示，目标距放大镜为 2cm 时，仅产生 1.33X 的放大作用。图 3-61 所示，目标距放大镜 4cm 时，则放大作用增至 2×。此时目标距放大镜的距离为其焦距的 112，这一点很重要。不论放大镜屈光度大小，只要将目标置于其 1/2 焦距处，均产生 ×2 的放大作用。如前述图 3-61，当将目标置于 +12.00D 放大镜的 1/2 焦距（4cm）时，放大作用为 ×2（上已述及）。如果我们换用另外一个手持放大镜，其屈光度数为 +却.00D，焦距 5cm，目标亦置于其 1/2 焦距即 2.5cm 处，则根据公式 $1/u+1/v=1/f$，$1/2.5+1/v=1/5$，$1/v=1/5-1/2.5$，故 $v=5$。又因为 $u/v=i/o$，则其放大率 $5/2.5=2×$。

从图 3-62 及图 3-63 得知，放大倍数分别为 ×4 及 ×8，这说明目标越接近焦点处，放大倍数越高。所以，为获得最高放大倍数，目标应该在焦距内近焦点处。

以上说明由于手持放大镜的使用方法不同，（目标）距放大镜距离不同，像的大小或放大倍数差别很大。少数患者，尤其是使用高倍手持放大镜，常常把手持放大镜放在眼前，则其放大作用或放大倍数与普通眼镜助视器相同，屈光度数（DM）除以 4，即为该放大镜的放大倍数。

如果患者戴矫正眼镜，屈光度数为 A，将放大镜置于眼前，则 DM+A 便是二镜联合的屈光力。如果患者在看近时不戴镜,而使用调节力 A,则屈光度或放大力仍为 DM+A,不过此处的 A= 调节力。

如果患者为近视不加矫正,眼前放一个放大镜,看目标时,要想得到一个清晰的像,则需将目标自焦点处向内移,移到焦距内。例如患者眼前放 +10.00D(×2.5)放大镜,目标不放在该放大镜焦点即 10cm 处,而放大焦距内 8cm 处,则从目标射出的散开光线的散开力(divergence)在放大镜处为 12.50D,被放大镜中和后,尚余 2.50D 的散开力,如该患者为 -2.50D 的近视眼,则恰好可在视网膜上形成一个清晰的像。如果患者为未经矫正的远视,则目标需移到 +10D 的焦距 10cm 以外,患者才可能看清。如目标移到离眼前放大镜 12.50cm 处,则目标发出的散开光线到达放大镜处时为 8.00D 散开力,经放大镜中和以后,尚余 2.00 的聚合力(convergence),如果该患者为 +2.00D 的远视,则该目标恰好在患者的视网膜上,形成一个清晰的像。

如放大镜不放在眼前,则眼离于持放大镜越远视野越小,眼离手持放大镜越近,视野越大。因为放大镜的孔径(直径)是固定不变的,所以眼离放大镜的距离不同,所看到的范围也有一定差别(图 3-64)。

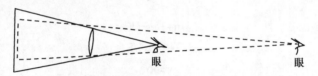

图 3-64 眼离放大镜远近不同时的视野改变

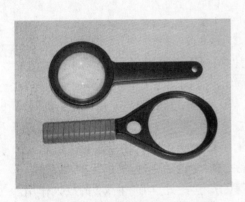

图 3-65 国产手持放大镜不带光源

患者可以在戴正球镜(如阅读眼镜)后,与手持或立式放大镜联合应用,但放大力或放大率低于阅读镜加放大镜屈光度数之总和。

2. 常用手持放大镜

(1) 国产的手持放大镜:多见低中倍手持放大镜,图 3-65 为国产无光源手持放大镜,均为非消球差透镜。图 3-66 为带光源的国产手持放大镜。图 3-67 为便携式手持放大镜,有外套,其中之一为折叠式,并由两个透镜组成,除携带使用方便外,镜片也受到保护,可免于磨伤。

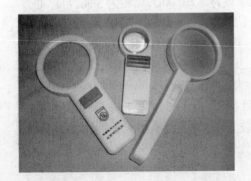

图 3-66 国产带光源的手持放大镜

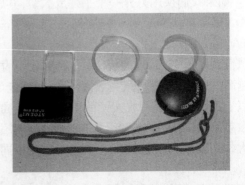

图 3-67 不同式样的便携式可折叠手持放大镜

(2) 国外生产的手持放大镜：如图 3-68~ 图 3-75 所示各种手持放大镜。图 3-71 带光源可折叠的便携式手持放大镜，3 倍的放大倍率，阅读或观看整张邮票和硬币大小，按钮式开关，使用一节电池享受较好的光照明度以完成阅读任务，LED 光源寿命长达 10 万小时，小而紧凑，可折折叠橡胶手柄，方便握持，舒适便携。

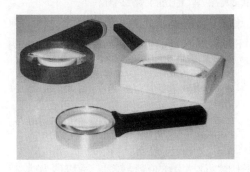

图 3-68　国外生产的不带光源手持放大镜

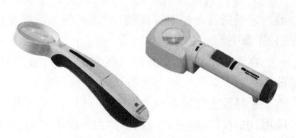

图 3-69　国外生产的带光源手持放大镜

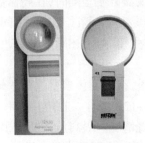

图 3-70　口袋式带光源的便携式放大镜

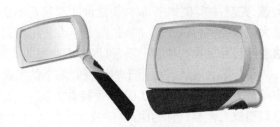

图 3-71　带光源可折叠的便携式手持放大镜

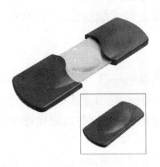

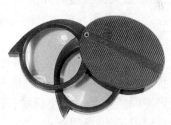

图 3-72　可折叠的便携式手持放大镜

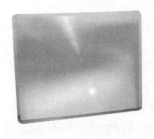

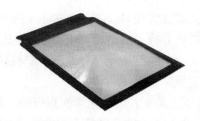

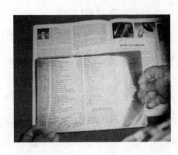

图 3-73　3× 全页面放大镜　　　图 3-74　2× 全页面放大镜　　　图 3-75　2× 全页面放大镜

全页手持放大镜,通过改变放大镜与读物之间的距离,可以获得最好的放大图像,它足够放大一整页,舒适的图像减少头痛及眼睛疲劳。图 3-73 全页放大镜大小 2mm 厚,长宽为 209.55mm×273.05mm,几乎适合任何书袋或公文包放存,方便携带。便利的超薄放大镜提供 3 倍的放大倍率。图 3-74 平板全页放大镜,是耐用塑料制成的,可以灵活的塞进一本书或旅行的手提包。放大 2 倍,轻松而容易读一本书、报纸、大菜单、地图或路线图。

3. 手持放大镜的应用　手持放大镜是低视力患者(包括正常人)比较常用的一种助视器。它最适合于短时间读细小目标,例如读温度计的刻度、标签、电话本、节目表、药品说明书、工具书等。

在光线不佳处,如旅馆或饭店的餐厅,常常照明不佳,可以使用带有光源或照明的手持放大镜。

手持放大镜最常用的范围为 +5~+12D,即放大 1.5~3.0 倍。手持放大镜也可与眼镜联合应用,也可以其他方式应用。常用的眼镜或阅读镜度数为 +4D、+5D 及 +6D 等。

手持放大镜在放大倍数较高,例如在 +20D 以上时,放大镜的直径较小,所以眼常常需要离放大镜近一些,甚至放在眼前才能获得较大的视野。在这种情况下,使用手持放大镜眼离放大镜比较远的优点便不存在了,反而不如使用眼镜助视器方便。同时,在高倍数手持放大镜,控制目标(例如书)放大镜之间距离稳定不变也不太容易,因为稍改变二者之间的距离,放大倍数便明显改变。尤其是在老年人使用高倍数手持放大镜时,上述距离稍有改变,即无法看清目标。在这种情况下,可以考虑使用立式放大镜。

手持放大镜比较适用于周边视野缩小的患者,如青光眼、视网膜色素变性等。最好使用中等放大倍数(+10D~+20D)的手持放大镜,一般以 +10D~+12D 为佳。在应用过程中,应注意调整放大镜与目标的距离,使放大倍数适合于患者的视野情况。眼离放大镜要稍远一些,以使视野稍扩大一些。在儿童上学时,可以使用它看标本、看数学题及查字典等。

具体使用手持放大镜的方法是,让患者戴上远用矫正眼镜,先把手持放大镜放在读物上,然后放大镜慢慢离开读物,使成像变形最轻为止,这样读物便在放大镜的焦距内,且很近焦点处。患者眼与放大镜间的距离,可由患者自行决定。

4. 手持放大镜的优缺点

优点:①工作或阅读距离可以改变,且距离比一般眼镜助视器远一些,可用于视野小的患者;②放大倍数可以改变;③适合于旁中心注视患者使用;④一般不需用阅读眼镜;⑤适合于短时间使用及读细小读物;⑥价格便宜,易于买到及使用方便;⑦放在眼前可以做眼镜助视器使用;⑧对照明要求不高。

缺点:①需占用一只手;②视野较小,尤其在高倍放大时;③阅读速度慢,不易有双眼单视。

(四) 立式放大镜

低视力患者常常愿意使用立式放大镜(stand magnifiers),因为它的使用方法简单。Sloan 曾指出,在老年人,更常使用立式放大镜。Jackson 等指出,该类放大镜也广泛应用于工业。

立式放大镜是固定于一个支架上的凸透镜,目标或读物与透镜间的距离是恒定的(固定焦距)或可变的(可调焦或非固定焦距)。

1. 立式放大镜的光学原理　立式放大镜的光学原理以固定焦距立式放大镜加以说明。在固定焦距的立式放大镜,固定在架子上的凸透镜与贴在支架底部的读物或目标间的距离小于该凸透镜的焦距,这样便在凸透镜的后方形成一个放大的正立的虚像,该虚像射出的光线,经凸透镜后,不是平行光线而是发散的光线,所以使用这种立式放大镜需动用调节力,或使用阅读镜。立式放大镜的光学原理见图 3-76 所示。

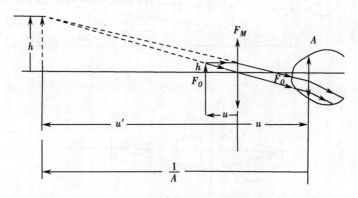

图 3-76　立式放大镜的光学原理图

立式放大镜是将被观察物体置于焦点 F 稍内,物距为 u 的位置上,产生一个正立的放大的虚像,距放大镜的距离为 u′。为了将虚像成像在视网膜上,人眼要付出一定的调节或需要阅读近附加 A,一般 A 为 2.50D(观察距离为 40cm)或 4.00D(观察距离为 25cm)。由虚像的位置决定应选择哪个 A 值,即 u′>25cm,A 应为 2.50D(40cm);如 u′<25cm,A 可为 4.00D(25cm)或 2.50D(40cm)。由此可以得出该镜(阅读近附加或调节)与放大镜的距离为:

$$d=|-1/A-u′|$$

由于两透镜相隔一定距离 d,故其总聚散度将不再是简单的相加,而是其在 A 平面的等效屈光度:

$$F_E=F_M+A-dF_MA$$

放大率:$M=F_E/4$。

其中,F_E:等效屈光度;F_M:正透镜度;A:调节或阅读近附加;d:人眼(或阅读镜)与正镜之间的距离;u:物距;u′:像距;M:放大率。

例如:一位患者戴 +2.50D 阅读镜,使用 +20.00D 立式放大镜,物距为 u=4cm=0.04m,求其放大率。

$$1/u′=1/u+F_M=1/-0.04+20.00=-25.00+20.00=-5.00D$$

u′=-20cm,戴 +2.50D 阅读附加镜,明视距离为眼前 40cm,即透镜成的虚像距离人眼之间的距离是 40cm,放大镜与阅读附加镜之间的距离

$$d=|-100/2.5-(-20)|=|-40+20|=20cm$$

立式放大镜的凸透镜与目标间距离短于凸透镜焦距的主要目的是降低凸透镜周边部的各种畸变,如球面差、色差及像差等。立式放大镜与阅读镜联合应用时,可使屈光力与原放大镜屈光力之间发生改变,如图 3-77a 和图 3-77b 所示,可由以下公式加以说明。

图 3-77 说明一患者戴 +2.50D 的阅读镜情况下,使用 +20D 的立式放大镜,其结果相当于戴 +12.500 的普通眼镜助视器。计算方法如下:

$$D_E=D_M+A-hAD_M$$

DE 为放大镜与阅读镜联合后的屈光度;D_M 为放大镜的屈光度;A 为阅读镜的屈光度;h 为放大镜与阅读镜间的距离(以米为单位)。

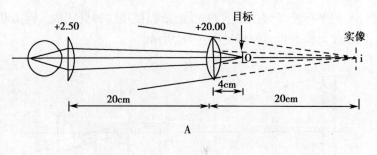

A

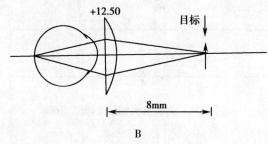

B

图 3-77

A. 立式放大镜与阅读镜联合应用；B. +20D 立式放大镜与 +2.5D 阅
读镜联合应用相当于屈光力 +12.50D

如图 3-77 所示，固定焦距立式放大镜的屈光度数：

$$D_M=+20D$$

$$A=+2.50D$$

$$h=0.2m（20cm）$$

$$D_E=D_M+A-hAD_M$$

$$=20+2.50-0.2（2.5）（20）$$

$$=22.5-10$$

$$=12.50D$$

即 +12.50D

从计算得知，二者联合应用时，相当于 +12.50D 的屈光力。

一般正常阅读距离是眼离像距离运 40cm，眼要看到 40cm 处的虚像需要 2.50D 的调节或使用 +2.50D（100/40=2.50）的阅读镜，如图 3-77 所示，但在实际工作中发现，一般患者要求的阅读镜常比 +2.50D 大一些，因为这样放大作用大些，视野也较前增大。

患者在戴阅读镜后使用立式放大镜时，所戴阅读镜的屈光度数受立式放大镜虚像位置的限制，即阅读眼镜的焦距不能短或小于放大镜虚像离透镜的距离。

如图 3-77 所示，台式放大镜的屈光度为 +20.00D，目标与透镜间的距离为 4cm，患者戴近用阅读眼镜是 +4.00D，问患者在何处可以看清此虚像？

先根据以下公式求像距：$1/u+1/v=1/f$

u 为物距（目标与放大镜间离）；v 为像距（虚像与放大镜间距离）；f 为焦距；据图 3-73，$u=4cm$，$f=5cm$，$v=?$

$$1/u+1/v=1/f$$

$$1/4+1/v=1/5$$

$$1/v=1/5-1/4$$
$$v=20cm$$

如图 3-77，像距透镜是 20cm。患者戴 +4.00D 眼镜，其焦距为 $\dfrac{100}{4}$=25cm，即阅读镜焦距，所以戴 +4D 的眼镜可以看清此虚像。虚像射出的散开光，在 25cm 处的散开力为 4D(100/25)。所以患者戴 +4D 的阅读镜后需在离虚像 25cm 处，即离透镜 5cm 处，可以看清此虚像。反之，如果患者所戴阅读镜的焦距短或小于像距，则患者只能看到一个模糊的像。如果患者戴 +10D 的阅读镜，使用 +20D 的放大镜，则阅读镜的焦距为 10cm 短于放大镜的像距 20cm（如图 3-75），即 +10D 的焦点在"像前"10cm 处（20-10=10cm），所以只能看到一个模糊的像。

2. 常用的立式放大镜

（1）固定焦距立式放大镜：

带光源的立式放大镜：各种不同放大倍数的立式放大镜，它实际上是手电筒式的立式放大镜（图 3-78），有 ×1.5、×2.0、×6、×7 及 ×10，有的还带有刻度尺，可对放大后的图像进行测量，对看地图等很有好处。有的放大镜自身带有光源，因而不需外界照明，使用比较方便（图 3-79）。

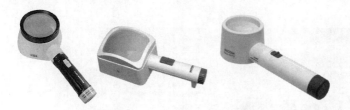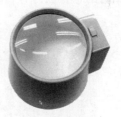

图 3-78　手电筒式的立式放大镜　　　　　图 3-79　带光源的立式放大镜

不带光源立式放大镜：立式放大镜有 ×1.5、×1.8、×2.5、×3.0 等低中倍的放大倍率，也有 ×5~×10 较高的放大倍率。不带光源立式放大镜有圆形的、方形的或可折叠形的。质量较好的放大镜的透镜是消球差透镜，周边部的畸变不明显，且多为塑料制品，因此放大镜的重量比较轻（图 3-80）。

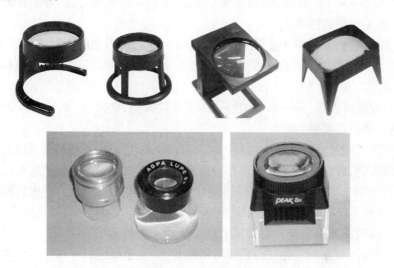

图 3-80　各种不带光源的立式放大镜

镇纸式立式放大镜:如图 3-81 所示。Visolett 镇纸(papel Weight type)立式放大镜的放大倍数由 ×1.8~×2.5,直径最小为 28mm,最大为 90mm,其特点是能获得较佳质量及较好的照明,放大的图像较清晰。镇纸式助视器借助自身的力量,可压平书报,方便阅读,不用调焦。

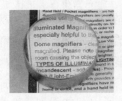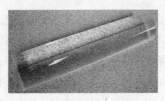

图 3-81   镇纸式放大镜

圆柱棒状放大镜(cylinder reading bar)(图 3-82)。它的放大倍数约为 ×1(+3.50D),放大时像的高度增加,宽度无明显放大。适合于中心视野缩小但视力损害不严重的患者,因为该放大镜高度放大,而宽度(水平)放大不明显,所以不影响水平视野。该放大镜为柱状,比较长,使用时该放大镜可以"压住"1~2 行字,看完 1 行再移向下 1 行,对视野小,找行困难或易于读错行的患者极为有利。

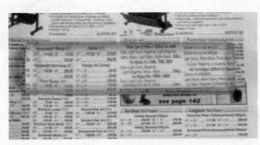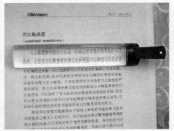

图 3-82   圆柱棒状放大镜

一些特殊的立式放大镜:LHP26 是一种高性能的 ×3 立式放大镜。上方为 +9.50D 的消球差透镜,下方为 +30D 的柱镜,因而水平放大力大于垂直放大力,适合于各种中心视野缩小,但视力损害不严重的患者。

刻度立式放大镜:是一种卡在注射器上,并可沿注射器滑动的塑料立式放大镜,放大倍数为 ×8。适合于低视力患者自己吸药,为自己注射时应用,可以通过放大镜看清注射器上的刻度。

看幻灯片立式放大镜:是一种看幻灯片的立式放大镜,放大 ×3.5,或称"读片器"。这种放大镜带照明,使用起来更方便。

鹅颈立式放大镜及地灯式放大镜(图 3-83、图 3-84),它们是一种灯臂可以自由弯曲的带光源的立式放大镜,可以旋转和弯曲到几乎任何位置,可以很容易地放大需要的读物。这种放大镜很适合于用来写字、阅读、缝纫及其他操作,因为放大镜的凸透镜离目标或工作面距离远,便于在透镜下操作,自身带有照明,患者工作很方便。

近几年我国残疾人用品开发总站又研发了胸挂式助视器(图 3-85)。这种助视器可以挂在胸前,解放使用者的双手。通过凸透镜可用来看书、读报或进行一些手工劳动、缝衣服、编织等。

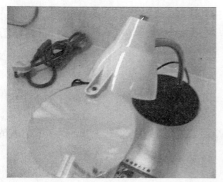
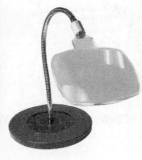
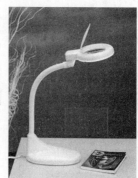

图 3-83 鹅颈立式放大镜

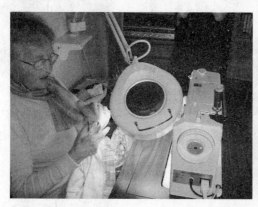
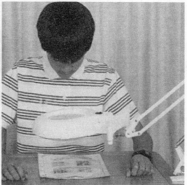

图 3-84 地灯式放大镜

立式全页放大镜(Page Magnifier):各式立式全页放大镜见图 3-86、图 3-87,大视野为其特点,不仅用于全页阅读和书写,还用在电视和电脑视屏的放大。图 3-88 为阅读放大镜,放大约 4 倍的 13 英寸的观看距离,360 度旋转,灵活轻松地定位于使用者所想的确切位置,使阅读,绘画,写作,刺绣,工艺品和查看做品细节更容易。图 3-89 为 Reizen 菲涅尔电脑架放大镜,免提使用,可平整折叠,便于存放,1.7 倍的放大倍率,舒适的大视野适合于观看书籍,拼图,地图,电话簿,绘画等。图 3-90 为平板屏幕放大镜,19 英寸的 LCD 放大镜及滤过镜,高品质的菲涅尔透镜,2 倍的

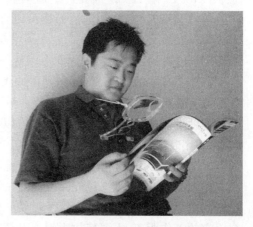

图 3-85 胸挂式助视器

放大倍率,可提高对比度。易于安装,从显示器顶部将放大镜挂在电脑屏幕前方。图 3-91 为电视屏幕放大镜,安装于电视机底部并置于电视屏幕之前,可得到清晰的放大全屏影像。

(2)可调焦距立式放大镜

一般可调焦式立式放大镜可应用于正视及轻度近视、远视患者。如图 3-92 是一种国产可调焦立式放大镜,放大倍数为 ×5。图 3-93 是另外一种称为 Peak×7 可调焦式立式放大镜。

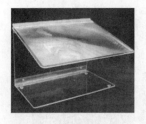

图 3-86　立式全页放大镜（Page Magnifier）

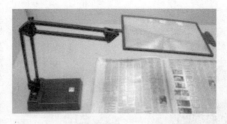

图 3-87　2× 可折叠便携式全页放大镜

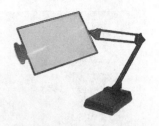

图 3-88　360 度旋转的全页放大镜 4×

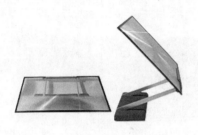

图 3-89　Reizen 菲涅尔电脑架放大镜

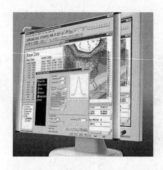

图 3-90　平板屏幕放大镜

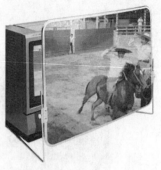

图 3-91　电视屏幕放大镜

这两种放大镜都比较小，携带方便。

　　有种较特殊的可调焦距立式放大镜是由一个单筒望远镜（放大 ×8）及"帽"组成。帽是一个透明塑料支架的立式放大镜，放大倍数为 ×3。单筒望远镜与帽可以拧在一起，这时的放大倍数为 ×24。一般高倍数立式放大镜常自身带有光源，放大镜的支架是透明的，又有缺口，因此可以从外界获得较佳照明。

　　另外还有 Keeler 及 Sloan 系列可调焦立式放大镜。可调焦立式放大镜的优点是不需使用调节。对于某些患者使用眼镜或其他助视器难以维持固定焦距者，可以应用。主要缺点是视野小，使用时姿势差，易于疲劳等。

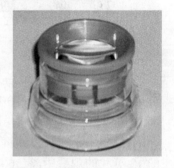

图 3-92　国产可调焦立式放大镜

　　3. 立式放大镜的应用　立式放大镜的透镜或透镜组装在一支架上，支架的高度通过光路计算有一固定值。支架的脚平置于阅读平面上。阅读时只要逐渐水平移动镜体即可保持一个固定的工作距离，不要使放大镜离开读物。其放大率取决于阅读材料距透镜距离，即支架高度，放大镜的屈光度数以及观察眼离透镜的距离。通常使用的立式放大镜的倍率为 ×2.5，当然根据低视力患者的要求，可采用不同的放大倍率。

　　在使用立式固定焦距放大镜时，一定要戴阅读眼镜或用调节。阅读眼镜的屈光度数取决于其焦距或立式放大镜的焦距，即阅读眼镜的焦距不能短于放大镜的焦距。在使用过程中，如

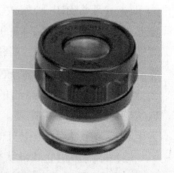

图 3-93　进口可调焦立式放大镜

患者要求视野大一些,可加大阅读眼镜的屈光度数,直到像不模糊为止。在指导患者使用放大镜时,各种立式放大镜均可试用,阅读眼镜的屈光度数可由低到高,逐步增加,直到像刚刚不模糊时为止。

固定焦距立式放大镜多适用于视野损害较严重,但尚保存较好视力的患者,如视网膜色素变性及青光眼等。儿童比较容易接受这种放大镜。视力下降不太严重,但有周边视野损害者,可使用圆柱形放大镜,这种放大镜支架面可以加上一线条标志,作为阅读材料的参考线,以免字行的错位。

4. 立式放大镜的优缺点

优点:透镜安装在支架上,可预测焦距,有比较正常的阅读距离,适用于短时间精细工作;适用于儿童或手拿不稳或拿不动(不持久)的不能用手持放大镜的成人;适用于视野受限的患者;可加强照明及可与标准阅读眼镜联合使用。放大镜本身可自带光源,使用方便。

缺点,视野小,通常靠近放大镜以获取较大视野;如不用阅读架,眼与放大镜之间有角度可引起畸变。如果成像有角度时,会产生像差,要指导患者从透镜面的垂直方向视物,阅读姿势差,易疲劳;带框架的透镜限制了照明,除非框架是透明的或自备光源;放大镜屈光度一般不超过 +20.00D。比较笨重,携带不甚方便。

第四节 电子助视器

电子助视器(electronic visual aids)即电子放大系统(*electronic and computer magnification systems*,*EMS*),电子助视器的放大原理是通过光学镜头和电子放大技术将物体影像放大。电子助视器具有许多重要的不同于前文所述助视器的特征,这种助视器具有能看清远和近距离目标所需求的高放大倍率,而且还可灵活地调节对比度与亮度。患者可以根据视觉状态以舒适的阅读距离获得不同的放大倍数和对比度。

虽然电子助视器不同于放大镜和望远镜等形式的光学助视器,但由于其构造中含有光学镜头,故仍将电子助视器归类为光学助视器。

电子视力增强系统视频放大镜(video magnifiers)、计算机系统和夜视系统都属于不同类型的电子助视器。

一、电子视力增强系统

电子视力增强系统(electronic vision enhancement systems,EVES)通常指闭路电视助视器(closed-circuit televisions,CCTVs),因为其摄像机成像系统和监视观察系统(与广播电视对比)直接由电缆链结,但是,这种描述适用于监视设备,而没有指出设备中为视力损伤患者所建立的图像放大和对比度增强等特性。Jackson 等对闭路电视(CCTVs)等术语及分类提出了他们的看法,James 等也认为"EVES"比"CCTVs"能更好的区分和描述这样的设备。

(一)发展概况

早期的电子助视器是闭路电视助视器(closed-circuit televisions,CCTVs)。尽管电视作为传达信息的工具已有很久的历史,但在 1959 年由 Potts 等首次将闭路电视应用于低视力患者。Potts 等所用的闭路电视仅能放大 10 倍,认为比投影放大效果更佳。但自 Potts 等报告以后,实际上在较长时间内并未引起各国低视专家们的重视。直到大约在 10 年以后,由于 Genensky 及 Weed 等的工作,才使闭路电视作为助视器逐渐广泛应用于低视力患者。20 世纪70年代中期,国外一些著名的低视力专家已将闭路电视助视器(CCTVs)作为低视力门诊或患者的基本设备之一。闭路电视助视器(closed-circuit televisions,CCTVs)也叫视频放大镜(video magnifiers)。

闭路电视助视器的基本结构包括电视摄像机、电视接收机、光源及可上下及左右推拉的文件台(或称X-Y平台)等(图3-94),针对多残疾人士,也有电动或用脚控制的机型,闭路电视装置结构。

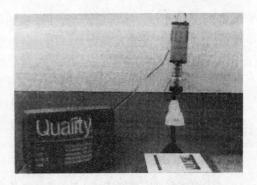

图3-94　早期国产闭路电视助视器

闭路电视助视器可以与录像机、电子计算机等相连接,也可以将打字机固定在摄像机镜头下进行打字。该机与电脑相连,因而能充分利用电脑的各种功能。利用本机之手持摄像镜头,放在书上进行扫描阅读极为方便。闭路电视助视器还有望远镜摄像头,利用摄像头可把远处的景物显示在电视屏幕上。例如,低视力儿童可以利用此镜头系统将教室中黑板上的字显示在屏幕上进行学习,显示在闭路电视屏幕上的印刷视标的大小或阅读物字体的大小可以通过变焦镜头或由电脑程序中控制字体大小的处理器来改变。放大倍率可以由低视力患者自己选择,但一般情况下选择低倍率,目的是使屏幕上包含更多的字数,更利于阅读,通常选择能看清并能完成阅读的最小放大倍率。一般使用闭路电视标准的阅读速度是75个字/分钟,当患者的阅读速度低于这个标准时,可以适当地缩小阅读范围,增大字体的倍率,不仅利于患者阅读,更利于医师较好地评估低视力患者的矫正效果。

闭路电视助视器是相对体积放大作用和相对距离放大作用的结合。如果从25cm的距离来看闭路电视的时候,相对距离放大作用=1或1个单位。当从比25cm更近的距离来看屏幕时,总共可以获得的放大倍率是相对体积放大作用和相对距离放大作用的乘积,即$M=M_1 \times M_2$,其中M_1:闭路电视助视器(CCTV)的相对体积放大作用;M_2:相对距离放大作用,比如:工作距离=20cm,那么相对距离放大作用=1.25,如果屏幕上的像是真实字体的5倍,那么相对体积放大作用是5×。则本例总的放大作用是$M=M_1 \times M_2=1.25 \times 5=6.25×$。如果患者选择普通眼镜助视器,要达到上述相同的放大倍率,则需眼镜助视器的屈光度为6.25×4=25.00D,阅读距离仅为4cm。从上述可以明显看出闭路电视助视器在阅读距离方面的优越性。在使用闭路电视助视器时,不但有正常的阅读距离,而且写字也很方便。

闭路电视的电视屏幕大小不一,从12~32英寸,但最常见的是17~24英寸,放大倍数最小为1.3~1.5×;最大为25~70×,最大放大倍数中最常见的为30~60×。不论黑白或彩色闭路电视机都有图像反转功能(彩色转黑白或将白底黑字转黑底白字)。早期比较先进的一种闭路电视助视器是由瑞典生产的,称为"Magnilink"的闭路电视。电视屏幕有3种,即12英寸、17英寸及24英寸,放大倍数分别为9~27×、13~18×及18~54×。它有一个摄像镜头固定在主机上,另外尚有一个手持的并附有光源的可调焦摄像镜头系统。整个闭路电视可放在一个小手提箱内,便于携带,电源可用交流电或12伏的直流电。

在20世纪80年代初,北京市眼科研究所与当时的三机部303所研制成功我国第一部黑白闭路电视助视器。电视接收机以往一般为黑白电视,目前国内外使用更多的是彩色闭路电视助视器以及和电脑显示屏相连的闭路电视助视器,种类繁多,其形状大小及性能特点各异,如某些类型适合于家庭,而另外一些类型则可能适合于在学校或办公室应用。当今,大量的电子视力增强系统(EVES)已在市场出现以满足消费者的需求,可分为台式、头盔式和手持式。

(二)常用的电子视力增强系统(EVES)

1. 台式 EVES

(1)近用台式 EVES:图 3-95 是台式帝助Ⅰ型电子助视器,是一体式液晶电脑和高像素彩色电脑摄像头,利用计算机图像放大处理软件对原始图像进行放大处理。放大倍率从 3.5~60×,黑白或彩色显示,手动调焦。可与普通的电脑及电视机连接,操作方便,相对价格也较便宜,在实践中深受低视力患者的欢迎。图 3-96 Smart View 3000 是国外产品,尺寸为 28cm(高)×35.5cm(宽)×45.7cm(长),放大倍率 3~35×(取决于显示器尺寸),75Hz 的刷新频率高对比黑白显示屏,手工聚焦,16 种彩色文本组合。

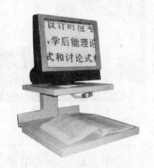 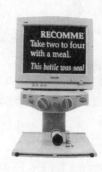

图 3-95 帝助Ⅰ型电子助视器　　图 3-96　Smart View 3000

图 3-97、图 3-98、图 3-99 所示的台式电子助视器具有自动变焦功能,有 VGA 接口(VGA 中文意思是视频图形阵列,英文 video graphics array,简称 VGA 是 IBM 于 1987 年提出的一个使用类比讯号的电脑显示标准),可以与 VGA 屏幕、电视、电脑、计算机或照相机接口联接使用。图 3-97 所示的 Smart View 5000 除具备以上功能外,此型还包括了键盘和计算机结合的工具包,放大倍率 3~60×(取决于显示器尺寸),并为自动调焦。图 3-97 所示的 Smart View 7000 除具备以上功能外,可以和 SVGA 屏幕或电视屏幕联合使用,放大倍率 2.3~44×(取决于显示器尺寸),尺寸为 37.1cm(高)×35.6cm(宽)×43.2cm(长)。图 3-98 所示的 Smart View 8000 增强的计算机接口及外接的照相机输入接口放大倍率 3~60×(取决于显示器尺寸),尺寸为 28cm(高)×35.5cm(宽)×45.7cm(长),高度不包括显示器。

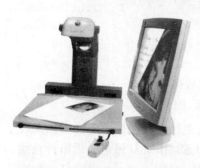 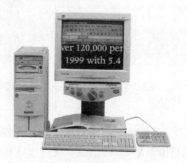 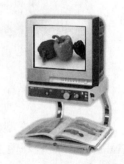

图 3-97　Smart View 7000 自动变焦台式电子助视器　　图 3-98　Smart View 8000 自动变焦台式电子助视器　　图 3-99　VS-1500AF 自动变焦台式电子助视器

图 3-99 所示的 VS-1500AF 自动变焦彩色电子助视器是日本著名的 NEIT2 分公司生产，14 英寸显示屏，放大倍率为 2.6~38×，全自动变焦、调焦，并有语音提示和影像显示，适用于低视力患者用于书写、阅读。

图 3-100 是台式鼠标电子助视器，将特制的鼠标直接插入一个家庭电视上的视频输入，在计算机显示器上，可以看到放大的影像。操作简单便捷，将鼠标与电视连接后，按住鼠标，将它滑到阅读材料上。在电视屏幕上会看到放大文字或图片。

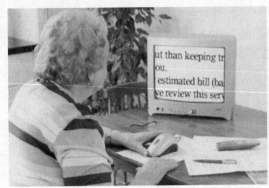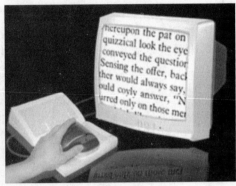

图 3-100　台式鼠标电子助视器

(2) 远近用多功能台式 EVES：图 3-101 所示的远近用多功能台式电子助视器，3.5×~79×的可调放大倍率，满足近距离和远距离的双重需求，学生使用既可以看黑板，也能够记笔记；多种色彩模式增强对比度提供了更舒适的阅读背景方式，满足不同病因视障人群阅读需求；高倍率的放大功能可满足精细作业；自动对焦高清摄像头，可全方位调整观看角度。适用于阅读书籍，写作，可以配合手工操作、机械制造、修理小器械等。

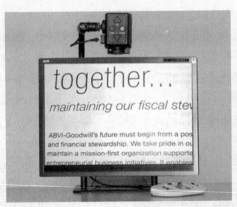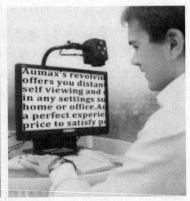

图 3-101　远近用多功能台式电子助视器

可折叠的便携型台式多功能电子助视器是专为残障人士外出方便携带的需求而设计。Aumax-S 外观轻巧便携(图 3-102)，可折叠，设计了 VGA 和 USB(中文意思是通用串行总线，英语为 universal serial bus，简称 USB，是连接计算机系统与外部设备的一个串口总线标准，也是一种输入输出接口技术规范，被广泛应用于个人电脑和移动设备等信息通讯产品)双路输出,便于外接。多种彩色显示模式增强对比度,2×~76×放大倍率,可看远、看近,适合家庭、学校、工作及职业培训使用。低视力随班就读学生,随时随地都可以自由阅读。

IDEX 是一个设计独特的看远和文档阅读功能兼顾的先进的放大镜(图 3-103),IDEX 可折叠,重量轻小于 1 公斤。强大倍率的实时视频放大,学生和专业人士都可以从中受益。只需连接到一台笔记本电脑或台式电脑,看到的东西全彩色或不同的增强对比度,用户可以快速改变文本和背景颜色,开关自动对焦,捕捉图像和调整对比度和亮度。IDEX 完全兼容 ZOOMTEXT 等流行的屏幕放大软件。

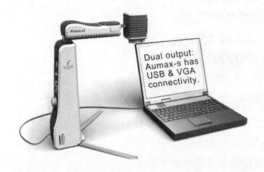

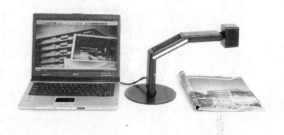

图 3-102　便携型远近用台式多功能电子助视器　　　　**图 3-103　IDEX 可折叠远近用台式电子助视器**

2. 头盔式 EVES　FlipperPort 头盔式彩色阅读器有一副电子眼镜(图 3-104),可与任何显示器相连,自动聚焦放大,放大率为 6~50×,可多种对比显示,远、中、近看均可,携带方便,自备电池供电,戴上之后即可随意观看任何景物。

3. 手持式 EVES　手持式电子助视器也称掌上型、袖珍式或口袋式电子助视器。

(1) 近用手持式电子助视器:Olympia 袖珍阅读器是新一代的读写式电子助视器(图 3-105),一体成型的设计省去了不方便的连接线,配置了宽大的屏幕,具有超大的视野。屏幕朝向阅读者倾斜,符合人体工学设计,避免产生眩光,使用起来舒适轻松。

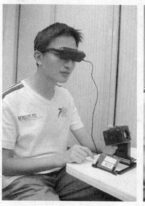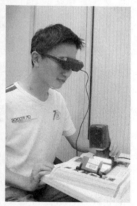

图 3-104　FlipperPort 头盔式彩色放大器

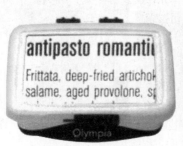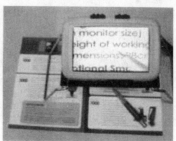

图 3-105　Olympia 电子放大器

近几年国内生产的手持便携式视频放大器,液晶显示屏 2.3~4.3 寸;2~17 倍可调整放大倍率;多彩转换模式和图像冻结功能,机身轻巧,随身携带方便。图 3-106 是 3.5 寸液晶显示屏,1.9~13.6 倍的可调放大倍率,操作简单,不仅可阅读并配有折叠手写支架,全彩、黑白及负片 3 种显示模式,成像清晰,小巧、便携、时尚。图 3-107 是国产机,4.3 寸宽屏液晶显示器,1.5~17 倍可调放大倍率,多种模式选择,可调亮度,可辅助书写,可供黑底白字模式、白底黑字模式和全彩模式之间的模式切换,图像冻结定格功能,方便移动阅读;可连接电视,提供更大的视觉效果,整机轻薄、造型美观精致便携。

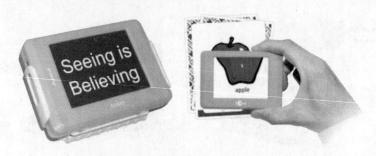

图 3-106 3.5 寸液晶显示屏手持便携式电子助视器

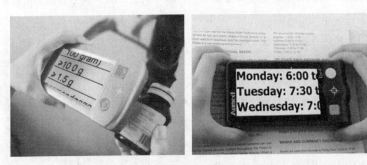

图 3-107 4.3 寸液晶显示屏手持便携式电子助视器

口袋式放大器(pocket viewer)是一款由我国普瑞特医疗仪器有限公司经营的澳大利亚的助视器产品,性能与国产机大致相同,但其外观造型上更加精美、便携,但价格是国内同类产品的近 3 倍(图 3-108)。

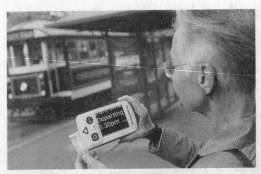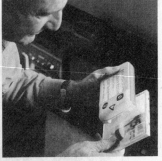

图 3-108 口袋式放大器

(2) 远近多用手持式电子助视器:FOCI STRIX 是一种手持式全彩电子放大镜(图 3-109),自动对焦镜头,7 英寸 TFT 液晶屏幕,4×~20× 放大率。STRIX 将阅读、书写及看远距离等功能结合在一起,使低视力患者的学习、生活等活动变得更容易,方便。它有黑色白模式、白黑模式及全彩模式。STRIX 的支撑架方便书写;底部滚轮方便阅读,并可影像冻结,方便再次阅读。使用可选的支架 STRIX 可以取代的大型桌面放大镜。适用于系列的日常任务如阅读报纸和书籍,查阅车站和机场时间表,阅读商店消费产品上的使用说明,参与业务会议和工作展示。STRIX 的独特之处是它能帮助远视力,它可以放大远处的物体,使看清远处变得容易,在许多不同的情况如在学校、工作、社会活动中,STRIX 使用户能够积极参与到他们的环境中,增加其独立性,促进广泛活动。

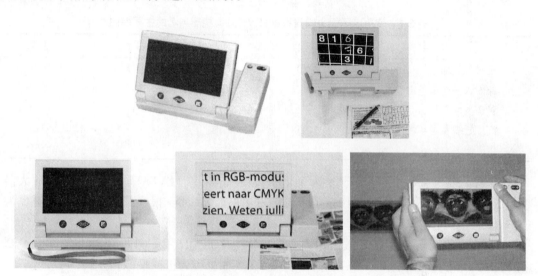

图 3-109 FOCI STRIX 手持式远近电子放大镜

(三) 电子视力增强系统(EVES)的应用

电子视力增强系统(EVES)可能常被年轻的或阅读需求强烈的视力残障人士使用。一般情况下儿童比成人使用的 EVES 少。

电子视力增强系统(EVES)的主要用途是帮助低视力患者阅读。EVES 的其他用途表现在可利用它做其他工作如绣花、织毛衣、看照片及辨认药瓶上的小字说明书等,还可帮助患者从事一些业余爱好活动,如集邮等。EVES 有利于教学,尤其对低视力儿童的教育最有益。通过电子视力增强系统(EVES)助视器低视力儿童可以看到远处目标,如教师在黑板上写的字、画的图画,也可以通过镜头观察到教师。我们把远用儿童图形视力表挂在墙上,取下摄像机镜头上的近用透镜,便可把视力表映显在屏幕上。在家庭中,儿童可以利用它读书、写字、做作业,对做数学题、地理画图等更为方便,例如一个图,可以先全面映显在屏幕上,然后在高倍放大镜下观察该图的每一个细节。

电子视力增强系统(EVES)电子助视器在临床上更适于那些有严重视野缺损或视力极低的患者,他们的视力大多数都在 0.05~0.02 之间,而使用普通远用或近用助视器都无效,而电子视力增强系统(EVES)助视器很有效。例如:一例原发性视网膜色素变性患者,双视力均为 0.02(不能矫正),使用一般光学助视器,包括 Keeler10×~20× 的双合透镜,均无效,而使用电子视力增强系统(EVES)助视器,放大 20×,可顺利阅读。另一例为视野严重缩小的双眼原发性视神经萎缩的患者,视力左 0.02,右 0.03,不能矫正,视野严重缩小,约 5°±,经试用各种光学助视器无效,而使用电子视力增强系统(EVES)助视器,阅读距离为 40cm,放大 6×获成功。

北京同仁医院低视力门诊曾对 55 例盲及低视力患者使用电子视力增强系统(EVES)助视器的情况进行了分析。年龄为 7~87 岁,矫正视力为 0.4 者 2 例(视野仅为 5°~8°),0.2 者 10 例,0.1~0.05 者 35 例,0.04~0.02 以上者 7 例。总体为视力在 0.1 以下者为 42 例占 76%,视野严重缩小者 23 例占 41%。

在病因中,最常见的是视神经萎缩、原发性视网膜色素变性、高度近视、白内障及青光眼等(表 3-7)。

表 3-7　使用电子视力增强系统(EVES)助视器患者的主要病因

病因	例数	病因	例数
视神经萎缩	10	白化病	4
原发性视网膜色素变性	7	老年性白内障	3
黄斑变性	6	高度近视	3
高度近视及老年性白内障	5	其他	13
青光眼	4	合计	55

在全部 55 例患者中,有 52 例能通过电子视力增强系统(EVES)顺利阅读,需要放大倍数为 5~35×,其中最多使用 5~10× 的占 87%,1979 年 Fletcher 报道最常用的放大倍数为 5~1×4。

上述放大作用是一种投射放大作用或是一种线性放大作用。例如,在电视屏幕上经测量放大 10×,患者距屏幕为 40cm(我们常取此距离),如患者为正视眼,则需用 2.50D 的调节,如为老视眼则需用 +2.50D 的阅读镜,与此放大倍数相当的屈光度数为 10×2.5=25D。如该患者的阅读距离为 20cm,则相当的屈光度数为 10×5=50D。如果该患者戴着普通眼镜助视器,则阅读距离应分别为 4cm(100/25)及 2cm(100/50)。从上述可以明显看出电子视力增强系统(EVES)助视器在阅读距离方面的优越性。

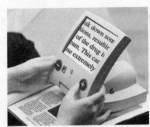 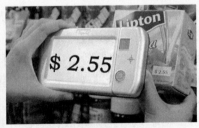

图 3-110　使用电子助视器阅读

在使用电子视力增强系统(EVES)助视器时,不但有正常的阅读距离(图 3-110),而且写字也很方便(图 3-111、图 3-112)。

在我们观察的 55 例患者中,要求高对比度者计 34 例,占 49 例(55 例中有 49 例有对比度记录)中的 70%。国外许多报告认为多数低视患者愿看黑底白字,如 Mehr(1973)报告约 75% 的患者如上述。但在我们的观察中,喜欢读黑底白字或白底黑字的各占 50%。

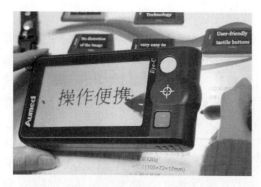
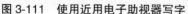

图 3-111　使用近用电子助视器写字

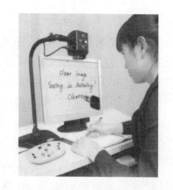

图 3-112　使用远用电子助视器写字

对于视力有严重损害者,一般光学助视器常无效,而电子视力增强系统(EVES)助视器可有效。例如,我们遇到一例原发性视网膜色素变性患者,双视力均为 0.02(不能矫正),使用一般光学助视器,包括 Keeler10×-20× 的双合透镜,均无效,而使用电子视力增强系统(EVES)助视器,放大 20×,可顺利阅读。

视野缩小患者,使用电子视力增强系统(EVES)助视器最为适宜。例如我们低视力门诊一例患者为双眼原发性视神经萎缩,视力左 0.02,右 0.03,不能矫正,视野严重缩小,约 5° 左右。经试用各种光学助视器无效,而使用电子视力增强系统(EVES)助视器,阅读距离为 40cm,放大 6×,获得成功。

(四) 电子视力增强系统(EVES)的优缺点

优点:尤其对于视力进行性下降者电子视力增强系统(EVES)是最值得考虑的。

(1) 放大倍数高。较传统的一般光学助视器放大倍数为高,例如上述瑞典生产的 Mag-nilink,最高放大倍数为 54 倍,而有些型号的电子视力增强系统(EVES)助视器如 Microviewer、cvs-3 等,放大倍数均为 60×;Focus MK Ⅱ 及 E 型放大倍数均高达 70×。这是一般光学助视器无法达到的,且放大倍数变换也很容易。

(2) 可以有合适的阅读距离和较长的阅读时间。一般光学助视器常随放大倍数增高,而阅读或工作距离变近。使用电子视力增强系统(EVES)助视器可以采取患者喜欢的任何工作或阅读距离,并可保持舒适体位,这样使低视力患者可以工作或学习较长的时间。使用光学助视器 30 分钟而中断阅读的主要原因是出现眼干和头痛,与之相比,使用 EVES 平均可长达 2 小时。

(3) 可有图像反转的改变。患者可以选择白底黑字(如一般书刊),也可以变换为黑底白字。除了我国的"字帖",很难找到这种印刷品。许多低视力患者确实喜欢读黑底白字,这是一般光学助视器所无法达到的,因为许多低视力患者觉得白底耀眼,易于产生视力疲劳。例如视网膜色素变性患者常喜欢用黑底白字进行阅读。

(4) 亮度和对比度可以改变。电子视力增强系统(EVES)助视器与一般电视机一样,可以调整对比度及亮度。有些患者在对比度提高的情况下,视力有所提高,如患者怕光,可以把亮度调低。

(5) 视野大。电子视力增强系统(EVES)助视器较一般光学助视器的视野大。

有利于严重视力及视野损害患者,例如视力在 0.01~0.02 的患者,一般光学助视器常无能为力。Fonda 曾报告一例 Leber 视神经萎缩患者,每眼视力均为 0.02,视野严重损害,戴 +40.00D 球镜(放大 10×)不能阅读,但应用电子视力增强系统(EVES)平均每分钟可以读 90

个单词,并靠它读完了大学,毕业后亦靠它进行工作。

对患者有严重视野缩小者更为适用。例如晚期青光眼或视网膜色素变性患者,常呈管状视野,如果用一般光学助视器,或找不到目标或阅读很慢,看完一个字改看另一个字时,往往会找不到。用电子视力增强系统(EVES)助视器时只要把字固定在电视屏幕上的一点,就可利用活动放在摄像镜头下的平板或利用手持摄像镜头的移动,使读物或目标准确地进入注视区。

(6) 阅读时不需要过度辐辏。使用电子视力增强系统(EVES)助视器,患者使用正常辐辏即可。而且不管放大倍数多大,仍可有双眼单视,这也是一般光学助视器所达不到的。

缺点:任何助视器都有缺点,电子视力增强系统(EVES)的最大问题是价格较高,体积相对较大携带不便,有的操作相对复杂,如何使用需要给予培训。有研究表明电子视力增强系统(EVES)使用的强化培训,可以明显使视力残疾者增加阅读速度和延长阅读时间。

二、阅读机

阅读机(reading machine)被称为"专家阅读器"(expert reader)。阅读机是近年来为盲及低视力患者生产的高科技产品。阅读机目的是让盲人或低视力患者独立而方便的阅读。通过它可以把各种印刷品,如书籍、杂志及各种复杂资料的文字转换成清晰的语言,使盲及低视力患者极方便且容易地"阅读"各种书刊和报纸等。

阅读机的第二代产品称为 Reading Advanedge 或称为 Reading Edge,即先进的阅读机,见图 3-113,该阅读机是由以下部件:扫描仪、讲话合成仪软件、扬声器、专用的字母识别仪软件(OCR)等组成。该阅读机外观为黑色,配有发亮黄色控制旋钮使低视力患者既便于找到又利于操作。与机组相连的袖珍键盘(Keypad)也可放在手上操作,该阅读机重量减轻、价格较前便宜,其说话速度及记忆(内存)功能增强,可内存常规纸 60 000 页,并设置有软驱可扩展内存,具有文件储存及处理能力,它且能够辨认及阅读多国语言,包括各种印刷品如书籍、杂志、摄影复制件、复印文件及传真文件,或多栏式的复杂文件及插图,可以边扫描边阅读,有反像识别能力如可看及读白底黑字及黑底白字等。该阅读机操作简单,使用方便,即使无应用计算机经验的盲及低视力患者也很容易学习和掌握。

图书阅读器(Book Reader BAT Version 2 0 Accessible Scanner)独特的光学字符识别和自动文稿方向设置功能,可正确读取印刷文本,并将文字转换成语音,并保存为 MP3 音频文件,它可轻松扫描书籍,或显示在电脑显示器或在电视机屏幕上查看印刷文字或放大,或通过MP3 音频设备播放,声音自然。(图 3-114)。

Eye-Snap Reader 是一个完整的阅读系统,易于使用的键盘和 18 倍放大倍率。以确保卓越的精度,配有同行业的最高万像素的摄像头,阅读器将打印文本捕获成图像并读出来,并

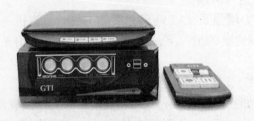

图 3-113　语音阅读机

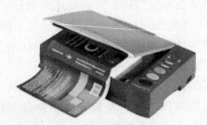

图 3-114　图书阅读器

提供出色的音质。Eye-Snap Reader 快速(约 4 秒)捕捉图像文字,并开始大声读出来,可调语音音量,可以根据偏好选择语音(男或女)和阅读速度(慢或更快),极大满足他们的个人喜好。为盲人和低视力患者用于读取票据、邮件、杂志、书籍,其他多页文件和其他较大格式的报纸等。设有大型触感按键,允许用户在开始扫描/捕获文件暂停后恢复。设有增强文本和文本多种颜色(字体颜色、背景颜色、高亮颜色)组合选项(图 3-115)。

　　Eye-Pal Reader(图 3-116)是一个功能强大的电子放大镜阅读器。自动对焦,可放大 40×,本功能改变对比度及颜色,可查看家庭照片,地图,可放大显示和朗读药瓶上的小字、邮件杂志或食品包装上印刷的文字或玩填字游戏。可把文字变成语音,阅读器可以读取 19 种不同的语言。可变焦放大印刷材料的任何文本,并显示在监视器上或家中的电视机上。

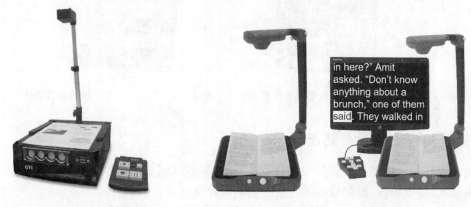

図 3-115　Eye-Snap 阅读机　　　　　　図 3-116　Eye-Pal 阅读机

　　创世纪电子放大镜和阅读机(Ultima Electronic Magnifier and Reading Machine)是当今先进而准确的电子放大镜和文本到语音阅读器。操作简单。18 倍放大倍率,可以随时随地放大图像的大小从 2 倍到 18 倍,并调整亮度。文字和照片放大。在放大模式下,可以使用触摸屏进行放大(增倍镜)或左右移动文档或照片,以仔细观看。可以选择从多个组合,以获得最佳的对比度和卓越的图像清晰度的文本和背景颜色。在阅读模式下,终极采用最高品质的文本到语音技术,文本朗读功能,99% 的准确率。在任何时候(例如,接听振铃电话)阅读过程中可以暂停和恢复。可以选择不同的声音(男性或女性)和调整读取速度快或慢,以满足特定需求。

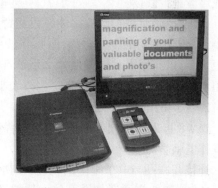

図 3-117　创世纪电子放大镜和阅读机

　　my reader 语音阅读机放大倍率 7~45 倍,15 寸液晶屏。它改变了一般传统的设计观念,是将整页数据经扫描撷取后,并加以处理显示在屏幕上,所以阅读时无需移动对象,只要设定专用键盘上之阅读功能键,就可以轻松浏览文件。轻松方便的阅读平台 MyReader 语音阅读器,做到了自然模拟人看书的方式,为用户提供了轻松方便的阅读平台。可选择以整页逐行阅读,单行阅读及逐字阅读等三种模式。同时,MyReader 语音阅读器还提供自动朗读功能,支持中文、英文、日语、各地方言等。不仅可以看小说,还能听小说(可以朗读段落和整篇文档),特别适合阅读各种文本格式的电子小说或范文。它的另一大优点可以全机一体成型可折叠、收藏,携带方便(图 3-118)。

Eye-Pal Ace 是一个革命性的便携式阅读器和放大器,可帮助阅读印刷文字有困难的人(图 3-119)。Eye-Pal Ace 集成相机、控制器和显示屏为一体,无需外挂显示器,无需外挂的控制键盘,没有笨重的臂以展开或安装,它携带方便,易于使用,即使是颤抖的手。待机时间很长,可以满足外出或用餐长时间使用。它不仅准确地读取标准印刷页面,而且还可准确地读取其他类型的印刷文字如光面杂志、印刷精品、药瓶标签、产品包装、餐厅菜单等。

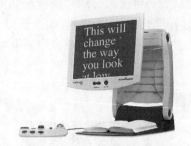
图 3-118　My Reader 可折叠语音阅读机

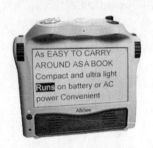
图 3-119　Eye-Pal Ace 便携式阅读器

三、电脑硬件与软件助视器

电脑硬件与软件助视器是另一种有效的电子助视器,它是以计算机系统为基础的,能提供屏幕放大,合成语音,触觉显示或将这些功能组合在一起。

1. 工作基础与功能　电脑硬件与软件助视器是基于计算机系统(computer based systems or computer systems)的助视器,它利用计算机系统使患者通过放大的屏幕,语音输出,或两者兼有获取所需信息。电脑可与扫描仪联合应用,患者对文字材料,他们可使用语音或屏幕放大而获取。对于不能或未使用电脑者,独立的系统可以转换打印的文本到语音及阅读文件,合成声音进行阅读。

此外,电脑软件可改变字体颜色和背景颜色,可以让使用者在文字处理过程中改变字体大小,以增加他们的工作距离,电脑软件可使任何物体在电脑屏幕上进行电子放大到 16 倍或更大,可以有很多种选择例如文字语言,字体与背景颜色及大小,文字滚动速度与方向等。使用者如需要打印时也可以改变字体大小到一个适当的尺寸进行打印。

2. 常用的电脑软件

JAWS 盲人阅读软件:此软件可将普通的个人电脑转换成能讲话的电脑,因而盲人可独立操作电脑学习。

连接互联网与电子邮件的软件:在初学电脑者,可通过语言及盲文输出进入互联网。

MAGic 8.0 有语音的屏幕放大软件:使用者个人可选择放大软件放大信息,放大倍数可由 2~16 倍的 MAGic 读取信息,可逐字符或逐词逐句进行大声阅读,或者使用者可在文字上移动鼠标而听到语音。如要听整个文件的段落,或大段的电子邮件,及在互联网上冗长的文档时,语音功能特别有用。语音功能与放大功能可联合使用或单独使用。

Zoom Text 展文放大软件帮助低视力患者浏览网站,查找网络资料,阅读文件、接送电子邮件、浏览网页,以及正常学习电脑应用。Zoom Text 八种不同的放大窗口,放大倍率从 2 倍到 36 倍,支持双屏幕显示,可以同时连接两个显示器。屏幕颜色可以随个人喜好调整,鼠标可以放大、改变状态。程序设置桌面搜索器和网页搜索器(图 3-120)。

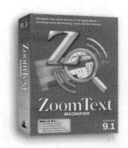

图 3-120　Zoom Text 放大软件

3. 电脑硬件与软件助视器的优缺点

优点：

(1) 放大倍数高,可高达 76×,与监视器的大小和工作距离相关。

(2) 亮度和对比度可以改变。

(3) 可以通过改变放大倍数或屏幕的尺寸调整视野。

(4) 看近系统可以正常的阅读与书写。

(5) 一些系统可以转变成看远功能。

(6) 文本能以一个字或一行或一段的形式固定于显示屏以便阅读。

(7) 有些系统可以捕获图像并存储到计算机内。

(8) 对使用者而言尽可能的增加了的工作距离。

(9) 一些软件可选择不同的字体。

(10) 一些系统对文字与背景都可以改变他们的色彩。

缺点：

1. 价格较昂贵。

2. 携带不便。

3. 操作复杂,需要指导。

4. 大多数系统需要单手或双手操作。

四、夜视系统

电子放大系统也可用于夜盲患者,如视网膜色素变性。夜视系统(night vision system)适合于远用,夜晚使用者可看到目标清晰图像,但图像为绿色。此夜视装置可手持(或单眼)或头戴模式。夜视装置是使用对夜间敏感的相机,采取夜间图像(使用红外线液晶显示器),把亮度及对比度增强的外界图像投影到使用者观看的屏幕上。

夜视镜可有双筒和单筒之分,可有 1×、3×、5× 等不同的放大倍率。图 3-121 是 5× 图像放大的双筒夜视镜。图 3-122 所示单筒夜视仪,3× 图像放大,轻量级,是一个设计紧凑的便于在室外观察的夜视装置,在低光或在完全黑暗情况借助内置的红外照明灯。图 3-123 是一种可手持式,可头戴式(安装在头盔上),或可安装在武器上的夜视系统。

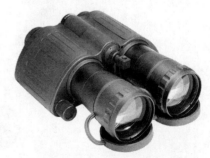

图 3-121　5× 双筒夜视镜

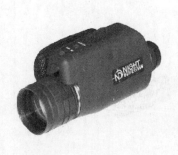 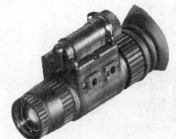 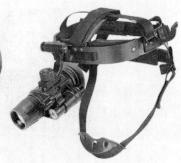

图 3-122　3× 单筒夜视镜　　　　　图 3-123　多用途夜视系统

夜视装置相当昂贵,一般的夜盲患者常用价格便宜的非光学助视器,如广角的手电筒(wide-angle flashlights)。成功使用夜视系统取决于患者残存的视野和视力、使用该设备的动机以及和该设备的使用培训等方面。

第五节　非光学助视器

非光学助视器不是通过光学系统的放大作用,而是通过改善周围环境的状况来增强视功能的各种设备或装置,称为非光学性助视器。它们可以单独应用,也可以与各种光学性助视器联合应用。这些年来,非光学助视器逐渐受到低视力专家们的较多重视。

一、照明

照明对低视力患者十分重要。低视力患者常需要强的照明,有时也需中等或低等程度的照明。他们常对眩光(glare)及对比度很敏感,有时对明或暗适应的时间也较长。控制照明对某些低视力患者有时帮助很大,甚至可以不必再用其他光学助视器。当然,在一般情况下需用助视器加照明的控制。

为获得较强的照明,除可增加光源的强度以外,还可将光源移到目标附近,这是一种既可节约能源,又可增加照明强度的有效方法。照明灯的臂应能调整,如"蛇皮"灯臂,但最好是有关节的灯臂(图 3-124)。这种灯臂较长,因有关节,所以可以自由在各方向运动,以符合不同患者的需要。另外,灯光要求可调,既可将光调强,也可将光调弱。光源应该有半透明的光罩,射出的光线要在眼水平以下,不使光线直射或反射进入眼内,以免引起眩光或使眼

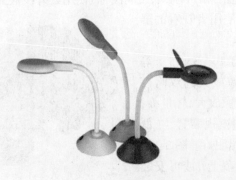 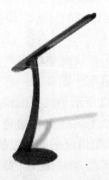

图 3-124　蛇皮灯图　　　　　图 3-125　LED 灯

部不适,甚至引起视力下降。LED(发光二极管简称为 LED)光源无频闪,不炫目,无紫外线,环保。

不同眼病对照明的要求不同。一般黄斑部损害、视神经萎缩、病理性近视、视网膜色素变性等,常需较强的照明。某些眼病如白化病、先天性无虹膜、球后视神经炎等,常需较暗照明。角膜中央部混浊或核性白内障,需照明暗一些,要注意避免强光使瞳孔缩小,视力下降。白内障术后无晶状体在强光下易出现眩光,因而常需较暗照明。

年龄与照明关系密切。正常老年人比青年人需要更强的照明;老年低视力患者往往比正常老人需要强些的照明。在家里光线不好的地方做好照明工作是很重要的,尤其是容易让低视力者担心的地方,例如上下楼梯。用餐时,低视力患者可以靠门坐或者靠窗坐,这样号的采光可以便于他们能够看见自己吃的食物。

照明是改善对比度的最好途径,因此阅读时请给页面充足的光线。最好让光线直接照射在页面上,但不要产生眩光。也不要让光线直接照射眼睛。

在低视力门诊,你可以通过让患者尝试不同类型的灯照明,为完成不同的任务确定最好的照明条件,例如阅读或缝纫。

二、控制光线传送

太阳帽或称大檐帽(图 3-126)、眼镜遮光板(图 3-127),均可阻挡或滤过周边部的光线,避免其直接射入眼内,以帮助减少眩光。遮光眼镜可以套在普通眼镜上,图 3-128 所示的太阳镜可以套在普通眼镜上。

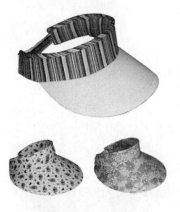

图 3-126 大檐帽

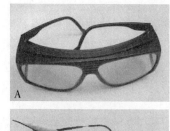

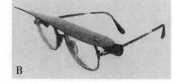

图 3-127
A.上方和侧方均有遮光板的太阳镜;B.眼镜上方置有遮光板

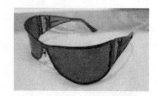

图 3-128 遮光太阳镜

还有各种滤光镜或涂膜太阳镜(图 3-129),可以滤过各种短波光,降低这些光线射入眼内,使成像对比度增加,进而改善视功能。滤光片对光线的滤过作用,是消除光谱中紫外线及短、波长光线(280~400nm)的有效方法。光线的滤过作用既有效地降低由于眼部屈光间质引起光线散射造成的眩光,又可以降低由于晶状体荧光引起的眩光。滤光镜可遮挡紫外线、降低眩光和增加对比度。滤光镜可以帮助对比度和(或)光敏感度有问题的人们增加对比度,有许多各种颜色和深浅程度不同的滤光镜可供选择,例如红色、黄色、棕色、灰色、褐色、墨绿等,它们的滤光作用不同。

红色滤光片能明显提高正常人在中及低空间频率时的对比敏感度,而对比敏感度的提高对低视力患者的视觉康复很有意义,适于全色盲(图 3-130)和视网膜色素变性患者。

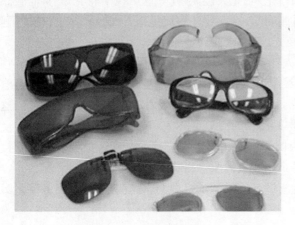

图 3-129　各种滤光镜

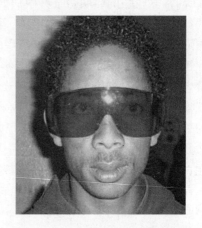

图 3-130　红色滤光镜帮助这位全色盲(一种罕见的色盲类型,引起极度的光敏感)男士能在日光下视物

黄色滤光片对 511nm 以下的光谱有较高的过滤作用(图 3-131),可有效增加景物的对比度,适合低视力患者进行白天户外活动时佩戴。增加对比度适于视网膜色素变性、黄斑变性、青光眼患者和早期白内障。

深琥珀色和橙色适于黄斑病变和其他视网膜疾病。

琥珀片和橙黄适于早期白内障(图 3-132)。

标准灰色适于白内障术后、角膜移植术后、青光眼患者和糖尿病视网膜病变患者。

浅灰可减轻室内尤其日光灯产生的眩光(图 3-133)。

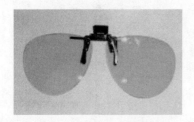

图 3-131　黄色滤光镜

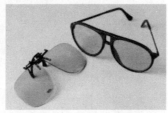

图 3-132　琥珀色滤光镜

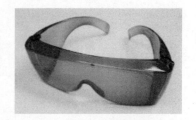

图 3-133　灰色滤光镜

三、对比度与色彩

所有的光学助视器都降低对比度。光通过镜片表面的每一面会丢失 4%,通过镜片两个表面总共丢失 8%,同时也丢失了对比度。

增加对比度可以提高或改善患者视功能。颜色对比度大的物体容易被看见。例如,用钢笔在白纸上写字比用铅笔写的字看得清楚,黑底白字对比度最大,容易辨认。传统的阅读物是在白色背底上衬以黑字,当表面光照增加时,白色背底的亮度会增加,眩光反应也会增加,对比度下降。采用翻转的对比图像,即用黑底衬白字,在光照增加时,白字达到最大亮度比,黑底又不产生眩光,这在很大程度上利用了边缘察觉方向,提高了视觉分辨率。

　　房间或工作区的颜色应选择高的对比度,相互区域避免使用暗淡颜色。这也适用于低视力患者的居住环境,如过道涂颜色明亮的箭头或其他鲜亮的标记,房间屋门、室内家具、桌椅、桌面及其上物品,均要求有强的对比度(图3-134、图3-135、图3-136)。有多种应用色彩的方法在居家环境中帮助低视力患者。例如:使用色彩明亮的盘子(图3-137);在电灯开关上使用红色胶带;使用油漆或指甲油在燃气灶上做红点标记,帮助低视力患者找到燃气灶开关。将鞋放在颜色鲜艳的垫子上,将它们与家人的鞋子区分开。在药瓶上做标记,在早上要服用的药瓶上画个大大的黄圈(代表太阳升起),在晚上的药瓶上画个大的黑圈(代表夜晚)。

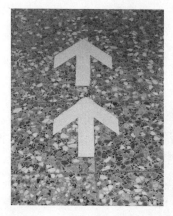

图 3-134　走道涂有颜色明亮的箭头

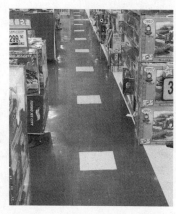

图 3-135　走道用颜色鲜明亮符号标记

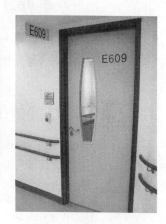

图 3-136　强对比度的屋门

　　低视力门诊要接待各种眼病而造成严重视力损害的患者,所以门诊内的设备、与墙壁等的对比度要强一些。标识要采用高对比度的颜色,例如在黑色或深色背景上使用白字或黄字。候诊区的椅子颜色要鲜亮,或者将候诊区墙壁及地板的颜色做成与椅子反差大的颜色,方便低视力患者寻找空着的座位。使用胶带或油漆在楼梯的边缘刷上颜色对比明显的粗线条(图3-138),使得台阶边缘容易被看见。如果有电梯,请在电梯按钮周围涂上颜色明亮的或鲜亮的颜色,或将电梯门油漆成不同的颜色(图3-139)。

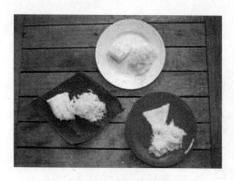

图 3-137　色彩明亮的盘子

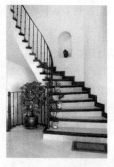

图 3-138　楼梯边缘刷上颜色粗线条

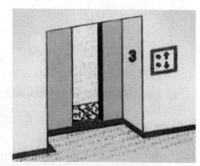

图 3-139　电梯门与墙线涂成不同的颜色

使用彩色标签或标签带标记在家里或办公室的日常用品,文件,记录,DVD,信用卡和名片,请在开关按钮周围标记颜色明亮的颜色,任何东西可以粘贴,高对比度的颜色很容易看到(图 3-140、图 3-141)。

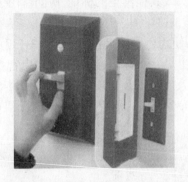
图 3-140　按钮周围涂上鲜亮颜色

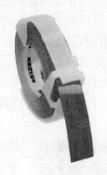
图 3-141　红色乙烯基标签带

四、相对体积大小或线性放大作用的利用

如大字印刷品、大字号的电话拨号盘,可以套在普通电话盘的外面,以便低视力患者使用。为低视力儿童或其他年龄患者提供的文娱活动,有大个扑克牌等。盲童学校低年级学生(低视力班)使用的大字课本。大号码的钟表、体重计、计时器、键盘、遥控器等(图 3-142~图 3-147)。

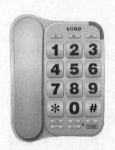
图 3-142　大号码的电话

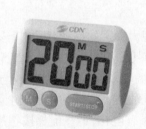
图 3-143　特大数字定时器

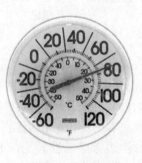
图 3-144　大字体重计

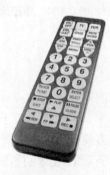
图 3-145　大字遥控器

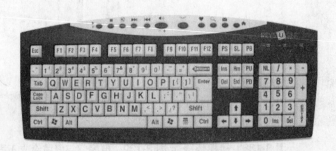
图 3-146　大字键盘

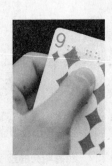
图 3-147　盲人用大字扑克牌

五、阅读架

阅读架有利于低视力患者长时间近距离阅读。许多低视力患者由于视力低下,需要在很近的距离阅读,长时间近距离阅读很易造成身体疲劳如头颈部、背部、腰部等疲劳。阅读架的使用不但可以使低视力患者采取舒适的体位,减轻疲劳,而且可以将书放在阅读架上(图 3-148),解放双手,手得以自由活动。

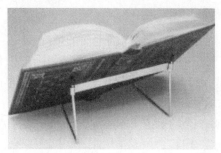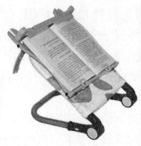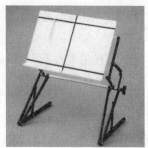

图 3-148 各种阅读架

六、写字用的助视器

可利用粗黑线条的纸、粗头笔、书写控制板等帮助写字。

许多低视力患者看书时很难逐行阅读,他们不能很好地扫描字体,很难顺着书本上的字行从头读到尾,或者他们也很难发现下一行的开头在哪里。可以将需要阅读的那一行字的上面及下面的内容遮挡起来以使得这一行的字容易被阅读。例如阅读裂口器,患者在阅读时,可以使用"阅读裂口器",黑色裂口器中的矩形缝隙可以将需要阅读的那一行字显现出来,通过裂口看到字句,对比明显,而且避免了反光(图 3-149、图 3-150、图 3-151)。

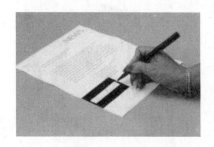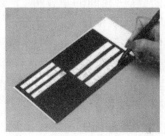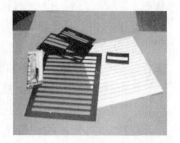

图 3-149 签名器　　　　图 3-150 信封写作器　　　　图 3-151 大型字书信写作器等写作指导套件

七、针孔镜及接触镜

针孔镜是基于小孔成像原理。在镜片上做多个大约 1mm 直径大小的小孔,孔与孔之间的距离至少 3~3.5mm 或者大约瞳孔大小的距离。这种针孔镜常用于角膜不透明患者或导致不规则散光的情况。针孔镜对中心视野缺损的患者不适用。

硬性隐形眼镜(或称接触镜)被用于角膜不规则病例以改善视力。描绘得像虹膜的软性隐形眼镜常用于无虹膜患者或白化病患者。

第六节　非视觉性辅助设备或装置

指视力严重损害的低视力患者或盲人不能依靠视学装置或助视器改善视功能,只能依靠听力,触觉等视觉以外的补偿,如盲杖、电子工具、导盲犬、电子表、阅读器等。

一、盲杖

盲杖不但可为盲人,也可为低视力患者使用。

盲杖的实质是将盲人的手臂触觉延长,使盲人能了解自己身体周围地面的情况。

1. 盲杖的发展史　盲杖作为盲人行走的辅助工具已有悠久的历史。《圣经》中记述,伊萨克的视力低下,曾用类似牧羊人手杖作为辅助行走的工具。这就是盲人使用盲杖最早的文字记载。

盲杖这个简单的装置是美国伊利诺伊州 Peoria 狮子会的狮友 George A. Bonham 在 1930 年所发明的。美国每年 10 月 15 日会庆祝"白色拐杖安全日"。

在第一次世界大战后盲人开始使用短的白色手杖,以后这种短的白色手杖便成为盲人的一种特殊标记。1931 年在加拿大的多伦多召开了"国际狮子俱乐部大会"手杖受到与会者的高度重视。

第二次世界大战后,美国的 Richard Hoover 认为这种手杖实际是一个能起到支撑身体作用的手杖,盲人更需要的是能够延伸或延长他们触觉的一种工具,有类似"触角"的功能,所以 Hoover 设计了一种长而轻的手杖,最后发展成为今天盲人所用的长手杖,所以这种手杖也叫做 Hoover 手杖。

随着社会的发展和盲人对盲杖应用的实践,促进盲杖的结构和使用方法有了长足的改进。由起初的树枝、藤条或竹竿等简单的棍棒,逐步演变成更具应用效能的弯把式盲杖、直段式盲杖、折叠式盲杖、红白相间的盲杖等,充分发挥出盲杖对盲人行走的辅助作用(图 3-152)。

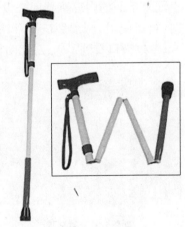

铝合金可叠式盲杖有红色滑球形末端,重量轻,易于操作。轻松处理道路障碍和路面裂缝(图 3-153)。

2. 盲杖结构　盲杖虽然具有多种形式,但基本上是由腕带、手柄、杖体和杖尖四个部分所构成。

(1) 腕带:盲杖的腕带也称杖带,是固定在盲杖顶端上的一个宽窄适宜或有松紧的套带。盲人持杖时可将杖带套在手腕上,以防盲杖脱落;不用时可用腕带将盲杖悬挂起来。

图 3-152　盲杖

(2) 手柄:盲杖的手柄也称杖柄,是盲人持杖时手握之处。手柄位于盲杖的上端,其长度约 20cm。为了使盲人持杖行走时稳固抓握和便于对杖体的控制,杖柄的一面制成扁平状。盲杖的手柄可用硬橡胶制成,也可用皮革包其表面。

(3) 杖体:杖体是盲杖的主体部分。盲杖的杖体是由重量较轻的硬质铝合金材料制成直径约 13mm 的长支体,上接杖柄下连杖尖,其长度可随盲杖的长度不同而不同。

(4) 杖尖:杖尖是盲杖的远端,与地面接触的部分。杖尖的长度约为 8cm,较宽部分直径不超过 2cm,上粗下细,重量不超过 25 克。盲人持杖行走时,杖尖首先探知地面的信息后通过杖体传至盲人的手部。杖尖可用耐磨的硬质尼龙或塑料制成。近年杖尖的制造广泛应用高科技材料如铝合金和碳纤维等(图 3-154)。图 3-155 是设计师 Nathan Hollins 专门为视障人士所设计的杖尖,在盲杖的顶端位置设置有一个红外线摄像头,通过摄像头的指引,让盲人能够感受到前方的障碍物和自己所处的位置。

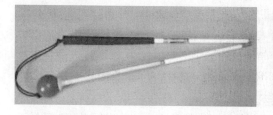

图 3-153　铝合金圆头盲杖

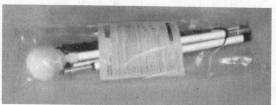

图 3-154　碳纤维圆头盲杖

3. 盲杖长度和重量

(1) 盲杖长度:盲杖的长度应以持杖盲人的身高、肩宽和步幅以及应急反应的时间为主要依据。但一般确定自用盲杖的长度,可以自身并足直立时杖尖在两脚中间触地,杖柄顶端抵于心窝处的高度为基准。因为这一盲杖的长度,正是盲人斜握法持杖行走时杖尖可探知前方一步地面的距离。

(2) 盲杖的重量:盲杖的重量虽然没有统一的规定,但过重的盲杖会加重盲人手腕的负担,同时也会影响杖体探路移动的灵活性。盲杖的重量一般可在 175g 左右为宜。折叠式盲杖可能稍重些,因为折叠部分的附件较多。但折叠式盲杖便于携带。

4. 持杖方法　鉴于盲杖的用法不同,持杖的握法也各有所异。一般常用的持杖方法有"直握持杖"和"斜握持杖"两种(图 3-156、图 3-157、图 3-158)。直握持杖又包括"握拳法"和"握笔法"。斜握持杖是使盲杖与持杖的手臂连成一体的持杖方法。

手杖作为视力残疾者的行走工具,需要通过训练,才能使它真正起到延伸触觉或起到"触角"的功能。训练患者使用

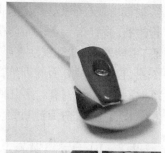

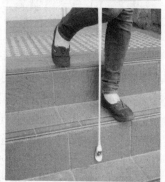

图 3-155　红外线摄像头杖尖

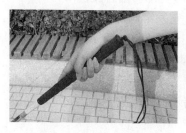

图 3-156　斜握持杖

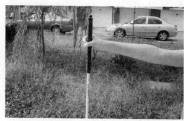

图 3-157　直握持杖(握笔法)

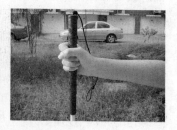

图 3-158　直握持杖(握拳法)

长手杖走路的关键问题是手杖与身体的活动协调一致,像骑自行车一样,人与自行车一定要协调一致,使手杖成为患者身体的两部分。有两种使用手杖的技术,一是对角线技术,这是一种简单的保护性站立姿势,手杖用来起缓冲器作用。这种方法适合于在室内行走,或在短距离内比较熟悉地形、环境情况下行走时使用。第二种为中线触碰技术或方法,这种方法适合于户外快速行走时使用,所持手杖应位于身体中线部位,然后手杖按一种均匀的节奏左右摆动运动,如为右手握杖,则先抬右腿前进,当右脚接触到地面时,手杖末端已碰触到左前方的地面,当左脚抬起及左脚接触到地面时,手杖已从左前方运动到右前方,并碰到地面。

手杖运动规律是由左向右,然后再由右向左呈弧形运动,手杖摆动的范围比患者肩部略宽,摆动时手杖末端离地面 2~5cm,当手杖左右摆动到最远点时,手杖末端要轻触或轻点地面。敲击地面的感觉及发出的声音可向患者提供许多地面上的信息,如路面是沥青、水泥、砖、石、土、沙、草地等,或地面是上升、下降、隆起、坑洼等均可知晓。一般手杖可提供 1~1.5米范围内的信息。但如果障碍物位于患者肩或头部高度,即空间或非地面障碍物,则手杖无法发现。

作者曾于 1985 年在澳大利亚参与训练患者使用手杖的工作。开始由定向及活动指导者根据患者具体情况(视功能、身体、心理等各方面情况)订出训练计划,先给患者上课,然后实地训练,安排家庭作业,即患者自行使用手杖的练习,最后对患者使用手杖行走等情况进行检查,直到指导者认为合格,患者才算"毕业"。使用手杖时患者要完全放松、自然,要有信心,不能紧张,全神贯注在手杖上。如果不是这样,便表明患者尚不能依靠手杖行动,需继续练习,包括心理方面的训练,直到患者充满信心,毫无恐惧感,轻松自如地使用手杖为止。训练时间长短不一,有时需几周,有时需数月。

夜盲患者,白天行动尚可,但在夜晚行动就有困难,此时可以用长手杖帮助走路。

二、电子导盲装置

随着科学技术的发展已经研制了多种盲人行走辅助器,其中效果较好的有帮助盲人避免碰撞和辨别方向的电子导盲器。电子导盲器定向发射某种形式的能量波并以接收障碍物反射回波的方式来定位。与雷达探测飞机,声呐探测潜艇的原理相同,电子导盲器最终将环境障碍信息以某种感觉方式提供给盲人,常用的能量波有超声、激光、红外和微波,目前比较成熟的导盲器都是采用超声或激光原理。其中,超声导盲器价格较低也比较实用,因为超声波在空气中的传播速度较低,较易提取障碍距离信息和形成搜索障碍物要求的波扇面角,超声导盲器一般由换能器(探头)信号处理器(电子盒)和信息输出器三部分组成。

发射换能器发出的超声波以每秒 340m 的速度向前方传播,遇到障碍物后形成回波接收换能器将回波转换为电信号后,由信号处理器进行处理,提取有关障碍及其距离的信息,信息输出器以可听的方式(耳机)或可触摸的方式(微型振动器)将障碍信息提供给盲人。

1. 超声波手持式的向导装置 像正常人持手电筒一样,它发出超声波,对周围障碍物进行扫描,最终靠听觉发现目标或障碍物。这种导向装置的使用需要由专业人员进行训练。

一般的超声波导向装置均有一个圆盘形转换器,能发出 40~80 kHz/s(千周/秒)的超声波,是可听到声波频率的 2~4 倍,当超声波碰到周围的目标以后,超声波反射回来进入另一个转换器,将超声波转换成可听到的声波。盲人可以根据听到声音的强度、频率等,来确定障碍物的距离、性质。

2. 眼镜式超声波装置 设计比较巧妙合理,每一侧镜架上均有一个转换装置,每个转换装置都在 60°锥形范围内发射出超声波,因此左右侧发出的超声波互相有部分的重叠,这就像人眼视野在鼻侧互相重叠一样。在左右两个转换器之间,眼镜架的中央部有一个接收器,通过塑料管将接受到超声波转换成可听到声波传入耳中。最远定位障碍物的距离是6m。因障碍物距离、性质不同,可有不同频率及强度的声波出现。由于是双耳接收声波,所以可以有空间定位感,知道障碍物或目标在空间的位置。

实践证明,如果超声波导向装置与长手杖联合应用,则盲人避开障碍物的能力会大大提高。同时应该知道,只有经过良好的训练,盲人才能有效地使用上述装置。

3. 声响手杖及激光手杖 可用作盲人及低视力者的导向工具。音响手杖也是发出超声波,只是在遇到障碍物以后超声波不是被转换成声波,而是转换成振动,使盲人靠触觉发现障碍物,特别适合于视力损害合并有听力障碍者。

美国首先制成一种激光手杖,该手杖可发出上、中、下三束激光:上束激光可以探知头顶部高度的障碍物,如树杈、电线等;中束激光可探知盲人正前方的目标;下束激光可探知盲人前下方路面情况,如有无坑凹、隆起物等。如果盲人上方有障碍物发出高频信号,前方有障碍物发出中频信号,下方发出低频信号,盲人可从手部感到上述不同频率的信号。

4. 电子人造眼 日本东京技术学院日前开发出一种电子人造眼,这种导盲装置可以通过识别画在路中央的白色斑马线来辨别出行人交叉路口,并以语音告知盲人何时可以安全通过。

5. 红外电子盲杖 一种以红外传感电子技术为盲人或视力障碍者设计的行路导盲辅助器具,采用远红外光反射接收的原理,通过安装于手杖内的蜂鸣器或震动电机讯响报警或震动报警,即用不可见的红外光取代了传统盲杖的杖杆部分,延长了"杖"的探测范围,达到盲人在并不触及障碍物而得到判断方向的目的。实用新型使用 3V 电池供电,设计有带手柄的手杖型和手持棒型等多种形式。采用折叠式及小型袖珍结构,体积小重量轻,携带方便。其简洁的电子电路,无污染、功耗小、稳定可靠、成本低廉、实用性强。

6. 电子动物形手杖 该手杖为全彩塑料的产品,具有重量轻,外形亮丽,功能多的特点。此手杖在其下部配置超声波测障碍反馈装置,中间配置 LED 二极管频闪显示灯,上部配置可反复充电电池。在手柄后部有充电插口,在手柄中部设置传感振动穴位按摩滑块,在手柄前部装饰微型动物头型(如:十二生肖动物或其他形象),利用动物头部五官等设置:超声波开关,语音提示芯片开关,音乐芯片开关,频闪显示灯开关,带开关的 LED 超高亮照明灯,喇叭及总电源开关。另外特别配备一对电子防丢器。其特点为该手杖具有超声波早期测障和反馈到盲人手部的功能,能给老人和盲人早期警示,该振动反馈滑块设置在手部穴位正好起了按摩的作用。其透光的杖杆将频闪的警示显示灯光和配置的语音提示,包括特殊的音乐将早期提示来往的车辆和行人及时注意。超高亮的 LED 二极管灯,既给老人带来光明,同时也非常省电。

7. 电子导盲犬 日本从 1977 年开始研究导盲机器人,能自动为盲人引路,又称"电子导盲犬"。这种导盲犬叫"梅尔道柯"。它用蓄电池作为动力源,身上装有电脑和感觉装置。感觉装置不断地检测路标,根据检测信号确定自己的位置和路线,电脑根据盲人想走的路线将这些信息与预先存储的街道地图进行比较,给出控制信号,使导盲犬脚下的轮子向前行走,并不断作出修正。电子导盲犬带有信号接收装置和发射装置,可以随时与盲人互通信息,盲人与电子导盲犬之间可以通过有线或无线的装置来交换信息,然后按照主人的命令带领盲人通过路口,走向目的地。导盲犬在遇到汽车、行人、树木、房屋等障碍物时,会自动防止相碰,带领盲人绕过障碍物前进(图5-159)。

美国北卡罗来纳州立大学研制的一种电子导盲犬,为了能给盲人指明方位、前方的危险以及应走的路径,有一套由超声、电磁、光电和激光探测器组成的综合探测系统。所有这些探测器都装接在机器人内部的计算机上。这种机器人的计算机系统能十分准确地分析和处理由眼和耳收集到的所有信息,还有一种合成声音可提醒盲人注意行走安全。

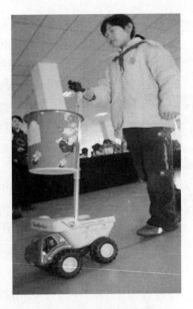

图 3-159　电子导盲犬

三、全球定位系统

全球定位系统(global positioning system,GPS)是通过一个人造卫星组成的网络,来确定物体的移动速度和物体在地球上的位置。通过全球定位系统患者能接收到有关自己的位置和周围情况的信息,因而容易确定自己行走的路线。全球定位系统能告诉患者下一步应该向哪个方向走,能帮助患者确认他所喜欢的饭店,能告诉患者正穿过哪条马路,甚至能告诉患者他正站在公园的哪一边。因此全球定位系统能有效地拓展患者的独立活动空间。

Kapten 个人全球定位语音导航仪(Kapten personal GPS voice navigator)使用了 kapsys 创新的移动导航系统(图3-160),主要是基于卫星的地理定位(GPS)和语音交互作用(语音合成及语音识别)。用户可以找到最佳路线的交通方式(步行,自行车或汽车)。可以下载音频文件,MP3 播放音乐,收听 FM 电台。使用蓝牙技术用户可在任何时候拨打或接听电话,与联系人讲话。还可创建一个"ktag"作为要发现地点的语音记录,一旦记录下来,都需要添加语音备忘录。当地点的名称被说出时,Kapten 个人定位语音导航仪会大声说出方向。

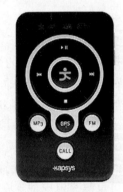

图 3-160　Kapten 个人
全球定位语音导航仪

掌上型(手持型)语音定位导航仪(trekker breeze Handheld talking GPS)无论你是步行或乘巴士或汽车掌上型(手持型)语音定位导航仪总是让你知道你在哪里。它易于使用,手持一台语音定位导航仪,它发音说出你走的街道、十字路口和标志性建筑的名字。不需要停下来便可知道你在哪里,它会告诉你在现场的位置。只需按下一个按钮,它会告诉你你在哪里,你要去哪里,周围是什么如商店和公共设施(图3-161)。

四、导盲犬

所谓"导盲犬",即"引导盲人犬"的简称,是为有视觉障碍的人专门提供向导服务的伴侣犬。也有称其为"向导犬"、"盲人犬"、"引路犬"。导盲犬与主人通过一种特殊

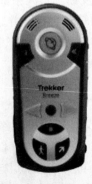

图 3-161　Trekker Breeze
掌上型语音定位导航仪

的合作关系,与主人建立起一种伴侣关系,可以使主人更快、更自信的行动,并可以躲避障碍,可以给主人以更多的安全保障,令主人因不再依赖他人而更加独立。

导盲犬,是发达国家改善视障人士生活质量的主要手段之一,它能够帮助视障人士实现独立生活,更好的融入社会。同时,导盲犬事业的发展还能反映出一个国家的社会文明程度、社会公益、福利事业的发展程度以及社会对弱势群体的关注程度。

1. 导盲犬的历史　犬类为人类提供服务的历史由来已久,最初可以看见的记录,大约在耶稣基督的时代,在意大利南部的赫库雷姆壁画上,一只犬正牵引一位衣衫褴褛的乞丐行走,以及一位妇人正施舍食物给这位乞丐。

1891 年 Klein 首先在奥地利首都维也纳建立了世界上第一个训练狗的机构,目的是用狗为盲人带路,其称为"导盲犬"(guide dog),也有称为"盲人狗"及"引路狗"。虽然 Klein 也曾著书说明训练狗的方法及目的等,但不知为什么这种对盲人及严重视力损害者极为有益的事情,在各国并未引起反响。

在第一次世界大战(1914~1918 年)后,人们才开始对 Klein 的想法及工作产生了兴趣。因为那时有许多德国士兵因战争受伤而失明,他们很需要向导狗的帮助,以使他们能较好地独立行动、生活。所以 1916 年 8 月,在德国建立了导盲犬训练学校。自此以后世界各国相继建立了类似的机构。

1928 年人们首先把训练好的犬运用于盲人导向上。美国人尤斯特丝女士,在瑞士成立了盲人训练所。

1929 年美国在田纳西州设立了第一所导盲犬训练所,后来搬至新泽西州。

1931 年导盲犬训练传至英国。德贝塔先生是第一位被瑞士学校借调到英国的导盲犬训练师。英国的导盲犬训练中心,虽曾因战争而使训练中心流离失所,但最后英国的盲人协会总部在温莎成立。

澳大利亚导盲犬的训练工作开始于 1951 年,地点是西澳大利亚的 Perth 市,1962 年在维多利亚州的墨尔本市建立了"国家导盲犬训练中心"。该中心负责培养国内外各种有关的专业人员,并向本国及国外提供导盲犬。

日本是亚洲最早训练并使用导盲犬的国家。日本人第一次见到导盲犬是在 1938 年。一个名叫格尔顿的美国青年,带着他的爱犬(导盲犬)旅行时途经日本,使日本人第一次目睹了导盲犬的风采。后来又从德国引进了 4 只训练好的导盲犬,为陆军失明军人所用。日本真正开始在国内训练导盲犬是从 1957 年开始的,并于 1968 年成立了日本导盲犬协会。

2. 导盲犬的现况纵观全球,目前欧洲许多国家都有自己的导盲犬训练中心,世界上已有 80 多个国家在使用导盲犬,建有 110 多所导盲犬培训机构,并培训出 3 万多只导盲犬交付了视障人士使用,其中美国约 10 000 只,英国约 4000 只,德国约 1100 只,法国约 600 只,澳大利亚约 500 只,中国台湾有 27 只。这些机构大多数是民间的非营利性慈善机构,宣传导盲犬的相关知识和常识,推广使用导盲犬的先进理念,联络需要帮助的视障人士以及那些想对视障人士给予帮助的人们,并将培训合格的导盲犬免费提供给视障人士使用,对视障人士提供指导和帮助。

2003 年 10 月,日本的残疾人辅助犬法正式开始实施,除了规定在公共机关以外,百货商店、自选商场、酒店等民间设施,均不能拒绝导盲犬进入。现在日本国内共有 9 个训练所,用各自独立的基准训练导盲犬,同时对视障者提供利用导盲犬辅助行走的指导。训练时间大约从4月开始到约1年,根据团体不同而存在一定差异。在日本培育一头导盲犬所需费用是300万日元(约19万人民币)左右,费用的九成依赖募捐和捐献,只有一成来自补贴金等。据日本厚生劳动省的统计数据,2012年10月1日,在日本实际上被使用的导盲犬数共1043只。这个数字紧随美、英排在3位,与德、法、澳处于同等水平。

对于那些没有导盲犬训练中心的国家而言,盲人只有到他国接受导盲犬训练的课程,再把导盲犬带回自己国家。

中国导盲犬也在从无到有的过程中艰难前行。2004年雅典残奥会上,许多国外的运动员使用了导盲犬。而那时,中国的导盲犬培训工作还是一片空白,更别说为盲人运动员参赛服务了。然而就是2004年12月,大连导盲犬驯养基地成立,引进了6只犬分属两个犬种——金毛猎犬和拉布拉多犬。这两种犬虽说价格不菲,它们将成为国内第一代导盲犬。2006年5月,经中国残疾人联合会授权,"中国导盲犬大连培训基地"在大连医科大学正式挂牌,为我国导盲犬驯养工作迈出了重要一步(图3-162)。

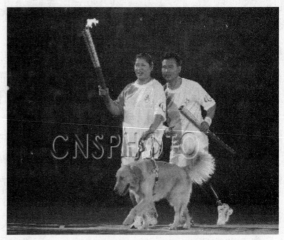

图3-162 2008年北京奥运会火炬传递时的导盲犬

台湾1993年成立的中国第一家导盲犬训练基地,现在只有10只正在服役的导盲犬。

3. 导盲犬的种类 导盲犬的训练工作既复杂又细致,首先是导盲犬品种的选择。做导盲犬的资格因素有血统、骨骼、无遗传病、沉稳等。犬种的选择极为严格,澳大利亚中心曾进行过试验,用一些杂交狗种来作导盲犬,但均未获得成功。导盲犬品种尽管拉布拉多猎犬是最适宜作为导盲犬的犬种。但仍然还有更多其他的犬种可供导盲犬申请者选择。

(1)拉布拉多犬:拉布拉多犬英文名Labrador Retriever,身高约55~65cm,体重约26~35kg,属较大类型犬。拉布拉多犬个性敦厚、沉着稳重;特色是学习能力强,幼犬期较短,适合大部分人;训练成功率约为50%。

(2)黄金猎犬:黄金猎犬个性灵敏,但顽固型的要付出更多精神与时间训练;特色是训练过程需非常谨慎,原因是高度灵敏的犬只,需以温驯的方法驾驭;训练成功率约为30%。

(3)法兰德斯犬:法兰德斯犬英文名Bouvier Des Flanders,身高约59~68cm,体重约27~40kg。作为导盲犬,法兰德斯犬聪颖、活泼和沉稳,也极其勇敢和忠实。

4. 导盲犬的训练 导盲犬分娩及出生后头8周是在训练中心,由包括兽医在内的各种专业人员接生、饲养及照顾。该中心有较完善的医疗设施,可以处理及治疗狗的一般疾病。如狗患重病或需做大手术,则将狗转送到兽医院。据了解,该中心有较完善的设施及科学的管理方法,狗的保健工作做得较好,因此狗很少患病。

一般幼犬的培育在7~8周大时,便要离开培训中心,被送到志愿者的家中进行饲养。送到志愿者家中饲养的主要目的有二,一是可以减轻中心的经济负担;二是这些狗在交给盲人使用以前,也应该有一段正常的"家庭"生活,为适应将来的工作及生活环境做好准备。另外,中心的主要任务是训练成年狗,无更多人力照顾幼年狗。

狗在1岁以前是生活在志愿者家中,当小犬长到4个月时,便开始在中心训练师的指导下,由志愿者对其进行最初步的训练,如向犬发口令做动作,让它坐下、起立、过来、前进等。在幼狗4个月时进行第一课训练即坐下。狗每次成功地完成坐下动作,都要给予奖励,再训练站住、过来等等,然后在狗颈部套上皮带,练习在街上行走。先在安静的街道,后到热闹的街道,慢慢地练习。狗在街道上行走时和人一样要严格遵守交通规则,如果训练者带着狗违犯交通规则,则将来狗与盲人在一起便会出现问题。

据作者了解,世界各国向导狗训练中心或机构,包括非英语系国家,对导盲犬使用的语言均为英语,手势也是统一的。志愿者要定期带狗到街上去,以使它们适应各种交通情况及噪音环境。在此期间,训练中心定期派出专业人员到志愿者家中简单检查狗的健康状况,如饮食、体温、生活习惯等等,及时给志愿者以指导。发现有小病,如体温升高,便立即投药。专业人员每次都要带狗上街,观察狗对环境的适应能力及有无不良习惯。例如,有一次作者与训练中心的专业人员带狗上街发现此小狗经常自动坐下,专业人员认为这是一种不良习惯,应立即着手纠正。每个狗都有记录本,专业人员需将每次观察到的情况及采取的措施记录下来。

狗在满1周岁后,便被接回训练中心,开始接受全面正规训练。在接受全面训练之前,首先由兽医做全面、仔细的体格检查,合格以后再进行严格的全面评价。评价包括16项标准,一项标准不合格则此狗便要被淘汰。这些评价标准首先是狗的外貌,它们应该是美丽的,而不是丑陋的。如果一个狗的外貌难看,甚至可怕,它便很难被带到公共场合。盲人看不到或看不清狗的外貌,但盲人家属、邻居能看清它,所以外貌难看、可怕,使盲人周围的人无法接受它。狗应对交通工具发出的各种声响有灵敏的反应,对突然发生的大噪音,不惊惶。见到其他狗、猫或别的动物,导盲犬应该不紧张,也不和它们咬架等等。

上述16项标准通过后,便开始严格的训练。训练时间一般要坚持4个月,起初带狗走路时要训练它不"分神",不要东张西望,要全神贯注前进。下一步便要给导盲犬戴上特制的挽具进行训练。挽具包括一个皮革制成的吊带,套在狗的前部及前腿上部,与挽具相连的是一个"u"字形的手柄,此手柄为金属制品,外罩以皮革。用这个手柄并不是去控制狗能活动,而是把导盲犬行动的方向通过手柄告诉主人,即能够看见或有视力的狗通过手柄来引导看不见或没有视力的主人行走。

练习判断障碍物的高度,此导盲犬身上戴有挽具,患者左手握的是"u"字形手柄,训练导盲犬,让它们懂得,只要套上挽具它们便进入状态,卸下挽具便停止工作和普通狗一样。首先要训练导盲犬有躲开静止障碍物的能力,也要训练它判断悬垂或高处障碍物的能力。再进一步就是训练它们上下楼梯、台阶、旋转门、各种电梯等。

要教它们认识各种人行道、交叉路口,各种正常及异常的交通情况。例如,汽车逆行或突然开到人行道上,应能处理,而不是惊惶失措。按法律规定主人可以去的地方,导盲犬都可以随主人去,所以要带它上火车、汽车、飞机等各种公共交通工具及进入各种商店及超级市场等。

一切训练工作都是从简到繁,逐步完成。在导盲犬达到训练标准以后,便可以交给未来的主人——盲人或低视力患者。在澳大利亚,导盲犬一般只向有职业或正在工作的盲人及低视力患者提供,即上下班需要导盲犬引路的人。对于已退休不工作的患者,只提供长手杖而不提供向导狗,因为培养一个导盲犬约耗资人民币万元左右(1985年)。另外,导盲犬的主人一定要爱狗,不然便不能很好饲养和照顾狗,而主人与导盲犬之间没有亲密的感情,导盲犬也不会很好地为主人服务。要接收导盲犬的主人首先提出申请,训练中心批准以后,此人需到训练中心接受约1个月的训练,吃住都在训练中心,而且导盲犬要陪伴主人,与主人生活在一起,一方面培养它与主人之间的感情,另外中心的专业人员也要指导新的主人如何照顾该导盲犬。在该中心,主要是训练主人如何使用导盲犬。待中心工作人员认为患者或主人已达到训练标准时,才允许把导盲犬带走。

5. 导盲犬的工作 当主人带导盲犬在市中心的闹市区走路,来来往往的人及汽车比较多。当主人握住导盲犬的挽带走路时,它走得很快,前面有人挡住去路,它会迂回前进,如在人多无法前进时,它便停下来等一会再带路。它不能慢慢地走,因为这样它会东张西望看热闹。它必须集中精力带路,这便是训练它快走的主要原因(图3-163)。

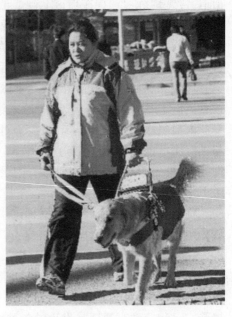

图3-163 导盲犬带主人在市中心的闹市区走路

导盲犬完全听从主人的命令,一般讲它不"认路",主人要上下班或到朋友处访问,要自己认路,如何处拐弯,何处过马路,都由主人自己决定。如果主人决定拐弯时突然有汽车迎面开来,导盲犬便不执行主人的命令,自动停下来,等车过或危险过去以后再前进。总之,导盲犬的作用是向盲人及低视力患者提供保护,使低视力患者行动安全而迅速。一般对16岁以下儿童不提供导盲犬。

导盲犬的工作年限一般是8~10年,以后便进入"老年"。此时它们已无精力担任引路任务,已到退休年龄。退休后一般由志愿者领回家中,作为普通动物饲养在家里,安享它们的晚年。

一般人常有一个错误观念,以为盲人是由导盲犬带着走,其实犬毕竟是犬,也没有办法辨别方位,整个的行动,需要盲人本身具有良好的定向行动能力,加上能给予导盲犬一个正确的指引与清楚的指令,才能让它协助盲及低视力患者安全出行。

当行人/非视障人士在街上遇到导盲犬时要做到四不一问,有必要指引方向时,必须立在犬主人右边(左边是犬的位置),让犬主人的手搭在自己肩上或左腕上,口头指引方向时,用的是时针进行方向,例如正前方是12点,右前方是2点。

四不:

不喂食:千万不可以喂导盲犬吃东西!避免导盲犬接触人类的食物之后,容易受食物影响分心而使主人有危险!

不抚摸:请勿在未告知主人的情况下随意抚摸,行进中的导盲犬会因此分心。

不呼叫:请勿故意发出任何声音吸引导盲犬的注意,避免导盲犬分心造成视力残疾人的危险。

不拒绝:导盲犬是视力残疾人的眼睛,拒绝导盲犬陪同进入会造成极大的不便。《中华人民共和国残疾人保障法》修订导盲犬可自由进出大众运输及公共场所,不得拒绝导盲犬进入或提出其他附带条件。

一问:

主动询问:如遇视力残疾人带着导盲犬,无论是否有人陪同,请主动询问是否需要帮助,征得同意后提供协助。

6. 中国导盲犬中心的建立与现状 2004 年 10 月,以大连医科大学实验动物中心王靖宇教授为首的团队开始了导盲犬在中国的培训与应用的研究。并在两年后的 2006 年 5 月 15 日,由中国残疾人联合会批准,大连市残疾人联合会和大连医科大学共同组建了我国大陆地区第一家也是目前唯一一家,能够在导盲犬的繁育、培训、应用等多方面提供专业性指导的非营利性导盲犬培训机构——中国导盲犬大连培训基地,并于 2006 年 11 月 10 日正式登记成立大连爱心导盲犬服务中心。作为公益机构,基地培训出的导盲犬全部免费交付视障人士使用。

至 2012 年 5 月初,该基地已培训出 28 只导盲犬,使用于北京(7 只)、山西(1 只)、内蒙古(1 只)、浙江(3 只)、沈阳(2 只)、济南(1 只)、丹东(1 只)、盘锦(1 只)以及大连本地(10 只)。中国目前约有视障人士约 1300 万左右,而国际上规定,一个国家有 1% 以上的盲人使用导盲犬时,才能称之为导盲犬的普及。据此标准,我国的导盲犬训导工作任重而道远。

2008 年 4 月 24 日,我国修改后的《中国残疾人保障法》第 58 条专门规定,盲人可携带导盲犬进入公共场所,但应遵守国家有关规定。同样,在 2012 年 8 月 1 日开始施行的《无障碍环境建设条例》第十六条也规定,视力残疾人携带导盲犬出入公共场所,应当遵守国家有关规定,公共场所的工作人员应当按照国家有关规定提供无障碍服务。然而,在我国推进导盲犬的工作,虽然取得了长足的进步,但是不少盲人带着导盲犬坐公交、逛超市、出入公共场所等仍然是屡屡被拒,为视障人士设置的盲道也常常被占为它用。因此,在我国,要改变现状,不仅需要国家相关部门详尽的立法支持,也需要地方政府出台相应的法律法规,以及全社会对视障人士的理解和帮助。

7. 在我国如何能成为导盲犬的使用者和如何能申请到导盲犬 要想成为导盲犬的使用者首先要具备以下几点:(1)关心、热爱导盲犬事业,赞同基地宗旨;(2)愿意在导盲犬的带领下出行;(3)年龄在 18~60 周岁,身体健康,无影响正常行动能力的重大疾病,有自理能力;(4)能独立饲养管理动物(喂食、排便、卫生等);(5)心理健康,热爱生活,有积极的人生观;(6)具有基本定向行走能力,有固定的出行路线(三个以上目的地)和作息时间;(7)能够有 4~6 周的时间同训导师一起完成训练;(8)听从训导师的指导;(9)能够向基地提供第三方担保;(10)可自行负担导盲犬日常所需费用(食物、防疫、卫生、医疗等)的基本经济能力。

其次,在具备了以上几点后,还需要经过以下流程:基地将有专人进行面试、评估,并解答相关问题;经基地评估合格适用导盲犬者,填写导盲犬申请表及相关资料,如实填写后寄回基地,并附上正规医院出具的体检证明;基地在收到资料后,根据申请者情况确定是否可以领养导盲犬,并在 7 个工作日内将结果通知申请者;申请合格者将列入申请者候选名单,等候期长短视情况而定;若经配对训练获得适合的导盲犬,则由基地训导师制定训练计划,进行共同训练;训练结束经考核成绩合格后,将导盲犬交给视力残疾人使用。

最后在视障人士携带导盲犬出行时须持有公安、残联及基地签发的有效证件。

五、其他非视觉性辅助装置

1. 触觉阅读仪 它是一种靠触觉阅读的仪器,盲人右手持一探头,在书上扫描,左手放在振动器上。右手探头扫描到的字,传送到左侧振动器上,将字体以振动方式表现出来,左手通过振动即触觉来感知此字形。例如右侧扫描字母 H,则左侧振动器的振动就好像在盲人手指上写 H 字。

2. 振动液位指示器 轻巧,明亮的红色液体液位指示器挂在杯的边缘挂上,然后倒在液体中,即检测到的液位,接近满杯时,可并发出间歇性振动。连续的振动,则表示满杯(图3-164)。

3. 填充液体报警器 将水徐徐倒入杯中,当水面达到报警器末端金属柱处,报警器即发出响声,报道盲人水将溢出。填充液体报警器当液体到达顶1英寸(2.5cm)时,报警会发出嗡嗡声(图3-165),该设备可以检测到两个不同水面的液体。当近填充一个杯子时,有间歇音,全满时几乎是连续音(图3-166)。

4. 语音报时钟 钥匙扣语音报时钟在按键时会告诉你时间和温度并大字显示(图3-167)。

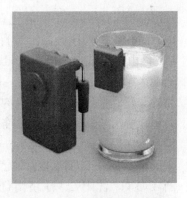

图 3-164 振动液位指示器

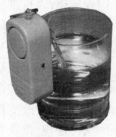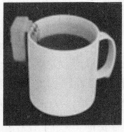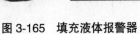

图 3-165 填充液体报警器

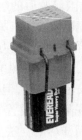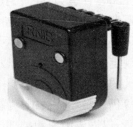

图 3-166 两个不同水面的填充液体报警器

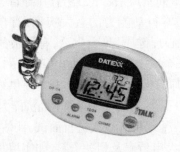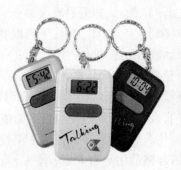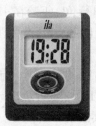

图 3-167 语音报时钟

5. 语音温度计 图3-168是多种语言额头温度计,能用6种语言的额头精确和快速报出温度。图3-169为语音医用温度温度计,它会自动发声读出所测量的体温度数。图3-170为语音室内外温度计及报时器可用于在桌面上或挂在墙上,它有一个大的双显示器,按下按钮,可同时有语音播及数码显示室内和室外的温度,语音清晰阐述每小时的时间与日期。

图3-171为语音数字烹饪多用途温度计,温度计探头尖端部分插入食品或液体中,等待短短的几秒钟,然后按下按钮听到一个清晰的女声宣布食品或液体的温度。数码液晶显示易于阅读。

6. 视障专用标签笔或称语音标签读卡器 家里或办公室数百个标签项目,语音标签的语音提示系统易两个按钮操作录制和播放,便携式充电器或电线需要包含120个标签,基本符合视障者生活使用需求。另有60个可水洗标签;便携、轻薄。(图3-172)

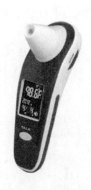

图 3-168 语言额头
温度计

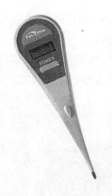

图 3-169 语音医用
温度计

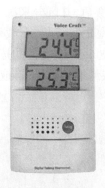

图 3-170 语音室内
外温度计及报时器

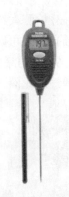

图 3-171 语音数字
烹饪多用途温度计

7. 药盒闪烁及声音提醒报警器 是一个简单可靠的设备,可以加以设计患者吃药时间,当患者该用药时,该设备便会及时语音提醒,闪烁亮光所需药物,直等到患取此药物后,提醒才停止。有的为大的编程按钮和易于阅读的 LED 显示屏大字显示,语音提醒下次用药时间;可设定 12 个提醒(如 1 周每日两次,2 周内每日 1 次等);如需用药时,语音及闪烁提醒;在药盒上可有大字体或盲文记录星期几(图 3-173)。图 3-174 为药瓶记录和药物提醒器,按此设备按键便能听到药物的效果,剂量及副作用,此设备由医生及药师设计。

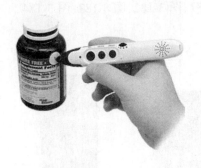

图 3-172 语音标签笔 / 语音标签
读卡器

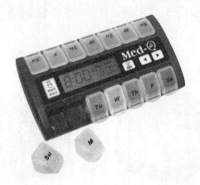

图 3-173 药盒闪烁及声音提醒
报警器

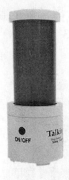

图 3-174 药瓶记录
和药物提醒器

8. 语音颜色检测器 它很轻很容易使用,而且设计了左右手都能使用。它具有购物时从检查衣服颜色到水果的成熟度的广泛有用的应用程序。只需简单地选择 3 个可变音量其中之一,按住前面的装置对准几乎任何物质的表面如纸、布、木材、塑料等这个颜色检测器就会说话。图 3-175 所示当装在口袋里携带时应使用外套保护传感器,关闭耳机扬声器,以避免干扰他人。

能讲话颜色识别器这个小设备(4.93 英寸 ×1.56 英寸 ×1.81 英寸, 约 12.5cm×3.9cm×

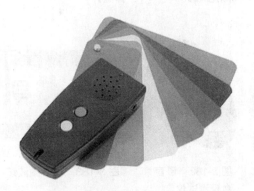

图 3-175 语音颜色检测器

4.6cm)检测大约 100 种颜色,并区分来源,包括人造光和自然光。它讲话清楚。并有一个耳机插孔。也可以连接到您的计算机,下载软件更新。

9. 自动穿线器 (图 5-176),简单的按键操作,可以将线自动穿过针眼。牙线穿线器,一个弹性尼龙圈,作为牙线通过的桥梁,形成牙线穿线器(图 3-177)。

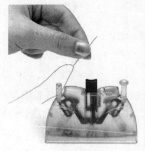 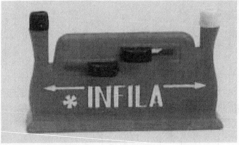 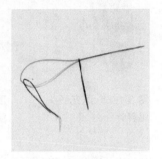

图 3-176 自动穿线器　　　　　　　　　　　　　　　　　　图 3-177 牙线穿线器

10. 其他语音提醒或报警器　为了方便视障患者的生活,设计并生产了很多语音产品,能发音播报享有的信息,例如电子讲话步程计;能讲话的体重计,并有触觉标记来指导你的脚的最佳位置,也可大字显示体重;语音台式计算器;语言钞票阅读器,确定并读出不同面值的钞票;语音血糖测试仪能说话数百次血糖的测试值以及日期和时间;语音微波炉;语音手表;语音数字血压计等(图 3-178、图 3-179、图 3-180、图 3-181、图 3-182、图 3-183、图 3-184、图 3-185)。

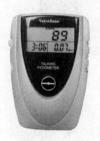 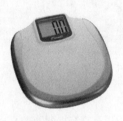 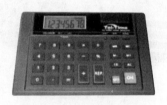 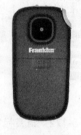

图 3-178 电子　　图 3-179 能讲话的　　图 3-180 语音台式计算器　　图 3-181 语言钞票
讲话步程计　　　　体重计　　　　　　　　　　　　　　　　　　　　　　　　阅读器

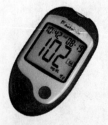 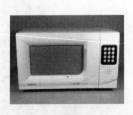 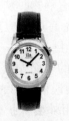 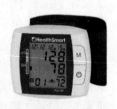

图 3-182 语音　　图 3-183 语音微波炉　　图 3-184 语音手表　　图 3-185 语音数字
血糖测试仪　　　　　　　　　　　　　　　　　　　　　　　　　　　　　　血压计

第七节　远用与近用助视器的训练

低视力患者如何使用助视器,这是在低视力康复中的一个非常复杂和重要的问题。下面将说明当低视力患者在使用远用或近用助视器时常遇到的一些问题及其解决方法。对于每一个低视力患者,都应制定一个适合于患者本人情况的训练计划。

一、远用助视器的训练

为了很好地制定一个训练计划,首先应该熟悉以下基本情况:①在训练开始之前,指导者应知道低视力患者的眼科诊断、视力、视野、对比敏感度等视功能情况;②指导者应该了解助视器的特殊功能、优缺点及光学原理等;③指导者应该知道低视力患者使用助视器要达到的主要目的与要求;④训练的原则是先简单后复杂,训练的目标应该是先静止后活动;⑤低视力患者可能需要放大倍数较大的助视器,但在开始训练时应该用低倍助视器,训练用的目标也应该大一些,这是一种由易到难的训练原则;⑥在训练初期,时间要短一些,以防止患者产生视力或身体疲劳,影响训练效果。

(一)训练前准备及训练中注意事项

作为训练的房间应该安静、简单、整洁,可以利用人工或自然照明。墙壁应该为浅色,地面为深色,以使对比度良好。在墙壁上应挂有色彩明显的目标或图片,原则是低视患者裸眼看它们时,只能看到一个大概情况,如要看清需使用助视器。室内应有桌椅,以便低视力患者开始训练时,用它们支撑住患者的肘部。

指导者进行训练时,遵循一个合理的顺序是非常重要的,即患者在了解一个复杂的技术以前,应该先学习简单的技术。如果受训练的低视力患者有使用助视器的经验,则训练工作可以简化。在教学或训练中使用的物体,也应遵循由易到难这一进程。受训练的低视力患者,首先应该在室内训练,然后再到室外训练。如果患者需要多种助视器,则首先使用低倍数助视器进行训练。低视力患者在训练中使用的物件大小、形状,距患者的距离,物件位置的高低及角度,质地结构,反光情况(颜色、饱和度及亮度),物件与周围环境的对比度,以及患者对此物件是否熟悉等,指导者应仔细考虑。在训练过程中,指导者应该记录下低视力患者取得进步的情况,应该随时询问患者使用助视器时的困难并帮助解决。指导者与患者都应该明确知道每次训练的主要内容、目的和要求。在患者掌握了基本技术以后,每次训练的间隔期间,患者都要在家中自行练习。如果患者用眼去固定或寻找一个物体有困难,可以用带声响的物品代替,如收音机、带嘀嗒声的钟等,以使听觉与视觉互相联系与补充。但是有时无论如何努力,指导者仍感到训练有困难,此时指导者应该与低视力门诊工作的医师或验光师共同研究患者在训练中的表现,共同设法解决患者在训练中出现的问题。

在门诊或康复点进行训练时,如低视力患者使用某种助视器感到不满意,可以随时更换其他助视器。如果助视器使用失败,或患者拒绝使用,可预约复诊再次试用。在家中或学校内亦可进行训练。在低视力门诊得到初步训练以后,患者再回到家或学校中进一步训练,这是一个很好的方法。指导者应该与患者家属及教师共同讨论低视力患者的视功能情况、助视器的性能及应用方法等,指导者需要与家庭及学校合作,建立一个适合于低视力患者的训练场所,如适合于患者的照明、桌椅及其他简单设施等。

(二) 训练方法

1. **目标定位训练** 为避免摔坏望远镜,可在望远镜上加一小带子,套在手腕上。许多小学生愿用长带子套在颈部,特别适合在户外应用。筒状望远镜常很难找到哪一端是目镜及哪一端是物镜,对低视力患者困难就更大,指导者应该在目镜端涂或贴上一个明显标志,以便于患者使用。训练用的房间要简单,以免目标或物件过多而使训练受到干扰。患者使用望远镜时,应尽量保持望远镜的稳定,在患者取坐位时,使用望远镜一手的肘部应该支撑在桌面上,桌子矮可以在桌上加几本书,肘部支撑在书上,尽量保持稳定和舒适。患者在站立使用望远镜时,可用一只手握住持望远镜手的前臂,以求望远镜稳定不动。

老人,尤其是患有神经系统疾病,要保持望远镜稳定常十分困难,应该有个支撑系统来帮助此类患者。如果患者利用望远镜仅仅做一件事情如看电视,则可把望远镜固定在一个三脚架或类似的支架上。也可以用卡式望远镜卡在患者的眼镜上,这样比较容易保持稳定。

首先应进行目标定位即寻找目标的训练。指导者先以患者为目标,两者之间距离为2~3m,调节焦距,直到看清楚患者为止。然后两者互换位置,指导者在距患者2~3m处,让患者通过望远镜找到并看清指导者。有时这种训练要重复几次,患者才能掌握这种简单的定位训练。

如果患者有中心暗点,则在使用望远镜以前,应先让患者练习旁中心注视。假设有中心暗点的患者其视力最佳网膜区位于黄斑上方20°处,则患者需向上注视20°左右,这样正前方的目标可落在视觉最敏感的视网膜上。在训练中应向患者讲明旁中心注视的原因及结果。

当患者已能用裸眼熟练使用旁中心注视的方法以后,再使用望远镜进行旁中心注视的训练,如用高倍望远镜训练有困难,应先用低倍望远镜进行训练。

如果患者为岛状视野,假设颞上视野离中心注视点约40°处,有一个岛状视野,患者要看清正前方的目标时,眼球要向鼻下运动约40°。

患者可以取坐位距指导者1.8~2m距离,先用裸眼后用望远镜练习旁中心注视,使指导者的面部能在患者最佳视觉网膜区成像,使患者利用其最佳视觉网膜区看清指导者的面部。

2. **注视训练** 患者掌握了目标定位技术以后,应进一步训练注视技术,因注视技术是以目标定位为基础的。

首先进行望远镜的调焦训练。在训练调焦之前,患者应具备利用望远镜能对准及发现目标,使目标与眼成一条线中的两点。

有些低视力患者为先天性眼病所致,自幼视力低下,他们不知道何谓清晰的像,遇到这种情况,指导者可以用投影放大方法,即用幻灯机表演,让患者明白何谓清晰或模糊的像。让患者了解这个概念以后,再让患者将此概念用在望远镜的调焦上。

有些患者可能总也学不会调焦,这样便可以试用非调焦或固定焦距望远镜。如果该类低视力患者常只用望远镜做一种工作,或看一个固定距离的目标,可以由指导者帮助患者调好焦距,然后沿望远镜镜筒的长轴全长画或标记出一清晰的线,如果离开此焦点或焦距,镜筒上的标记线便断开,把断开的标记线重新联成一条线,则望远镜便又重新恢复到原来的焦距处。实践证明,这是一种简单有效的方法。

3. **定位注视联合训练** 定位与注视的联合训练包括在不用望远镜的情况下找到目标,再用望远镜寻找目标,使目标与眼为一条线中的两点,然后对望远镜进行调焦,直到看清楚目标为止,即准确的定位及看清目标(注视)的联合训练。

有些患者当用裸眼或不戴望远镜定位时,由于头部及眼部位置改变而常找不到目标,此时可用一纸筒放在眼前,然后进行定位、注视等练习。因为纸筒的孔径比较大,易于获得成功。纸筒训练无困难以后,再戴望远镜进行训练。

各种训练方法均不满意时,应考虑换较大视野或较大物镜的望远镜,或试用较低倍数的望远镜。

4. 跟踪(tracing)训练 跟踪训练是介于注视与追踪之间的一种训练。指导者可以在黑板上或纸板上画一条连续的直线,此线全部在患者视线之中,先不用望远镜看到此线,然后使用望远镜看清此线,再画一条更长的线,练习用眼从线的开始看起,沿着线看下去,直到线的末端,患者可以控制自己的头部(不是眼)慢慢均匀运动,从线的一端看到另一端。先不戴望远镜做此训练,然后戴望远镜再做上述训练。在此过程中头部(眼)与望远镜"连在一起"或"连成一体",在运动中望远镜不能偏离眼部。先看的是实线,后看虚线,线可为水平、垂直或斜线。然后指导者画一个几何图形,患者从图的一边看起,逐渐看完全图,然后说明或画出图的形状。在上述训练完成后,再看不规则的图,图上的每一条线都标明号码,号码字要小些,只有使用望远镜才能看清。线的颜色各不相同。让患者练习看清各条颜色的线及其号码,说明为直线、斜线、实线或虚线等。技术熟练以后,再画另外一个由各条线组成的不规则曲线(实线或虚线)图。曲线图是由各种颜色的粉笔画出来的,曲线的起及止端各有一个号码。例如患者跟踪看完 8~9 号是个虚线曲线图,而 3~7 是一个实线曲线图后,能将图形及实或虚线讲清楚,然后再将图形的线变细,号码变小,重画一个新图,继续进行训练。

上述练习是观察在黑板上的各种线或图形,基本上望远镜调焦一次即可跟踪或看清全部图形。以下的练习不是观察黑板或纸板上的图,而是用一条彩色带或绳,放在地板上,患者从条带或绳索的一端跟踪看完整个条带。这样就要不断地定位、注视、调焦,才能完成上述训练。低视力患者从条带的一端看起,旁边标有号码,然后跟踪此条带到其末端。

5. 追踪(tracking)训练 跟踪训练是跟踪一个静止的目标,而追踪练习是追踪一个运动的目标。因此,后者比前者更难一些。因为这样患者无法控制目标的运动速度,而患者头部(眼前有望远镜)的运动速度及方向完全取决于所要看清的目标的运动速度及方向。所以在这种情况下患者常处在被动困难的地位。

在室内可以看指导者手中的目标,而目标可以做各种运动。在室外可以练习追踪一个玩耍的小孩、骑自行车者或一个跑动着的汽车等。

6. 搜寻或扫描(scanning)训练 这是用望远镜搜寻周围环境中的某一目标的练习方法。

患者应该用直线、重叠、一行一行的扫描方法来覆盖要搜寻的地区,而不是用快速、不规则或无规律的方法进行搜寻目标的训练。

训练方法是患者戴上望远镜助视器,面对黑板,其上画一个搜寻图形。患者练习跟踪此图(按箭头方向)并读出线旁的号码。当患者已能熟练跟踪此图以后,指导者需另画一幅与前图相似的虚线图,待患者能跟踪此图以后,则再画图,使虚线图的线变短,线间间隔加长,最后一图是线全部消失,仅有在原线旁的号码。这些号码是随意而不是按顺序排列的。当患者已掌握搜寻技术以后,再练习垂直搜寻技术,方法同上。然后再加长患者与黑板间的距离,线变细,号码变小,照明降低等,继续进行训练。

最后是实地训练,练习在拥挤的人群中搜寻患者所熟悉的人,搜寻十字路口的红绿灯、街道牌、各种不同的建筑物(如商店、政府办公机构、影剧院等),以及天空中的飞鸟等。

二、近用助视器的训练

近用助视器的训练与远用助视器的训练有许多共同之处,前已谈到的不再赘述。

(一)训练前准备及训练中注意事项

1. 训练前的准备工作 应了解患者视力及视野改变,可以根据视力情况决定所用训练目标的大小。如有中心暗点、管状视野或偏盲,均须采用不同的训练方法。

应该知道患者发生视觉损害的时间,如果在近期,患者心理方面存在的问题可能是更重要或更需加以解决。如果视觉损害已存在较长时间,则患者更易于接受训练或康复。严重先天性眼病所致视觉损害,在以后的训练中可能更困难一些。

患者全身健康状况较重要,如患者全身健康状况较差,为避免患者疲劳,对一般性训练计划可能要做一些必要的修改。

由于患者有不同的文化水平而可有不同的需求,例如一位大学教授和一位文盲患者对助视器及训练要求和目的肯定会有较大的差别。

应了解患者的职业,不同职业对助视器的要求不同。例如一个修理钟表的人与一位售货员对助视器会有不同的要求。

还应了解患者的业余爱好,业余爱好能使人们的生活更加丰富,生活质量更高,不同业余爱好需要不同的助视器。例如一个集邮爱好者与一个钓鱼迷,便需不同的训练方法与计划。

既往使用助视器的种类与效果,也是应该重点了解的。如既往使用助视器失败,应特别注意找出问题或困难之所在,以求在训练中加以解决。

训练前应该准备好训练环境,患者可以在低视力门诊、康复点、家中、学校、工作单位等地方接受助视器的训练,重要的是指导者应该对环境的照明提出符合患者情况的要求,应保持患者有舒适的体位及要有完成训练计划的各种光学及非光学助视器。

2. 训练中的注意事项 在第一次训练开始前,指导者应首先向低视力患者介绍自己,使患者感到亲切、舒适,创造一种友好的轻松气氛。指导者要向患者及其家属询问接受近用助视器的主要目的。还要询问患者既往工作及目前工作情况,这是在训练工作中必须加以考虑的。然后指导者与患者共同讨论患者的视力、视野、眼病情况及低视力门诊给患者开的助视器处方,并用通俗的语言就上面讨论的问题对患者进行说明及解释。上述讨论和解释必须包括陪同患者来的家属或其他人员,因为这些人将帮助指导者及患者在家及学校中进行训练,这是一种非常重要和有效的支持力量。

另外一个要与患者探讨的是照明问题,即患者在何种环境下需要明亮或较暗的光源,每天白天及夜晚照明有何不同需要。

(二)训练方法

1. 近用助视器或近距离训练时的基本原则应使训练环境尽可能轻松,患者不出现紧张、疲劳等情况。开始训练应简单一些,以使患者易于取得成功,既有信心又有兴趣。训练的时间应短一些,中间可加一些指导者与患者的谈话,讲一些有关助视器问题,不要使训练太单调和枯燥。当患者对技术比较熟练时,再将训练时间延长也不会使患者感到疲劳或厌烦。

2. 注视患者如果没有中心凹视力,则必须躲开盲点,用视网膜最敏感区阅读或工作。当患者向前用中心凹视力时,盲点侧方的目标可以看到,而患者所要看的目标恰好看不清楚或看不到。此时指导者应该向患者说明视网膜哪一部分无法使用,然后再告诉他应该用哪一部分视网膜看。

3. 定位在阅读时,找到每一页的开始处、文章的题目或图表等,必须使用定位技术。又例如在查字典或查电话簿时,首先要在该页的顶端找到关键的字,也需定位技术。在编织毛衣时如要寻找漏针处,也需定位。检查定位方法是:①指导者给患者一本书,让他找到某页书中左上或右上角的第一个字,左下或右下角最末一个字等;②如果做上述练习有困难,指导者可以在纸上写几行字,如上述做定位练习,或在桌子上摆一些小东西(成行),让患者做定位练习;③在检查过程中,指导者要观察患者的体位、头部及眼部位置,并向患者提供合适的照明与对比度。

4. 搜寻或扫描　搜寻或扫描技术可用于各种印刷品,如阅读书刊、报纸、查电话本上名字等。眼球可以不动注视书上的某一处,让书本沿着一定方向运动,使字"进入"患者的注视区;或保持眼球及读物不动,仅仅移动头部。如果患者有视野缩小而无中心暗点,此时患者常不愿使用助视器,而仅仅用眼进行扫描。

5. 追踪在写字时,患者需追踪在纸上运动着的笔;织毛衣时,需追踪毛衣针。许多职业都需有良好的追踪技术。指导者使用下列方法可以检查患者的追踪技术:①指导者以手拿一小目标,在患者面前从上到下,从左到右,以及做圆形运动,使患者用眼及头部运动来追踪此目标,最终单纯用眼追踪此目标。并逐渐缩小目标,观察患者的反应;②让患者自己手持目标,做上述追踪练习,观察患者的眼 - 手协调动作。当目标运动时患者是否能够固视,患者追踪目标时是头及眼一起追踪,还是仅有眼球运动等。

6. 视觉技术的有效应用

(1) 调焦训练:首先用眼垫遮住患者视力较差眼,然后让患者通过助视器中心部看目标。目标与眼之间距离以患者能够辨认清楚为合适。十分重要的一点是目标与背景的对比要好。让患者明白焦距或景深的含义,将目标离开焦点,即距眼很远或很近时,患者便无法看清此目标。开始由指导者,以后由患者自己操作,使目标离开焦点,然后再回到焦点,前者图像模糊,后者清晰,反复练习。

若患者对上述焦距练习有困难,可考虑以下方法:使用阅读架,也可使用带距离控制罩的放大镜。当患者使用手持放大镜难以控制焦距时,可用立式放大镜代替。在阅读时可先让读物与助视器透镜接触,然后互相离开,读物向远处慢慢移动。直到患者能看清楚为止。

(2) 定位训练:让患者手拿读物,或将读物放在阅读架上,患者用食指指向文章的开头处,或指向文章的标题,注意此时要有良好的照明。然后在使用助视器的情况下重复上述练习。

如患者做上述训练时有困难,则可采取以下措施:使用裂口阅读器,这样更易定位。设法增加目标与背景的对比度。让患者在不用助视器情况下,使用其视网膜最敏感区对目标进行定位,然后将助视器移到眼前,进行定位及调焦。如患者仍有困难,则应考虑换用低倍助视器,这样视野会大一些,定位较为容易。

(3) 搜寻或扫描训练:指导患者应用系统搜寻法寻找目标。在阅读时,慢慢从左向右读,读完1行,从原行末尾回到第一个字,然后再移到下1行。如果在搜寻训练中遇到困难,可以采取下列方法解决:如使用裂口阅读器,或在读过的每行字下面做出标记。患者可以用手指压住每行的第一个字,然后眼与手指同步移动。另外尚可在纸上画横线,线的两端标出大数码,进行搜寻或扫描阅读。具体方法是让患者从1读到2,然后回到1,再移到3,读到4,

依此类推。最后取消每行字两端的标记进行阅读。

（4）注视训练：如患者使用助视器也难以保持注视能力，即应采取下列方法进行训练：增大训练目标，如阅读时使用大字印刷品；设法增加对比度；可改变助视器的种类，或降低助视器的放大倍数。

在无助视器的情况下如能很好地使用残余视力，则应用助视器后便很容易获得成功，更易于充分发挥残余视力的作用。

（胡爱莲　孙葆忱　郑远远）

第四章 照明、光线滤过与对比敏感度及眩光

一、照明

在低视力的康复中,照明是十分重要的。照明的改善是在低视力患者不用助视器的情况下使其视力得到提高最为关键的手段。低视力患者家庭及工作场所的照明直接影响患者的工作能力或工作效率,如照明不佳,很容易对患者引起刺激及疲劳,使工作及学习能力明显降低。

英尺 - 烛光:是照度单位,它可以由下列公式求出:

$I=CP/D^2$

I= 英尺 - 烛光,照度单位

CP= 烛光,光强度单位

D= 光源与被照平面间的距离

英尺 - 烛光是光线到达物体表面的量。任何物体表面英尺 - 烛光的数值,均可用照度计(light meter)测得,上述公式中的烛光(CP)常常被解释为"瓦"数(Watts),因为瓦代表灯泡的亮度,在日常生活中,瓦也更实用。100 瓦的白炽灯相当于 119 烛光,但实际上我们可以假定 100 瓦相当于或等于 100 烛光,原因是灯泡旧一点或灯泡上有灰尘,这在日常生活中是常见的,因此灯泡的亮度便降低了。

设有一光源为 100 瓦的灯泡,工作面距离该光源为 1 英尺(30.48cm),求工作面的照度。

因为 $I=CP/D^2$

$I=100/1^2=100$ 烛光$(1000L_X,勒克司)$

如 100 瓦灯泡,离工作面的距离为 2 英尺,则工作面的照度 $I=100/2^2=100/4=25$ 烛光$(250Lx)$。

上述公式成立于工作面与光源成直角关系时。如工作面与光源不成直角,而成 45°角,则应按余弦(cosine)45°计算之。因为余弦 45°=0.70,所以工作面与光源 100 瓦的灯泡成 45°角,距离为 1 英尺,应按下述求照度:

$I=100/1^2=100$

$100×0.70=70$ 烛光

如离工作面的距离为 2 英尺,则工作面的照度为:

$I=100/2^2=100/4=25$

$25×0.70=17.5$ 烛光

太亮的光线或光源可引起眩光(glare),如日光、闪光灯、不带灯罩的光源等。所以,光源的种类、强度、部位、方向以及热辐射,对低视力患者均很重要。

(一) 光源的种类

照明与光源的类型有关,光源可能为自然光,全光谱光线来自太阳。对于某些低视力患者自然光或日光可能是最佳的外界光源,但也有些低视力患者可能对日光高度敏感。在现实生活中,有许多室内照明都是用一些模拟户外自然光的光源。低视力患者对光源的偏爱可因人而异,因此向患者提供照明时,不同的种类,灯泡的瓦特数进行试验,以获得患者的个体需求。白炽灯常常在家庭室内使用,标准的白炽灯泡不要呈现蓝色光,应是一个黄色的光。虽然白炽灯照明对各种工作环境极少产生光线刺激,但它不能提供较高的对比度,这是许多低视力患者所需要的。全光谱及卤素白炽灯泡是可用的,因为全光谱灯泡能模拟太阳光,使低视力患者消除疲劳,提高视力。卤素灯泡较标准的白炽灯含有更多的蓝及绿的可见光,因而产生一个更白更明亮的光。

荧光灯是冷光源,可产生较高的照明水平,但有闪光效应而易于产生视觉疲劳。这种光源常在办公室及学校教室中应用,蓝 - 白荧光灯常在高空装置上使用。

白炽灯及荧光灯逐渐被新的更节能的光源,例如发光二极管(LED),高强度的放电(HID)灯所取代。LED 是电子光源,可产生不同水平的亮度,使用寿命比白炽灯时间长,目前平板电视屏幕及一些视频放大器都用 LED,因屏幕亮度高。高强度放电(high intensity discharge,HID)灯,很像新型的汽车的车前灯,每瓦有更大的光亮。有时候在高大的建筑物上用它取代荧光灯。在低视力患者除了对上述光源选项外,尚应考虑在其家庭环境中新的自然光源选项,例如太阳能管(solar tubes),一种新替代的标准的天窗,捕捉屋顶上的阳光,光线直接通过反射管照射家中各种房间。

(二) 比较理想的照明

理想的照明取决于患者的需要、眼病情况、工作的类别以及阅读字体的大小等。

许多低视力患者使用助视器阅读或工作距离比较近,常常在 2~10cm,所以患者头部及读物将光线挡住。一个非常好的方法是利用自然照明,例如可让患者坐在窗户近处(图 4-1)有视力眼或视力较佳眼靠近窗户,即患者侧对而不是面对窗户。这样从窗外射入的自然光强而且光线弥散。从窗外射入室内光线的强度可达到 10 000~20 000Lx (1000~2000 烛光),如患者感到光线太强,可以离窗户稍远一些进行阅读。

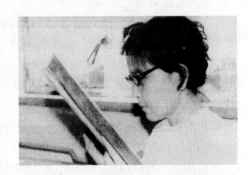

图 4-1　利用窗外自然照明阅读

如使用人工照明,应该有半透明且大一些的灯罩,这样光线会变得弥散一些,灯臂可以调节,光源与读物应成 45°角,光源放于使用眼一侧(图 4-2)。同时应该防止反射光直接射入眼内而引起眩光(图 4-3),产生视力疲劳或分辨力下降等。室内除主要用于阅读或近距离工作的照明外,尚应有一辅助照明,比工作灯照明暗 20%~50%。这样也可以避免

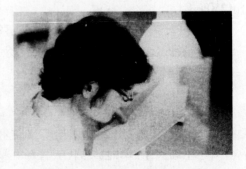

图 4-2　患者在人工照明下阅读

视力疲劳、眩光等。灯罩大而半透明,射出光线弥散且为低辐射,光的亮度应能调节。灯光射在读物上,反射光不进入眼内,不易引起患者不适(图 4-4)。

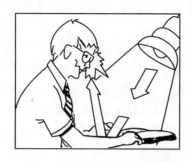

图 4-3 灯光反射光入眼,易引起眩光

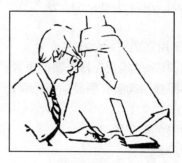

图 4-4 灯光反射光不进入眼内,不易引起患者不适

由于低视力患者阅读距离比较近,如果把书放在普通桌面上,患者阅读时要低头弯腰,在这种体位,颈、肩、背部肌肉很易疲劳,所以最好取垂直体位及使用阅读架(图 4-5)。

国外也常用一种专为低视力患者设计的写字与阅读联合书桌(图 4-6)。

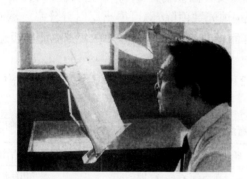

图 4-5 利用阅读灯及阅读架阅读,不易产生视力及全身疲劳

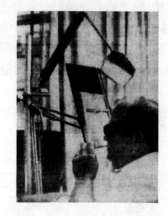

图 4-6 专为低视力患者设计的写字与阅读联合书桌

这种书桌的桌面可以任意升降以满足不同低视力患者的需要。桌面可以立起80°,这对很近距离阅读读者很方便。桌面的颜色浅淡,读物可借磁铁固定在桌面上。桌面上尚有阅读装置,可使读物任意左右上下运动,以适合患者要求。另外尚有光源、手操纵支架等。

(三) 低视力患者的照明要求

1. 适合于用低(暗)照明的低视力患者:

(1) 白化病:虽然一般白化病患者无法忍受强光,但比一般人所想象的要好一些。50英尺烛光照度一般不会引起视力疲劳或视力下降。

(2) 先天性无虹膜:该类患者常常需要低照明,比正常照明稍低即可,也有少部分患者需要正常照明。不像一般眼科医生认为的那样很易产生怕光。

(3) 白内障:特别是晶状体后囊下混浊的患者。

(4) 角膜中央部混浊:在较暗光线下瞳孔大一些,可有更多的光线进入眼内。

(5) 黄斑部病变(一少部分患者):在黄斑变性的进展期,部分患者于光线暗的情况下视力好一些,而且舒适,但多数患者需要强的照明。

(6) 全色盲(Achromatopsia):强光或一般照明下,常有不同程度的不适。一般需较暗照明。

2. 适合于用强照明的低视力患者

(1) 视网膜、脉络膜及视神经缺损患者;

(2) 各种眼病引起瞳孔明显缩小患者;

(3) 青光眼;

(4) 视网膜色素变性;

(5) 视神经萎缩;

(6) 病理性近视;

(7) 术后无晶状体;

(8) 大多数的黄斑部病变。

在阅读时,老年人(60岁以上)比青年人需要强的照明,Guth、Eastman及Mcnelis(1956)认为,老年人所需照明为青年人的2倍。

3. 低视力患者室内环境的照明要求 低视力患者家庭及工作场所的照明情况非常重要。光源对眼的影响主要是通过反射光。反射光是以英尺-朗伯(foot lamberts)来表示。测量某一物体表面的反光亮度,可以用一个照度计离该物体5~12cm进行测试,其读数便是英尺-朗伯。英尺-朗伯数值被光源的英尺-烛光数值除,即可得出反射百分率。例如桌面照明为100英尺—烛光,通过照度计测量桌面反射光为70英尺-朗伯,则桌面的反射百分率为70/100=70%。

美国的Kauhnan及Christensen(1972)推荐各种生活工作环境中反射百分率的标准如表4-1。

表4-1 室内反射百分率标准

类别	各种物体表面	反射(光)百分率(%)	类别	各种物体表面	反射(光)百分率(%)
办公室	天花板	80~90	住宅	地板	20~40
	墙壁	40~60		天花板	60~90
	家具	25~45		大窗帘	35~60
	办公室设备	25~45		墙壁	35~60
学校	天花板	70~90		地板	15~35
	墙壁	40~60	工厂	天花板	80~90
	黑板	20		墙壁	40~90
	地板	30~50		设备及桌面	25~45
				地板	20

表4-2给出的各种工作场所或工作面的最低照明标准是美国照明工程师协会(illumination enginerring society,IES)所推荐,可供我们工作中参考,但必须强调的是上述标准为最低要求,而且更为重要的是该协会制定此标准是针对正常人,而未考虑到眼病患者,所以对于低视力患者应根据眼病情况提高或降低上述标准。例如发现患者需要更佳亮度,则可采取以下措施:

表 4-2 各种场所最低照明

场所或工作	英尺 - 烛光	场所或工作	英尺 - 烛光
旅店		病房	30
前厅或办公室	50	饭厅	30
卧室	10~30	文娱室	50
洗澡间	10~30	学校	
住宅		走廊及楼梯	20~30
书房	70	教室	70~150
卧室	50	绘图室	140
饭厅	15~20	黑板	150
缝纫	100~200	一般近距离工作	
熨洗衣服	50	书写	70
图书馆		读一般杂志	35
阅览室	50	读报纸	70
书目室	100	读电话簿, 查字典	140
医院		黑布上看白线	360
走廊	20	黑布上看黑线	1400
楼梯	30		

(1) 加大灯泡的瓦数;

(2) 减小工作面与光源或灯泡间的距离;

(3) 增加辅助照明,或者使用带有照明的助视器;

(4) 设法改变背景与读物之间的对比度,例如改变桌面与读物间的对比度。

通过增强光的"反射百分率"方法,即增加物体表面的反射百分率,可以提高照明效果,例如将室内暗绿色的墙壁改成淡黄色的,则光的反射率会由 7% 增大到 70%。

一般的低视力专家常向低视力患者推荐使用 60~75 瓦白炽灯,当然以磨砂的白炽灯泡最佳,因其射出光线弥散,适合于低视力患者的近距离工作。

单一的荧光灯可产生频闪效应(stroboscopic effects),如将两个荧光灯管串联起来,则可以消除频闪效应。这样可以消除荧光灯出现的频闪效应引起的视力疲劳。

4. 低视力患者室外的照明要求　对低视力患者,在白天晴天情况,可以从事许多工作而不会感到困难。但低视力专家应注意下列诸问题并需加以解决:

(1) 是否由于光源引起直接眩光或反射光而引起的间接眩光。

(2) 是否由于室外光线或照明突然降低而引起低视力患者活动或工作的困难。

(3) 对比及阴影是否妨碍低视力患者对目标的辨认。

(4) 傍晚时分或在暗淡照明下对低视力患者的影响。

可以从低视力患者对于窗户玻璃反射光、金属制品表面反光、水及雪所造成的反光等,来了解患者对间接眩光的反应,设法使用控制光线的装置或助视器,如大沿帽、护边眼镜等加以解决。

二、对比敏感度

视功能常以视力和视野来表示,即视力、视野是视功能的定量标准。通常视力表是在白色的背景下由黑色的符号或视标所制成。视力表所表明的视力是测量眼对细节(高空间频率)的分辨能力,而且是最大的对比,即黑色与白色的对比,也是近100%的对比。但人们在日常生活中,周围环境中的目标,几乎不存在100%的对比,而是高低各种不同对比,对比(contrast)可以由下列公式求出:

$$L_{max}-L_{max}/L_{max}+L_{max}$$

即:最大亮度 – 最小亮度 / 最大亮度 + 最小亮度

对比是由黑色条栅与白色间隔的亮度决定的。最大亮度是指白色间隔的中心亮度,最小亮度是指黑色条栅的中心亮度。条栅数目的多少称为空间频率(spatial frequency),它是由每度视角所对的条栅数目决定的。因为这些条栅的亮度为一正弦曲线,所以相邻两个最亮条栅为一周,其单位为周/度(C/deg)。人们所能辨别最小的对比称为对比敏感度阈值。不同空间频率的对比敏感度阈值是不同的。

阈值与对比敏感度值为反比关系,即T=1/s。其中T=对比敏感度阈值;s=对比敏感度值。若以表示结构大小的空间频率为横轴,以它的对比度为纵轴,可绘出一个对比敏感度曲线,为一倒"U"。对比敏感度曲线(contrast sensitivity curve)亦称空间频率函数(function of the spatial frequency),或称调制变换函数(modulation transfer function,MTF)。它能较完整地反映视功能,实际上临床所测视力仅仅是对比敏感度曲线上的一点,或者是高空间频率最末端的一点。

三、光线滤过与对比敏感度

通过吸收光线的镜片即滤光镜片对光线滤过,是消除光谱中紫外线及短波光(280~400nm),如紫蓝光的有效方法。光线的滤过作用既有效地降低由于眼部屈光间质引起光线散射造成的眩光,又可以降低由于晶状体荧光引起的眩光。这种有光线滤过作用的滤光镜片包括各颜色,如浅黄、粉、褐、墨绿等滤光镜片,它们的滤光作用不同,可滤过光谱中的短波光(100nm)~长波光(500nm)。光谱中的100nm直到500nm的光波由于滤光镜片的作用虽能降低眩光,但同时也可使外界的目标亮度与清晰度降低。例如滤过作用在380~430nm光谱区时,亮度会降低0.05%,滤过430~480nm时则亮度降低达到2.63%,但如果滤过达到530nm时,则亮度明显降低,而达到21%,如达到580nm时则亮度下降到67%,即外界目标的亮度为未滤过的1/3。这就说明了滤光镜应用于消除眩光的局限性。即在降低眩光的同时也会使目标的亮度下降而影响视觉活动。滤光镜的另外一个缺点是对色觉的影响,因为滤光镜在改变目标的亮度同时,也会影响人们对色觉的感知。虽然如此,滤光镜对低视力患者的应用仍是十分有价值的。我们曾对低视力患者在用滤光镜改善视功能(对比敏感度)方面获得较满意效果,现结合国外文献报道简述如下。

(一)历史回顾

人们很久以前即对有色滤光镜(tinted filter lens)发生了兴趣。早在1915年,Luckiesh就提出黄色滤光镜能提高视功能。临床医生想了解滤光镜能否用于预防某些疾病以及能否作为助视器。视觉研究人员及视觉康复工作者则想了解滤光镜对视功能的作用以及作用机制。尽管有些滤光镜已在某些紫外线和红外线辐射量较多的职业中作为防护用具,或晶状体摘除后一段时间的紫外线防护,但对眼科医生及验光师们能否像配眼镜一样给患者佩戴滤光镜仍有争议。

滤光镜能使目标看起来更暗或更亮,它能滤去某些颜色或在不改变目标颜色的情况下增强其对比度。但同时大多数的滤光镜都使视力及辨色力有所降低,如在灰蒙蒙的天气使用橘红色或红色滤光镜能使人有阳光灿烂的感觉。从总体上来说,黄色、橘红色和红色滤光镜都能提高对比度,因而尤其适用于低视力患者,其作用机制可能在于减轻不适眩光和失能眩光(幕罩样眩光),增强照明变化时的适应能力以及提高对比度和(或)视力。低视力患者使用的滤光镜应具有以下特性:①能吸收紫外线,最好能吸收波长在 400nm 以下的光线;②能使 20%~98% 光线不能通过;③对视力和色觉的影响尽可能小。

对有失能眩光或对强光敏感、畏光,因对比度降低而致视功能的下降,或对照明的变化适应时间过长的患者都应试戴滤光镜。使用阴极射线管(CRT)或电视屏幕的患者,以及长期使用计算机者也应试戴。

选择何种以及透光率多大的滤光镜主要应根据患者对所试镜的反应,同时考虑患者的症状和眼病情况。

黄色滤光镜常被称为对比镜、夜间驾驶镜、防雾镜、对比度增强镜、电视眼镜等,是目前人们研究最多的一种滤光镜。有人认为适于计算机工作者和领航员使用。尽管实际的透光量下降了,戴镜者却感觉亮度增强了,因而很喜欢戴(如滑雪和射击爱好者)。黄色滤光镜能滤去大部分波长在 500nm 以下的光线,因而它们不能保护眼免受蓝光、紫光和紫外线的辐射及干扰,Kinney 认为晶状体随着年龄的增加逐渐变黄可能就有类似的作用;波长在 500nm 以上光线的总透光率只比色镜稍有下降,因此也不会因光线变暗而导致瞳孔的散大。

尽管大多数的研究者都主张使用黄色滤光镜,如法国的汽车前灯上就必须安装黄色滤光镜,在奥地利 Bad Hall 的低视力门诊,医生也建议那些感觉黄色滤光镜能提高对比度的患者把其作为助视器使用。但也有的研究者认为黄色滤光镜不仅没有什么作用而且能降低视功能,患者的需要只是出于心理因素。

(二)国内对滤光镜的研究

1. 正常人　我们使用的黄色和红色滤光镜是由日本 HOYA 公司生产的,其透光率分别为 91.5% 和 90%。两种滤光镜都没有屈光度。

对比敏感度的测定采用美国 Vistech Consultants 公司生产的 VCTS6500(Vision Contrast Test System 6500)型对比敏感度测试表。

我们共测试了 30 人 60 眼,年龄范围 17~61 岁,平均年龄 32.9 岁 ±3.7 岁。男 12 例 24 眼,女 18 例 36 眼。所有的受试者均经详细的眼科检查无异常发现。另外,在检查完每只眼后都让受试者闭眼休息 2 分钟。

在 30 名受试者中,22 人感觉戴黄色滤光镜后物体的亮度和对比度增强,目标更为柔和。当问及是否愿戴时,回答是肯定的。8 人感觉没什么变化。戴红色镜时,10 人感觉能增加对比度,但辨色能力和物体亮度有所下降,只有 5 人愿戴红镜。

对每个标号对应的对比敏感度值用 Systat 统计软件包进行统计学处理后,结果如表 4-3,表 4-4 及图 4-7。

表 4-3　戴用滤光镜前后对比敏感度的平均值

空间频率(周/度)	1.5	3	6	12	18
裸眼	64.9	111.1	124.5	78.0	26.8
黄镜	83.3	124.7	151.7	92.6	28.6
红镜	76.1	123.7	144.0	80.7	27.1

表 4-4　戴用滤光镜后与裸眼时的对比敏感度平均值进行 t 检验的 p 值

空间频率(周/度)	1.56	3	6	12	18
黄镜	<0.01	<0.01	<0.01	<0.01	>0.05
红镜	<0.01	<0.01	<0.01	>0.05	>0.05

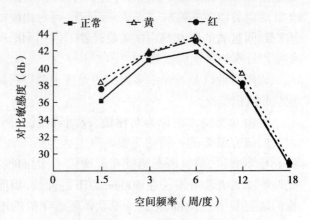

图 4-7　正常人戴用滤光镜前后对比敏感度的变化

　　从统计结果可以看出：戴用黄色滤光镜时和裸眼时的对比敏感度平均值在空间频率为 1.5、3、6 和 12 周/度时的差别有非常显著性意义，即黄色滤光镜能明显提高正常人在这些空间频率时的对比敏感度。而戴红色滤光镜时和裸眼时的对比敏感度平均值在空间频率为 1.5、3 和 6 周/度时的差别有非常显著性意义，即红色滤光镜能明显提高正常人在这些空间频率时的对比敏感度。这种提高在较大的物体轮廓（即低空间频率）尤其是对比度较低时更明显；而在物体轮廓较小（即高空间频率）时不明显或不提高。总之，黄色和红色滤光镜能明显提高正常人在低及中空间频率时的对比敏感度。也就是说，两种滤光镜能明显提高正常人在低及中空间频率时的视功能。

　　据我们所知，这是国内第一篇有关滤光镜对视功能影响的研究报告。虽然在 70 多年以前就提出了黄色滤光镜能提高视功能，国外也陆续开展了一些这方面的研究工作，如 Rieger 就发现戴用黄色滤光镜时能明显提高正常人的对比敏感度。Yap 也发现正常人戴用黄色滤光镜后明视觉时的对比敏感度在各空间频率均有提高，暗视觉时的对比敏感度也明显提高。在奥地利 Bad Hall 的低视力门诊，医生就建议那些感觉黄色滤光镜能提高对比度的患者把其作为助视器使用。但国内却始终未开展过这方面的研究工作。1987 年全国残疾人抽样调查显示，全国约有 600 余万低视力患者，其中约有 400 余万需要助视器（滤光镜是其中之一）进行康复。另外尚有大量的眼科患者虽然视力≥0.3，不属于低视力范围，但也有许多人需要助视器，而且正常人也需要科学的滤光镜。因此，开展滤光镜的研究对改善正常人和低视力患者的视功能是非常有意义的。

　　关于滤光镜提高对比敏感度的机制仍处于探索阶段，目前比较为大家所公认的解释是晶状体能吸收紫外线，尤其是此紫外线 -A 并产生蓝色的荧光，因而对视网膜上的物像有"遮蔽作用"，使物像的对比度下降。黄色滤光镜能滤去紫外线，因而消除了晶状体所产生的荧光及伴随的视网膜对比度的下降。有的研究者则认为黄色滤光镜通过滤去它的对比色（即蓝色光，红色滤光镜的对比色则为蓝色和绿色光）使得视网膜的生理反应增强，因而接收到的物体的亮度也增强。

　　戴用滤光镜时波长在 500nm 以上光线的总透光率只稍有下降，因此也不会因光线变暗而导致瞳孔的散大。

　　总之，戴用黄色和红色滤光镜能明显提高正常人在中及低空间频率时的对比敏感度，因此，对比敏感度的提高对低视力患者的视觉康复更有意义。

2. 弱视 我们共测试了弱视患者 26 例 40 眼,年龄范围 5~36 岁,平均年龄 9.56 岁。男 15 例 24 眼,女 11 例 16 眼。单眼弱视 11 例,双眼弱视 15 例(其中 1 眼视力仅 0.01,未能查对比敏感度,故除外)。所有的受试者均经详细的眼科检查无异常发现,并经严格的散瞳验光。根据验光结果,检查时让患者戴矫正眼镜。根据中华医学会眼科学会全国儿童弱视斜视防治学组制定的标准,本组病例中,斜视性弱视 2 眼,均伴有屈光不正;屈光不正性弱视 29 眼;屈光参差性弱视 7 眼;形觉剥夺性弱视 0 眼;先天性弱视 2 眼(双眼球震颤)。按弱视程度分,重度者 3 眼;中度者 24 眼;轻度者 13 眼。26 例(40 眼)患者戴黄镜和红镜前后测得的对比敏感度曲线,从中可以看出,峰值均在 3c/d,戴滤光镜后,对比敏感度曲线较前全频升高,而以低频部分(1.5 及 3c/d)升高明显。另外弱视眼无论戴滤光镜与否对比敏感度曲线全频均低于正常人。

表 4-5 及表 4-6 可以看出弱视眼戴用滤光镜后,对比敏感度曲线较前全频升高,而以低频(1.5 及 3c/d)升高最明显。有报告表明,峰值的提高与患者的走路等活动有明显关系,同时与观察面部表情及辨认中等大小的印刷字体有关;而低频的提高对患者的语言交流极为重要,例如在视力正常人的对面交谈中,身体语言(点头或摇头,手势等)、面部表情、口型等在对语言的理解中起到很重要的作用。而由于人类面部各器官的对比度比较差(这在黄色和黑色人种更为明显),如果环境再差些,如光线暗,低视力患者,尤其是那些同时伴有听力损害的患者,在进行面对面交谈时,就不能看清谈话者的表情,因而严重妨碍对谈话者语言的理解,在嘈杂的环境中这种情况更为明显。

表 4-5 弱视戴用滤光镜前后对比敏感度的平均值

空间频率(c/d)	1.5	3	6	12	18
裸眼	26.400	44.625	37.725	16.206	7.120
黄镜	43.625	68.525	50.950	21.735	10.520
红镜	40.750	69.425	49.350	20.529	10.160

表 4-6 弱视戴用滤光镜前后对比敏感度的平均值进行 t 检验的 p 值

空间频率(c/d)	1.5	3	6	12	18
黄镜	<0.01	<0.01	<0.01	<0.01	<0.01
红镜	<0.01	<0.01	<0.05	<0.05	<0.01

戴黄镜和红镜后弱视眼的对比敏感度在每个空间频率都有提高,即全频提高,因而从一定程度上弥补了对比敏感度的降低。这说明视功能得到了全面改善,在现实生活与工作中增强了患者的适应能力。

在对比敏感度检查中如果能看到 3 个以上的空间频率,低视力患者常可有较持久阅读能力;反之,则常常缺乏持久阅读能力。在我们的研究中还发现,滤光镜不仅能在某一空间频率提高原有的对比敏感度,而且能增加可见的空间频率。戴用滤光镜后可以看到 5 个空间频率的眼数明显增多,这对增强低视力及弱视患者阅读能力是非常重要的。

虽然 Luckiesh 在 1915 年就提出了黄镜能提高视功能,国外也陆续开展了一些这方面的研究工作,如 Rieger 就发现戴用黄镜时能明显提高正常人的对比敏感度。Fowler 等发现 20 例双眼弱视儿童(调节和集合功能,立体视和对比敏感度均不良)戴用黄镜后视功能立即增强,这包括:调节性近点变近,立体分辨视角从 171′ 降到 55′,对比敏感度提高。这些儿童戴用黄镜 3 个月,尤其在读书和近距离工作时,其视功能(以上 4 项)均有所提高,而且在 6 个较小的儿童(<10 岁),这种提高即便在 6 个月以后的随访时仍保留着(不戴黄镜)。在之后的 6 个月中又有 13 个儿童自己要求去掉黄镜,因为他们的视力变得越来越正常。在奥地利 Bad Hall 的低视力门诊,医生就建议那些感觉黄镜能提高对比度的患者把其作为助视器使用。

滤光镜使用方便,没有屈光不正者可直接戴用,有屈光不正的可把滤光镜放在矫正镜上或用滤光镜直接磨制矫正镜。对于较严重的弱视眼,他们使用的各种助视器,如眼镜式望远镜,近用眼镜助视器的镜片可以改用滤光镜磨制,这样不仅能提高患者的视力,还能全面提高对比敏感度。

我国儿童弱视的发病率约为 2.8%,以 3 亿多儿童计,弱视患者约有 1000 万。在低视力门诊患者中,弱视也是主要病种之一。由于弱视在 12 岁后视力很难再提高,只能从康复角度采取各种措施提高其视功能,滤光镜的使用即是其中非常有希望的一种方法。黄镜和红镜能全面提高弱视眼在各个空间频率,尤其低频和中频率时的对比敏感度。黄镜可作为一种非光学性助视器来提高低视力患者的视功能。

3. 视网膜色素变性　我们共测试了 18 例 30 眼,年龄范围 11~61 岁,平均年龄 30.4 岁。男 15 例 24 眼,女 3 例 6 眼。对比敏感度值用计算机处理后如表 4-7 所示。戴用滤光镜后与不戴时的对比敏感度平均值进行配对 t 检验的 p 值如表 4-8。图 4-8 是正常眼与 30 例 RP 眼的平均对比敏感度。

表 4-7　视网膜色素变性患者戴用滤光镜前后对比敏感度的平均值

空间频率(c/deg)	1.5	3	6	12	18
未戴滤光镜时:					
标准差	16.5	25.9	34.7	18.7	5.3
平均值	24.0	40.3	29.8	12.8	5.8
戴黄镜时:					
标准差	35.6	50.4	43.4	24.4	4.2
平均值	39.4	61.2	46.2	20.5	8.1
与未戴时比较:	+15.4	+20.9	+16.4	+7.7	+2.3
戴红镜时:					
标准差	20.0	46.1	38.7	19.0	6.6
平均值	30.4	51.6	37.6	14.7	6.8
与未戴时比较:	+6.4	+11.3	+7.8	+1.9	+1.0

表 4-8　视网膜色素变性患者戴用滤光镜前后对比敏感度的
平均值进行 t 检验的 p 值

空间频率(c/deg)	1.5	3	6	12	18
黄镜	0.016*	0.003**	0.004**	0.158	0.105
红镜	0.018*	0.059	0.049*	0.315	0.633

从图 4-7 和图 4-9 可以看出,视网膜色素变性(RP)眼的对比敏感度曲线较之正常眼有了明显改变:

（1）对比敏感度曲线在全频降低。

（2）对比敏感度在高中频段（18，12和6c/deg）的降低高于低频段（1.5和3c/deg）。

（3）峰值左移。正常眼对比敏感度曲线的峰值在中频段（5c/deg）左右，而RP患者由于在6c/deg处对比敏感度明显下降，因而峰值左移到3c/deg。

低空间频率的对比敏感度对低视力患者面对面的语言交流能力有重要影响。例如，在面对面交谈中，身体语言，如点头或摇头、各种手势、面部表情、口型等的变化所表达的含义在对交谈者语言的理解中起到很重要的作用。因而人们在进行面对面的交谈时大都很仔细地观看谈话者的面部和口型变化，尤其是在嘈杂的环境中。但低视力患者往往就不能看清谈话者身体语言所表达的信息，因而严重妨碍了对谈话的理解，在嘈杂或光线较暗的环境中这种情况更为明显。

对比敏感度曲线的峰值则与人们的活动能力，辨认面孔和中等大小印刷字体的能力密切相关。

RP患者的对比敏感度曲线在低频段和峰值均明显下降，因而可以预见RP的低视力患者的面对面语言交流能力和活动，辨认面孔和中等大小印刷字体的能力都会有所下降。

RP眼戴用滤光镜后的对比敏感度曲线也有了一些改变（图4-9和图4-10）。

（1）全频升高。戴用黄镜和红镜后RP眼的平均对比敏感度均有所提高，但仍比正常人的对比敏感度曲线低（图4-10）。

（2）无论戴黄镜还是红镜，对比敏感度的提高都以峰值，即3c/deg的为最大，分别为20.9和11.3，其余按提高幅度大小，依次为6、1.5、12和18c/deg，以高频段（18c/deg）的为最小，分别为2.3和1.0。

如表4-8所示，戴用黄镜后，在

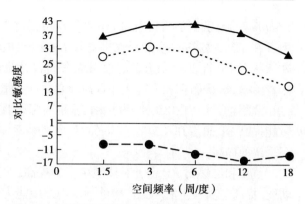

图4-8　正常眼与视网膜色素变性患者的对比敏感度曲线及视觉图

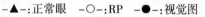
－▲－：正常眼　－○－：RP　－●－：视觉图

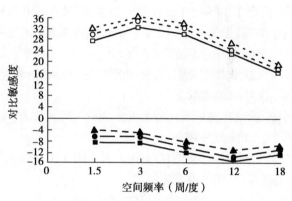

图4-9　视网膜色素变性眼戴用滤光镜前后平均对比敏感度曲线的变化

－□－：RP　－△－：戴黄镜时　－○－：戴红镜时　－▲－：戴黄镜时的视觉图　－●－：戴红镜时的视觉图

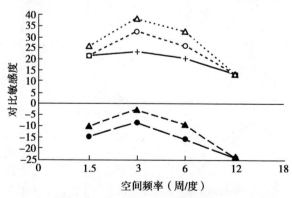

图4-10　某RP患者戴用滤光镜前后平均对比敏感度曲线的变化及视觉图

－＋－：RP　－△－：戴黄镜时　－○－：戴红镜时　－▲－：戴黄镜时的视觉图　－●－：戴红镜时的视觉图

注：图4-8～图4-10中的对比敏感度是分贝（decibel，db）表示法，SC（db）=20lg（CS）

1.5c/deg 的差别有显著性意义,在 3 和 6c/deg 的差别有非常显著性意义,即黄镜能提高 RP 患者在 1.5,3 和 6c/deg 的对比敏感度,从上述可知,低频段(1.5,3c/deg)对比敏感度的提高意味着 RP 性低视力患者的面对面在语言交流能力的提高,而峰值(3c/deg)的提高则意味着活动,辨认面孔和中等大小印刷字体的能力都有所提高。

戴用红镜后,在 1.5 和 6c/deg 的差别有显著性意义,峰值的差别没有显著意义,显示红镜能提高 RP 患者在 1.5 和 6c/deg 的对比敏感度,即对 RP 性低视力患者的语言交流能力也有一定的提高。

黄镜和红镜对 RP 患者对比敏感度的提高,尤其是低频和峰值的提高,改善了患者的视功能,提高了其在生活和工作中的活动与适应能力。

4. 视神经萎缩及青光眼 除视网膜色素变性外,我们还对视神经萎缩及青光眼等常见的致残眼病进行了研究。在视神经萎缩我们共测定了 22 例 34 眼,年龄范围 7~61 岁。患者多伴有不同程度的视野损害,如颞侧岛形暗点,扇形缺损,中心暗点及向心性缩小等。我们共测定了 17 例 30 眼青光眼患者,年龄范围由 15~75 岁,其中闭角型 10 例 18 眼,开角型 6 例 10 眼,先天性 1 例 2 眼。上述两种眼病的对比敏感度曲线较之正常眼有较大改变:

(1) 对比敏感度全频下降。

(2) 高频下降明显,视神经萎缩在 6c/deg;青光眼在 12c/deg 下降最为明显。

(3) 峰值左移。

戴滤光镜后对比敏感度曲线均有较大改善:

(1) 全频升高。

(2) 视神经萎缩在 3c/deg,青光眼在 1.5c/deg,即在低频段上升最为明显。其实际意义前已述及,在此不再赘述。

不同颜色滤光片的特性,见表 4-9。

表 4-9 各种不同颜色滤光镜片的特性

特性	颜色	特性	颜色
降低眩光	深黄色	有助于严重光敏感度下降	深黄色
	深橙色		深灰 - 绿
	中等及深灰色		深绿
	浅及深灰 - 绿色	有助于计算机工作	浅灰 - 绿
	紫红色		浅绿
	浅,中及深灰 - 绿色	有助于室内照明	浅灰(荧光灯)
	浅绿(室内眩光)		浅琥珀色
	中及深琥珀色		浅灰 - 绿
提高视力	浅及中橙色		浅绿
	紫红色	强化背景	浅、中及深橙色
	中琥珀色	最大亮度	浅、中及深黄色
提高对比度	浅及中黄色	自然颜色还原	深灰
	浅、中及深橙色		浅及中灰 - 绿色
	浅及琥珀色		浅及中绿色
	浅紫红色	全色盲及杆状细胞色盲可用	浅、中及深红
有助于阅读	浅及中橙色	蓝,绿及黄色减轻视物模糊	

(孙葆忱)

四、对比敏感度与表情识别

视觉在人与人之间的交流中起着极为重要的作用。已知视觉损害可以引起许多功能性行为受损如阅读、行动和日常生活其他方面。对于视觉损害对人与人之间交流的具体影响到目前为止所知尚少,对于一个低视力患者来说:①可能对于与其交流的人的非语言线索,不能做出适当的反应;②不能适时地、正确地给予与其交流的人以视觉反馈;③不能够产生足够的视觉线索以配合或补充他们所发出的语言信息;④可能在对话时发出一些无关的或易产生误导的面部表情、姿势、手势。

因为表情识别既是功能性视力行为中比较复杂部分,同时也是日常生活中最为经常发生的功能性视觉行为,而且表情识别与低视力患者的生活质量又密切相关,因此,我们对低视患者的视力,对比敏感度、表情识别进行了测试,以期得到有意义的结论,来指导低视力患者的视觉康复工作。

我们共测试了 31 例 60 眼,年龄范围由 14~71 岁,包括视神经萎缩患者 25 例 50 眼,老年黄斑变性 4 例 6 眼,视网膜色素变性 2 例 4 眼。我们对上述患者进行了视力检查,对比敏感度及表情识别的测试。表情识别的检查方法是:12 张表情分别为愉快(4 张,1 女,2 男,1 儿童),愤怒(3 张,1 女,1 男,1 儿童),悲伤(2 张,1 女,1 儿童),惊奇(1 张,女),恐惧(1 张,女),厌恶(1 张,男)的底片用幻灯机投射到白色的屏幕上,投射出的图片大小为 $(17 \times 24) \mathrm{cm}^2$ 的黑白图片。将图片随机排列,房间照度为 $200 \mathrm{L_x}$ 左右。依次显示出各照片。被检查者与其所观察照片的距离为 1m,因为 1m 的距离通常被认为是人与人之间交流表情的最适距离。请被检查者依次说出照片中人物的表情。每张图片的观察时间不超过 10 秒。记录观察正确的图片数。图片均由北京大学心理系孟昭兰教授提供(图 4-11)。

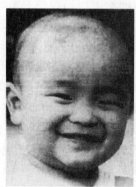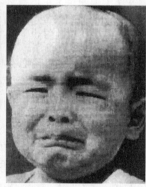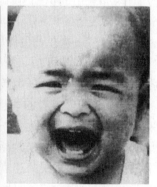

图 4-11 表情识别图

对比度及视力与表情识别使用 SPSS 统计软件包进行相关分析的结果见表 4-10。

表 4-10 对比度与表情识别的相关分析结果

	均值	面部表情识别	
		r	p
低频	12.7	0.3714	0.004
中频	16.6	0.1794	0.174
高频	1.9	0.2002	0.128
视力	0.37	0.2904	0.026

低频(1.5c/d)对比敏感度水平与表情识别的相关系数为0.3714,显著性检验的 p 值为0.004,说明低视力患者低频对比敏感度的水平与其识别表情的能力之间存在显著性的相关关系。

中频(6c/d)对比敏感度水平与表情识别的相关系数为0.1794,显著性检验的 p 值为0.174。说明低视力患者中频对比敏感度水平与其识别表情的能力之间无相关关系。

高频(18c/d)对比敏感度水平与表情识别的相关系数为0.2002,显著性检验的 p 值为0.128。说明低视力患者高频对比敏感度水平与其识别表情的能力之间无相关关系。

研究结果表明,低视力患者低空间频率对比敏感度值与低视力患者识别表情的能力之间存在显著性的相关关系。低视力患者的视力水平与其对表情的识别能力有相关关系,但不如低频对比敏感度与表情识别的相关关系显著。

许多传统的视觉测试是评估患者对于高对比度的静止图像的识别能力。但是,对于这一测试的结果与人们在自然环境中从事一些感知性行为的能力之间的关系仍难于确定。视力是评估人们对物体或目标细节的识辨能力,视力表是测试在高对比度状态下某一特定距离能看到的某些字母或一些相似符号之中最小的一个分辨能力。测试视力在对视觉损害患者进行评估和干预时往往是最常用的、首选的也是很重要的检查手段,但视力水平并不能够准确地说明功能性视力的水平。具有相同视力的患者其功能性视力水平可能完全不同,例如:他们的阅读能力会有很大差别,因为其中一人会有中心暗点,或者由于他们的视野或对比度的差别会导致他们的活动能力有所不同,尤其是对比度。

通过对比度的测试往往可以解释为何视力水平相同的患者其功能性视力水平会有很大差别,而视力水平不同的患者其功能性视力水平则可能相同。因为在日常生活中的许多视觉环境的对比度不可能像视力表的对比度接近100% 的对比度那样好,例如一些典型的低对比度的工作,如表情的识别,在雨或雾中开车,上、下楼梯,向一个白色的杯子中注牛奶等L·Hyvarinen 认为表情的识别是属典型的低空间频率对比敏感度的日常活动,因为人类面部各器官的对比度较差,这在黄色和黑色人种更为明显。日常生活中的许多视觉信息,尤其是在定向时,往往是低对比度的。所以仅仅根据患者的视力测试结果并不完全表明视力好的患者识别表情的能力一定比视力差的患者识别表情的能力要强。低频对比敏感度的水平比视力更能够反映低视力患者的表情识别能力。例如我们测试的患者视力为0.05,可以正确识别全部 12 张图片,而视力为 0.2 的患者却只能识别 4 张图片,这提示临床医生,不能单单依据低视力患者的视力水平来判断患者日常生活中的行为能力,如:与其他人进行面对面交谈时获得信息的能力。低视力患者在面对面交谈中往往不能够看清楚谈话者身体语言所表达的信息,因而严重妨碍了对谈话者的语言的理解,在嘈杂或光线暗的环境中这种情况更为明显。本实验结果可提示我们:对于低视力患者,临床医生可以根据其低空间频率对比敏感度的水平来推断其在日常生活与他人交流时识别面部表情的能力。

视力与表情识别的相关意义不大,并不意味着视力的测定在低视力领域中无关紧要。Frans W·Comwossen 的实验表明低视力患者视力水平与其对细小物体的识别能力有很显著的相关关系。

中高频对比敏感度的水平与低视力患者识别面部表情的能力无关。但中高频对比敏感度水平在揭示其他疾患:如中频对比敏感度在揭示青光眼早期,高频对比敏感度在诊断中心性浆液性视网膜病变等疾患中起着重要作用。

(盛 欢)

五、眩光

在谈眩光以前,首先讲一下与它密切相关的光线散射(scatter)。

光线投射在很细小的颗粒上,发生光线散射现象,称为雷利散射(Rayleigh scatter)。这种散射光可见于周围环境中和人眼内,例如有雾或尘埃,可以出现光线散射,又例如光线通过积有灰尘的玻璃而进入室内等等。在眼内有两种散射光,即窄角散射(narrow angle scatter)及弥漫散射(diffuse scalcer)。出现这些散射是由于眼内各屈光面不规则,或屈光间质不清所致,如角膜混浊、白内障、玻璃体混浊等,均可引起眼内光线散射。

窄角散射与散焦(defocus)相似,类似于未矫正的屈光不正眼,其焦点形成在视网膜前或视网膜后,使视网膜成像不清楚。该种散射主要影响对比敏感度中的高空间频率部分。弥漫性散射主要影响视觉功能系统的低空间频率部分。

光线的散射与波长有关,而且散射与波长的关系是指数(幂)性的,波长较短,如紫光及蓝光,能引起更严重的散射,而波长较长的橘黄色光引起的散射较轻。

眩光可分为两种,即不适眩光与失能眩光。

(一)不适眩光(discomfort dare)

由于散射光线仅导致视觉不适,而不影响分辨力时,称为不适眩光。它可引起头痛、眼部疲劳、烧灼感、流泪、斜视等。不适眩光是由于视野中不同区域光的亮度相差太大所致。当眼在亮度不同的视野区进行"扫描"或搜寻目标时,瞳孔大小不断地迅速发生变化,即可引起不适眩光症状,例如很亮的强光可引起眩光。为避免眩光,在有强光的同时可加一辅助光源,或不在暗室中仅设一个强光源。如果仅有不适眩光,患者戴滤光镜片无效。

为了控制这种眩光,需对工作面及周围有良好的设计,使光的强度维持在一定限度内,这可以从工作环境的照明、涂色中解决,以使强光源不在视野之内,如从窗户外射入之强光、无灯罩的灯光等,不直接照射到视野中。把天花板、地板、墙壁涂上颜色,以减少反光等。这样可以使视野中的亮度减少,舒适性增加。所以对于正常人尤其是低视力患者,如有不适眩光,应仔细查问患者的生活及工作环境,寻找不适眩光的原因。一般而言,不适眩光与视力及眼病无关。

(二)失能眩光(disability glare)

失能眩光又称幕罩样眩光(veiling glare),它的定义是:由于散射光线在眼内使视网膜成像产生重叠,使成像的对比度下降,因而降低了视觉效能及清晰度(图 4-12)。

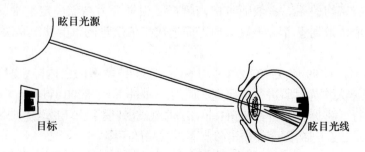

图 4-12　失能眩光对视网膜成像的影响

有三种情况可以引起视网膜成像的对比度下降,或使视网膜成像的清晰度下降,即散焦现象,目标成像不在视网膜上;另外是失能眩光;第三是失能眩光加散焦。

在日常生活中常可遇到失能眩光,如光滑的书的表面引起的反光,晚上汽车大灯引起的眩光使我们看不清前面的目标,天空中飞机由于阳光照射的反光等。

(三) 失能眩光对各种眼病、手术的影响

只要是眼疾患者可由于失能眩光产生眼内光线散射均可引起视觉方面的问题,因此眩光检查可用于各种眼前部疾患如圆锥角膜、角膜水肿、角膜屈光手术、白内障以及评估人工晶状体光学质量等。眼后部疾患如视网膜色素变性及各种眼疾引起的玻璃体混浊及黄斑部水肿等。

1. 在眩光情况下黄斑色素与视功能　有一种理论显示中心凹的黄斑色素在眩光下可改善视觉功能。根据 Stringham 等(2011)研究结果显示,MP(macular pigment,MP)的水平与以下三个方面的视觉功能密切相关,光应力恢复、失能眩光、及视觉不适,即较高的 MP 光学密度(MP optical densities,MPODs)水平可造成光应力(photostress)恢复时间加快(平均 $P<0.003$)、失能眩光对比度阈值下降(平均 $P<0.004$)及视觉不适降低($P=0.002$)。因此,视网膜中心凹 MP 水平较高,则在眩光情况下可使视功能得到改善。

2. 视网膜色素变性(RP)　Alexander 等(1996)曾报告在视网膜色素变性患者眼内光线散射情况。这些患者无或有极轻的晶状体混浊,应用 van den Berg 离散光线测试仪对 RP 患者及对照组正常人进行测试对比发现,在 20 例 RP 患者中有 17 例离散光线水平超过了 30 例正常人的相同年龄的对照组。有些患者其离散光线参数增加是 20 岁正常人平均值的 4~5 倍。因此作者等认为,在 RP 患者尽管没有或有很轻的后囊下混浊都会有眼内光线散射的增加,而在有眩光源存在的情况下会使 RP 患者的视力下降。

3. 准分子激光角膜切削术(PRK)　在 Loewenstein 等(1997)对连续 825 例准分子激光 PRK 回顾性的研究报告中指出:术后可出现各种合并症,眩光及眼前光晕占 3.6%,这无疑会对患者的视功能造成损害。另外 Niesen 等(1996)报告在 PRK 后均可有对比敏感度及眩光的损害。在其 32 例 46 眼手术中,分别在术后 1、3、6、9 及 12 个月应用 Berkely 眩光测试仪进行检查发现:高对比度视力在术后 6 个月明显受损,术后 1 年得到恢复,但明显受到损害的低对比度视力及失能眩光损害在术后 1 年仍得不到恢复。因而说明这些患者虽然术后视力尚佳,但由于眩光及对比度受到损害而会有生活质量的下降,而这些又常常为只注重视力结果的临床眼科医生所忽视。

4. 白内障　有大量文献报道,根据临床视力测试来确定眼部是否异常,观察疾病的发展以及评估治疗效果。但很少人注意视觉与实际生活活动之间的关系。在白内障患者视觉与日常生活有密切关系。一般而言白内障都是根据视力高低决定手术的,但目前越来越多的眼科医生认识到患者由于视觉损害而造成生活质量的下降状况是决定白内障手术的重要指征。

Peter 等(1992)对 99 例 45~85 岁(平均 66.6 岁)各种类型的白内障(皮质、核性及后囊下)患者及对正常人作为对照进行了研究。应用 Vistech MCT 8000(Vistech Consultants,Inc,Day-ton,OH)进行了眩光敏感度(glare sensitivity)的测试。证明了由于眩光造成眼内光线散射,使视网膜成像对比度下降,因而使白内障患者的视功能下降。

国内王军等(2002)对比敏感度和眩光敏感度检查在晶状体后囊膜混浊(posterior capsule opacification,PCO)患者视功能评价中的意义,为掺钕钇铝石榴石(neodymium-yttrium aluminum garnet,Nd:YAG)激光治疗晶状体 PCO 提供视功能评价方法。作者等对 67 例(73 只眼)超声乳化白内障吸除人工晶状体植入术后晶状体 PCO 患者行 Nd:YAG 激光晶状体后

囊膜切开术,分别于手术前、后进行视力、对比敏感度和眩光敏感度检查,并加以分析,结果显示:晶状体 PCO 对视功能的损伤,不仅表现在视力下降,而且可导致对比敏感度和眩光敏感度降低,即随着混浊程度的加重,视力、对比敏感度和眩光敏感度均随之降低。Nd:YAG 激光晶状体后囊膜切开术后,患者对比敏感度和眩光敏感度曲线明显升高。因此,视力、对比敏感度和眩光敏感度可以作为判断晶状体 PCO 对视功能影响的综合指标,全面反映人工晶状体眼的视功能状况,并为判定 Nd:YAG 激光晶状体后囊膜切开术的治疗效果提供依据。Tan 等(1998)也有 PCO 眩光检查重要性的报告。

蓝光滤过型人工晶状体植入术对眩光的影响:国内许多学者对此进行了临床观察,结果显示,与普通丙烯酸酯人工晶状体相比,蓝光滤过型人工晶状体可提高眩光状态下低空间频率下的对比敏感度,也可以减轻患者术后的蓝视症状,而对色觉无负面的影响(朱剑琴等,2009);可以避免或减轻手术后患者的眩目感和畏光(韩霞等,2005);有效滤过了可见蓝光,可接近人眼晶状体的滤过状态,从而减少了术后视物发亮及蓝视现象的发生(李元彬,2012)。

国外 Gray 等(2011)对进行蓝光滤过型人工晶状体植入术与无蓝色滤光人工晶状体在眩光情况下对驾车的影响进行比较,结果发现,前者在有眩光情况下,驾车的安全系数明显高于后者,可明显降低失能眩光,提高司机的安全性。

Eillott 等(1996)指出:许多文献报道有些白内障患者虽然视力尚佳,但仍有许多视觉问题。因而作者等首次模拟了由于白内障而产生的一些临床及日常生活的视觉问题,目的是研究在白内障患者的临床视觉检查结果与实际的日常视觉活动之间的关系。

临床视觉测试包括:双眼 Bailey-Lovie 高对比度视力、低对比度视力及有或无眩光情况下检测,以及 Pelli-Robson 对比敏感度的测试(实际上是测试:视力、对比敏感度及失能眩光)。日常视觉活动的评估为:①面孔识别:(包括对选出的 4 男 4 女黑白照片,表情为高兴、悲伤、生气、恐惧 - 惊讶等的识别。②阅读速度:应用 Bailey-Lovie 阅读表测试。③活动定向:人工设计一个通道,在通道中及其上方设置有各种不同大小、形状、对比度及结构的障碍物,一个人能否安全地通过此通道靠的是对视觉信息的解释和应用能力,由于白内障及眼部屈光间质混浊患者主要问题是在暗光或眩光下活动有困难,如夜间开车等。因此该通道尚包括有低照明及眩光光源(图 4-13)。测试方法是计算患者通过此通道的时间及碰到障碍物(犯错误)的次数。实际上也是评估患者各种视觉技巧及身体活动适应能力。

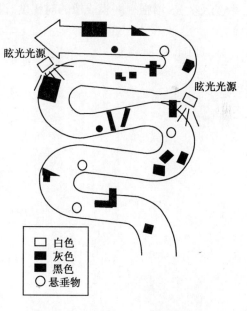

图 4-13 患者通过人工通道的能力

该作者的研究显示:白内障引起的视觉问题主要是广角性光线散射增强所致,这就能说明为什么在视力较佳的白内障患者会有视觉方面的主诉,例如所测患者视力尚佳,但在暗光下其行动能力明显下降。这种光线散射对视力有两种作用或影响,前方的光线散射的增加可降低视网膜的对比度,而后方的光线散射的增加可降低网膜的照明,二者都会使视力下降。

　　使低视力专家更感兴趣的是白内障患者的实际日常生活所受到的影响,因为这对低视力患者的视觉康复有着重要的指导意义及实用价值。上述研究显示,面孔识别、阅读速度及活动定向在室内正常照明下无明显影响,说明散射光线在正常情况下并不明显影响视网膜的对比度也不降低视网膜的照明。但在微弱光线下对上述三项活动都有不利影响,特别是活动定向能力大大降低。因此作者等认为在白内障及其他低视力患者在照明良好情况下其低下的视力也足以使他们安全地活动,但照明较差的情况下则可能无法活动。Genensky 发现在全部 94 例"法律盲"患者中,约有 50% 在晚上不能独立地到户外活动。Ball 等(1991)指出许多白内障患者都避免夜间开车外出。本研究显示患者视力为 1.0,但在弱光下走过通道时可出现 5~6 个"错误",这可说明在白内障及其他屈光间质混浊患者即使有良好视力,也无法保证他们在弱光下能安全地活动。因跌倒而造成严重外伤在老年人是一个很突出的现实问题,而且在 75 岁以上老人中有约 2/3 可因此而造成意外死亡(Manchester 等,1989)。因此由于白内障患者引起的广角性光线散射可造成较为严重的对比敏感度及失能眩光的损害,但对视力影响不大。因此该类患者在低对比度和(或)有眩光的情况下,如在暗光下阅读,夜晚开车或在雾天或大雨情况下走路或开车是会有困难的。白内障患者即使视力为 1.0,仍可有明显的广角性光线散射,因而也无法保证此类患者能安全地在暗光下活动,所以对此类患者而言对比敏感度及眩光比视力更能代表患者的视功能。

　　另外,失能眩光主要是由眼病所致,可以通过戴滤光镜片加以解决,例如在白内障或角膜混浊患者,可以通过戴滤光镜片,来减少或除掉光谱中的短波光及紫外光,降低眼内的散射光及荧光,增强视网膜成像的对比度,进而提高视功能。

(孙葆忱)

第五章　常见低视力眼病的处理

一、低视力门诊的建立

主编孙葆忱教授等于 20 世纪 80 年代初开始为建立低视力门诊做了各种准备工作,于 1983 年在北京同仁医院眼科建立了中国第一个低视力门诊。国外一些发达国家低视力中心低视力门诊的建立已有 40~50 年的历史,而我国在这方面起步较晚。为了尽快赶上国际水平,主编于 1984 年赴澳大利亚西澳大学眼科及墨尔本大学眼耳鼻喉科医院进修低视力专业一年。回国后除继续加强我国第一个低视力门诊工作以外,为推动全国低视力工作的开展,于 1986 年 4 月在北京举办了"国际低视力讲座",为期两周。除孙葆忱教授本人参加授课外,主要由国外低视力专家授课,包括美国的 Fonda、澳大利亚的 Johnston、日本的中岛章教授。后来的两年多,孙葆忱教授不断接到全国各地的邀请,向眼科同道介绍低视力的防治及研究工作,许多同道希望建立低视力门诊。前世界卫生组织防盲规划主任 Thylefors 博士于 1987 年来华考察时,也与作者讨论在我国各省市建立低视力门诊问题,并向卫生部建议,由孙葆忱教授负责向全国推动开展低视力临床与研究工作。北京市眼科研究所是世界卫生组织在中国的防盲合作中心,低视力工作是防盲治盲工作的一个重要组成部分。因此,向全国推广低视力工作也是我中心义不容辞的责任。现将建立低视力门诊有关事项介绍如下,供大家开展此项工作时参考。阅读此文时须参考本书其他章节,尤其要注意参考低视力患者的检查、处理及有关助视器及第十八章低视力患者的康复等各章节。

(一) 低视力门诊常用的各种设备

1. 远视力表及近视力表;
2. 儿童图形视力表;
3. Amsler 方格表;
4. 立体视测试图;
5. 色盲检查图;
6. 试镜盒;
7. 视网膜检影镜;
8. 检眼镜;
9. 裂隙灯;
10. 角膜曲率计;
11. 眼压计:

12. 自动验光仪；

13. 视野计；

14. 对比敏感度测试仪或测试卡；

15. 各种光学及闭路电视及电子助视器；

16. 各种非光学助视器；

17. 阅读架；

18. 阅读灯；

19. 手电、米尺、厘米尺等。

（二）北京同仁医院低视力门诊所用之病历

本病历是建立门诊以来的第四次改进病历，但并不是最后的定型病历，因为随着工作的改进、发展及低视力科研领域的进展，还会不断有新的内容加到病历记录中。我低视力门诊病历详见表 5-1。

表 5-1　同仁医院低视力门诊病历

北京同仁医院低视力门诊病历

日期		年	月	日	病历号
姓名	家长姓名	年龄	性别		职业
文化程度	地址			邮编	电话

病史、眼科检查：

视力(远)　右　　(近)　右　　　距离　右　　cm

　　　　　左　　　　　左　　　　　　　左　　cm

　　　　　　　　　　　　　　　　　诊断：

全身情况：

屈光检查：

角膜计检查：

双眼视觉：

色觉检查：

Amsler 表、视野、对比敏感度及其他检查：

配助视器的目的：

检查用远、中距离助视器类型及视力等：

检查用近用助视器类型及视力等（包括 CCTV，注明阅读距离、照明要求、阅读速度、放大倍数等）：

非光学助视器：

处方：

患者实际配远、中距离助视器类型（处方、推荐）

患者实际配近用助视器类型（处方、推荐）

患者实际配用非光学助视器类型（处方、推荐）

其他：

备注：　　　　　　　　　　　　　　　　　　　　　签名：

二、常见低视力眼病的处理

虽然随着经济和文化的发展，社会对视力残疾及其特殊需求有了更广泛的认识，但是人们包括视力残疾人自身及其家人对助视器及其作用的认识仍然不足。这些认识的误区一方面对助视器作用过分的希望,另一方面又担心低视力患者配备助视器,多用眼对有限的剩余视力有所损伤。

虽然助视器种类很多,能利用它看近、看远,可以看电视,也可以看书、读报,大大改善了患者生活、学习及工作的条件。但助视器不能代替正常眼球的功能,因为每一种助视器都有其优点,同时也存在缺点,无法与眼球功能相比。望远镜助视器可以使低视力患者的视力从 0.1 提高到 1.0 或以上,好像和正常的视力一样。但是,视力虽然是提高了,通过望远镜所看到的范围或视野却变小了,而且望远镜的放大倍数越大,所看到的范围越小。不仅如此,通过望远镜看到的物体变大、变近了,和实际生活中相比差别很大,这也是戴上望远镜难以走路的主要原因。因此说,助视器的确能把视力提高,但它远远不能代替眼球的全部功能。

有残余视力的患者,在疾病活动期内如果眼部出现炎症或出血,应该予以治疗并适当休息。此时不宜佩戴助视器,也不宜过度使用视力。一般情况下,眼病稳定或绝大多数先天性眼病,如先天性小眼球、小角膜等眼病是不发展的。因此,对这类患者来讲,无论在使用助视器或不用助视器的情况下,合理使用残余视力,都不会对眼睛造成损害,更不会使残余视力进一步下降。如果视力下降,可能与其他眼病有关,而与使用视力及是否佩戴助视器无关。

低视力患者首先应该进行详细的各种眼科检查,并进行正确的诊断。实际上,许多低视力患者可以通过手术治疗恢复视力,例如白内障患者的复明术。由于一些眼病造成的低视力,可以通过药物或非手术疗法提高视力,例如角膜炎、眼底病(视神经炎、视网膜炎等)的药物治疗。无论什么眼病造成的低视力,首先应该考虑如何治疗或验配普通眼镜,只有当验配眼镜或治疗后视力仍不见改善时,才考虑给患者佩戴助视器,用以改善视力,提高患者的生活、工作及学习能力。

适配助视器时,眼病和用眼特点的差异决定了选配助视器应该依据个体的实际情况和需求(如放大需求、对光的喜好等)同时应结合考虑佩戴者身份所要承担的经常性任务的需要来选配。在讲求针对性的同时还要考虑实用的因素。

选配助视器应以视力测量和评估的结果为根据,配备之前首先要到医院或其他专业机构进行检查,采集与视力和视觉功能相关的多方面数据,才能有的放矢。这些数据包括:眼病名、病史及该类眼病的特征、眼睛的屈光度、调节能力、对比敏感度、明暗的适应能力和视野、视觉功能现状和潜力、身体其他功能状况等。

除了眼科医院等专业机构的视力检查结果以外,从教育角度来看,儿童低视力患者还应进行其他一些与学生学习生活相关的测量。例如放大需求的测定,近用眼镜助视器并不是倍数越大越好。最简便有效的方法是以能看清课本的文字为标准,一般情况下,小学的课本字较大,中学及以上的课本字较小,由此,为小学生配的眼镜放大倍数可比理论放大需求小些。可以使戴镜的小学生有较好的视野,使用起来也比较方便。

临床常见低视力的病因前已述及,本章主要讨论对这些低视力眼病患者的处理。

(一) 高度近视

1. 病因及临床表现　从近视的屈光度来说,超过 6.0D 的近视称高度近视。因这类近视常有眼部的病理变化,故又称病理性近视或退行性近视。在发病初期与一般近视无区别,但随着病情进展,眼球前后轴变长,视网膜和脉络膜的萎缩和变薄,并出现各种眼底改变:由于眼球向后扩展,使血管变细、变直,视网膜萎缩和色素上皮细胞的变化,在检眼镜下可以看到非常明显的脉络膜血管,即临床上常称的豹纹状眼底(图 5-1)。

（1）视盘：由于眼球后极部伸长，视盘位置及形状可发生改变，视盘由圆形变为直立椭圆形，而且在视盘的颞侧可出现灰白色脉络膜萎缩斑，称为近视弧。可围绕全视盘而形成环形萎缩斑。由于眼球后极部向后膨出，在高度近视眼，可出现后巩膜葡萄肿。

（2）黄斑部：在高度近视患者，黄斑部迟早都会出现退行改变。最常见的是脉络膜视网膜萎缩斑，该萎缩斑为白色，边缘部常有色素沉着，且边缘清楚，形状多不规则，大小不一。有时可出现色素性黄斑部损害，为一黑色圆形斑，称为 Fuchs 斑。高度近视患者黄斑区的小

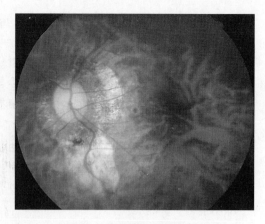

图 5-1　高度近视眼底改变

血管因牵拉等因素而出现破裂时，就会造成黄斑出血，可严重影响患者的中心视力，患者自觉眼前有一块固定的黑影挡住视线，视野检查也可出现中心暗点。高度近视患者如无黄斑部严重损害，虽然远视力不能矫正，但近视力较佳，足以维持其阅读能力。

（3）视网膜周边部改变：高度近视患者，在视网膜的周边部常可出现视网膜萎缩、格子样、囊样变性。

在高度近视，常合并有玻璃体混浊，患者在 40 岁以后常可出现晶状后囊下混浊。高度近视最严重的合并症是视网膜脱离。发病的原因较为复杂。从内因来说，主要是高度近视患者的视网膜组织因变性萎缩而变得脆弱，极易使视网膜脱离而失明。外因主要是外力的突然冲击，促使视网膜破裂，造成视网膜脱离而失明。因此，当患有高度近视的人突然出现视力减退，眼前有黑影飘动，特别是发生像雷电样的闪光感觉，或自觉眼前有固定黑影遮盖时，应尽早到医院找眼科医生检查。

许多专家认为，病理性近视可能是常染色体隐性遗传。

2. 助视器的应用　高度近视眼患者，尤其是屈光不正度数在 −10.00~−15.00D 以上时，或病理性近视后期，用镜片充分矫正也常常难以提高视力，或视力提高不明显。也有些患者由于戴用高屈光度之负透镜而使视网膜成像显著缩小，看远处目标似乎更远一些，所以许多人常常不愿戴眼镜。高度近视眼患者使用角膜接触镜效果会更好一些，因为角膜接触镜与普通眼镜相比可以扩大视野，视网膜成像增大。实际上戴普通眼镜与不戴近视眼镜相比，会产生视网膜成像缩小作用，这种缩小作用可因戴角膜接触镜而减少。根据 Mandell 计算，用角膜接触镜矫正 −15.00D 的高度近视眼，比顶点在 13mm 的普通眼镜视网膜成像大约 19.5%。另外，角膜接触镜矫正视力亦较普通眼镜为佳。但在看远如用角膜接触镜时，看近则需使用较大屈光度数的眼镜助视器。

Faye 认为，对绝大多数高度近视眼患者来说，不戴眼镜看近或阅读是最方便的，大多数患者取下眼镜或减低远用镜屈光度数，常常能够进行阅读或近距离工作，只是距离近一些。Fonda 认为，高度近视眼患者自身有一个"固有的放大镜"，该类患者要阅读或近距离工作时，最简单且有效的方法是不戴眼镜，例如，一位 −20.00D 的高度近视眼患者，只要摘下眼镜，将近处目标或读物置于该患者的远点处（离眼 5cm）即可看清。

但在我们低视力门诊中，许多高度近视眼患者因近距离工作或阅读而易于出现疲劳，工作也感到不便。例如会计工作，不但要看，而且要写很小的数码，稍一疏忽便会出现差错，他

们常常要求工作距离远一些,因此单纯摘下眼镜常不能使他们取得满意效果。所以,对这类患者可以使用手持放大镜、近用望远镜等,以延长他们的工作或阅读距离,也可以用立式放大镜。

高度近视眼患者在使用远用助视器—望远镜时,常有明显的远视力提高。对于高度近视眼远视力通过戴镜有一定程度提高的患者,可以戴卡式望远镜,即把望远镜卡在近视眼镜上,这样视力可能有更大的提高。

一般高度近视眼多需较强的照明,但应避免眩光。

【病例报告一】王××,男性,38 岁。职业:干部;文化程度:高中;籍贯:宁夏。

眼科诊断:双高度近视。

视力:远:右 0.05,左 0.06;

　　　　近:右 0.9(距离 10cm),左 0.7(距离 9cm)。

散瞳验光:右 –18.00DS=0.07;

　　　　　左 –18.00DS=0.07。

配用助视器:

远用:2.5× 眼镜式远用望远镜式助视器,远视力右 0.5,左 0.4。

卡式单眼 2.5× 望远镜助视器,远视力右 0.7,左 0.6。

近用:立式自带光源放大镜 3×,近视力双眼均为 1.2。

2.0× 近用望远镜,双眼近视力均为 1.0,工作或阅读距离为 20cm。

【病例报告二】杨××,男性,64 岁。职业:干部;文化程度:高中。

眼科诊断:双高度近视。

视力:远:右 0.01 左 0.02;

　　　　近:右 0.4(距离 10cm),左 0.5(距离 10cm)。

散瞳验光:右 –20.00DS=0.06;

　　　　　左 –21.00DS=0.06。

配用助视器:

远用:2.5× 眼镜式远用望远镜式助视器,远视力右 0.3,左 0.4。

近用:电子近用便携式助视器,可阅读 6 号字,阅读距离 30cm,光学近用助视器不接受。

(二) 先天性小角膜、小眼球、眼球震颤

这是一种先天遗传性眼病,遗传方式有常染色体显性遗传、常染色体隐性遗传和 X 连锁隐性遗传。本病常为双眼,但也可单眼患病。先天性小眼球可单独存在,但经常合并有其他眼部异常,如先天性白内障、青光眼、虹膜及脉络膜缺损,以及无虹膜等(图 5-2)。先天性小眼球也经常合并有全身其他器官异常,如多囊肾、囊状肝及肢体异常等。目前的研究认为与先天性小眼球相关的致病基因位点有:MITF、SOX2、PAX6、MCOP 和 NNO2 等。

先天性眼球震颤的眼球震颤一般是不能自控的。但也有些病例当注意力集中时,眼震可以减轻;一些病例当看近使用调节和辐辏时,眼震减轻或消

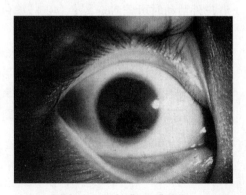

图 5-2　小角膜,虹膜缺损

失,说明调节和辐辏或视近反射对眼震有抑制作用。因此,在临床上眼球震颤的患者不仅需要检查单眼的视力,也应该注意其双眼视力。

【病例报告】谢××,女性,36 岁。职业:工人;文化程度:初中;籍贯:北京。

眼科诊断:双先天性小眼球、小角膜、虹膜及脉络膜缺损、眼球震颤。

视力:远:右 0.06,左 0.02;
    近:右 0.3,左 0.1。

散瞳验光:右 −6.00DS−1.00DC×180°=0.07;
    左 −5.00DS−0.75DC×180°=0.04。

配助视器:

远用:2.5× 眼镜式望远镜,右 0.4,左 0.3。

近用:右眼镜助视器,右 +8.00DS=0.7,阅读距离 7cm,读小 5 号字体无困难。

手持放大镜 3×,视力 0.8,能读小 5 号字。

立式放大镜 2.5×,视力 0.7,能读小 5 号字。

(三) 先天性无虹膜

本病是由于先天性虹膜组织发育不全所致,具有遗传性,常为显性遗传,隐性遗传比较少见。散发或非家族性无虹膜患者常常合并有 Wilms 瘤。本病特点是虹膜缺损,如虹膜残存根部堵塞房角,可在小儿后期或青年期出现青光眼。约有 50% 的先天性无虹膜患者合并有晶状体混浊。本病常有眼球震颤,且为双眼病。

患者主要症状有羞明、视力下降,在户外尤为明显,夜间视力尚佳即无夜盲。检查时发现对比敏感度下降。患者阅读低对比度读物有一定困难。

前房角镜检查常可发现有残存的根部虹膜,用无赤光进行黄斑部检查可发现中心凹发育不全。因此,视力常常低于 0.1,在室外强光下视力会更差一些。色觉检查常获正常结果。无视野损害,如患青光眼,则会出现典型青光眼视野改变。

该病预后取决于先天异常的程度,在轻型患者,常逐渐形成进展性皮质混浊。常合并有青光眼,眼压常难以控制。在严重患者,可由于角膜新生血管及进展性晶状体混浊,而使视力严重受损。如晶状体混浊严重,可以做白内障摘除手术,如无角膜混浊或新生血管,使用普通无晶状体高屈光度眼镜,或使用角膜接触镜,视力可得到提高,羞明症状也会减轻。

助视器的应用:可用各种眼镜助视器、手持或立式放大镜。因该类患者常需要良好的对比度,所以患者愿意阅读对比度好的大字印刷品,用粗黑笔在白纸上写字。为避免羞明,患者户外活动时可戴 Noir 绿色(40%)滤色镜或太阳镜,戴针孔角膜接触镜不但可以减轻怕光,而且可以提高视力及减轻眼球震颤。

照明可依据患者的需要,但应设法避免眩光。作者及许多国外专家均有以下经验,即比较亮的光源对该类患者产生的干扰与影响,并不像许多人预期的那样严重。

【病例报告】张××,女性,13 岁,学生。籍贯:山西。

眼科诊断:双先天性无虹膜、眼球震颤。

视力:远:右 0.07,左 0.07;
    近:右 0.7,左 0.7。

散瞳验光:右 −5.00DS=0.07;
    左 −5.00DS=0.07。

患者要求上课看黑板。

配 2.5× 远用望远镜助视器,视力右 0.6、左 0.6。患者近视力双均为 0.7,试阅读小 5 号阅读物无任何困难。患者外出时经常喜欢戴绿色太阳镜。

(四) 先天性白内障

大多数患者在出生前已经存在或出生后不久逐渐形成的白内障。据统计新生儿先天性白内障的发病率约为 0.4%。

本病约 25% 属遗传性眼病,与染色体基因遗传有关。其中多数为显性遗传,少数为隐性或性连锁遗传。国外关于风疹性白内障报告甚多,母体在妊娠 2~3 个月期间患风疹,则婴儿出生后风疹性白内障的发病率可高达 50%~100%。风疹性白内障是国外小儿致盲及低视力的重要病因之一。

先天性白内障患者视力可以近于正常或严重损害,这取决于晶状体混浊的部位、大小及致密程度,以及是否合并其他先天性眼部损害。先天性白内障多对称性发病,且常伴有其他眼部及全身异常,如小角膜、小眼球、虹膜及脉络膜缺损及四肢畸形等。

如患者有中央部或后囊下晶状体混浊,则近视力损害较远视力更严重。如有黄斑部发育不良或弱视,则视力亦会明显下降,在年龄较大儿童,可出现眼球震颤及斜视。

许多患者有严重的眩光,皮质性白内障(混浊位于晶状体皮质或晶状体前部),常可引起眼内光线散射,使眩光更为严重。对比度下降可使患者感到视物模糊或"烟雾弥漫",在户外活动时,上述症状尤为明显。助视器的应用:看远可以用远用望远镜式助视器,看近可用各种眼镜助视器、手持或立式放大镜。儿童由于调节力强,常不需要或只需要低倍数的光学助视器。为避免眩光,可戴滤色镜或太阳镜。

【病例报告】袁 ××,女性,29 岁。职业:工人;文化程度:初中;籍贯:北京。

眼科诊断:先天性白内障、眼球震颤。

视力:远:右 0.1,左 0.1;

近:右 0.3(距离 15cm),左 0.3(距离 15cm)

散瞳验光:右 +2.00DS=0.1;

　　　　　左 +2.00DS=0.1。

患者要求提高远及近视力。

配 2.5× 远用眼镜式望远镜,视力右 =0.7、左 =0.6。

配用 1.5× 带光源立式放大镜,双眼近视力均为 0.7,阅读小 5 号字无困难。

(五) 先天性白内障术后无晶状体(无人工晶状体植入)

视力可以接近正常或严重低下,除取决于手术成功与否外,黄斑是否有发育不良或有无抑制性弱视,均是极为关键性因素(图 5-3,图 5-4)。由于黄斑部发育不良,先天性白内障术后视力多在 0.5 或以下。在我们低视力门诊 55 例先天性白内障术后无晶状体的病例分析中发现,矫正视力多在 0.1~0.2。当然这只能代表低视力门诊情况,因为可能有许多先天性白内障术后无晶状体患者由于矫正视力较佳而不来我们低视力门诊就医。在我们分析的病例中,常合并有其他先天性眼部异常,如先天性小角膜、小眼球、虹膜及脉络膜缺损、斜视及眼球震颤等,在 55 例中约占 61%。

对该类患者进行视觉诱发电位(VEP)及视网膜电流图(ERG)等检查,对评价视网膜功能有用。

如有适应证,应及时进行白内障手术,以防弱视的产生。手术后应尽快配矫正眼镜,矫

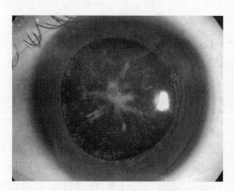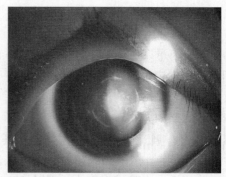

图 5-3,5-4　先天性白内障

正患者视力,防止弱视。屈光检查时应予充分矫正,并应注意散光的轴,也可用角膜接触镜矫正远视力。

助视器的应用:可用近用各种眼镜助视器,或在远用矫正镜的基础上再加阅读镜,或用双焦点眼镜。远用望远镜适用于远视力差者,如患者戴远用镜,则应予以卡式望远镜,把它卡在远用镜上使用,这样最为方便。

【病例报告】李××,男性,20岁,北京市盲童学校高中学生。

眼科诊断:双先天性白内障术后无晶状体,双眼球震颤。

视力:远:右 0.12,左 0.02;

　　　近:右 0.6,左 0.1 看不到。

屈光检查:右 +10.00DS=0.12

患者要求提高阅读能力。

配普通眼镜助视器:右 +14.00DS=0.8,阅读距离为 7cm,阅读小 5 号印刷品无任何困难。

(六) 白化病

白化病是一种先天性遗传性眼病,属于常染色体隐性遗传。该病是由于缺乏黑色素细胞合成正常数量的酪氨酸所致。可分为两型,即眼及皮肤白化病及眼部白化病。前者病例占多数,除有眼部色素缺乏外,尚有毛发、皮肤等色素缺乏;后者病例占少数,仅有眼部而无全身色素缺乏。

眼部检查可发现眼睑皮肤及睫毛色素缺乏,虹膜色淡,视网膜色素缺乏,脉络膜与视网膜血管暴露在白色巩膜之前极为明显,但脉络膜及视网膜血管均无异常,黄斑部发育不良,常无中心凹光反射(图 5-5)。白化病患者多合并有明显的眼球震颤,尚可有斜视等。白化病患者常有较高度数的屈光不正,高度散光极为普遍。患者视力多在 0.1~0.6,也有视力严重损害低达 0.02 者。患者虽有怕光,但常不像想象中那样严重。一般白化病患者的视野、视网膜电流图、暗适应及色觉等均正常。

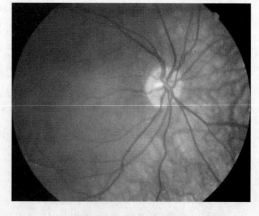

图 5-5　白化病眼底

助视器的应用:白化病低视力患者均应做好仔细的屈光检查,患者远视力常可因戴矫正镜而有明显的提高,但戴用角膜接触镜并不比戴普通眼镜矫正视力更佳。近用助视器多用的是各种眼镜助视器、手持或立式放大镜。为看远处可用低放大倍数的远用望远镜,2.0×卡式望远镜对该类患者较为实用。

因为白化病患者常有不同程度的怕光症状,易于发生眩光,所以常用非光学助视器如戴遮罩的太阳镜、大檐帽或太阳帽等。照明可维持正常水平,根据患者需要也可降低照明强度。针孔镜或带色的角膜接触镜常可改善患者的眩光情况。

【病例报告】左×,女性,23 岁。职业:工人;文化程度:高中;籍贯:北京。

眼科诊断:双白化病、眼球震颤、交替性外斜视。

视力:远:右 0.1,左 0.1;

　　　近:右 0.1,左 0.2(距离 15~16cm)。

散瞳验光:右 +3.00DS+4.50DC×90°=0.1;

　　　　　左 +4.00DS+3.00DC×90°=0.1。

患者要求提高阅读能力。

配近用眼镜助视器:右 +10.00DS+4.50DC×90°=0.8;

　　　　　　　　左 +10.00DS+3.00DC×90°=0.7。

阅读距离均为 11cm,读小 5 号印刷品甚佳。

试用 2.5× 远用眼镜式望远镜,视力右 0.5、左 0.5。

试用闭路电视助视器:患者需放大倍数为 5×,阅读距离为 40cm,读白底黑字较黑底白字为佳。患者要求高对比度,而不是中或低对比度。

患者在户外活动时,尤其在夏天强光下,戴深褐色太阳镜更舒适一些。

(七) 圆锥角膜

圆锥角膜是以角膜中央变薄向前突出,呈圆锥形为特征的一种眼病。它常造成高度不规则近视散光和不同程度的视力损害,圆锥角膜为先天性发育异常,原因尚不清楚,可能由于中胚叶组织自角膜周围移行到中央部发生障碍所致,亦有人认为与内分泌紊乱有关。

本病女性多于男性,常为双眼患病。本病多在发育期间发病。有人认为可能是一种遗传性眼病,为常染色体隐性遗传。如在出生时即发生圆锥角膜,常合并有晶状体脱位、蓝色巩膜及视网膜色素变性等。

圆锥角膜早期以屈光不正为主,逐渐发展成为散光或不规则散光,一般镜片可以矫正。中期视力进一步下降,一般镜片不能矫正,须用接触镜矫正视力。裂隙灯检查见角膜中央顶端逐渐变薄,向前突出,有时后弹力层发生破裂,房水侵入,角膜基质可发生水肿和混浊(图5-6)。晚期角膜顶端常形成不规则线状瘢痕或混浊,角膜浅层有新生血管长入,视力高度减退,接触镜无法矫正。患者的主要症状是视物模糊及视物变形如目标变细长。患者对眩光很敏感。有时会出现单眼复视。

临床检查时使用 Placidos 盘可有阳性所见,角膜上同心环成为梨形。对早期圆锥角膜患者进行检影时,会发现光影呈"剪动"。角膜中央部呈锥形向前凸出,从侧面观察更易发现角膜锥形改变。锥形顶端角膜变薄,可有后弹力层破裂。在锥形角膜的基底部可见有色素环即 Kayser-Fleischer 环。

在青年人出现单眼散光或视力下降未见明显眼部异常,屈光检查又发现视力无法矫正者,应该考虑有圆锥角膜的可能。在本病患者由于常出现近视性散光,所以常常近视力优于远视力。

在该病早期适合于配角膜接触镜。对不规则散光重及中央部角膜混浊者可行手术治疗,

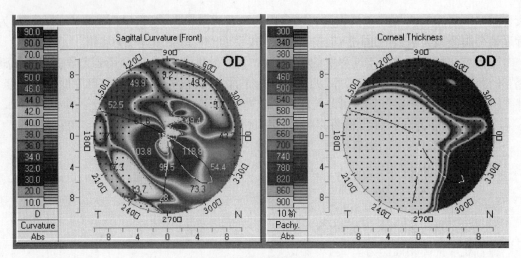

图 5-6　圆锥角膜地形图

如板层角膜移植术或穿透性角膜移植术。近几年，RGP 眼镜（Rigid Gas Permeable Contact Lens，硬性透氧性角膜接触镜），独特的镜形设计，其镜片应力可平抑角膜屈弧，控制近视加深，稳定的镜片张力与角膜形成良好的液膜层，可有效地消除角膜散光。可试用于早期及中期圆锥角膜的控制及治疗。

助视器的应用：上已述及，为提高远视力，可使用角膜接触镜，看近可考虑用各种近用眼镜助视器，手持或立式放大镜。患者应避免眩光。

【病例报告】陈××，男性，22 岁，待业青年。文化程度：初中；籍贯：北京。

眼科诊断：双圆锥角膜。

视力：远：右 0.1，左 0.04；

　　　　近：右 0.8，左 1.2。

散瞳验光：右 –1.00DS–2.00DC×30°=0.1

　　　　　左 –4.50DS=0.04

患者要求提高远视力。

配 2.5× 眼镜式望远镜式助视器，视力右 0.6、左 0.2。

（八）角膜混浊

可由于各种病因造成角膜混浊，而致视力明显下降，如炎症，外伤等。视力损害与角膜病变的部位、范围、严重程度有关。该类患者在室内或室外强光下易于发生眩光，在角膜表面不平时更易引起光线散射，引起眩光。有时可有对比敏感度的下降，患者活动受限，在户外活动更为明显。

助视器的应用：对任何角膜混浊患者，都必须十分仔细地进行屈光检查，决不能主观认为视力不可能矫正。作者曾遇到一位患者双眼角膜弥漫性混浊，2 年多来先后经过许多医院的眼科大夫检查，都认为治疗乏术，但从未进行屈光检查。来我们低视力门诊时，双眼视力均为 0.1，经作者的验光后，双眼视力均达到 0.4，患者很满意。对于角膜混浊患者，也可戴用角膜接触镜以提高视力。

浅层角膜混浊常可阻碍光线的传送及使对比度下降，最终使视网膜成像的清晰度下降，而使视力减低。各种放大镜虽能增大视网膜成像，增加视力，但也可不同程度地使对比度及像的亮度降低，所以角膜混浊患者有时告诉我们，他们通过光学助视器看到印刷品的字是放大了,但仍看不清楚,觉得更为模糊,说明对比度降低影响视网膜成像的清晰度。上述情况多见于角膜混浊患者,在其他眼病患者也可见到,但常不如角膜混浊患者明显。

可根据患者视功能及要求给予各种远及近用光学助视器。对于非光学助视器,最常用的是滤色镜或太阳镜,大字印刷品,以及用对比度好的纸(白纸)写字等等。

【病例报告】孟××,男性,46 岁。职业:电焊工;籍贯:黑龙江省。

眼科诊断:双角膜白斑及斑翳。

视力:远:右 0.19,左 0.14;

近:右:0.1,左 0.1。

屈光检查:右 +3.00DS+1.00DC×20°=0.2;

左 +2.00DS+1.00DC×80°=0.16。患者要求工作时看得更清楚一些。

配普通眼镜助视器:

右 +12.00DS 联合 14△基底向内 =0.7,工作距离 12cm;

左 +12.00DS 联合 14△基底向内 =0.6,工作距离 12cm。

配近用望远镜,2.5× 望远镜加 +6.00D 的帽,视力右 0.8、左 0.7,工作距离为 20cm。

随访患者回信认为,近用望远镜即望远镜加阅读帽,虽工作距离远,操作方便,但由于笨重,准以坚持较长时间的工作,患者平常仍使用眼镜助视器工作。

(九) 老年性白内障及术后无晶状体(无人工晶状体植入)

老年性白内障在我国老年人中,60~70 岁的患病率为 60%~70%;在 70 岁以上的老年人,患病率可高达 80% 以上。在致盲病因中,老年性白内障居首位。

在白内障早期,视力损害与晶状体混浊的部位及致密程度有关。如混浊位于晶状体的后极部及核部,可较早地出现视力障碍,且早期核部混浊,由于屈光指数及屈折力的增加,而产生核性近视。关于老年性白内障的病因尚无定论,可能与晶状体的营养代谢有关。

助视器的应用:如晶状体有核部硬化或混浊,可引起核性近视,因此看远时可试用近视镜片以提高远视力。在试近视力时,应注意患者在看近时瞳孔缩小,如有核部混浊,近视力会下降。如白内障是产生视力障碍的唯一原因,而无其他眼病,如黄斑部损害,则其残余视力常可靠助视器而得到提高,因其黄斑中心凹功能未受损害,所以放大作用易于提高中心视力。

白内障像其他低视力患者一样,应该做仔细的屈光检查,切不可认为患者有晶状体混浊而不能靠常规或普通眼镜提高视力。作者多年来在低视力门诊工作中发现,绝大多数老年性白内障在其他医院眼科就诊时,"常规"不做屈光检查,很明显这是错误的。如果患者视力提高,则应配双焦点眼镜。在老年性白内障中,普通眼镜助视器最常用,因为使用它的优点是双手可自由活动,视野大,美观,也可以用手持或立式放大镜。

非光学助视器为了避免眩光,可以使用滤色镜,如 Noir 琥珀色及绿色太阳镜(穿透率为40%)。

【病例报告】梁××,男性,68 岁。职业:干部;文化程度:大学;籍贯:河北。

视力:远:右 0.05,左 0.06;

近:右 0.3,左 0.4。

屈光检查:右 −3.75DS−1.00DC×160°=0.2;

左 −5.75DS−0.75DC×160°=0.3。

患者除配上述远用眼镜外,并配用普通眼镜助视器,为阅读用。

右 +12.00DS 联合 12$^{\triangle}$ 基底向内 =1.5；

右 +12.00DS 联合 12$^{\triangle}$ 基底向内 =1.2。

阅读距离为 12cm，读小 5 号印刷品佳。

【病例报告】陈 ××，男性，74 岁。职业：干部；文化程度：大学；籍贯：北京。

眼科诊断：双老年性白内障术后无晶状体。

视力：远：右 0.01，左 0.01；

近：右及左 0.1 均看不到。

屈光检查：右 +12.00DS=0.1

左 +12.00DS=0.4。

除配上述远用镜外，患者尚要求提高近视力，故配普通眼镜助视器（单眼）：

右平光；

左 +18.00D=0.7，阅读距离 10cm，读小 5 号字印刷品无困难。

（十）视神经萎缩

由于各种病因，可引起视神经萎缩，包括遗传性、缺血性、中毒、炎症及外伤等。

视神经萎缩可引起严重的视力损害、视野缺损及中心暗点。眼底检查可见视盘颜色变浅（图 5-7）。对比敏感度及诱发电位检查均呈现异常改变。

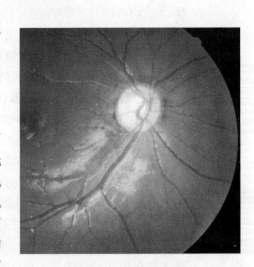

图 5-7　视神经萎缩

助视器的应用：根据视力及视野损害情况，可以试用包括闭路电视在内的各种光学、电子及非光学助视器。如仅有视力损害，最常用的是眼镜助视器。如患者有相对的或比较小的绝对中心暗点，也可以用眼镜助视器或手持及立式放大镜。如患者有较大的中心暗点或管状视野，则使用高放大倍数的眼镜助视器，阅读距离过近时可能使放大了的字或图像位于暗点之中或视野之外，而无法使用上述助视器。为了使阅读距离远一些，可以考虑用手持放大镜，当然最理想的是使用闭路电视助视器。

视神经萎缩患者常需较强的照明。

【病例报告一】郝 ××，男性，41 岁。职业：工人；籍贯：湖北。

眼科诊断：双原发性视神经萎缩。

视力：远：右 10cm 手动，左 0.05；

近：右 0.1 看不到，左 0.1。

视野检查：左周边视野缩小约 30°。

患者要求提高近视力。

配近用眼镜助视器左 +40.00D=0.5，阅读距离为 2cm，可以读小 5 号字体印刷品。

试用闭路电视助视器：放大倍数 20×，阅读距离 40cm，中等对比，白底黑字佳。患者利用闭路电视阅读比眼镜助视器速度快，体位舒适，但因经济问题不能购买闭路电视助视器。

试用 2.5× 远用眼镜式望远镜，视力左 =0.3。

【病例报告二】柳 ××，男性，13 岁。职业：学生；籍贯：浙江。

眼科诊断：双 Leber 视神经病变（基因诊断：线粒体 11778 位点异常）。

视力:远:右 0.1,左 0.1;
　　　近:右 0.2,左 0.1。

散瞳检查:右 −0.5DS=0.15,左 −0.5DS−0.5DC×160°=0.1

患者要求对上学有帮助。

配近用眼镜助视器左 +16.00D=0.5,阅读距离为 15cm,可以读小 5 号字体印刷品。

电子便携式近用助视器,可阅读 6 号字,阅读距离 30 厘米。

配远用望远镜,2.5× 望远镜,视力右 0.5、左 0.3。

配远用望远镜,2.1× 望远镜,视力右 0.5、左 0.3。但是自觉视野较 2.5× 望远镜好。

(十一) 青光眼

青光眼在我国及世界范围均为主要的致盲眼病之一。青光眼的种类很多,包括原发性(开角及闭角型)青光眼,继发性青光眼及先天性青光眼等等。该病可导致严重的视力及视野损害(图 5-8)。严重的视力损害确实给低视力门诊带来很大困难,但视野严重损害如管状视野更难处理(详见第六章"视野损害及其处理")。

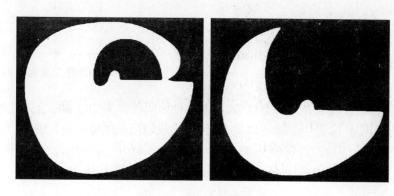

图 5-8　青光眼视野改变

助视器的应用:应该调整光源适合于患者需要,增强对比,以提高患者阅读及近距离工作能力。在强照明情况下,应避免眩光的产生,这样可以减低视力疲劳及增强网膜成像的对比度而提高视力。

如果视野无明显缩小,可以使用眼镜助视器;如视野缩小明显,可以考虑应用中等放大倍数(+10~+20D)的手持或立式放大镜,或使用闭路电视助视器。

在非光学助视器中可以试用黄色太阳镜。在阅读比较旧的印刷品时,可在其上放置一黄色薄片,这样可以增强印刷品的对比度。尚可用大字印刷品,写字时用粗黑笔及白纸等。

【病例报告】蔡××,男性,51 岁。职业:干部;文化程度:高中;籍贯:湖北。

眼科诊断:双闭角型青光眼,抗青光眼术后,右近绝对期。

视力:远:右光感,左 0.08;
　　　近:右看不到 0.1,左 0.1。

视野检查:左鼻上视野收缩。

屈光检查:左 −2.00DS=0.1

助视器:2.5× 远用望远镜,视力左 0.6。

近用眼镜助视器,左 +6.00D=0.7,阅读距离 10cm,读小 5 号字佳。立式放大镜 1.5×,左视力 =0.6,读小 5 号字印刷品无困难。

(十二)原发性视网膜色素变性

这是一种视网膜及视神经的退行变性及萎缩性改变的疾病,主要表现为视网膜色素上皮层、视杆细胞及视锥细胞、外核层发生退行变性。这是一种遗传性眼病,常累及双眼。患者主诉有进行性夜盲,眼底检查视网膜有骨细胞样色素沉着,视盘色蜡黄,血管变细等(图5-9)。ERG检查波形"熄灭"(图5-10)。视野检查可见向心性收缩。在该病后期常可出现并发性白内障,开始在后极部,极易引起眩光,所以许多原发性视网膜色素变性患者虽有视力严重损害,但在户外活动常需戴颜色较深的太阳镜。

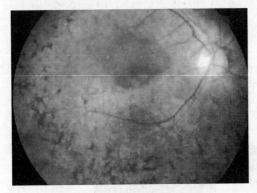

图 5-9　视网膜色素变性眼底

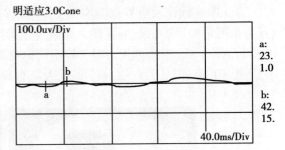

图 5-10　视网膜色素变性 ERG

在全身检查时,应注意有无听力损害,因部分视网膜色素变性患者可合并有听力障碍。

助视器的应用:应常规屈光矫正以提高远视力,或使用远用望远镜。视野严重缩小患者使用大于4×的望远镜很难找到远处目标。视野损害明显但视力尚佳者,可使用扩大视野的助视器,例如应用"倒置"的望远镜(使原望远镜的目镜变物镜,物镜变目镜),"压缩"远处的目标。

对于视野严重损害的患者,例如视野在5°~10°或5°以下,则使用各种近用眼镜助视器或近用望远镜助视器难以获得良好效果,因为放大的图像可能比严重缩小的视野还大。因此,可以使用手持及立式放大镜,这样眼距离目标远一些,视野相对大一些。但许多严重视野损害患者常常伴有严重的视力损害,所以低倍的手持或立式放大镜不能满足患者的视力需要,而高倍的立式或手持放大镜又会遇到严重视野缩小的障碍,最终将考虑使用闭路电视助视器。使用闭路电视助视器常可获得良好的效果。在我们建立低视力门诊初期,尚无闭路电视助视器,我们感到处理小视野的视网膜色素变性患者最为棘手,所以作者很同意英国低视力专家 Silver 的观点:对于大多数视网膜色素变性患者来说,闭路电视助视器是最重要的、最基本的助视器。

近来许多研究表明,光可能对视网膜造成伤害,对于视网膜色素变性患者的视网膜,更易造成伤害。因此,为了防止短波光(紫外光、蓝紫光)对视网膜的伤害及防止眩光的发生,应该使用琥珀色太阳镜,或用红色的太阳镜,也可戴有护边及遮罩的太阳镜及太阳帽,以及不要长时间在雪地、海滩上停留,这样除可避免紫外线对眼部的伤害外,尚可防止失能眩光(disability glare)的发生。

该类患者尚可使用夜盲助视器,但价格较昂贵。

【病例报告一】汪××,男性,25岁。职业:中学教师;籍贯:湖北。

眼科诊断:双原发性视网膜色素变性,并发性白内障。

视力:远:右 0.1,左 0.01;

　　　近:右 0.3,左 0.1。

视野检查:周边视野缩小,右 15°,左 10°左右。

散瞳验光:右 −0.25DS−0.50DC×10°=0.1;

　　　　　左 −1.00DS−0.75DC×35°=0.02。

色觉检查:红绿色盲。

患者要求提高近及远视力。

远用 2.5× 眼镜式望远镜,视力右:0.4。

近用试配各种手持、立式、近用望远镜及眼镜助视器等均无效,试用闭路电视助视器有效:放大 10×,阅读距离 40cm,黑底白字更感舒适,阅读一般书刊、报纸无任何困难。

患者在室外及室内较强光下均戴一暗绿色太阳镜。

【病例报告二】张 ××,男性,36 岁。职业:公务员;籍贯:北京。

眼科诊断:双原发性视网膜色素变性

视力:远:右 0.1,左 0.02;

　　　近:右 0.1,左 0.02。

视野检查:周边视野缩小,右 10°,左 10°左右。

散瞳验光:右 −0.750DS×15°=0.1;

　　　　　左 −1.25DS−0.75DC×165°=0.02。

患者要求提高近及远视力。

远用 2.5× 眼镜式望远镜,视力右:0.3;左:0.02

近用试配各种手持、立式、近用望远镜及眼镜助视器等均无效,电子便携式近用助视器可看 5 号字,阅读距离 30cm,喜欢黑底白字。

试配琥珀片滤光镜,可以有效缓解眩光情况。

(十三) 黄斑部病变

黄斑部及其邻近的视网膜,由于解剖上的特殊性,易于发生病变,又由于黄斑部在生理上极为重要,所以一旦发生损害,其后果较其他部分视网膜发生损害更为严重。黄斑部损害可为变性、血管性、中毒、遗传、炎症、外伤等等。虽然黄斑部病变种类甚多,临床表现也有很大不同,但对于黄斑部病变的低视力患者的处理并无多大区别。

在黄斑部病变患者,远近视力均受累,色觉也多不正常,常影响红绿色的辨别。该类患者易于发生眩光,主诉常有中心暗点。视野检查可发现中心或旁中心相对及绝对暗点,用 Amslers 表检查常可迅速发现暗点的性质和范围,并可找出视力较佳区。对比敏感度检查可发现对比敏感度曲线各频率或中及高频率下降。

年龄相关性黄斑变性,也称老年黄斑变性(AMD)。在西方国家,黄斑变性是造成 50 岁以上人群失明的主要原因,随着中国人口老龄化的加快,该病有明显的上升趋势。

老年黄斑变性分萎缩性与渗出性两型,萎缩性亦称干性或非渗出性,本型的特点为进行性色素上皮萎缩。渗出性亦称湿性,本型的特点是色素上皮层下有活跃的新生血管,从而引起一系列渗出、出血、瘢痕改变。

少年黄斑变性(Stargardt)也称先天性黄斑变性。大多数在 8~14 岁开始发病,为常染色体隐性遗传性眼病。发病原因与视网膜色素上皮细胞内脂质沉着有关,由于这类细胞的变性,致黄斑脉络膜和视网膜萎缩(图 5-11)。

助视器的应用：有些低视力专家认为，可使用眼镜助视器阅读或做近距工作，但放大倍数不宜过高，以能完成工作为度，这样做的目的是尽可能保持较远的工作距离或较大的视野。眼镜助视器以 +12.00D（即放大 3×）左右为佳。如果患者中心暗点较大，眼镜助视器的应用会受到影响。在这种情况下，可试用近用望远镜，这样可以保持较远的工作距离，以维持较大的视野。但据作者的经验使用近用望远镜也常不满意，因为虽然使用它可以有较远的工作距离，但近用望远镜本身的视野很小，工作距离稍远一些，对其固有的视野小的缺点无明显的

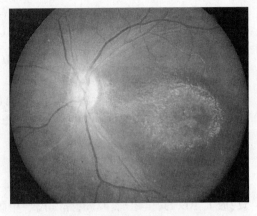

图 5-11　黄斑变性（Stargardt 病）

"代偿"作用。所以有时可以使用 +12.00~+20.00D 的手持或立式放大镜，以使眼与放大镜间的距离远一些。

当然，对于视力严重损害并有大的中心暗点的黄斑部病变患者，最好是使用闭路电视助视器。因为黄斑部病变可使视力严重损害，如又有较大的中心暗点，则一般光学助视器在放大倍数及其他性能方面均不能满足患者的需要。闭路电视放大倍数远远超过了一般光学助视器，而且视野大，工作距离远，对于小视野及旁中心注视最为方便、有效。

许多黄斑部变性发生在老年人，他们比一般人更易产生身体及视力疲劳，所以在该类患者阅读时，更应该使用阅读架（非光学助视器中的一种）。有黄斑部病变患者，多数要求强照明，但应注意避免眩光。应该对患者进行旁中心注视训练。

【病例报告】赵 ××，男性，58 岁。职业：干部；文化程度：高中；籍贯：北京。

眼科诊断：双黄斑部变性，老年性白内障初发期。

视力：远：右 0.05，左 0.1；

　　　近：右 0.1，左 0.1。

视野检查：双中心暗点（相对）5°~8°。

配近用眼镜助视器：左 +8.00D=0.9，阅读距离为 15cm，读小 5 号字印刷品顺利。

手持放大镜 3×，阅读小 5 号字无困难。

试用 2.5× 远用眼镜式望远镜，视力右 =0.1、左 =0.4。

（杨晓慧　孙葆忱）

第六章 视野损害及其处理

视力、视野、对比敏感度是视功能的三个基本组成部分。当然完成一项视觉活动还有赖于色觉、光觉、立体觉和眼球运动等其他功能的共同参与和相互协调作用。视野损害类型和损害程度,对视觉功能有重要影响。

在一般人的概念中,衡量一个人眼睛的好坏或是否为盲人,常常仅指视力而言,没有考虑到视野,这是很不全面的。实际上,如果一个人的视力为1.0,而视野小于20°,那么在生活、学习和工作方面的困难,要比视力为0.1而视野正常的人大得多。就低视力患者的康复而言,有视野损害也比单纯视力障碍困难得多。因此,在临床低视力研究中对有视野缺损的低视力患者处理,应引起更多的重视。本章仅从视野的角度对低视力进行分类和讨论其处理办法,以提高和改善这部分患者的生活和工作能力。

一、视野损害分型

(一) 无视野损害

1. 有视力障碍,视网膜正常 这类患者的视力障碍主要是屈光间质的问题,如角膜病变、白内障、玻璃体混浊。

2. 有视力障碍,黄斑发育不良 这类患者的视力障碍主要是黄斑的问题,如白化病、无虹膜、弱视、先天性眼球震颤、全色盲。

(二) 中心视野缺损

1. 绝对中心或旁中心暗点 这类患者有黄斑及视神经病变,如黄斑囊肿、黄斑出血、遗传性黄斑变性、Leber 视神经萎缩。

2. 相对中心或旁中心暗点 如老年性黄斑变性。

(三) 周边视野缩小

严重周边视野缩小,如青光眼、视网膜色素变性。

(四) 偏盲和扇形缺损

这类患者有中风、脑肿瘤、缺血性视乳头病变。

二、视野损害的处理

(一) 无视野损害

这些患者的视网膜及黄斑均正常,由于屈光间质混浊,他们的视力明显下降,周边视野稍受影响。这类患者在低视力门诊中比较易于处理,使用助视器的效果也较满意。通过各种助视器如望远镜、眼镜助视器、放大镜,都可以在网膜黄斑区产生一个增大的像,提高视力。在我们的病例中这类患者占一定的比例。

有角膜混浊及白内障的患者需验光检查,首先矫正屈光不正。他们往往有一定屈光度的近视,通过戴普通镜以提高视力。给他们使用 2.5 倍远用望远镜,远视力明显提高。有近视的患者摘掉眼镜后就可以很好地阅读。无近视患者佩戴眼镜式助视器,或使用手持放大镜、立式放大镜和压纸放大镜,均可达到看书的目的。

某些患者的屈光间质混浊发生在中央部位,通过瞳孔散大可提高视力。他们在阅读时喜欢微弱的光线以避免瞳孔收缩。由于凸透镜可使目标成像的对比度及清晰度下降,所以上述患者本来由于视觉损害,视网膜成像的清晰度就有所下降,再通过凸透镜的放大作用,成像的清晰度会进一步降低。因此,上述患者通过光学助视器阅读时会感到不满意。在一般光学助视器无效时,这类患者应考虑使用闭路电视(CCTV)助视器。

在非光学助视器中可以使用大字印刷品,也可以戴滤光镜片,以减轻在这类患者中常见的失能眩光。

(二) 中心视力损害,黄斑发育不良

这类患者的黄斑部改变不是由于细胞的坏死,而是由于细胞抑制、未发育、缺乏或消失,造成中心视力不佳,同时也可能有某种程度的周边视野受累,如白化病、无虹膜、黄斑发育不良等。这些患者的中心视力可能为 0.25~0.1,视野检查无中心盲点。这类与黄斑发育有关疾病还有全色盲、中枢盲早期、隐性眼球震颤、先天性白内障、小眼球、弱视等。

这些患者中除中枢盲外,都属于先天性的,自出生时即有视力损害,可配用各种光学助视器,如普通眼镜助视器、手持放大镜、压纸式放大镜等。实际上对先天性黄斑中心凹损害的患者,只要将目标向眼前移近,即有可能看清。当然,患者应该有正常的调节力。对这类患者,可以使用各种非光学助视器,如大檐帽、遮目板、滤光镜、大字印刷品等。这些患者眼部损害程度并不严重,而且也不发展,他们从来不知道什么是正常视力,所以在训练初期有一定困难,但他们比较适合低视力的康复,成功的可能性也较大。

对这些患者,应给予优生学指导。这样可以防止遗传给后代,这也是最有效最经济的防盲方法之一。

(三) 中心及旁中心暗点

中心视野大约为 30°,包括视网膜后极部的黄斑部、中心凹及旁黄斑区。在视野损害中,中心、旁中心暗点是比较常见的。形成这些暗点的病因并不重要,值得注意的是这些暗点的特点如大小、绝对暗点或相对暗点。

发生中心暗点的最常见病因之一是萎缩性黄斑部病变,其中具有代表性的病变是黄斑囊样变性,可出现中心性相对暗点,大小为 2°~12°(图 6-1)。视力下降到 0.5~0.1,适合于配光学助视器。

另外一种发生中心暗点的常见眼病是老年性黄斑变性,其暗点常不稳定,且常常有发展,同时伴有视力下降。视野从中心性相对暗点变成中心性绝对暗点。中心暗点可达 20°,视力可降低到 0.05 以下(图 6-2)。

有浓厚中心暗点的患者常常在读一个句子时被发现,可用这种方法来检查:当他头不动注视一个句子时,可能看见这个句子头部和尾部的字,而看不见中间的字,所以无法将整个句子读下来。通过 Amslers 表或平面视野检查,也可以证实这种情况。如查暗点是在注视

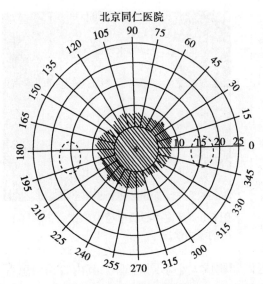

图 6-1　中心性相对暗点

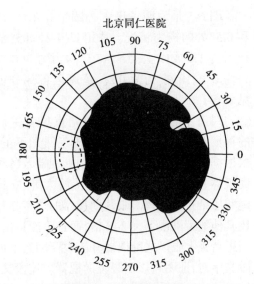

图 6-2　中心性绝对暗点

点左侧,则阅读起来效果差。因为我们读书的时候都是从左向右看的,所以当患者作横向扫描阅读时,字句便位于中心固定点的右侧暗点之中。所以检查患者时仅仅查视力表上的单个视标,往往不能反映出患者的视野情况,更不能检查出患者的阅读能力。如果让患者读上几个句子,就会估计出他有无中心或旁中心暗点(图 6-3)。同样的道理,在佩戴助视器后,也一定要让他们达到能阅读。通过读句子可以检验助视器是否合适。

> 开始,你会觉得在这么近的距离阅读很困难,因为你习惯于在30厘米的距离阅读。但这是放大的最好方法,对你的眼睛没有危害,不必担心。这样视野大,双手可自由活动。能始终保持最大放大作用,你会慢慢习惯这样的。

图 6-3　通过让患者阅读几个句子,来估计他有无中心或旁中心暗点

黄斑部即视网膜中央部,直径约为 5.5mm,相当于视野 160°。黄斑的中心区为中心凹,直径约 1.5mm,视野直径约为 5°。中心凹的视力为 1.0 或以上,从中心向周边,视力逐渐降低(图 6-4)。

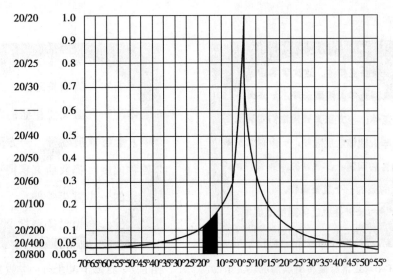

图 6-4　黄斑部从中心向周边,视力逐渐降低

图 6-5 是说明黄斑中心凹半径 10°、5°、2.5° 和 0.5° 处的视力情况。中心凹半径 0.5° 范围内视力为 1.0 或以上;0.5°~2.5° 的视力为 0.5;5° 视力为 0.3⁺;10° 视力为 0.2。黄斑区各部分视力详见表 6-1。

对有中心性相对或绝对暗点患者进行处理的首要步骤,应是仔细验光,矫正屈光不正,然后再根据情况配用望远镜式远用助视器及各种近用助视器,如眼镜式助视器、手持放大镜、立式放大镜和压纸式放大镜。眼镜助视器的优点是其视野比其他类型助视器大 2~3 倍,而且手能自由活动。当患者戴上眼镜式助视器并能大声朗读下面的一

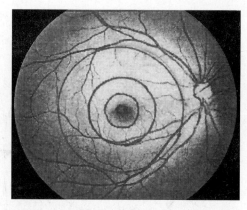

图 6-5 黄斑中心凹半径 10°、5°、2.5° 和 0.5° 处的视力情况

段文字时,证明可以用眼镜助视器。这段文字可以印刷成大小不同的型号,其内容是向患者解释使用这种助视器的方法和优点。通过阅读,既能检查出效果,又作了解释工作(图 6-3)。

表 6-1 黄斑区各部分视力

视力	离中心凹的度数	离中心凹的距离(mm)	视力	离中心凹的度数	离中心凹的距离(mm)
1.0	0.5	0.15	0.2	10	3.0
0.5	2.5	0.75	0.1	20	6.0
0.33	5	1.5	0.06	30	9.0

对已使用手持放大镜的患者,可以继续使用或换用倍数更高的放大镜。这样对物体局部的观察,特别当需要用远阅读距离时,如看温度计、看价格、标签等,用手持放大镜很方便。

通过上述助视器的使用,多数患者可以成功地阅读。很少数患者可使用近用望远镜和闭路电视(CCTV)。

应该指出,在配助视器时,应当知道中心暗点对放大作用的影响。当有中心暗点时,若注视目标向前移近,视网膜成像增大,视力增加,中心暗点却因目标移近而变小(图 6-6、图 6-7)。

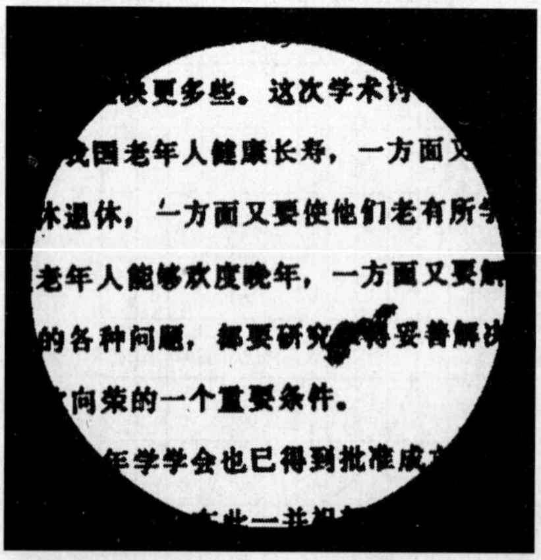

图 6-6 正常距离有暗点情况(30cm)

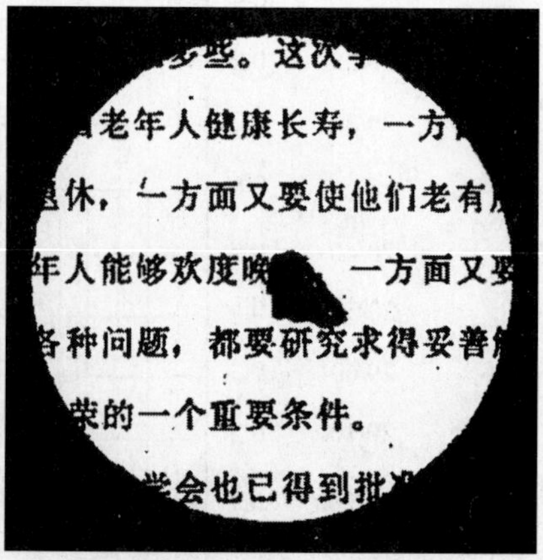

图 6-7 阅读距离 3cm 的暗点情况(放大 10 倍)

在非光学助视器中,可以使用大字印刷品,适当增强照明,增加对比度等。

医生和护士对患者的态度很重要,对患者影响很大。在检查时,对患者的态度应该是肯定和鼓励的,以激发患者的希望。对患者应富有同情心,耐心听完他们诉说病情和痛苦,然后从易到难逐项进行检查。当他们说对时,应当给予鼓励。很近的阅读方法没有任何妨碍,不会使病情加重。患者可以做很多力所能及的工作。告诉他们看电视和看电影对眼无害。不论患者的病情是稳定或是陈旧,也要约患者在半年或一年以后复查。

(四) 周边视野缩小的处理

周边视野小是一个总称,按照视野缩小的程度可分为:

(1) 轻度视野缩小:中心视野 >20°,但 <50°。

(2) 中度视野缩小:中心视野为 10°~20°。

(3) 严重视野缩小:中心视野 <10°。

我们这里讨论的是中度和严重周边视野缩小,比较常见的如视网膜色素变性、进展性青光眼。脉络膜缺损和某些类型的视神经萎缩等。其中视网膜色素变性占严重视野缩小病因的90% 以上。他们尽管视野小,夜视力差,但在很长时间内可有较好的中心视力。

图 6-8 是一位视网膜色素变性患者的管状视野,仅为 10°。

图 6-9 是用图解的方法说明一个 10° 视野的患者在 6m 和 12m 处所看到的视野直径分别为 1m 和 2m。

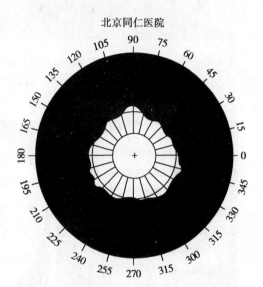

图 6-8　一位视网膜色素变性患者的管状视野

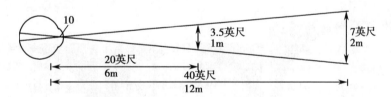

图 6-9　用图解的方法说明一个 10° 视野的患者在 6m 和 12m 处所看到的视野直径分别为 1m 和 2m

图 6-10 和图 6-11 是把 10° 视野的患者置于实际生活中,分别在房间里和大街上与正常视野的人作比较,可以明显看出,一个视野缩小的患者,在生活中将会遇到多大的困难。

视野严重缩小的患者,例如视野 10° 而中心视力比较好,在正常阅读距离看书常不成问题,也不会有明显障碍,但是做高速运转的机械工作就比较困难,而且有危险。

图 6-12 是在不同的距离视物时,10° 视野患者所见到的视野直径。图 6-13 是使用不同放大倍数放大镜读报的情形。

读物离眼睛越近,物体会越大,而视野范围会越小。使用放大镜时,放大的倍数越大,所见到的视野范围越小。

对于周边视野缩小的处理,首先需矫正屈光不正。看远可使用望远镜式助视器,一般选用 2.5 倍较合适,也可根据需要用低倍或更高倍数。这种望远镜只能在静止状态下使用,不

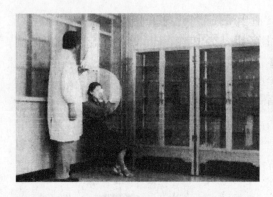 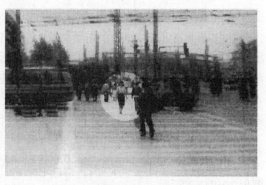

图 6-10　将 10° 视野的患者在房间里与正常视野的人作比较,看出在生活中遇到的困难

图 6-11　把 10° 视野的患者在大街上与正常视野的人作比较,看出在生活中遇到的困难

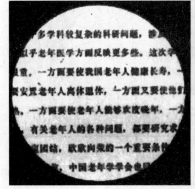 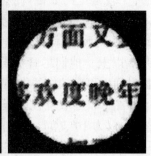

图 6-12　在不同距离视物时 10° 视野患者所见到的视野直径

图 6-13　使用不同放大倍数放大镜读报的情形

能在动态下使用。因为放大镜的视野将充满患者的视野,没有留下自然视野的空间供比较和定向。

看近和阅读可使用眼镜式助视器。如果视野不是极度缩小,在验光后再戴 +10D 或 +10D 联合 12△基底向内的眼镜助视器,则双眼低视力患者往往可获成功。视野严重缩小的患者不宜使用普通眼镜助视器,可建议使用手持、立式或压纸式放大镜。因为这样可以在稍远的距离内使用,比近距离使用视野可稍大些。手持放大镜不需戴近用矫正眼镜,而立式和压纸式放大镜需戴近用矫正眼镜。压纸式放大镜可增加弥散照明,同时可获得双眼视觉,优点较多。

中心视力极差并有严重视野缩小的患者,一般只能使用闭路电视。患者在利用闭路电视阅读时,可以有较舒适的体位,字的放大倍数和亮度可以任意调节,更重要的是阅读距离可在40cm处,这样可以获得一个较大的视野。

对于视野缩小在5°或以下的患者,更需依靠视网膜的锥状细胞,所以照明就更为重要。应选择比较合适的较强的照明,但许多强照明又常引起眩光,因此最好使用照明比较均匀一致的磨砂白炽灯泡,以减少眩光。同时这种灯泡产生的对比度也较好。

三、视野增宽和扩大装置

为了弥补视野不足,可使用一些光学辅助装置。

(一) 倒置望远镜

倒置望远镜就是把望远镜的使用方向颠倒过来。原来在前的物镜转到眼前成为目镜,而原来的目镜转到前面成为物镜,很类似门镜的装置。从这种镜子里望出去,外界视野被压缩,物像的距离推远变小。患者的视野虽然没扩大但可见的范围却增加了。如果一个只有5°中心视野的患者使用2倍的倒置望远镜前只能看见一排椅子中的2个,那么使用这种装置后,就可以看到4个椅子。即视网膜可容纳2个椅子的面积上,在使用倒置望远镜后能容纳4个被缩小的椅子,增加了信息容纳量,等于扩大了视野。但是这种方法的不足之处是物体被推远了,中心视力也下降到用倒置望远镜前的1/2。这种倒置望远镜对于视野缩小而视力正常的患者有一定的实用价值,例如,一个5°视野,视力为1.0的患者,使用2倍倒置望远镜后,视野可增大为100,视力下降到0.5,仍不失为较好的视力。但如上述患者视力为0.4,戴倒置望远镜后视力下降到0.2,则无法看清楚远处目标,使用这种镜子就失去了实用价值。同时,患者用了倒置望远镜后,其功能性视野将受损。除了视力损失外,倒置望远镜使物体看起来比实际远了,这种空间改变很难适应。刚使用这种装置时,患者的第一印象是静态方位很好,但动态观察很失望。虽然在镜内看到的东西多了,但往往不知道看的是什么,与周围环境不能联系。所以这种装置最好用于已知的熟悉的环境。如在室内寻找有固定位置的物品,找桌子上、工作台或冰箱内的东西,不用细看就能知道,找得比较快。在这种情况下,一般只有很短的距离,甚至伸手就可以拿到,可以弥补倒置望远镜带来的空间和距离的失真。

(二) 膜状三棱镜

在视野缩小患者的眼镜上贴一个膜状三棱镜,患者可以通过较小的眼球运动来监视周边物体。用这种办法可观察的范围为65°~85°。测定和安装膜状三棱镜的顺序如下:

(1) 患者端正坐好,平视远处视标,眼前戴一副平光眼镜。

(2) 把一个12×7cm²的大卡片从镜片外缘移向中心,直到患者能看见卡片边缘,在此处作标记并重复测几次。此为静态视野标记。

(3) 用同样方法测定另一眼。

(4) 在标记处外缘2mm处再作一条标记,作为眼镜面上搜寻目标时动态视野的标记。

(5) 患者戴上大卡片走路,并看看卡片对他有无影响。如果患者看到卡片了,就把卡片向外移,一直调整到患者行走时看不到卡片。这时卡片一般位于不干扰搜寻目标的动态视野外缘处。图6-14表示的是膜状三棱镜粘贴位置与静态及动态视野的关系。

（6）一旦卡片在眼镜上的位置确定下来，即贴一个30△的基底向外的膜状三棱镜，其位置如图6-14所示。这种棱镜将产生一个很大的物体移位，使用效率很高，但不容易适应。

这样平光镜上的三棱镜就安装好了，随后由指导者对患者进行训练。

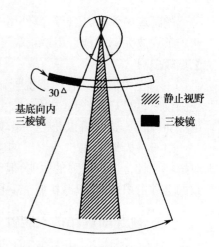

图6-14　膜状三棱镜粘贴位置与静态及动态视野的关系

（三）训练患者使用膜状三棱镜

1. 棱镜模糊试验　训练开始，让患者先从眼镜的平光部分观察目标，然后通过三棱镜观察。通过三棱镜观察目标时，患者会觉得模糊，视力下降。每个患者的视力下降程度是不同的。接着对患者进行三棱镜移位训练。让患者从棱镜观看，用手触摸所看到的物体。开始时患者可能常常指出物体的位置比实际位置更靠中心部。反复练习一段时间，以提高判断的准确性。训练时可把物体放在50cm处，通过棱镜观察（图6-15）。

指出其位置为了适应这种棱镜移位现象，可让患者学习一手拿目标，用棱镜观察，另一只手指出目标的位置。通过运动的本体感觉来帮助适应这种移位。以后由指导者拿着目标，患者用手和小棍来指出目标的位置，再通过眼镜平光部分来证实所指出的位置是否正确。再下一步就是把目标向远处移，训练过程和前述一样。物体越远，线状移位越大。在训练中应告诉患者瞄不准是正常现象，这是棱镜的光学效果，而不是患者缺乏这种能力。训练中还应注意变换目标在周边的位置。经过这样的训练，以使患者能正确指出目标的真正位置。

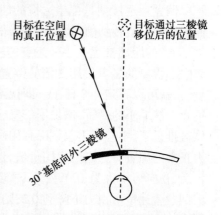

图6-15　训练患者使用膜状三棱镜

2. 三棱镜实际应用训练　让患者不戴三棱镜站立在室内注视前方，指导者从后面走过来，让患者报告他什么时候刚刚看到指导者。患者眼球可以转动而头不要动。一般指导者走到患者前面0.5~1m时可被看到。然后戴上三棱镜重复这种训练，多数指导者当位于患者旁边或稍前方一点时就可以被看到。指导者可以停在不同位置上，让患者指出其位置。

当患者掌握了上述训练方法后，就可以在室外各种环境中练习。这样可以使患者有一个物体空间移位的经验，以及在行走中用棱镜观察的方法。应当训练患者只对重要目标发生反应。患者有时会感到不能成功地使用棱镜，这是因为训练不够充分，进入复杂环境太快之故。所以还需要长时间训练实践，加强目标移位训练。

使用棱镜扩大视野会遇到不少困难，首先是棱镜本身模糊。对此，医生可详细检查三棱镜，更换脏的和有空气泡的膜状棱镜，有时可轻微改变棱镜位置，或在原眼镜上加浅淡的颜色，或在眼镜上加太阳镜等。其次是像的混淆问题。有的患者报告他们戴镜后外界物体混淆，特别是在人群中尤感烦恼，最后只有摘掉棱镜。因为人群的运动来自各方面，要想分清普通眼镜和棱镜中的像是很困难的。在患者到室外活动之前，要把人群中的复杂情况告诉他们，如发生混淆应恢复训练。

混淆，也可能是由于视网膜周边部有岛状视野所致，所以训练前查视野是很重要的。

其次是复视问题。产生复视的原因有二:一是患者从棱镜的边缘部看目标;二是当一眼用棱镜看目标时没有抑制另一眼。例如,当右眼向右看时,左眼应通过眼镜左侧眼镜平光部分而不要用棱镜部分看,否则会出现复视。属于前一种情况时,解决的办法是把棱镜向周边轻移一点。属于后一种情况解决的办法是在眼镜的鼻侧缘贴一个基底向内的棱镜,使左眼看到的目标向颞侧移位,以恢复双眼单视。另一个解决办法是用纸片遮住左眼的鼻侧,也可消除复视。

复视问题也可通过加强训练来解决。通过大量棱镜移位训练,能帮助视觉系统只"注意"被棱镜移位的目标而抑制另一眼的像。

当患者成功地使用了一段棱镜之后,他们会感到棱镜不像当初那样有效。这是因为他们搜寻目标的能力已经提高了,较大范围的眼球运动增加了他们动态视野。这时可把棱镜向外缘再移一点,用前面讲到的卡片遮眼方法找出新的棱镜位置。

四、偏盲的处理

偏盲分为同侧偏盲、上下偏盲和双颞侧偏盲。同侧偏盲在老年人比较多见,病因可能为血管性疾患影响视放射和视交叉;上下视野偏盲可能由前部视神经缺血所致,双颞侧偏盲的常见病因是视交叉处肿物压迫。

这部分患者的中心视力可能不受影响。他们常常不承认有视野缺失,但常碰撞物体。如果是同侧偏盲中右侧偏盲,则对阅读的影响比左侧要严重。双颞侧偏盲一般是逐步发生的,很少是完全性的,因为最常见的病因是肿瘤逐渐压迫视交叉。他们比同侧偏盲的视觉损失要轻,如视力在 0.2 或以上,不是很严重的残疾。

上下偏盲中影响较大的是下方视野缺损,因为人的活动中多数与下方视野有关。不过这种偏盲常是单眼,由于血管阻塞所致,所以对生活不会造成危害。上方偏盲对活动影响不大。

对偏盲患者经过详细检查之后,可告诉他们病因和视野损害的预后。然后告诉他们补偿的方法,并作出示范。假如是右侧偏盲,可指导患者从读视力表开始总是从右侧缘开始,这样字就在左侧视野里了。告诉患者用这种方法同样可看电视。在与人谈话时,要选择有用视野正好位于看见对方的位置上这样他可以不用转头就能持续看见对方。有右侧偏盲的人,应坐在对方的右侧,对方恰好在左侧正常视野里。

补偿视野缺损的装置可使用三棱镜(图 6-16),其原理和使用方法与前述一样。不过在使用中更觉不便。因为棱镜中的小视野不易捕捉,而且头转动时镜内的视野也跟着动,所以也存在混淆和复视问题。

另一种装置是反射镜。这种反射镜有两种角度,第一种叫常规反射镜,例如颞侧偏盲,反射镜固定在鼻侧边上,与镜面垂直(图 6-17)。

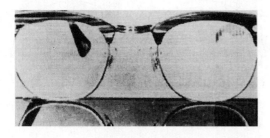

图 6-16 补偿视野缺损的装置可使用三棱镜

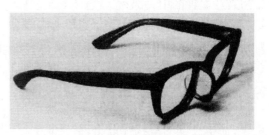

图 6-17 常规反射镜

患者右眼的右侧偏盲,目标 A 位于患者右侧视野(偏盲)中目标 A 通过平面镜反射到正常视网膜 C 上,能被患者看到(图 6-18)。

第二种反射镜如图 6-19 所示,此反射镜固定在眼镜片上,患者为右侧偏盲,只要稍稍将眼球向右转,即可通过反射镜看到目标 A。如无反射镜,则患者眼球要努力向右转才能看到目标 A。使用这两种反射镜,可以利用反射把盲侧的物体反射到正常视野内。由于反射面积很小,所以反射的物体不易找到,不易识别,而且易于与正常视野区的像相混淆。如果经过一段时间训练,能掌握、发现和知道盲区内的情况,这对活动很有帮助。因为知道了情况后,可以快速转过头用正常视野来观看。

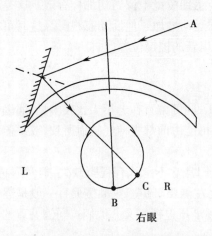 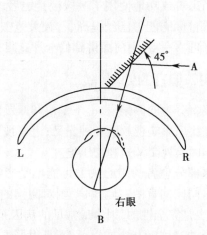

图 6-18　患者右眼的右侧偏盲,目标 A 位于右侧视野(偏盲)中,目标 A 通过平面镜反射到正常视网膜 C 上,能被患者看到

图 6-19　目反射镜固定在眼镜片上,患者为右侧偏盲,稍稍将眼球向右转,即可通过反射镜看到目标 A

五、旁中心注视

正常的黄斑的视网膜可提供良好的细节分辨与色觉色能力,因此,黄斑部病变,或中心部视野损害对细节的分辨能力,如阅读、辨认面孔、及室内物体的识别都会造成困难。当患者有黄斑部病变有造成中心视野损害或出现中心盲点时,最好的办法是利用黄斑部附近的正常的视网膜功能,称其为视网膜优先区(preferred retinal locus,PRL)代替已丧失功能的黄斑部,亦称为"旁中心观看区"(eccentric viewing),或旁中心注视。

解决旁中心注视或旁中心观看的具体方法:

钟面法(clock face method):如图 6-20 A 及 B,在钟的表面 B 的中心有星状标记,医生告知患者注视钟的中央部,患者看不到星状标记,而周边数字却能看到,表示有中心暗点,且患者无旁中心注视。患者应被要求"注视"钟表面的不同各种数码,钟表面的数码是作为中央注视的"线索"。当让患者将某一数码作中心注视时,患者会报告该数码消失了,而中央部的星状标记出现,反复练习钟表面数码消失与中央星状标记的出现,则

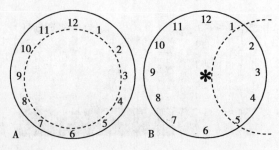

图 6-20　A 及 B 钟表面旁中心注视的检查与训练

最终患者旁中心注视得以稳定的建立。

如果已建立了旁中心注视,则患者注视中央时,可看到星状标记,但周边部的某些数码看不清了,如果数码 2,3 及 4 看不到,说明患者盲点位于数码区,说明旁中心注视位于右侧。如果患者全部表面,周边数码及中央星状标记都能看到,有 3 种可能性,一是无盲点存在,更大的可能是患者注视不稳定,眼球不断的运动寻找目标,如果患者有很稳定的注视,则第三种可能是盲点很少,或仅有相对盲点。通过上述检查与训练,旁中心注视并不难于建立。

不同类型的视野缺损所带来的问题各不相同,但他们都有共同之处,就是不容易被社会所理解。从外观上看,他们的眼部无严重损害或畸形,所以人们总是要求他们像正常人一样工作、学习和生活。他们想解释自己的情况,又往往被认为是找借口。作为这部分患者,也存在着心理障碍和困难。中心视野缺损的人面对熟人却往往视而不见,被人误解。所以这种情况也被称为"社交盲"。周边视野缩小的人,对周围环境了解差,活动受限,他们对环境的适应能力甚至比生来就盲的人还差。患者本人的心理是不愿暴露自己的视力情况。对待这样的患者,要耐心和同情,帮助他们树立信心,不仅要佩戴上合适的助视器,更应该强调训练的重要性。只要经过认真的训练,约 75% 以上的患者都能逐步克服视野缺损所带来的困难。

(孙葆忱)

第七章 透镜与望远镜

眼科医生及眼科康复工作者,只有对透镜及望远镜有较深入的了解,才能对它们作出正确的估价,并根据患者的具体情况给予助视器处方。

一、透镜

透镜是由两个旋转形成光学表面为界的透明基质构成。透镜一般由玻璃或某种透明塑料树脂制成(图 7-1)。

这种透镜或透镜组前后被空气或其他相同基质包围时,称为对称性光学系统,但其前后表面未必相同。薄透镜在理论上其中心厚度应该为 0,这在实际上是不可能的,只是其厚度在光学计算中可以忽略不计,所以负透镜比正透镜在这方面更接近于理想要求。旋转形成的光学表面种类很多,本章仅限于讨论球形表面。一般常用的非球面透镜,例如非球面接触镜,其中心也是球面,只有在直径较大时,周边部分才有非球面的变化(图 7-2)。

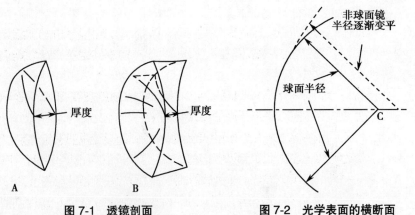

图 7-1 透镜剖面
A. 双凸透镜;B. 双凹透镜

图 7-2 光学表面的横断面

(一) 光的传播与透镜系统的光学特性

光学设备的作用就是影响光线的行进方向,使之满足我们的某种要求。为了解光线与透镜相互作用的基本原则,下面讨论有关光的一些特性。

1. 光的传播规律 光束理论主张光线基本上是沿着直线方向前进的(图 7-3)。这一理论能够解释大部分眼科医师感兴趣的现象。

旁轴性成像是指直径较小的光学系统,一般而言物点或像点之光线所成的角不超过 4°(图 7-4)。与此相反,有一定斜度光线的成像,是指直径较大的光学系统。

光学系统中都有一个发出光线的物点(object point)。由单一物点发出的光线称同光束 homocentric bundle)。光学系统的最终目的是把某点发出的同心光束聚合在一起,形成一个新的像点(image point)。这个像点在理想条件下,应该与物点完全相同(图 7-5)。

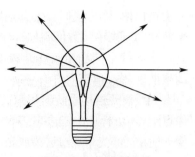

图 7-3　光沿直线传播

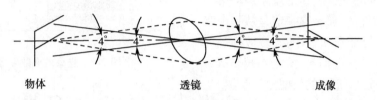

| 物体 | 透镜 | 成像 |

图 7-4　旁轴性成像

图 7-5 说明从物点发出的同心光束的光线是分散性的,即光线越走越相互远离,不管它们距物点多么远,所有光线永远都是分散的。这种情况称为分散性(divergence)或称为负聚散性(negative vergence)。如果要在空间的某一点形成像点,那么这些光线必须改变为逐渐互相接近,成为聚合性(convergence)或是正聚合性(positive vergence)。

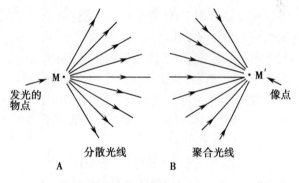

发光的物点　　　　　　　　　　　像点

分散光线　　　　　　　聚合光线

A　　　　　　　　　　B

图 7-5　物点与像点

为了能利用数学形式说明这种现象,在习惯上规定了正负号的关系。根据大家共同的习惯与理解,物距与像距都是从透镜的表面到物点或像点间的距离进行测量的。如果光线由左向右行进,实物是位于光学系统的左侧(图 7-6),那么由透镜向物体测量的物距(与光线行进的方向相反)则是负的。如果从透镜到物像所测量的像距与光线行进的方向相同,它的符号将是正的。根据同样道理,为了得到实像(real image),穿过透镜后光线的聚散度就必须是正的或是聚合性的。

能够把分散性光线变为聚合性光线的透镜或光学系统,称为正透镜(positive lens),或称为正光学系统(positive system)。一个光学系统改变同心光束聚散度的能力,即称为该系统屈光能力或强度,而且此强度是该系统的一个常数。

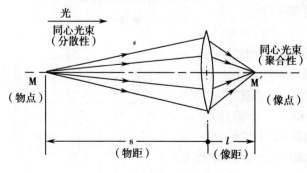

光
同心光束
(分散性)

同心光束
(聚合性)

M
(物点)

M'
(像点)

s
(物距)

l
(像距)

图 7-6　正透镜的折射

如果从物点沿同心光束在真空或空气中的传播方向测量到一定的距离,而这一距离通常以米为单位,以米为单位的倒数,便是该距离处的聚散度屈光单位数值(图 7-7)。这种计算方法很简便,因为我们只要知道物点的位置,就能测量或计算出一个光束在抵达透镜时,其聚散度的屈光单位数值。如我们已知透镜系统的屈光度数,再加上抵达透镜光束的聚散度,其代数和就是同心光束离开透镜系统时新的聚散度(图7-8)。

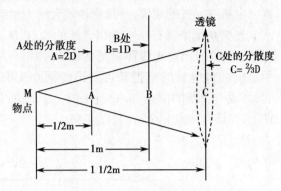

图 7-7 光束的聚散度之一

光线离开透镜系统时聚散的倒数,就是像点距离(以米为单位),如图7-8所示。所以像点便是同心光束经过透镜或光学系统屈光后,改变其聚散度而聚合起来,再构成原始物点的点,如果同心光束到达透镜系统的第一表面时是分散性的,那么它一定是从一个实物点发出的。在眼科实践中,大多数都是这种情况。如果同心光束经过光学系统屈折后成为聚合性,那么所形成的像即为实像。

2. 透镜系统的光学特性 透镜系统的性质可以用一个简单而有效的数学关系加以说明。如果用 U(1/物距)代表抵达透镜的光束的聚散度,用 U'(1/像距)代表离开的光束的聚散度,用 F 代表透镜的强度,那么 $U'=U+F$,就说明透镜系统的作用,其数值以米或屈光度为单位表示(图7-7,图7-8),所以,如果已知任何两个参数,那么第三个参数便可以计算出来。

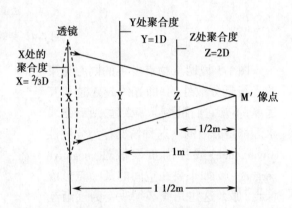

图 7-8 光束的聚散度之二

现在再看一下 F 的性质。参看图7-7,可以看出,物点光束的聚散度是随着物距的增大而逐渐变小的,因为聚散度是物距的倒数。如果物体被移往无限远,物点光束的聚散度将为 $1/\infty$,即为零,如图7-9所示。

在 $U'=U+F$ 的公式中,将 0 代入 U,则 $U'=0+F$,或 $U'=F$。这就说明如果到达透镜的入射光束的聚散度为 0,那么离开透镜光束的聚散度将等于透镜的强度。在此种情况下,物像将形成一个特殊点上,这一点称为透镜的第二焦点(secondary focal point),用 F_1 来表示。F_1 是位于无限远处物点成像的位置。同样道理,为使物像形成在无限远处物体的位置上,只要把 $U'=0$ 代入公式(像距 $=\infty$,$U'=1/$像距,$u'=1/$像距,$u'=1/\infty=0$)即可。如使物像形成在无限远处物点的位置上,该位置就是第一焦点(primary focal point),用 F 表示,如图7-10所示。

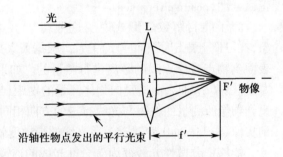

图 7-9 薄正透镜的焦点

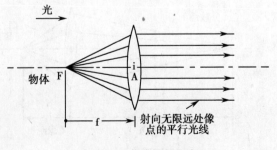

图 7-10 薄透镜的焦点

所以透镜在空气中的强度可以下定义为：由第一焦点到透镜距离的倒数。如图 7-11 所示，由焦点到透镜的距离，称为透镜系统的焦距 (f)，它经常是由焦点到透镜的方向进行测量(与物距和像距的测量相反，后者的测量方法一般是由透镜测量到有关的点)。所以，能够增加正聚散度的透镜是正透镜，其焦距为正 f，其强度亦为正的(第二焦距 f' 的倒数一般不使用，但是，一个两面都为相同基质，例如空气所包围的透镜，可以证明 f=-f')。

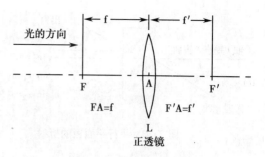

图 7-11　薄透镜的各主焦点

透镜的强度决定了第一及第二焦距 f 与 f' 的大小。如已知焦距，就可以决定已知位置形体的成像；或已知对物像位置的要求(如对屈光不正的矫正)，即可以决定物体的位置。

设透镜 F=+5.00D，物体在透镜前方 0.4m，求物像位置：

∵ F：U'=U+F

∴ U'=1/(−/0.40)−(+5)

　　=−2.5+5.0

　　=+2.50D

又像距 =1/U'

∴ 像距 =+1/2.5

　　=+0.40m(在透镜右侧)

(二) 透镜与成像

以上我们着重讨论了物点位于薄透镜系统光学轴线上的一些情况。透镜系统的光学轴线(optical axis)即光轴，是垂直通过(成直角相交)各个透镜表面的(图 7-12)，同时也通过每个透镜表面的曲率中心。为了分析在此轴上一条光线的行进情况，必须观察这条光线在穿过两种不同光学介质界面时的变化，例如空气与玻璃间的界面。

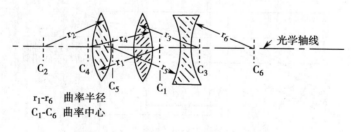

r_1-r_6 曲率半径
C_1-C_6 曲率中心

图 7-12　中心对正球面光学系统的轴线

根据 Snellen 定律，入射到平面的一点上的一条光线，在穿过界面后，其方向与穿过前是不同的(图 7-13)。但在特殊情况下，即光线以 90° 角射向平面，由空气进入玻璃或其他折光指数更高的介质时，光线穿过界面后不发生偏向(图 7-14)。

如果是球形表面，根据几何原理，圆或球的半径永远与圆或球成直角相交，那么沿任何表面的曲率半径行进的光线，在穿过该表面后都不发生偏转，亦即在折射后均在一条直线上(图 7-15)。根据光学轴线的定义，沿此轴线行进的光线将与每一表面垂直相交，并穿过全部光学系统而不发生偏转，在穿出光学系统时，其方向也与入射时完全相同。因此，在考虑穿

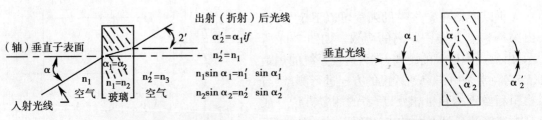

图 7-13　平行平面板的折射　　　　　　图 7-14　光线垂直射入平面板

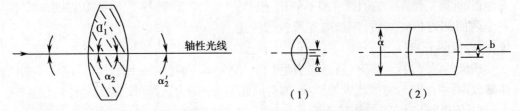

图 7-15　光线垂直射入透镜之中心　　　图 7-16　薄透镜中心光线的折射之一

过光学系统的光线时,应首先分析沿光学轴线前进的光线。这条光线的行程完全可以预知,它以直线方向由物点出发,然后穿过此光学系统而到达像点,中间不发生偏转或波折。

另一条可以预知行进方向的光线是穿过薄透镜中心的光线。这条光线不论由何处发出,都是沿着直线通过透镜中心而到达另一侧,最后到达像点。把这两条特殊光线的行进方向与焦点的定义结合起来,便可得出几条很有价值的规律。

在光学轴线与透镜各表面相交处,如图 7-16 中的 α,和在轴上下一个很小的范围内的弯曲表面,如图 7-16 中的 b,可以认为与一小片平面相差不多。

当光线以某种角度射向平行平面板玻璃时,将在两个表面上发生两次折射,其射出方向与入射之光线相同,但稍有位移(d),其大小与玻璃平板的厚度有关(t)。如果光线在光学轴线附近,而且透镜很薄,那么穿过透镜中心的光线将不发生偏转,而且也不产生位移,如图 7-17、图 7-18 所示。

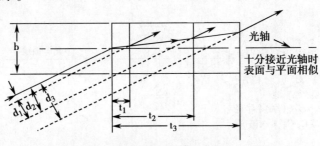

图 7-17　薄透镜中心光线的折射之二

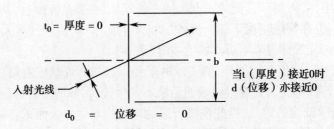

图 7-18　薄透镜中心光线的折射之三

第二焦点的定义说明它是与位于轴线上无限远处物点相共轭的像点的位置。因此,由无限远处轴线上物点所发出的全部同心光束,在到达光学系统的第一表面时,其聚散度为零(见图7-9);在发生折射以前,光束中每条光线都是互相平行的,而且与轴线平行。定义同时也说明,在折光以后,光束聚散度的改变等于透镜系统的强度,并使全部光线在第二焦点 F′处聚合。这是透镜极为重要的一个特征:在物体一侧全部平行于光轴的光线,经折光后将通过第二焦点 F′。反过来可以证明,如果物点是在光轴第一焦点 F 上,那么它所发出的同心光束中全部光线经过折射后,在离开光学系统时,将平行于光轴(见图7-10)。

当知道了这些特点以后,我们在任何光学系统中,尽管物体或物像不位于无限远或任一焦点上,都能够断定其成像位置。因此在考虑旁轴光线成像时,只要确定两条光线相交的位置即可,因为其他全部光线也在此位置相交。

图7-19说明了这个关系。假如长方形物体位于 M,如以 N 点作为物点,它向各方向发出光线,这些光线之一为 NB,该光线平行于光轴,当它前进一定距离到达透镜后,这条光线也和其他平行于光轴的光线一样,经过透镜后折光,将通过第二焦点 F′。再考虑由 N 发出的另一条光线 NC,此条光线在通过第一焦点 F 后,和由焦点发出的其他光线一样,经过折光离开透镜时,将平行于光轴。图7-19中的 BN′与 CN′即是 NB 与 NC 两条光线经折光后的方向,并相交于 N′点。

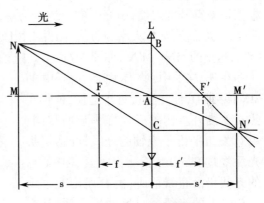

图 7-19 旁光轴的成像图解

对于旁光轴的光线,我们可以作以下的结论,即全部由 N 发出的光线通过透镜后,将聚合于 N′点。所以,N′点就是 N 点的像点。这种构图方法还可以再加上一条由 N 经透镜中心 A 的光线予以证实,它也与 N′点相交。此概念与思考方法,可以帮助我们把任何不在光轴上的物点 N 的像画出来,只要按比例画出图解,并按透镜的强度换算出第一焦距及第二焦距的长度来就行。

现在我们按图解的方法解决前面的问题。图7-19表示旁光轴的构图方法,其中透镜用一直线代表,两端向外指的箭头代表正透镜。透镜中心就是光轴与透镜的交点,一般用 A 表示。这里的 M 与 N 两点表示一定长度的物体,而不是前面讨论的单一物点。透镜的强度或屈光度数为 +5D,它的焦距是 20cm(F=1/D)。图中两端有箭头的直线代表透镜,其前方 20cm 处为 F,而后方 20cm 处为 F′。光线行进方向如上方箭头所示,即由左至右。

在图7-20中,物体在透镜前方 40cm 处,亦即由 A 向 M 测量为 40cm。垂直线 MN 表示物体。由 N 发出平行于光轴的光线,经过折射由透镜出射时,必然经过第二焦点 F′继续前进。因为还不知道像点 N′的确切位置,只能将

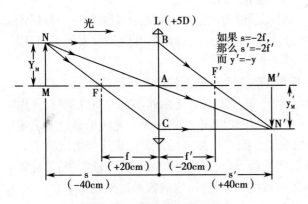

图 7-20 薄透镜的光线图解

光线通过 F′ 而向前延长。现在再另选一条已知其路线规律的第二条光线。我们可以选通过透镜中心 A 的光线，因为它是一条直线，向前延长直至与第一条通过 F′ 的光线相交。为证实我们的构图，可以再选第三条由 N 发出并通过第一焦点 F 的光线，它通过透镜后，将折射成为与光轴平行的光线。如果我们的构图正确，这三条线将同时在 N′ 点处相交。由 N′ 向光轴作一垂直线，那么 M′N′ 便可确定出物像的平面，而由 A 到 M′ 的距离应该恰为 +40cm。这种构图方法简单而且实用。

(三) 透镜的放大作用

1. 线性放大作用　因为图 7-20 是按比例画的，所以它不但决定了物距与像距，同时也决定了物体与像的大小，由此可得知该光学系统的线性放大率特性。线性放大率即物像大小与物体大小之比。一般用 Y 表示物体，用 Y′ 表示物像，放大率等于 Y′/Y，亦即 M′N′/MN。根据记录符号的习惯，由光轴向上测量为正，向下测量为负；MN 为正，M′N′ 为负，所以放大率 Y′/Y 为负值，如放大率为负值，则说明物像对物体是倒置的。实际测量图中 MN(Y) 与 M′N′(Y′)，这里的 MN=−M′N′，亦即 Y′/Y=−1。这说明物像与物体大小相等，但为一倒立的像。

在图 7-21 中，物体由图 7-20 中的 MN 移到 PQ，使之更接近于透镜，但仍在焦点 F 之外。构图成像方法与前相同。由 Q 发出平行于光轴的光线，经透镜折光后经过 F′；由 Q 发出经过透镜中心 A 的光线仍沿直线前进；由 Q 发出经过第一焦点 F 的光线通过透镜折光后，其方向将平行于光轴，而新成像位置为 P′Q′。可以看出，当物体从 M 向 P 移动时物距缩短，像从 M′ 移向 P′，物像 P′Q′ 明显增长，总结上述有以下原则：

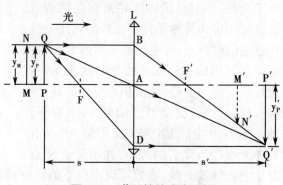

图 7-21　薄透镜的成像图解

(1) 物像移动之方向与物体相同。当物体沿正方向由 M 移到 P 时，物像亦沿正方向由 M′ 移到 P′。

(2) 物体大小不变，物像则随像距之增加而明显增大，它们的关系是：

$$Y′/ 像距 S′ = Y/ 物距 S$$

以上情况可以用幻灯放映机加以说明。物像是实像，幻灯机离屏幕越远，影像越大，同时需要重新调整焦距，即把物体(幻灯片)更移近透镜系统。

在眼科设备中，这种实物及实像的光学系统是比较少见的。因此，我们必须进一步讨论放大镜即简单的正透镜的成像原理。低视力患者在使用放大镜时所看的是放大的正像，而不是倒像。

图 7-22 中的透镜是 +5D，其第一及第二焦点距透镜表面 A 的距离按比例标记于 F 及 F′ 处。这里物体 RS 的位置更接近透镜 A，而且位于第一焦点 F 之内侧。在构图成像时，先由 S 画一光线经过 A 直线前进，并向后经过 S 画一延长的虚线，再由 S 画一光线沿通过 F 之虚线向前经过透镜，折射后成为平行于光轴的光线。此平行线向后延长的虚线与由透镜中心向后延长之虚线相交于 S′ 点。为证实上述构图无误，还可以由 S 作一平行光轴的线，透镜折射后，再继续前进而通过第二焦点 F′，这条线以虚线向后延长，也应该通过 S′ 点。

如果构图正确，可以观察到以下四点：

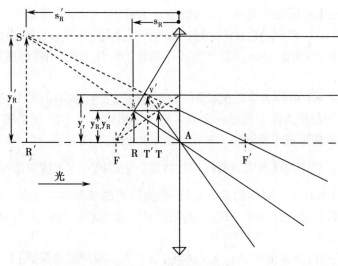

图 7-22　薄透镜的成像

（1）这三条光线因分散度较大,经过透镜折射后仍为分散性。

（2）三条光线的交点位于向后延长的虚线上,由前方观察好像光线发自 S' 点,事实上并未经过该点,因此所构成之像叫做虚像。

（3）物像 R'S' 较物体 RS 大。

（4）物体之大小 Y 是由光轴向上测量,因而是正的;物像大小 Y' 方向相同,亦是正的。放大率 Y'/Y 是正值,说明它是正像,即与物体的方位相同。

上述是简单放大镜的光学原理,通过透镜观察物体,好像它位于物像的位置,正立而且较大,这样便满足了对眼镜式或手持式放大镜的要求。

在这里,放大率 Y'/Y=S'/S。放大率仍然取决于物体与物像的位置。如果在图 7-22 中物体被移到 TV 位置,物像将位于 T'V',虽然比 R'S' 小,但仍然是直立且是放大的。可以看出,物像仍然是随物体的移动而移动,其放大率取决于物体与放大镜间的距离。这一点眼科医生必须向患者解释清楚,使其在回家以后能够正确使用各种放大镜,以获得应有的放大效果。

2. 角性放大作用　以上讨论的是由于物体位置改变而产生物像大小的变化,这是指线性大小。如果我们从另外一个角度来探讨这个问题,如图 7-23 所示,把眼球对准正透镜的中心部,就会出现另外一种情况。

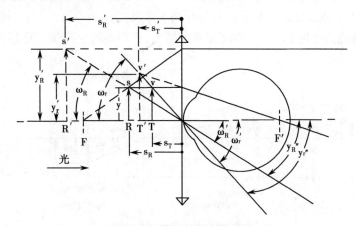

图 7-23　薄透镜的成像图解

物体对薄透镜中心所成的角度 ω，与物像对透镜中心所成的角度 ω′是相等的。当角度很小时，ω =Y/S，ω′=Y′/S′；在 ω=ω′时，ω =Y′/S′，亦即 Y′=S′ ω。在物体位于无限远的特殊条件下，S′=–F′，因而 Y′=F ω。这个等式把物像的线性大小，用物体的视角大小表示了出来。

现在应该讨论一下眼的光学系统，因为光学设备所产生的物像，最后是用人眼来看的。在本章的讨论中，可以把人眼看做是一个简单的光学系统。图 7-23 就是把人眼球看做一个正透镜系统，它把实像形成于视网膜的平面上。可以把眼球认为是一个 +60D 的薄透镜等效光学系统，与前面所讨论的薄透镜具有同样的性质。它的第一焦点应该是在眼前方 $16\frac{2}{3}$ mm 的位置上。眼球并不是一个对称的光学系统，因为后面的玻璃体与前面空气的折光指数不同。但我们暂时不考虑这个问题，只把人的眼球认为是与被空气包围的 +60D 的薄透镜的光学系统。

在图 7-24 中，仍以薄透镜的中心 A 为参考点，Y′表示视网膜物像，而 F′即为眼球的第二焦距。

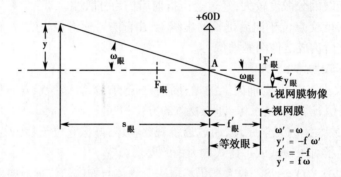

图 7-24　眼球的等效光学系统

视网膜物像的大小等于 y′=–f′ω′，亦即前已说明过 y′=f′ω′，这个关系极为重要，因为现在只要知道物体对眼所成的视角，便可以决定视网膜物像的线性大小。无论采用何种设备或方法，只要改变了物体的视觉大小，就会引起视网膜物像线性大小的相应改变，如图 7-23 所表示，此眼正在注视放大镜所形成的物像。在图 7-25 中，物体位于 M 处，所张的视角 ω_M=Y/SM。视网膜物像大小 Y′M=f$_{眼}$ ω$_M$。当物体位于 P 处时，观察距离缩短，ω_P=Y/S$_p$，而视网膜物像大小 Y′$_p$=Y/S$_p$，明显大于 Y′$_M$，并与距离 S 成反比。

为什么正透镜的强度越大，它的放大率也越大，亦即通过该透镜的强度越大，它的放大

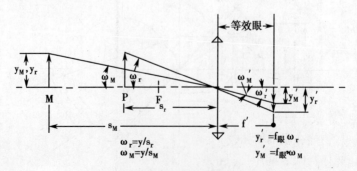

图 7-25　等效眼中视网膜物像的大小

率也越大,亦即通过该透镜所看到的物像越大呢? 在这里我们首先假设患者是正视的老视眼,他要求物体一定要置于透镜的第一焦点上(物像在无限远处)。正透镜的"放大倍数"规定一定要求把物体置于第一焦点上才是正确的。如果物体大小不变,通过此透镜所看到物像的视角大小,应等于物体大小除以该物体离透镜的距离,而这一距离又经常是透镜的第一焦距,因此,所有用作放大镜的正透镜的正常调整规律应该是 y/f。在比较两个焦距 f_1 及 f_2、强度为 F_1 及 F_2 的正透镜的相对放大倍数时,就利用 y/f$_1$ ÷ y/f2 的商,亦即 y/f$_1$×f$_2$/y。两个 y 互相消去,余下 f_2/f_1 为透镜 1 与透镜 2 放大倍数的关系,即是它们焦距的反比。我们可以使用它的屈光数值,其屈光数值是焦距的倒数,所以全部公式应为:

$$M_1/M_2=f_2/f_1=F_1/F_2$$

例如,一个 +10D 透镜的焦距为 10cm,一个 +20D 的透镜焦距为 5cm。这两个透镜放大倍数的关系就是 5/10 或 10/20,亦即 1/2。一个 +10D 的透镜的放大能力,只是 +20D 透镜的一半。

通常一般人认为 25cm(或 10 英寸)是"明视距离",也就是说,正常人用裸眼注视一物体时,喜欢采取 25cm(或 10 英寸)的距离。在此条件下,其放大倍数规定为 1。标准正常视力的老视眼患者需戴 +4D,焦距为 25cm(或 10 英寸)的透镜,这样才能在明视距离处看清物体或目标。因此,+4D 的透镜就被称为放大倍数为 1。如果要与另外一个透镜 x 比较放大倍数,可以利用公式:

$$M_x/M_1=f_1/f_x=F_x/F_1$$

因为是与一个放大倍数为 1 的透镜作比较,我们可以代入上述公式:

$$M_x/1=25/f_x=F_x/4$$

根据这个理由,我们认为,正透镜放大镜的放大倍数等于透镜的屈光强度被 4 除。例如,如果需要一个放大 3 倍的简单正透镜,那么 F_x/4=M$_x$/1,代入数值 F_x/a=3/1,因此 F_x4×3/1=+12。一个 +12D 的透镜可以满足放大 3 倍的要求。如果一个患者使用 +16D 的简单透镜作放大镜,那么在使用方法正确时,他能得到多少倍的放大呢? 可以用同一公式:M$_x$/1=F$_x$/4,将 +16 代入 F_x,则 +16/+4=M$_x$/1,即 M$_x$=4,患者放大镜的倍数为 4。此放大倍数的规格要求患者把物体置于透镜的第一焦点上才能达到。

以上的惯例已经为眼科界和眼科工业所接受,他们之间有些共同语言互相沟通。事实上,用作放大镜的正透镜根本不放大,它们给低视力患者的好处,只是把物体放在眼前方很近的地方(即在放大镜的第一焦点上),从而增大了物体的视角,在视网膜上产生大的物像,同时不需要过度使用调节力。

例如,我们怎样解释患者戴用 +4D 的近用阅读眼镜时感到物像放大了? 根据放大倍数等于屈光度数被 4 除的关系,一个 +4D 阅读眼镜的放大倍数是 1。同样道理,一个 +2.50D 阅读眼镜的放大倍数只是稍微大于 0.6,或是 5/8 倍。这个 5/8 是对"明视距离"25cm 处物体的放大倍数。如果我们把患者的阅读眼镜由 +2.50D 增加到 +4.00D,那么患者的视网膜物像就将由他的习惯的大小 5/8 增大到 1,即增加到 1.60 或 8/5 倍。把放大镜与近用阅读眼镜视为同一原理,就可使我们的认识统一起来。

因为视角是物体大小被其与眼的等效正透镜中心距离相除所定,如果我们将物体到眼的距离进一步缩短,物体在眼前所张的角就增大,视网膜的物像也随之增大。

所以,需要在物体与眼之间用一只正透镜,唯一的理由就是因为眼球不能调节到低视力患者所要求的极近的阅读距离。正透镜与阅读眼镜使用的道理相同,即将近距离物体所发出的很分散的光束改变成零分散度,使之在正视眼(或戴矫正眼镜后成为"正视眼")患者的视网膜上形成一个清晰的物像。

本章到此为止,对于简单放大系统的讨论,均假设眼球是直接与其前方的正透镜放大系统互相接触,事实上这是一种正常眼球所不能达到的理想状况。因为眼球光学系统的中心点,实际上是眼球的第一节点,它位于角膜后方数毫米处。在理论上,只有无晶状体眼才能把两个系统放在一起,因为它的节点已向前移,而达到角膜的表面。但是,从某些生理方面考虑,也使这种接近不可能成功。那么,眼球与放大镜之间的距离对于光学系统的作用能发生什么影响呢? 对于含一个以上表面或透镜成分的光学系统的作用,比如在眼前再加一只放大镜,必须知道一条原则,即把一个光学成分所形成的物像,当作是第二个光学成分起作用的物体。在简单的正透镜放大系统中,眼是在注视放大镜所形成的物像,放大镜所形成的物像就构成眼的物体。因为我们已经假设眼球的等效光学系统与放大镜二者的"中心点"在一起,所以放大镜所形成的物像的视角大小也是等于眼球物体的视角大小的,如图 7-26 中眼 A 所示。如果眼球离开了放大镜,除非物体是位于透镜的第一焦点上,患者所得到的放大作用必然减小。如图 7-26 中眼 B 所示。

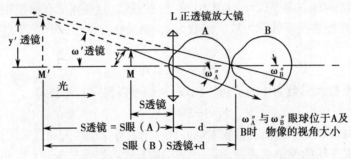

图 7-26 简单放大镜的视网膜物像大小

在数学上,$\omega_{透镜}=\omega'_{透镜}=Y'_{透镜}/S'_{透镜}=Y_{透镜}/S_{透镜}$,而 $\omega_{眼}:W'_{眼}=Y'_{眼}/S'_{眼}=Y_{眼}/S_{眼}$。因为透镜与眼是在一起的,如图 7-26 眼 A 所示,亦即 $Y_{眼}=Y'_{眼}$,而 $S_{眼}=S'_{眼}$,那么 $\omega'_{眼}=Y'_{透镜}/S'_{透镜}=\omega'_{透镜}$,但是,如果眼与透镜离开了一段距离 d,如图 7-26 眼 B 所示,物像离透镜的距离 $s'_{透镜}$ 就不再等于物体距眼的距离 $S_{眼}$,而是 $S'_{透镜}$ 加上距离 d,物体对眼视角的大小就成为 $\omega_{眼}=Y'_{透镜}/(s'_{透镜}+d)$,其数值因分母加大 d 而变小。

如果物体是位于放大镜的第一焦点上,则透镜所形成的物像将位于无限远外,$S'_{透镜}$ 是无限大的数值,再加上有很大的数值 d,就不会引起明显的变化,所以患者仍会得到完全的放大。

图 7-27 说明了物体位于放大镜的第一焦点时,不管眼与放大镜的距离怎样改变,而放大倍数始终保持不变的事实。

在图 7-27 中可以看到,通过三只眼的等效透镜中心的不偏转光线与视网膜相交之处,决定了视网膜物像的大小。如果眼能恰当的聚焦,其他进入眼内的光线也将与通过中心的光线在此相交。

所以,这条不偏转光线与眼光轴所夹的角,就决定了角 ω 与 ω',亦即视网膜物像的线性大小。在图 7-27 中,眼球的位置可以任意移动。因为经过正常调整的正透镜放大镜,所折射的全部光束中的每条光线均互相平行,任何一条通过眼球等效光学系统中心 F 的光线与光轴所形成的角度 ω'',都是完全相同的。因此,只要物体位于放大镜的第一焦点上,视网膜

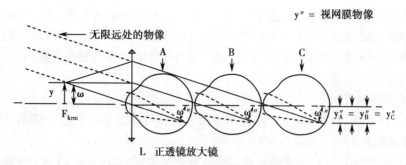

图 7-27 简单放大镜在正常调整位上

像的大小便与眼球距放大镜的距离无关，而只取决于放大镜的屈光力。

3. 透镜的球面像差 本章前面(见图 7-7、图 7-8)曾讲到，同一点发出的同心光束经过正透镜折射后，全部相交于像点。这种理想情况，在任何光学设计中也是难以达到的，而一个简单的正透镜更达不到。我们在讨论旁光轴成像时，曾提到光学系统的直径必须很小。图 7-28 说明了一条同心光束经过直径较大的球面透镜折射时的实际情况。

图中沿光轴前进的光线，直接通过透镜不发生偏转，就像没有折射一样。附近的光线稍有偏转并与光轴相交。再向

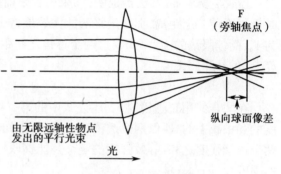

图 7-28 球面像差图

外面的一些光线就偏转得稍多一些，因而与光轴在更近于透镜的地方相交。接近透镜边缘的光线偏转就更大。这种球面像差是由于透镜表面的球面性质所引起的，经过球表面折射所形成的像"点"，根本不是一个点，而是一个小的模糊圆。可以证明，透镜系统的孔径和强度越大，球面像差就越严重。低强度的眼镜式正透镜，球面像差可以略而不计。在强度超过 +10D 时，球面差才明显表现出来。

有几种方法可以纠正球面像差。一种传统的比较复杂的方法是设计一个有许多表面和许多透镜的光学系统，每一个透镜表面的设计都是为了抵消前面一个表面所产生的球面像差。完美无缺的成像是永远作不到的，但是，可以把物像的模糊减少到能够容忍的程度。

目前纠正眼科设备球面像差的一种方法是利用非球面表面。因为正透镜靠近其边缘部分折光力量太强，理论上的解决办法就是设计出一种透镜的表面，其边缘部分的折光力要比相同折光力的球面透镜小。非球面接触镜就是据此制作而成，它是由硬树脂压模制成，可用以取代玻璃透镜产品。因为玻璃硬度大，要磨制成非球面的表面非常困难，而且成本也很高。如果利用树脂作原料，只要先磨制抛光一个玻璃非球面表面，就可以借此压模出许多非球面树脂透镜。非球面表面也可以用于眼镜式、手持式及立式放大镜。

减低球面差的第三种方法是减小光学系统的大小，把通过透镜周边部分的光束挡住。当患者将放大镜紧置于眼前时，该患者的瞳孔便成为这一套光学系统的限制孔径。虽然眼球可以移动，以利用放大镜的全部视野，但在一定时间内只利用透镜的几个毫米。如果只是利用透镜上相邻的几个毫米的地方折射的少数光线，则球面像差所造成的模糊将被有效地

消除掉。因此,当患者的眼球接近透镜,或是将透镜置于一臂距离之外,使通过透镜的全部光线都能同时进入眼内,而不是只限于患者瞳孔所局限的一小部分时,物像质量的差别是十分明显的。当患者通过透镜的不同部位观察物体时,物像的位置是稍有差别的,但人眼的聚焦深度可以起到补偿作用。

(四) 透镜的临床应用

在低视力门诊,我们常常让患者用正透镜即放大镜与阅读用眼镜联合应用。现将光学原理及使用方法简述如下。

患者戴用阅读眼镜,并同时使用正透镜手持放大镜时,如果阅读眼镜与手持放大镜接触很近,则二者联合起来的放大强度,就非常接近于二者强度之和。例如,患者戴有 +3.00D 的阅读眼镜,同时将 +10.00D 的放大镜置于阅读眼镜前,最终的放大效果就与使用 +13.00D 的放大镜差不多。

Linksz 及 Sloan 等已经证明,如果患者眼前戴有阅读眼镜,同时又把手持放大镜置于该眼镜平面前一定距离,那么最终的放大效果将永远小于两个透镜之和。如果放大镜的强度为 F_1,阅读眼镜的强度为 F_2,这两个透镜之间距离的米数为 C,那么两个联合透镜的等效强度 F_{eq} 的计算公式为:

$$F_{eq}=F_1+F_2-CF_1F_2$$

在联合使用正透镜时,上述公式中的第三项 CF_1F_2 永远为正。因而它是从两个透镜强度的和中减去的,所以两个透镜联合使用,中间有一定距离的正透镜的等效强度,必然小于两个透镜强度之和(等效强度的定义是能够取代此多光学成分或厚光学系统的一片薄透镜的强度)。

如果两个透镜互相接触,那么两者之间距离的米数 C 成为 0,因此,两个透镜相接触时的等效强度应为:

$$F_{eq}=F_1+F_2$$

在表示放大倍数的传统公式中,必须使用等效强度 F_{eq},即:

$$M=F_{eq}/4 \text{ 或 } 25/F_{eq}(cm)$$

当正视眼的低视力患者在使用立式放大镜时,它的放大倍数大致可以用 $M=F_{eq}/4$ 来表示。但是,由于大多数的立式放大镜都是与一近距阅读镜同时使用,因此最终的放大倍数取决于立式放大镜的强度、近距阅读镜的屈光度数,以及它们之间的距离。

为了能使用近距阅读镜,大多数固定焦距立式放大镜的设计都是将物体置于第一焦点 F 之内,形成一个放大的、直立的、位于物体同侧、距透镜一定距离的虚像。因为物体位于焦点 F 之内,通过透镜后的光线仍为分散性的,因此,必须用一正透镜(或用患者的调节力),才能使这些分散性的光线在视网膜上形成一个清楚的物像。为达到此目的,低视力患者在使用传统的阅读镜观察物像时,必须保持使眼镜到物像的距离等于近距离阅读眼镜的焦距(工作距离)。

以下几个例子将说明各种限制性的关系:

1. 如果立式放大镜所形成的物像在正透镜后方 10cm(光源离开透镜时,其分散度为 10D),患者使用 +3.00D 的阅读眼镜(焦距或工作距离为 33cm),可以把放大镜移置于眼镜平面前 23cm 处,从而把所放大的物像置于阅读眼镜的焦点平面中(23+10=33cm)。

2. 如果离开放大镜的光束,其分散度为 5D,即物像位于放大镜后 20cm 处,患者将放大镜移置于阅读眼镜平面前 13cm,这样仍然能使物像位于阅读眼镜的焦点上(13+20=33cm)。

3. 在特殊情况下,当立式放大镜的出射散开度等于阅读眼镜时(符号相反),必须将放大镜置于阅读眼镜的平面上。

4. 如果由放大镜出射光束的聚散度为 21/2D,即其物像位于放大镜后 40cm,该患者仍然使用 +3.00D 的阅读镜,即使将放大镜移近到眼镜平面,其物像仍然位于阅读眼镜焦点之外 7cm,这样就无法获得清晰的视网膜物像。

一般而言,只要立式放大镜的出射聚散度的绝对值等于或大于近距阅读眼镜的屈光度数,则患者就能把放大镜置于使物像位于近距阅读眼镜焦点平面的位置上。如果从固定焦距立式放大镜出射光线的聚散度绝对值小于近距阅读眼镜的屈光度数,它的物像位置将超出近用阅读镜的工作面,从而限制了近距阅读眼镜的放大作用。

二、望远镜

(一)望远镜系统的特性

1. **孔径与光阑、瞳孔与窥孔** 孔径与光阑和瞳孔与窥孔在文献中记载不多,但是这个问题十分重要,因为它决定着光学系统传导足够光量和提供有效视野的能力。

在图 7-29 中,眼在注视着向各方向发出光线的发光物点 M。虽然物体发出的光线很多,但由于方向和瞳孔的限制,实际进入眼的光线只是一小束。如果把瞳孔再缩小一些,进入眼的光线就会更少,进一步减少了到达视网膜的光能量,反之亦然。

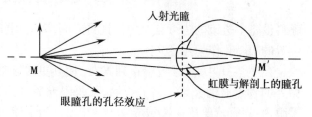

图 7-29 眼的孔径光阑与入射光瞳

在光学系统中,能把轴性点上发出的光量最有效地加以限制的孔洞,叫作孔径光阑。光学系统中都用一个与眼内的瞳孔起同样作用的小孔。在图 7-30 的光学系统中有一个直径比较大的放大镜插在眼前,就像患者用放大镜那样,虽然有一大束光线能够通过放大透镜,但显然眼的瞳孔限制了进入眼内光线的多少,眼的瞳孔是整个系统的孔径光阑。

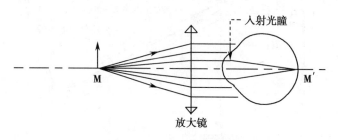

图 7-30 用放大镜时眼的入射光瞳

放大镜的大小对于光学系统功能的影响在图 7-31 中,物体是有一定大小的 MP。从 N 点发出一束光线 nx,经折射后进入 x 处患者的眼,但 p 点发出的光线一条也不能进入。在这个光学系统中,透镜除了放大亦即折光性质外,还有一个作用,即限制着在一定位置上的眼所能看到的物体的范围。在光学系统中,最有效地限制着视野大小的孔洞,叫做视野光阑。

光学系统中的视野光阑或孔径光阑不一定是一个透镜。如果患者通过小于其瞳孔的针孔检查视力,若针孔距眼很近,针孔就成了孔径光阑(限制进入眼内光线的数量)。如果把针孔移开离眼稍远些,就像通过钥匙孔看东西一样,针孔就成为视野光阑,因为它能限制视野。

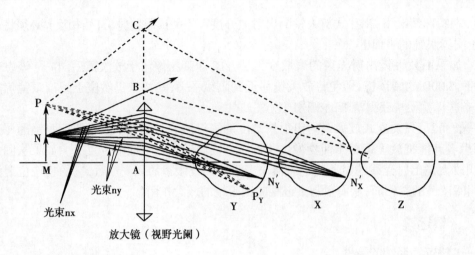

光束说明: nx为由N至N'x
ny为由N至N'y

图 7-31　在放大镜中视野与眼的位置

眼科设备中透镜的边缘有时用作视野光阑,有时用作孔径光阑,也可以在仪器设计中把正常位置的眼瞳孔作为孔径光阑。

在图 7-31 中,如果把眼移到 Y 处,使其更接近于视野光阑作用的放大镜,它就能接受更靠外的物点 P 的光束。另一方面,如果眼向后移到 Z 处,甚至 N 点所发出的光束也不能进入眼内,视野就要比在 X 或 Y 处更受限制(为了使图解清楚,只画出了轴线一侧的光线。实际情况是围绕轴线任何对称点上光线的行进路线都是相同的)。

所以,孔径光阑与视野光阑间的关系决定了视野的大小。通过孔径光阑中心的光线叫光束的主要光线,在进一步作光学系统分析时,有重要的意义(图 7-32)。

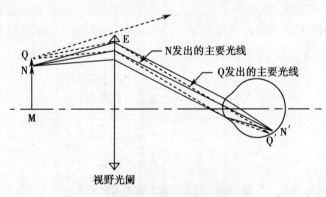

图 7-32　50% 的视野

图 7-32 说明了视野的一般定义。观察由 Q 点发出的光束,可见光线 QE 通过视野光阑的最边缘。经过折射后又穿过了孔径光阑的中心。也就是说,通常通过患者瞳孔(孔径光阑)上半部的光线被视野光阑的边缘所切断,而眼内点 Q' 处所形成的物像,其光亮度只有在 N'处或完全在视野以内的其他点所形成物像光亮度的一半。这里所说的视野就是所谓的 50% 照明视野,用以描述大多数光学系统的视野。视野的边缘就是主要光线能进入光学系统的最靠外面的点。视野光阑是限制通过孔径光阑主要光线数目的孔洞。

2. 望远镜的孔径光阑 图 7-33、图 7-34 是表示比简单放大镜更复杂一些的情况。前已讲过,望远镜的物镜把无限远处的物体成像于其焦点平面处。图中的伽利略望远镜把远处轴性物点发出的平行光束经过折射而向第二焦点 F_0' 聚合,这一焦点位于目镜另一侧的某点上。我们可以非常明显地看出,充满全部物镜的光束经过物镜折射后成为聚合性的,在目镜的平面上,它所占的面积肯定比在物镜上的面积小。所以,伽利略望远镜的目镜永远比物镜小。在图 7-33、图 7-34 中离开物镜的光束的直径与入射到目镜上"浓缩"光束的直径间的关系,是这两个透镜焦距的比。

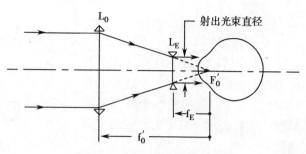

图 7-33 伽利略望远镜轴点成像

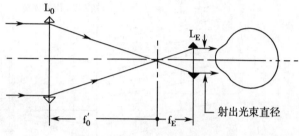

图 7-34 天文望远镜轴点成像

换句话说,如果两个透镜直径的关系是:物镜直径 / 目镜直径 $=f_E/f_e=M$,那么,由轴性物点发出的光线通过物镜后,最终将全部通过目镜。野外望远镜、双筒望远镜或观剧镜的关系都是前方的物镜永远比目镜大。超过这个比例,把目镜做得大一些,将不会使轴性物点的像增加光亮度;把物镜和目镜按比例增大,确实可以增加轴性物像的光亮度。这就是为什么望远镜上都标明了物镜的直径和放大倍数,例如,7×50 的望远镜,就是物镜直径为 50mm,而放大倍数是 7。这副望远镜所传递的光量,比 7×35 的望远镜更多,两者的放大倍数相等,但后者物镜直径只有 35mm。

参看图 7-29、图 7-30 和图 7-33、图 7-34,很显然,如果轴性物点的光束在离开正常调整的光学系统时,其直径大于患者的瞳孔,将有一部分光线不能进入人眼;另一方面,患者瞳孔的位置也就要求不太严格。

在图 7-33、图 7-34 中,如果患者的瞳孔稍微向上移动,只要瞳孔的边缘不超过出射光束的边缘,物像的光亮度就不会受到损失。假如出射光束比患者的瞳孔小得多,那么光学系统中的全部光线都能进入患者眼中。这样的设计对于使最大量的光线进入一个小的瞳孔是很有优点的(例如检眼镜的光源部分都有一个部件使光束变细,以便有大量光线进入眼底)。但是,如果出射光束十分细小,患者的瞳孔就必须位于一个精确的位置,才能有光线进去(就像给小瞳孔的患者检查眼底一样),这是一个缺点。只要患者的瞳孔与出射光束的对正稍有偏差,就会使光束根本进不到眼里去,而且眼球在注视时稍有移动,也将使进入的光线显著减少(在使用双筒显微镜时,如果目镜间距离未能调整到人的瞳孔距离上,那么一只眼看到的物像很清楚,而另一只眼就什么也看不到)。这种严格的对正要求,对低视力患者是不实际的。所以,一般都是把出射光束设计得和患者瞳孔放大到最大时相等。常常还稍大一些,以便当患者的眼稍微移动一些时也不会减少人眼的光线,使物像变暗,这一出射光束的直径叫做出射光瞳直径。在望远镜中,出射光瞳 = 孔径光阑(物镜)直径 / 放大倍数。对于望远镜和轴性物点来说,出射光线是相互平行而且平行于光轴的,所以不管使用者的眼距目镜多远,由轴性物点上发出的光进入眼的数量是不变的。

3. 望远镜的视野 图7-35、图7-36是比图7-33、图7-34更详细一些的描绘。虚线表示一只大小适当的目镜,全部通过物镜的轴性光线都能够通过。实线表示一只更大一些的实际透镜。

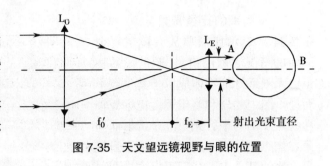

图7-35 天文望远镜视野与眼的位置

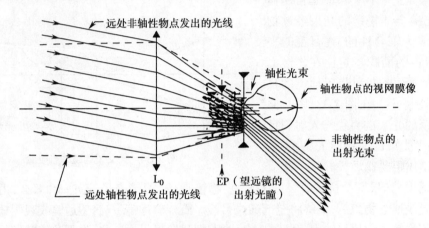

图7-36 伽利略望远镜视野与眼的位置

图7-35是一只天文望远镜,有一个在无限远处的非轴性物点发出光线,通过这一光学系统后,形成平行光束,由物像一侧射出。前面已经说明,在这样一种光学系统中,只要目镜不太小,物镜就可起到孔径光阑的作用。如果患者的眼位于B处,由轴性物点发出的光线将会进入患者的瞳孔。也就是说,视野差不多,将只限于轴性物点。如果患者把眼移到A处,非轴性物点所发出的光线也能进入瞳孔,亦即把眼移近望远镜,视野将增大,图中实线全部充满目镜。这就说明,当患者的眼位于A处时,望远镜的目镜成为视野光阑,对于该望远镜来说,目镜越大,视野也越大。

图7-35还说明了一个更重要的问题。图中A患者眼内瞳孔处有一个好像是望远镜的全部出射光线都在此会合并交叉的区域。换句话说,好像全部光线进入望远镜又出来时,都要通过EP(出射光瞳)所表示的一片区域。所有光线通过望远镜后又在此聚合的这一区域,就是孔径光阑(物镜)被目镜所形成的像。另一种方法是设想通过孔径光阑的每一条光线,都是位于孔径光阑平面中一个物点所发出光束中的一条。所以,孔径光阑就成为系统中供以后元件形成物像的"物体"。本光学系统结构简单,在孔径光阑的后面,唯一的元件是目镜,它所形成的孔径光阑的物像,可以用前面已讲过的物像公式,也可以用光线绘图法来确定其位置和决定其大小。

在使用光学系统时,出射光瞳对于眼是非常重要的。用一个简单的比喻来讲,一段水管从上端灌水进去,无论中间有多少转弯扭曲,最后水将由另一端全部流出。只要知道管口的大小和位置,就可以放置一个容器把灌入的水全部接得。人眼在使用光学仪器时,进入孔径光阑(入射光瞳)的光线,将在出射光瞳处全部出来,把人眼置于出射光瞳的位置上,就能接受全部出射光线,而得到最大的物像光亮度和视野。

一天文望远镜的出射光瞳在目镜后方的空间中是可以接近的。因此可以把眼置于出射光瞳的平面中,而得到该光学系统的最大效率。这是在高质量的望远观察系统中采用天文望远镜的理由之一。虽然必须使用反转物像的屋顶三棱镜,使成本增加,也是值得的。

望远镜(图 7-36)的原理是相似的。整个系统就像光线的漏斗,粗端是物镜(孔径光阑,亦即入射光瞳),细端是目镜和出射光瞳。出射光瞳是目镜所形成的孔径光阑(物镜)的物像。在伽利略望远镜,目镜就是一只负透镜,它所形成的孔径光阑的物像是虚的,如图中所示。出射光瞳是所有光线在离开望远镜前都必须通过的地方。在天文望远镜,光线确实通过了出射光瞳,而在伽利略望远镜,光线只是好像从出射光瞳通过,实际上并没有通过光瞳。此外,伽利略望远镜的出射光瞳位于筒内物镜与目镜之间,不可能把眼置于望远镜筒内。因此,在伽利略望远镜中,就没有一个点或面对人眼能够起到天文望远镜的出射光瞳的作用。所以,用伽利略望远镜:①永远观察不到理论上的全部视野;②非轴性物点上发出的光线传入眼内,永远不如天文望远镜多。

4. **孔径光阑与视野光阑的临床应用** 望远镜孔径与光阑的作用,在临床应用上很重要。天文望远镜的集光能力与视野大小,从理论上讲是可以计算出来的,如患者将眼紧贴在望远镜的目镜上,便可看到望远镜的整个视野,并可利用望远镜几乎全部的集光力。目前设计的眼镜式天文望远镜,可以帮助低视力患者的行动(如走路)。

对于伽利略望远镜来说,理论上的视野与集光能力数值意义不大,因为它的出射光瞳是无法接近的,患者把仪器拿得距眼越近,它的效果就越好。所以视野与集光能力的数字对于临床医生来说,是没有多大意义的。

那么对于孔径光阑与入射光瞳应该怎样考虑呢?如果孔径光阑或入射光瞳的规格只是针对轴性光束的(望远镜光学轴线上的物点),对于决定望远镜的整个功能来讲,是没有什么用的。考虑一下望远镜一般的用法,答案是很明显的。正常视力的人用高质量的双筒望远镜观察远处水平线,以寻找其感兴趣的特殊目标。当视野中某处出现了引人注意的形体或颜色时,观察者就瞄准双筒望远镜,使目标移到视野中心来加以仔细审查。视力低下的患者大致也是如此。所以,对望远镜视野周边部分,只要求集光能力与分辨能力能够认出外形和颜色来,不需要提供目标的纤微细节。因为观察者马上就要移动望远镜,把目标移到中心来仔细查看。这与人们对周边的视网膜的使用方法没有什么区别,只要求能察觉物体活动与有兴趣的目标,而不要求看清其细节。人们可以移动头部或眼球,把目标移到黄斑部,再仔细观察。

另一个需要考虑的问题是**球面像差**。本章中前面已经讨论过。球面像差和它对物像质量的破坏,一般规律是光学元件越大,球面像差越大。图 7-28 说明,在比较简单的系统中,引起像差的是周边的光线。为照相技术或科学而设计的透镜系统,必须说明近周边的视野处的物点和像点分辨能力的数字。在眼科实践中使用的光学系统不提供这种数字。一个制造厂商可以制造一只稍大一些的透镜,从而在理论上增大了视野,但在实际上破坏了物像的质量。对一个可能更注重物像质量而不追求大数字的竞争对手来说,可以取得广告宣传和经济的优势。所以,在与眼科光学设备打交道的时候,临床医生需要亲自试用一下,以初步了解其质量,对于制造商所列举的规格说明,除放大倍数外,一般不予理睬。

对于夸大其词的有关小型伽利略望远镜的放大倍数、视野或集光能力的宣传,要有警惕。要想使望远镜集光能力强,视野大,而且物像质量高,唯一的办法是使用更多的光学元件,以致重量增加而体积增大,其实际功能的改善与额外增加的成本,值得仔细衡量得失。

（二）临床常用的望远镜

当我们需要放大物体在眼前所成的视角，但又不可能把眼置近于物体时，可以利用望远镜系统。图 7-37、图 7-38 是典型的望远镜系统。它包含两个光学成分：物镜（它把遥远的物体在患者眼中形成物像）和目镜（它可使患者在近距离处观察此物像，从而增大物像在眼前的视角）。

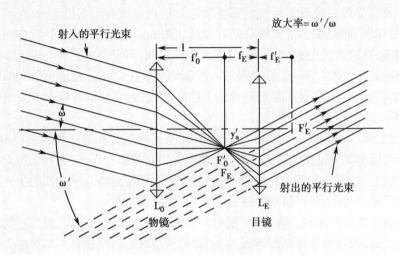

图 7-37　天文望远镜

由远处物体发出的同心光束，是作为平行光束而到达物镜的。根据正透镜的成像原理，物像的位置是可以预知的，即位于第二焦点 F′ 的平面上，距物镜的距离为 f′（假定物镜是一个薄的正透镜）。

这一物像是倒立的实像，如果把一片毛玻璃置于 F′ 的平面中便可以看到它，它比实际物体要小许多。但是，物像在眼球的等效光学系统前所张的视角，可以大到任何程度，也可以小到任何程度，这完全取决于我们把它置于眼前的距离。

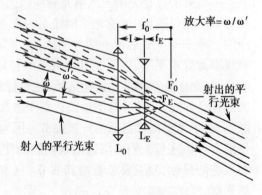

图 7-38　伽利略望远镜

放大问题，现在已变成一个简单正透镜的问题。要使视网膜物像增大，就需要把第二焦点 F′ 平面上的物像向眼前移近。但是，生理学要求入射到正视眼内的光线是平行的，因此必须插入一个透镜。如图 7-37、图 7-38 所示，在眼球与物像之间已经置入另一个正透镜，以使由像点 F_0' 发出的同心光束变成平行光束，以供人眼观察。目镜的位置必须是它的第一焦点 FE，恰好位于物镜所形成物像的平面中。整个系统的放大倍数（M）等于物镜 L_O 与目镜 L_E 放大倍数的乘积，可以化为简单的公式：$M=-F_e/F_o$，式中下角标符 E 表示目镜，O 表示物镜。由于焦距等于屈光度数的倒数，所以上式也可写成 $M=-f_n/f_e$。

1. 天文望远镜　由两个正透镜构成，形成一个倒立的物像。这对天文学家来说问题不大，但对患者是很不方便的。这种望远镜是体育双筒望远镜加上几个起"物像反转"的三棱镜制成。这种望远镜的体积大,分量重,构造复杂,不便于制成眼镜形式。

20世纪70年代晚期以来,出现了屋顶三棱镜转正系统。天文望远镜已成为眼镜式和手持式的实用设备,制造厂商有的称之为屋顶三棱镜或大视野望远镜,它具有一些天文望远镜的优点:视野大,集光能力强,像差控制好,以及由于出射瞳孔在外面而使其在眼前的位置要求不严格。但它仍然是比伽利略系统更长、更重,价格也高的望远镜。

2. 伽利略望远镜　在讨论伽利略望远镜系统以前,必须先对负透镜或分散性透镜对光线的作用加以了解。负透镜也有焦点,它对光线的作用也符合描述正透镜的公式。主要的区别是数学上的:在提到焦距的强度时,它的符号与正透镜的符号是相反的,图7-39、图7-40说明正透镜能把入射光束的聚散度变得更聚合(减小其分散度)或是更正一些(减少其负性);负透镜的作用是把光束变得更分散一些(减少其聚合度)或更负一些(减少其正性)。正透镜的第一焦点位于透镜的光线射来的一侧;负透镜的第一焦点位于透镜的光线离去的一侧。图7-39、图7-40就说明了这种情况。把通过正透镜和负透镜的光线路线作一比较,就可以看出,正透镜的第二焦点是经过折射的光线所通过的实点,而负透镜的第二焦点却是经过折射后光束中的光线好像从那里发出的

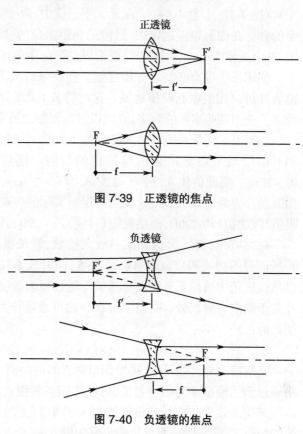

图7-39　正透镜的焦点

图7-40　负透镜的焦点

虚点。如果把这些要点搞清楚,那么为正透镜所规定的成像规则,就可以同样应用于负透镜,只要把第一焦点和第二焦点F和F′置于透镜适当的一侧即可。

图7-37中物镜 L_O 是正透镜。如果正目镜用负透镜 L_E 取代(图7-38),并使其第一焦点位于物镜所形成的物像平面中,那么负目镜将会比正目镜更接近于物镜。另一特点是光线根本不到达物镜的第二焦点平面。它们只是好像在向第二焦点前进而入射到负目镜上。真正通过负目镜而又通过其第一焦点的光线,只有通过负目镜中心的一条。

图7-37、图7-38三点说明:首先,经过两次折射的光束在通过目镜后,其聚散度为0,因此可以在正视眼的视网膜上聚焦。第二点,因为全部出射光束都是由平行光线构成,这个光学系统最后所形成的物像是位于无限远处。第三点,出射光线与光轴间所夹的角度,明显大于入射光束在被物镜折射前与轴间所夹的角度,同时出射光线与入射光线是由光轴的同侧而来,形成直立物像。光学系统所完成的作用是直立的视角放大,不需要把真正的物体移动到患者的眼前来。

伽利略望远镜系由一正物镜和负目镜构成,是眼科器械中最常用的。在一定放大倍数条件下,它比天文望远镜体积小,重量轻,结构简单,因为它不需要物像反转系统。回顾望远

镜放大倍数的公式：

$$M=-F_e/F_o=-f_o/f_e$$

由于 fe 和 fe 都是负的，加上分数前面的负号，就说明了放大倍数是正的，而且物像是直立的。

对于望远镜系统的大小，下面的公式可以说明其关系：设 l 为管长，即由物镜至目镜的距离（图 7-37），显然 $l=f_o+f_e$。在天文望远镜中，两个第一焦距都是正的，所以管长等于两个焦距的和。在伽利略望远镜中，目镜的焦距是负的，所以管长等于两个焦距的差。实际上，利用 $M=-f_o/f_e$ 和 $l=f_o+f_e$ 两个公式，就可以设计一个望远镜。

临床医生没有必要设计望远镜。在特殊情况下，一只眼镜的正镜片与角膜上戴的接触镜负片可以构成伽利略望远镜。这时管长 l 就是顶点距离，即由眼镜平面到患者角膜间的距离。选用某些实际的数字，就可以看出限制之所在。

如果要求光学系统的放大倍数为 2，而管长（顶点距离）不超过 15mm，利用公式 $M=-f_o/f_e$，和 $l=f_o+f_P$，就可以算出物镜与目镜的数值。把数值代入公式，则 $f_o+f_e=1.5cm$，$M=a=-f_o/f_e$，即 $-2f_e=f_o$。将此值代入，则 $-f_e=1.5cm$，即 $f_e=-1.5cm$，换算成屈光度数则接触镜为 $f=-66.67D$，而眼镜片应为 $F_o=+33.3D$，这显然是很不实际的。这种接触镜望远镜系统可行的最强设计是眼镜片（物镜）约 +20D，而接触镜（目镜）约 –29D，其放大倍数约为 1.4。

总之应当记住，为达到某一放大倍数，管长很短就要求有很强的物镜和目镜；管长较长所需要的物镜和目镜就可以弱一些，同时成本较低，物像的质量也可有所提高。我们可以从试镜箱中选出正透镜及负透镜作望远镜的表演。开始先选一个 +2.00D 当作物镜，手持并置于眼前方臂长处，再选用 –4.00D 的负透镜作为目镜，手持并置于眼前，调整两镜距离，使其为：

$$f_o+f_e=+50cm+(-25cm)=25cm$$

将两镜对准远处目标，缓慢调整两者间的距离，直至可以看到清楚的物像。这就是伽利略望远镜的模型。为练习起见，可以选用各种强度的物镜、目镜和两者间的距离，以体会它们所产生的效果。如果把目镜改用 +4.00D 以上的透镜，就可形成一具天文望远镜，这时两镜间的距离需要延长，而且物像也变为倒立。

为屈光不正的患者开处方望远镜时，为了达到放大倍数和恰当的视野范围，必须先为其佩戴屈光不正矫正眼镜，或将矫正度数包含于目镜度数内，然后将望远镜部置于"正常调整位置上"（$l=f_o+f_e$）。

3. 扩大视野的望远镜　把望远镜反转使用，即将目镜转向物体，则可见物像变小而视野扩大。视野的扩大倍数和望远镜的放大倍数相同，例如将 2 倍的放大镜反转使用时，视野将扩大 2 倍。把图 7-38 中的箭头方向反转过来，就是把眼置于伽利略望远镜的物镜一端，则 ω 与 ω′ 互换，可清楚说明视野扩大而物像变小的道理。

另一种扩大视野的歪像系统是用轴向平行的柱状透镜制成，它在一个子午线上的放大倍数为 1（没有放大），而在有强度的另一子午线上是全部的放大。这一种反转的伽利略系统是把柱镜轴向置于 90° 上，叫作歪像透镜视野扩大镜，有 –1.2、–1.4、–1.6 和 –2.0 等各种倍数。

4. 近用望远镜　许多光学系统的特点是入射光束通过系统再出来的，其聚散度发生了变化。但望远镜是观察遥远距离外的物体，所以其入射光束的聚散度是零。同时，物镜在其焦点上所形成的物像恰好调整在目镜的第一焦点平面内，并作为目镜的物体；因为物体在第一焦点上，所以物像形成于无限远处，即出射光束的聚散度也是零。这种无焦点系统具有特殊的性质,应当了解,无焦点系统只是用来观察无限远处的物体,而且它的物像也形成于无限远处。光束通过望远镜后所起的变化,只是物像所张的视角比物体要大。

望远镜还有一些其他的重要性质。首先,物体的位置是在无限远,其次是入射的光线在出射时仍为平行光线。大多数望远镜的焦距是可以调整的,即通过调整望远镜的焦距,使用者可以看清不同距离的物体,但对观察近处物体或目标是受限制的。

如果利用望远镜看近,就会出现两种后果。第一,降低物像质量的球面像差以及其他像差变得明显。其他的像差我们至今没有讨论,但是望远镜,特别是眼科所使用的类型,其透镜强度比较大,如果不精心设计消除像差,最终可以使仪器无法使用。

第二,通过望远镜看近距离物体,需要极大的调节力,才能聚焦视网膜物像。例如,如果望远镜管长较短,而且透镜强度较大,在正常调整的位置上,近用时所需的调节力,大约等于不用望远镜时所需要的调节力乘以望远镜强度的平方。在 1m 距离上用 2.2 倍的望远镜就需要 1D 的调节力乘以 2.2²,即通过望远镜看 1m 处的物体,需要用 4.84D 的调节力。用同一望远镜看 40cm 处的物体,需要 4.84×2.50 即 12D 的调节力。用 3 倍的望远镜看近处的物体,为使视网膜上的物像清楚,就需要 9 倍的正常调节力,即看 1m 处的物体需要 9D,或看 40cm 处的物体需要 22.5。显然,不使用以下特殊调整,只用望远镜看近距离物体,是不容易成功的,而且也不实际:

(1)在望远镜后加用适当的正透镜,因为所需的度数很高,所以不太常用(比如通过 3 倍的望远镜看 40cm 处的物体,需要加用 +22.50D 的透镜)。

(2)可以在望远镜前方加用一透镜,使之作用于入射光线。在 40cm 处的物体所发出的光线,到达眼前时的分散度为 −2.50D。如果眼前置一 +2.5D 的透镜,通过的光束将变为平行的。这一透镜的作用就像阅读附加镜,使在一定距离上的物体成像于无限远处。如果把望远镜放在阅读附加镜的后面,望远镜接受的入射光线,将是被 +2.50D 透镜所形成于无限远处的物像发来的平行光束(图 7-41)。在这种情

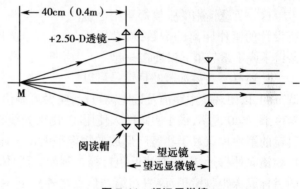

图 7-41 望远显微镜

况下,望远镜将发挥它的作用,即把无限远处的物体成像于无限远。为观察 33cm 处的物体,就需要在望远镜的前面加用一只 +3.00D 的透镜。这种正透镜就叫做阅读帽,在国外可以从眼科望远镜的制造厂商处买到。

因为望远镜不需要改变物距而取得真正的视角放大,它与阅读帽合用时的放大效果应该怎样计算呢?可以把阅读帽与望远镜看做是两个分离的单位,总的放大率等于各自放大倍数的乘积。例如,用望远镜观察 25cm 处的物体,需要用 +4.00D 的阅读帽。+4.00D 阅读帽的放大倍数 $M=F/4=4/4=1$。如果望远镜的放大倍数是 3,总的放大倍数即为 3×1=3。我们需注意,虽然阅读距离是由阅读帽所决定的(2.5cm),但仍然得到 3 倍的放大率。如果用简单的正透镜放大镜,为得到 3 倍的放大率,就需要 +12.00D 的强度($M=F/4$,即 $F=4M$),而其工作距离仅为 8cm。用 +4.00D 阅读帽改装的 3 倍望远镜,就有 3 倍于此的工作距离(25cm),也就是望远镜的倍数乘以简单正透镜的工作距离。再举一个例子,用正透镜,为得到 5 倍放

大率所需要的透镜强度是 F=5×4=+20.00D,其工作距离应为 5cm。用 3 倍的望远镜联合适当的阅读镜以得到 5 倍的放大倍数,则阅读帽只需要 1.67 倍的放大率(1.67×3≈5),其强度 F=1.67×4=+6.7D,仅为单独使用正透镜放大镜强度的 1/3;而阅读距离是单独由阅读帽的强度决定,比单独用正透镜远 3 倍。

这种把望远镜置于正透镜后面的方法,等于把正透镜的有效强度与望远镜的倍数相乘。

那么这种光学系统有无缺点?有的近用望远镜的焦点深度(景深)比正透镜的焦点深度小得多。近用望远镜所覆盖的视野也比单独用正透镜小。所以,近用望远镜只能用于工作距离十分重要而视野范围可以牺牲的情况下。

其他方面还有,望远镜更需要细心精密的安装与调整。望远镜安装阅读帽后有一个优点,就是在行动时利用望远镜,在需要近视力时则加用阅读帽。

(3) 有一些制造厂商把伽利略望远镜的阅读帽和物镜合在一起,叫做近视力望远镜、阅读双筒望远镜、望远显微镜或手术双筒望远镜。虽然物镜是一片单一的正透镜,但它含有额外的强度以纠正工作距离,在图解上可以画作两片正透镜(图 7-39),后面的透镜代表望远镜所需要的物镜,前面的正透镜代表额外的正折光强度以使望远镜能供近用。

(4) 使用阅读望远镜的患者有时需要看看远处,就像望远镜可以加用正透镜阅读帽以供近用一样,近用望远镜也可以加用负透镜帽以供远用(图 7-42)。

这一负透镜帽的强度等于望远镜所设计的工作距离的倒数,常常用一条链子或小索与望远镜连在一起。

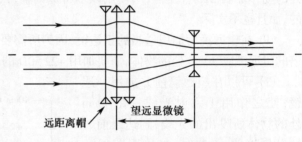

图 7-42　望远显微镜改装远用

5. 还有一些望远镜的目镜是可以调节的,以便观察中距离及近距离目标,叫做可调焦单筒望远镜和大视野可调焦望远镜。图 7-39、图 7-40 说明,供正视眼的人使用时,出射光线必须是平行光束。为达到此目的,只需把目镜的第一焦点置于物镜所形成的物像平面内。如果安装物镜和目镜的筒长度可以调节,把物镜向外移远,就能看清近距目标。例如,近物体经物镜折光后,成像位置将会比无限远的目标成像距物镜稍远些(在第二焦点之外)。这时候可以把目镜后移,使其第一焦点位于物像平面,从而适应了近距离物体。一般的望远镜都有这种调节装置,以适应屈光不正的人,使其出射光束有适当的分散性或聚合性,以分别适应近视眼或远视眼,使物像清楚地聚焦于患者的视网膜上。大多数为眼科设计的仪器,都能有几个屈光度的远视或近视调节。

(孙书琛)

第八章 儿童低视力

一、儿童低视力的重要性

儿童低视力领域的专家认为从数字上说,儿童低视力只代表整个低视力人口一小部分。在发达国家的一些数据显示:婴儿或学龄前儿童比例在所有视力残疾人口中不到5%。英国国家防盲研究所于1991年进行大范围社区研究也证实了这一数据,我国于1987年全国残疾人流行病学调查也有类似数据。而专家也一致认为儿童低视力应该比老年低视力受到更多的关注,因为老年人虽在低视力患者中占大多数,但这些老年人有75%大于退休年龄。但是如果按"患病年数"来统计的话,一个小儿5岁时患眼病致残,可预期他活到80岁,即有75年为视力残疾(即患病年数或视力残疾为75年),从这一角度来看,以"视力残疾年数"来计算,视力残疾儿童不是5%而是20%。WHO(1992)曾指出,对全球儿童视力损害的患病无较全面的数据,且对其造成的后果常常是估计不足。根据WHO的报告全世界共有150万盲童,在全球的分布是:非洲264 000;拉丁美洲78 000;北美、欧洲、日本、南太平洋地区及东欧72 000,亚洲为1 080 000。在全球大约有低视力儿童700万,而且全世界每年新增50万盲童,即约每分钟可出现一个盲童,更为严重的是在儿童失明后,其中约1/2患儿死于失明后的1~2年之间。另外还有1000万视力<0.3(6/18)的低视力儿童需要屈光矫正(Gilbert,1998)。另外,低视力儿童也与一般低视力患者不同,因为儿童身体各部(包括眼部)功能都处于生长发育阶段,任何方面的生理缺陷,尤其是视觉方面的损害,对儿童身心健康的成长将会产生深刻的影响。因为一个重要器官的早期损害,对生长发育的影响是相当严重的。更值得忧虑的是在严重视力损伤儿童中有30%~70%合并有其他残疾,如听力、智力及肢体残疾等,这对患儿所造成的后果则更为严重。因而患儿及其家庭因视残及多种残疾所造成的精神创伤与痛苦自不待言,而且,同时在经济上也会给家庭及社会带来沉重的负担。

二、儿童低视力的患病率与病因

(一)我国低视力儿童流行病学调查的患病率与病因

根据我国1987年全国残疾人流行病学调查,0~14岁儿童视残率(含多种残疾)为0.025%,其中盲率为0.012%,低视力患病率为0.013%,如按我国当时(1987年)人口107 233万计算,视力残疾患儿为26.8万。根据上述调查结果显示视残儿童的主要病因依次为:先天遗传性眼病(47.95%),屈光不正、弱视(17.95%),角膜病(10.26%),视神经病变(6.92%),白内障(3.08%),视网膜脉络膜病、青光眼、眼外伤等(10.26%),原因不明(3.08%)。

根据我国 2006 年第二次全国残疾人流行病学调查（含多种残疾），0~14 岁儿童视残率为 0.020%，其中盲率为 0.007%，低视力患病率为 0.013%，如按 131 448 万人口计算（2006 年全国人口统计），我国视残儿童约为 26.3 万。上述调查结果显示视残儿童的主要病因依次为：遗传、先天异常、发育障碍（40.23%），弱视（20.52%），屈光不正（10.18%），白内障（6.30%），视神经病变（4.20%），角膜病（4.20%），视网膜葡萄膜病变（3.88%），眼外伤（2.58%），其他（2.58%），青光眼（2.26%），中毒（0.32%），原因不明（2.74%）等。

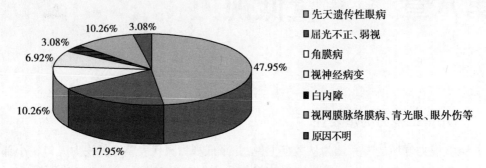

图 8-1　1987 年儿童视力残疾病因

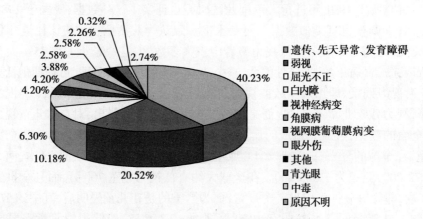

图 8-2　2006 年儿童视力残疾病因

（二）国外低视力儿童的患病率与病因

1. 发达国家　英国利物浦（1995）：0~16 岁视力残疾患病率为 0.18%；其中单纯视力残疾患病率为 0.063%，在总的视力残疾中合并其他残疾的患病率为 0.12%，这些残疾包括：脑瘫（53%），皮质性视觉损害（49%），及学习困难（86%）。瑞典（1997）0~19 岁年龄组视力残疾患病率为 0.11%。

2. 发展中国家　印度（1999）估计儿童盲的患病率为 0.5~1‰；肯尼亚（1997~1998）对 4211 名在校儿童调查发现，视力损害主要病因依次为：角膜瘢痕 16%，白内障 9%，及视网膜及黄斑部病变 5%。蒙古（2002）报告，8~15 岁儿童，矫正视力 <0.1，患病率为 0.16‰，主要病因依次为白内障 37.4%，先天性小眼球 16.1%，视网膜疾病 14.3%，视神经疾患 14.3% 及角膜病 7.1% 等。

在发达国家，儿童低视力主要是由遗传、先天的或围产期的原因所致。在某些社区或人群中，由于社会或宗教的原因，给患者遗传学方面的建议和羊水穿刺是受到限制的。相反，在有些地方上述做法不受限制，像某些如脊柱裂、马凡综合征或由于母亲在怀孕的前三个月患风疹所引起的视力残疾则明显减少。尽管对近期在遗传学研究中所取得的突破性进展的意义尚需进一步探讨,但是在不远的将来,通过基因工程来大大地减少视网膜色素上皮疾患仍是可能的。

关于发展中国家的低视力现状和模式我们尚无完全可靠信息。在发展中国家,儿童低视力的主要原因为感染和营养因素,如麻疹、干眼症等等。另外,在病因方面尚有先天性白内障和先天性青光眼,在近亲通婚比较常见的地方遗传性疾病是低视力的主要原因。

控制先天性白内障的工作已取得了长足的进步,有理由相信今后还将继续取得进步,大大减少因白内障致盲。视神经萎缩有时是原发的,但更常见的是继发于某些原发病,如脑膜炎或脑积水。同样,通过有效地控制这些原发病也将减少由此所致的视力残疾的发病率和严重程度。

目前对于早产儿视网膜病变的病因已有较深入的了解,因此这一疾病已较前减少。但像白化病、黄斑疾病、视网膜色素变性、牛眼、无虹膜、视网膜母细胞瘤、高度近视和视皮质损伤仍在统计学上占很大分量。

也不能够忽视造成多种残疾的疾病。风疹仍时有发生,常常导致聋或心脏病等等。有些导致低视力的眼病是可以预防的,如弱视。被忽略的斜视一般不会造成儿童的严重残疾,但不幸的是有时这样的儿童的好眼受伤后导致其弱视眼成为唯一的获取视觉信息的来源。

(三) WHO 对全世界各地区儿童的患病率及病因的分析

1. WHO 世界各地盲童(<15 岁)患病率及人口估计 WHO(2002)世界各地盲童(<15岁)患病率及人口估计见表 8-1。

表 8-1 WHO(2002)世界各地区 <15 儿童患病率及人口估计

WHO 分区	资料来源	<15 岁儿童盲率(%)	<15 岁盲童数(百万)
Afr-D	13 个国家调查:	0.124	0.191
Afr-E	6 个国家调查:	0.124	0.196
Amr-A	1 个国家调查:	0.03	0.021
Amr-B	3 个国家调查:	0.062	0.085
Amr-D	1 个国家调查:	0.062	0.017
Emr-B	4 个国家调查:	0.08	0.039
Emr-D	1 个国家调查:	0.08	0.043
Eur-A	7 个国家调查:	0.03	0.021
Eur-B1	2 个国家调查:	0.051	0.020
Eur-B2	1 个国家调查:	0.051	0.009
Eur-C	未基于人口的调查	0.051	0.021
Sear-B	4 个国家调查:	0.083	0.102
Sear-D	4 个国家调查:	0.08	0.390
Wpr-A	1 个国家调查:	0.03	0.007
Wpr-B1	2 个国家调查:	0.05	0.162
Wpr-B2	3 个国家调查:	0.083	0.041
Wpr-B3	2 个国家调查:	0.083	0.002
			1.368

注:Afr=WHO 非洲地区,Amr=WHO 美洲地区,Emr=WHO 东地中海地区,Eur= 欧洲地区,Sear=WHO 东南亚地区,Wpr=WHO 西太平洋地区

2. 世界各地儿童盲的病因学 世界银行地区(World Bank region)40 个国家,9293 例儿童严重视力损害及盲的病因学,见表 8-2。

表 8-2 世界银行地区儿童视力严重损害与盲的病因学

解剖部位或病因分类	盲及严重视力损害病因								
	高	社会经济状况							低
	EME	FSE	LAC	MEC	中国	印度	OAI	SSA	总计
解剖部位(%)									
视网膜	25	44	47	38	25	22	21	24	29
角膜	1	2	8	8	4	28	21	31	15
全眼球	10	12	12	15	26	24	21	9	16
晶状体	8	11	7	20	19	11	19	9	12
视神经	25	15	12	7	14	6	7	10	12
青光眼	1	3	8	5	9	3	6	7	5
葡萄膜	2	5	2	4	1	5	3	4	3
其他(如中枢神经系统)	28	8	4	3	2	1	2	6	8
病因分类(%)									
遗传	45	18	22	54	31	26	27	24	31
宫内	7	6	8	2	0	1	3	3	4
围产期	24	28	28	1	2	2	9	2	12
儿童期	10	5	10	6	14	29	14	31	17
本统计国家数	7	4	8	3	1	1	6	10	40
受检儿童数	1683	504	1007	821	1131	1890	850	1407	9293

注:本表所列地区分类是根据 1990 年世界银行的发展报告(The World Bank's Develop Report 1990),各地区包括的主要国家如下:

EME:澳大利亚、加拿大、法国、德国、意大利、日本、英国及美国等

FSE:波兰、保加利亚、匈牙利、罗马尼亚及拉脱维亚等

LAC:阿根廷、巴西、智利、墨西哥、秘鲁及巴拿马等

MEC:埃及、伊拉克、伊朗、科威特、沙特及突尼斯等

OAI:乌干达、斐济、蒙古、尼泊尔、菲律宾、老挝及韩国等

SSA:安哥拉、贝宁、喀麦隆、赞比亚、肯尼亚、尼日尔及苏丹等

如表 8-2 所述,实际上盲童的病因有两种分类方法,一是按眼部的解剖部位分类,这是一种描述性分类,确定哪个部位最易损害。而另外一种是按发病时间进行分类(例如是遗传性还是怀孕期患病等),前者的信息比较容易获得,对临床很有参考价值,而后者,即病源性信息,获得可靠的信息是很困难的,但其对制定防治计划最为有用。

上述 9232 例儿童总的解剖病因分类也可见图 8-3。

另外,在世界各地儿童盲因差异较大,且主要与该国或地区的社会经济发展情况密切相关,例如在较为贫穷的国家最为常见的病因是由于维生素 A 缺乏、麻疹、新生儿眼炎以及应用一些有害的传统疗法而造成的角膜瘢痕。在中等收入国家,最为常见的病因是视网膜疾

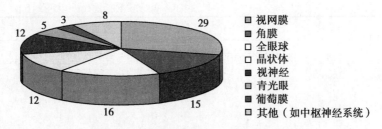

图 8-3　9232 例儿童总的解剖病因分类

患,主要是遗传性视网膜营养障碍(hereditary retinal dystrophy)及早产儿视网膜病变。在高收入国家,最为常见的病因是由于中枢神经系统疾患及视网膜疾病所致。

从全球而言,40% 的儿童盲是可避免盲,所谓可避免盲,就是可以通过预防或通过治疗而不发生盲或视力能够恢复。

(四) 低视力门诊中儿童低视力的病因学分析

1. 我国低视力门诊的病因学分析　现将我院低视力门诊(1983-1987 年)低视力儿童的患病率及病因简介如表 8-3。

表 8-3　0~14 岁小儿病因分析

病因	例数			
	男	女	总数	%
先天性白内障术后无晶状体	30	15	45	17.2413
小眼球小角膜	22	18	40	15.3256
视神经萎缩	13	11	24	9.1954
眼球震颤	15	8	23	8.8122
白化病	10	6	16	6.1302
先天性白内障	6	9	15	5.7471
视网膜色素变性	5	6	11	4.2145
黄斑变性	9	2	11	4.2145
高度近视	5	5	10	3.8314
角膜白斑	1	6	7	2.6819
虹膜及脉络膜缺损	4	3	7	2.36819
弱视 + 屈光不正	4	3	7	2.6819
视乳头发育不全	2	5	7	2.6819
青光眼	2	4	6	2.2988
屈光不正	5	0	5	1.9157
脉络膜视网膜炎	4	0	4	1.5325
高度远视	2	1	3	1.1494
视网膜皱襞	2	1	3	1.1494
外伤性白内障	2	0	2	0.7662
马凡综合征	0	2	2	0.7662
无虹膜	1	1	2	0.7662

病因	例数			
	男	女	总数	%
皮质盲	0	2	2	0.7662
角膜斑翳	1	0	1	0.3831
葡萄膜炎	1	0	1	0.3831
球后视神经炎	0	1	1	0.3831
其他眼部综合征	1	0	1	0.3831
角膜混浊	1	0	1	0.3831
视网膜毯状变性	1	0	1	0.3831
视网膜母细胞瘤	1	0	1	0.3831
玻璃体血管膜	1	0	1	0.3831
锥体细胞营养不良	1	0	1	0.3831
合计	152	109	261	100.00

在我院低视力门诊1500例患者中,14岁以下儿童计261例,占17.40%,其中男性152例女性109例,男:女=1.39:1。

在病因方面占第1位的是先天性白内障术后无晶状体,约17.2%;第2位是先天性小眼球小角膜,占15%;第3位为视神经萎缩,占9%;其次分别为先天性眼球震颤,占8.8%;白化病占5.1%;先天性白内障占5.7%;原发性视网膜色素变性占4.2%等。同我们的预料一样,最主要的病因是先天性及遗传性眼病。

天津眼科医院儿童低视力门诊(1987-1989年)146例病因分析,其病因与北京同仁医院低视门诊相似,第一位病因亦为先天性白内障及术后无晶状体,占26.03%,第二位病因也是先天性小眼球小角膜,占19.18%,以下依次为眼球震颤(16.44%),高度近视、弱视(12.33%),视神经萎缩(8.22%)及视网膜色素变性(7.53%)等,主要病因仍是先天性及遗传性眼病。

2. 国外情况 国外一般常见的病因有四种:①先天性遗传性疾患;②感染性眼病;③外伤;④肿瘤。

在澳大利亚,占第一位的病因为先天性遗传性眼病,约70%,其中主要是先天性白内障,其次为先天性眼球震颤、白化病、原发性视网膜色素变性及晶状体后纤维增生症等。在英国,先天性白内障居第一位,占33.2%,其次为眼球结构缺损、眼球震颤,占19.8%等。在美国,居首位的病因是晶状体后纤维增生症,其次是眼球结构缺损及眼球震颤及先天性白内障等。

三、儿童低视力的特点

儿童低视力有如下几个特点:

(1)虽然低视力儿童所得的眼病可能与成人一样,但结果可能完全不同。因为许多低视力或盲童可能仅有短暂的或根本无视觉经验,缺乏进一步建立视觉记忆的基础。这种儿童发育可能较正常儿童要推迟一年,而且在缺乏或根本没有视觉经验这点上,与成人有根本性的差别。

(2)年幼儿童往往意识不到自己有视觉缺陷,他们的活动范围受到明显的限制,这对患儿以后的发育将产生深远的影响。另外,这些儿童因眼部及头部的先天异常造成外貌受损,如再有智力或肢体残疾,上述情况更加严重,因而会成为其他儿童嘲笑的对象。这样会使他们离群索居,精神苦闷,这对儿童心理及全面成长都会产生不利影响。

(3) 有些儿童出生时即为盲,经手术治疗以后,他们常常不像预期的那样即刻就有视力的恢复,往往需要较长时间的训练。

(4) 儿童调节力较强,一般可保持 8~10D 甚或 14D 的调节力。

(5) 儿童与成人不同,他们往往能很自然地利用其残余视力。儿童对助视器的反应敏感,但如助视器对他们帮助不大,他们便会立即拒绝使用。

(6) 低视力儿童常合并其他生理缺陷,因此对他们的特殊教育与训练将是综合性的,比较复杂,花费也较高。在低视力儿童成年以后,即使他们受到过良好的特殊教育及特殊的职业训练,但在与正常人进行竞争方面也是较为困难的,因而他们的经济收入与生活都比正常人差。

四、儿童低视力的检查

如在儿童出生后或不久(越早越好)即能发现婴儿有视力问题,早期对低视力儿童进行教育与训练,将会收到很好的治疗与训练效果。这项工作需要家长与医生(包括眼科、儿科、产科、神经科)的充分合作。对于眼部有严重的先天异常者,往往在出生时就可以做出正确诊断。但这并不是十分简单的事情。因为儿童在出生时,父母和医生往往不十分注意新生儿的眼球。另外,一些眼后部疾患,如先天性视神经萎缩等,更难于早期发现,做出正确的诊断。在出生后最早发现有眼病者往往是母亲。在儿童有较严重视力损害时,眼球常常呈凝视状态,主要的特点是儿童眼球不随人、玩具等而运动。在有残余视力的儿童,表现为有时可以追随上述目标,有时似乎又不能,这些情况往往在儿童出生后 3~4 个月为其细心的母亲所发现。另外一个主要表现便是眼球震颤,如发现儿童有眼球震颤,该儿童视力预后一般在0.2 或以下。另外,此年龄稍大儿童,可以出现头位代偿,这是由于眼球震颤或视野改变而出现的头位异常。如果儿童在出生时视力正常,而在 5~6 岁时由于某种病引起视力损害,则一般不出现眼球震颤。许多国家对新生儿或婴儿进行全面体格检查(包括眼科医生的眼部检查)这对发现全身及眼部疾患及早期防治无疑是十分有利的。儿童低视力检查应该包括下列内容:

(一) 病史

在询问病史时,除应按眼科常规进行询问外,应特别重视先天性及遗传性眼病史、家族史,必要时让患者到遗传门诊进行咨询。由于低视力儿童常合并有其他神经系统、听力、智力等方面的异常,所以要注意儿童的生长发育史。由于受视力影响,低视力儿童可能不大参加体育活动,这对他们以后的生活是不利的。所以应该问及患儿喜欢哪些体育活动,以作为以后训练中的参考。一般认为,低视力儿童往往适宜单独的、不需要集体配合的体育活动,如游泳、体操等。

(二) 视力检查

现在认为用一些可靠的方法对婴儿及儿童进行视力测量是非常重要的。这是因为:①如能早期发现视觉损害,并予以早期治疗,将会获得更好的治疗效果。②有视觉损害的学龄前及学龄儿童,在接受教育中将会遇到许多困难,这些困难与视觉损害密切相关。正确地判断视觉损害,对克服教育及训练中的困难是十分有益的。③先天性眼病常合并有各种神经系统发育方面的异常,如能对视觉损害的性质及其严重程度做出正确的估价,则可帮助诊断全身疾患,并能及早采取相应的治疗及康复措施。

为了早期诊断眼病,必须有可靠的检查视力的方法,当然使用国际标准视力表是一种可靠的科学的方法,但使患儿及残疾儿童使用这种视力表有许多困难,所以应该考虑用其他视力表或方法进行视力测量或估计。

1. 6个月以下的儿童视力测量 在此年龄组,尚不可能设计出标准化的视力测量方法,我们以下谈到的方法仅仅是一种粗略的估计。所谓"看",是一个生理过程,取决于视觉结构是否完善。而"注视"是一种心理过程,是一种对视觉现象的解释及专注能力。"看"在出生时已存在,而"注视"是在出生后逐渐发育形成的。

(1) 出生~4周(婴儿期):正常婴儿头及眼部已可转向窗户及其他光源,瞳孔已有对光反应。此时眼可固定并追随直径大小为4.0cm悬挂着做水平运动的小球,此小球距眼为20~30cm,即在婴儿眼的焦距附近。

(2) 1~3个月:在此年龄组已可全神贯注地看周围人的面孔。如果让儿童取直立位,看不到人的面孔时,他便开始浏览周围目标。在仰卧位他可观看水平及垂直运动着的小球。开始对周围产生兴趣。在12周即约3个月时,已可用辐辏来看手手指。

(3) 3~6个月:在4.5个月时,可以用手寻找他感兴趣的玩具,此时他可以在30~60cm距离内追随作任何方向运动的悬挂着的小球。此时已有防御性眨眼反射。

(4) 6个月~2.5岁:应该设计出一种可靠的并可重复的测量视力的方法,如果有运动残疾,由于协调运动方面的障碍,给他们做"配对"视力检查会有困难。智力低下及语言障碍儿童不能理解谈话内容及做模拟说明。在这种情况下,用视-运动圆筒(optokinetic drum)或视-运动带(optokinetic band),对各种年龄儿童均可观察到其大体的视觉反应。儿童如果在语言表达及协调动作方面有困难,测试中可将"筒"或"带"放在儿童眼前,视-运动筒可以转动,视-运动带可以水平运动(图8-4),测试者要注意观察小儿眼部,如小儿出现眼球震颤,则表示有一定的视

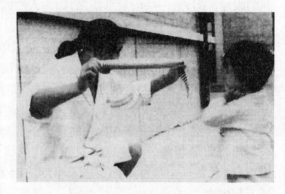

图8-4 用视-运动带测患儿视力

力。当然这种测视力的方法较粗糙,并不能定量测出视力。

到目前为止,对两岁以下儿童仍无很好的测量视力的方法。Sheriden通过不断试验发现,此年龄组儿童,很容易被一个运动(不是静止)的小球所吸引,白色小球在黑色背景下比黑色小球在白色背景下更易于辨认。即用不同大小的塑料小球(白色)进行视力检查,此称为"Stycar"试验,即"年幼儿童及智力低下的视力测试"(Stycar Sheriden Test-Young Children and Retardates)。虽然这种方法在国际上普遍认为是一种比较可靠的测试视力方法,但我们不能认为它能提供非常可靠的科学数据,因为测试结果与儿童能力有关,即儿童有能力追随一个活动目标,并有"固定"一个静止目标的能力,而且测试距离也不十分严格等等。现将Stycar测试法介绍如下:

Sheriden在最初用6个白色小球做试验,最后用大小不同的10个白色小球进行视力检查,白色塑料小球的直径分别为6.3cm、5.1cm、3.8cm、3.5cm、1.9cm、1.3cm、0.95cm、0.62cm、0.47cm、及0.32cm等。具体测试方法是:

首先测试双眼,如发现有斜视或怀疑一眼视力不佳,再做单眼测试。测试时母亲可取坐位抱着小儿,检查者离小儿约 3m(2.5m~3.7m),然后将白球在黑色背景的地面上滚动,滚动方向与儿童平行,即总是保持与儿童距离 3m 左右。然后观察儿童反应,最常见的反应是儿童眼球追随滚动的白球。当小球停止滚动时,儿童会带着询问的目光看检查者或其母亲,也可能去拿小球给他的母亲或检查者。这种试验的顺序是先用直径大的球测试,逐渐将球的直径变小,直到最后(0.32cm)或看不到为止。然后记录下儿童所能看到小球的直径大小。该测试的原理是白色球的直径相当于"E"字视力表中 E 字的笔画与间隙,因而可以得知相当于"E"字表的视力(图 8-5)。

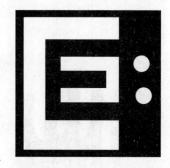

图 8-5　白色小球与 E 字表的关系

所以,1.9cm 直径小球 =E 字表视力 0.1;1.3cm 小球 =0.16;0.95cm 小球 =0.25;0.62cm 小球 =0.3;0.47cm 小球 =0.5;0.32cm 小球 =0.6。

上述相当视力是在 3m 测得的,所以上述视力除以 2,才是儿童真正的相当于 E 字表的视力。例如能看到 0.32cm 滚动的小球,该患儿的视力是 0.6/2=0.3。

2. 6~8 个月　正常儿童可以在 3m 处追随直径为 0.62cm 的小白球。

3. 8~12 个月　一般可以看到所有直径的小球。

4. 12~24 个月　此年龄组测试反而比较困难,小儿注意力很易分散,视力常常无法测试。接近两岁儿童可以试用儿童图形视力表。

5. 2~2.5 岁　两岁以上儿童测试视力又变得比较容易,因此时儿童已能理解家长及检查者的解释,可以用我们研制的学龄前儿童图形视力表。

尚可用其他方法估计 2 岁或 2.5 岁以下儿童的视力。例如,在母亲或医生手中放上直径为 1mm 的小珠子,距离为 30~33cm,如患儿能从母亲或医生手中取出小珠子,则估计其视力在 0.3 以上。如使用 3mm 直径的小珠子,患儿可以取出,则估计其视力在 0.2 以上。

还有一种叫巧克力 Smarty 试验(Chocolate "Smarty" Test)及"成千上万试验"。Smarty 是一种直径在 1.5~2cm 的巧克力糖,外包以各种颜色的糖衣,圆形或椭圆形,如果患儿不能看到如此大小的巧克力糖,则表示患儿视力较差。成千上万试验是用直径 7~8mm 的各色糖球,放在检查者手中,如患儿不能取,则表示患儿视力较差。

6. 2.5 岁以上儿童　为视力检查奠定科学基础的是荷兰人 Snellen(1834—1908)。他的视力表于 1862 年公开发表。该视力表是以视角为理论基础,每个汉字为 5′ 视角,笔画及间隙为 1′ 视角。继 Snellen 之后又有许多儿童视力表相继问世,其中主要的是图形视力表。目前国外常用的儿童视力表有 Clement-Clarke 图形视力表(图 8-6),Sjogren(1939)手形视力表(图 8-7),及 Allen(1959)学龄前儿童图形视力表(图 8-8、图 8-9)。

Sjogren 手形视力表简单,不易引起儿童兴趣,而 Allen 学龄前儿童视力表的图形多为我国儿童所不熟悉,上述国外流行的儿童视力表均不适合于在我国应用,故此作者等研制了适合于我国儿

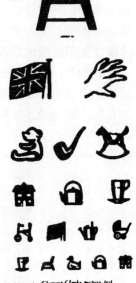

图 8-6　Clement-Clarke 图形视力表

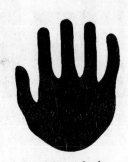

图 8-7　Sjogren 手形视力表

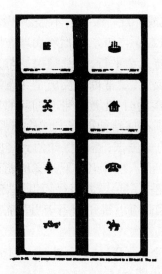

图 8-8　Allen 远用学龄前儿童视力表

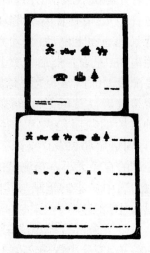

图 8-9　Allen 近用学龄前儿童视力表

童使用的视力表。我们认为该视力表应该具备以下几个特点：

（1）应采用我国儿童普遍熟悉和感兴趣的物品或动植物的图形做视标。

（2）应尽量做到科学性强，所以仍应取 Snellen 或国际标准视力表的绘制原理，即 1′视角作为视力表绘制的理论基础。

（3）目前我国常用的视力表是国际标准视力表，因此学龄儿童视力表应有和它相同的分析，这样记录方法相同，可以互相比较。

（4）如学龄前儿童视力表是以 5′视角为整个图形大小，难以绘制出比较复杂且合理的图形，所以整个图形视角应适当放大。

根据上述原则，我们共设计绘制了 11 个图形。图形视力表是根据 Snellen 或国际标准视力表的原理设计的。正常人的视角是 1′视角，国际标准视力表的 1.0 是根据 1′视角在 5m 远处所形成的 E 字的笔画和间隙宽度为标准制成的。我们认为只有加大整个图形的视角，才能把图形更准确地表现出来。

我们先用 11 个图形进行测试，以确定其能否为绝大多数受检学龄前儿童所辨认，然后筛选出辨认率较高的图形。测试儿童包括农村儿童、城市散居儿童及城市幼儿园儿童，共计 227 人，年龄为 2.5~5 岁，平均年龄为 3 岁 8 个月。测试结果如表 8-4 所示。

表 8-4　11 个图形视标的辨认率

对象	人数	视标种类																				
		房子		旗		壶		花		星		树		蝴蝶		钟		杯子		鱼		鸭或鹅	
		人数	%	人数	%	人数	%	人数	%	人数	%	人数	%	人数	%	人数	%	人数	%	人数	%	人数	%
农村儿童	53	34	64	51	96	52	98	52	98	51	96	28	53	34	64	50	94	52	98	51	96	52	98
城市散居儿童	73	70	96	68	93	70	96	73	100	68	93	59	81	67	92	72	99	72	99	73	100	73	100
城市幼儿园儿童	101	89	88	98	97	93	92	97	96	95	95	69	68	96	95	97	96	93	92	99	98	101	100
合计	227	193	83	217	95	215	95	222	98	215	95	156	69	197	87	219	96	217	96	223	98	226	99

根据测试结果我们保留了总辨认率在95%或以上的8个图形,即壶、花、星、钟(或表)、杯子、鱼、鹅或鸭(图8-10、图8-11),删去了3个辨认率较低的图形,即蝴蝶、房子和树。

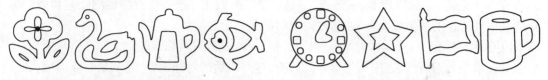

图8-10 按10′视角绘制的图形之一　　　　　图8-11 按10′视角绘制的图形之二

用上述经过辨认筛选出来的8个图形和国际标准视力表进行视力测定及对比。对比结果说明:国际标准视力表与作者等设计的图形视力表测得的视力相等或相差在一行以内者,占50%;国际标准视力表的视力优于图形视力表者占24.5%;图形视力表优于国际标准视力表者占25.5%;二者相差在2行或以上者占3%。从图8-12得知,国际标准视力表与图形视力表成双值,点的散布呈直线趋势,即国际标准视力表与图形视力表视力数值成直线相关($r=0.9840,p<0.01$),因而从统计学上说明,图形视力表与国际标准视力表所测视力基本一致。

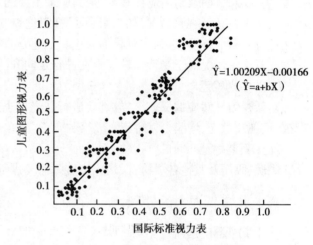

图8-12 国际标准视力表与作者等设计的图形视力表直线回归图

1987年全国残疾人抽样调查中确定,上述图形视力表与国际标准视力表同为法定视力表。实践也证明它是比较适合我国学龄或学龄前儿童使用的一种视力表。

在我国,2.5岁以上儿童使用上述儿童图形视力表,一般可以测得较为准确的视力。

7. 对智力低下儿童视力的测试 由于患儿智力低下,常常不能用画或图片及"E"字测试视力,但可用"配对"测试视力(检查者手中持一目标,受检患儿手边有许多目标,患儿认清检查者手中目标以后,可以找出一个与检查者同样的目标,称为配对),但对一些常见的玩具可以认出来或说出它们的名称,所以在弱智儿童可以使用小玩具做"配对"试验,以估计他们的视力。Sheriden通过试验认为,下列大小不同的玩具更适合于测试视力配对之用(适合于国外的儿童):

小汽车大小5.1cm、飞机5.1cm、娃娃5.1cm、椅子5.1cm、刀子8.3cm、叉子8.3cm及钥匙8.3cm等等,每种玩具均有两个,是金属铸造制品。检查方法是:受检患儿离检查者距离为3m,检查者举起一个小玩具,高度相当于患儿眼部水平,先问患儿它是什么? 如果答不出来,可以让患儿找出在他身边的同样玩具,即所谓配对。检查时要双眼分别进行。

如果患儿在3m处能看到8.3cm的大玩具,其视力大概相当于"E"字视力表的0.6。

(三)双眼单视

在低视力儿童,常由于双眼视力相差较大或双眼视力均很低,而未建立双眼单视。上述儿童均不需使用双眼助视器。

检查双眼单视的最简单方法是 4 点法(Four-Dot Test),其缺点是只能查出二级融合力。可以用 Titmus 立体试验进行检查,易被儿童理解。如有双眼单视的小儿,他会用手去抓他看到的立体大苍蝇,也可以用 Lang-Stero Test(有星、猫、汽车),这是比较精确的定量检查。据作者在国外工作的经验证明,上述两种检查均易获得正确结果。

(四) 色觉检查

如能取得儿童合作,也应常规做色觉检查,这对以后的特殊教育,尤其是职业训练,非常重要。

(五) 视野检查

了解视野情况十分重要,低视力专家 Faye 曾说过:"视觉损害包括中心视力损害、视野损害、色觉障碍、明及暗适应异常等等,其中最重要的是中心视力及周边视野损害。"所以,应尽力设法了解儿童视野情况,如"面对面"视野检查,或检查者手持一小亮光(手电)或玩具,从儿童身后向前移动,直到儿童看到为止。上述方法可以记录下儿童视野的大概情况。

儿童视野情况对于受特殊教育及在进行定向和活动训练时至关重要。

(六) 屈光检查

对低视力儿童应像成人一样,都要进行屈光检查。可散瞳验光或主观检查,任何明显的近视、远视及散光,均应予以矫正。

(七) 其他检查

眼底、眼压及其他各项检查,均应按实际需要进行之。

五、儿童低视力的处理

(一) 助视器的应用

通过各种检查手段作出正确诊断以后,应予药物及手术治疗,但这些常规的眼科治疗措施并不属于低视力门诊的工作范围。低视力门诊主要是靠助视器来提高患者的视功能,进而提高患者的生活及学习能力。许多国外低视力专家都认为儿童调节力强,大多数儿童不用近用助视器也可阅读,所以美国的低视力专家 Fonda 认为,10 岁以下儿童大多数不需近用助视器,除非是术后无晶状体眼。Faye 也指出,只有 10 岁以上儿童,由于调节力有所下降,课本字也小,才需配近用助视器。但从作者的工作经验来看,虽不能说上述意见是错误的,至少可以说不够完全。在我国,许多低视力儿童需要近用助视器。除了要考虑患儿调节力以外,更重要的是还要考虑患儿的残余视力情况。另外,即使 10 岁以下儿童也不满足于仅仅从课本上获得知识,当许多儿童有了一定文化水平以后,便喜欢读普通印刷品,如报纸、杂志等。因此,常常需要助视器的帮助。

1. **助视器的特点** 助视器的种类很多,包括光学及非光学助视器,使用时应知道它们的一些特点。

(1) 助视器的镜片越大,放大倍数越低;镜片越小,放大倍数越高,视野也越小,焦距也越短。

(2) 镜片离眼近,则视野大。

(3) 助视器的价格与透镜或透镜组的质量有关,例如,消球差透镜价格就比较贵。

(4) 塑料透镜比玻璃透镜轻,但表面易划伤。

非光学助视器种类亦较多,如灯光、滤光镜、大字印刷品、阅读架、阅读裂口器、大檐帽、眼镜护板、粗尖笔、粗黑线条纸、写字板等等。上述对低视力患儿来说,都是很重要的助视器。另外,尚有闭路电视助视器,即电子助视器,优点很多,对低视力儿童教育更为重要(本书后面章节中将提到),其主要的缺点是价格昂贵(国产闭路电视助视器约8000元一套)、携带不方便等。

2. 助视器的选用原则 选用助视器时应该考虑以下因素:

(1)患儿视力损害时间长短,他们是否愿意接受并乐意使用助视器。

(2)患儿病情是否稳定或不再恶化。

(3)视野损害情况,有无大的中心暗点及周边视野严重缩小。

(4)中心视力损害情况。

最重要的是患儿有无使用助视器的强烈愿望,即患儿希望看得更清楚及更好。有强烈愿望使用助视器便容易获得成功,此点在儿童比成人更为重要,因为许多有先天眼部疾患的儿童,不知"清晰"为何物,自认为别人与自己一样,自己所看到的也是"清晰"的。另外,如果患儿没有使用助视器的愿望或兴趣,便难以"强迫"他们去用。

3. 儿童常用的助视器 Fine 对 1374 例低视力儿童调查表明,共 471 人,约占 34% 不需配用助视器。Iovei-Kitchin(1982)报告的 675 例患儿中,配用助视器的约占 58%,最常用的是眼镜助视器,其次尚有远用望远镜、手持放大镜、近用望远镜、立式放大镜等。笔者认为最常用的是眼镜助视器,而 Faye 认为是立式放大镜。

4. 儿童常用助视器的优缺点

(1)眼镜助视器:优点是双手可以自由活动,眼镜的屈光度数减半,可以用于写字,视野大;缺点是阅读距离近,易于产生视力疲劳及对照明要求较高。

(2)手持放大镜:优点是使用方便,可以用它看较小的字,如注解、公式、字典、动植物各种标本的细节,价格便宜,容易得到,一般携带比较方便。但它的视野小,视野不能大于放大镜之直径,需用手;有运动失调,如颤抖者,使用时有困难。

(3)立式放大镜:优点是焦距固定,容易维持一个清晰的图像,用手扶不必手持。缺点是需用调节或戴阅读镜才能使用它,在读物上移动立式放大镜,经过书两页会缝处时,由于书页不平,可影响放大镜的成像。立式放大镜与手持放大镜相似,只是前者更适合于视野小的低视力儿童。

(二)低视力儿童的教育

人们都知道在普通学校中将低视力儿童座位安排在前面,这无疑是正确的,如这样仍看不清黑板上的字,则应考虑使用闭路电视助视器,让闭路电视上的摄像镜头对准黑板,低视力儿童便可从电视屏幕上看到黑板上的一切。在看近时,可以用大字课本,以及各种近用助视器。应该注意教室的照明。许多学者对老人照明很重视,当然这是对的,但对低视力儿童的照明却重视不够。由于许多低视力儿童在普通学校学习,教室的采光及照明均按正常儿童设计,并不适合于低视力儿童。一般讲,大多数低视力儿童需较强的照明,但确也有一部分儿童需强度低的比较暗的照明,所以低视力儿童教室中除有公共照明(如顶灯)外,尚应有个人照明。个人照明可用白炽灯,亮度可以调节,以适合于不同低视力儿童的需要。也可把低视力儿童的座位排在邻窗户处。对于视野有损害且有偏盲的儿童,如为右侧偏盲,则应坐在教室的右侧(以学生本人定左右),使教室中的一切尽在其左侧视野之中。如中心视力尚佳,但周边视野小,如原发性视网膜色素变性,座位应适当后移,尽量"扩大"其视野。患儿有眼球震颤并有头位代偿,亦应照顾他们在教室中的座位,以适合于其头位。

教室中地面、墙壁、桌椅等对比要好,课桌之间及走道均应宽敞一些,以便于低视力儿童活动。

在国外一些报告中,发现低视力儿童常常合并有其他方面的异常,称为多种残疾或缺陷。例如 Faye 报告大约近 70% 的低视力儿童合并有其他缺陷,如合并智力低下占 24%、听力丧失占 10%、癫痫占 8%、先天性心脏病占 7%、脑性瘫痪占 6%。因此使低视力儿童教育变得十分复杂和困难。大约在 30~40 年以前,许多教育工作者都认为,低视力或盲童教育应该和一般学校分开,而现在大家都认为应让低视力及盲童进入普通学校受教育。但是,要使低视力或盲童或多种残疾儿童进入普通学校受教育,必须先经过特殊教育及训练,即使进入普通学校,也应按他们的不同需要不断提供设备、咨询及各种服务。以澳大利亚墨尔本一所盲童学校为例(作者曾到该校访问过),1983~1984 年度在校学生 65 名,年龄为出生 ~21 岁,学生中全部为低视力及盲,其中大部分合并有智、听力及脑部疾患造成的感觉及运动障碍。该校对每一个学生都有一个具体的教育训练计划,目的在于尽快使他们进入正常或普通学校或正常生活中去。

(三) 我国的盲童教育

据我们对上海市及北京市盲童学校的调查发现,在校学生中有 50% 以上的"盲童"有可利用的残余视力,个别同学视力可达 0.3 或 0.4。据对天津、南京市盲童学校的了解,也有和北京、上海类似的情况。根据作者等从有关领导方面获悉,全国各盲童学校在校生中有残余视力的学生每年均呈增长趋势。

从近年来教育理论及一些发达国家的实际情况来看,盲童进入普通学校学习,这对盲童康复极为有利。而目前在我国却是有残余视力或低视力儿童在盲校中学习。从康复角度,无论从医学或教育学来讲,目的都是使各种残疾人回到正常生活中来,而我国目前的盲童教育却与此相反。作者认为这是我国盲童教育中的极为重要的问题,应立即着手解决。作者于 1986 年开始在上海盲童学校对盲童教育康复进行了研究,取得了初步成功。

上海市盲校学生 140 余人,该校为寄宿制,分为学前班、小学及中学部。该校进行盲文教育,毕业后分配到福利工厂、按摩诊所工作。所学知识有限,就业途径较窄。近年来许多有残余视力的儿童,由于在普通学校学习有一定困难而进入盲童学校学习,这样便造成了全盲儿童与低视力儿童混在一起学习盲文的情况。

1. 上海市盲童学校学生的病因分析:共调查了在校学生 135 人,其中男性 85 人,女性 50 人,年龄 7~21 岁。病因分析如表 8-5。

表 8-5　上海市盲校盲童病因

病因	例数	病因	例数
先天性白内障	45	原发性视网膜色素变性	5
先天性小眼球小角膜	14	视网膜母细胞瘤	4
视神经萎缩	17	视网膜脱离	3
视神经及视网膜发育不良	13	眼外伤	3
先天性白内障术后无晶状体	11	角膜葡萄肿	3
葡萄膜炎并发性白内障	17	其他	4
先天性青光眼	6	合计	135

最常见的病因为先天性白内障及白内障术后无晶状体,共计 56 例,占 41.48%;其次为视神经萎缩,计 17 例,约占 12%,先天性小眼球小角膜占 10%,视神经及视网膜发育不良占 9% 等。先天性遗传性眼病共计 98 例,占 73%。

按照世界卫生组织规定的标准,上海市盲校中属于盲者 74 例,低视力学生 56 例,0.3 或以上者 5 例;上海市盲校学生视力在 0.02 或以上,即有可利用残余视力者,共计 83 例,约占 61%。因此可说明在盲校中开展普通教育的可行性及紧迫性。

2. 低视力班的普通教育　我们是通过使用光学及非光学助视器以及电子助视器(闭路电视,CCTV)对有残余视力儿童进行普通教育的。

为了便于教学与研究,我们选了 3 个班为低视力班,即五年级二班,三年级二班及一年级,共计学生 34 人。其他有残余视力学生分散在各个年级,对他们进行业余汉字学习。

3. 上海市盲校学生视力情况:如表 8-6。

进行普通教育的低视力班的学生,主要病因为先天性白内障及先天性白内障术后无晶状体,共计 20 例,其次为视神经萎缩 4 例、原发性视网膜色素变性 3 例以及先天性青光眼等。

(1) 低视力班学生使用助视器情况:在 34 名学生中,共有 30 例主要使用近用眼镜助视器,屈光度为 +4.00~+32.00D,最常用的屈光度数为 +8.00~+28.00D,共计 26 例。图 8-13 示盲校学生使用近用眼镜助视器学习情况及部分同学使用手持放大镜(图 8-14)和非光学助视器的大字课本(图 8-15)。该校课桌与一般学校不同,桌面与平面有一角度,部分地起到阅读架的作用,它是非光学性助视器的一种(图 8-16)。

表 8-6　上海市盲校学生视力状况

远视力(指好眼)		例数
盲	无光感	20
	光感 ~<0.02	32
	0.02~<0.05	22
低视力	0.05~<0.1	19
	0.1~<0.3	37
	≥0.3	5
总计		135

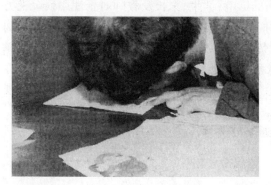

图 8-13　盲校学生使用近用眼镜助视器学习情况

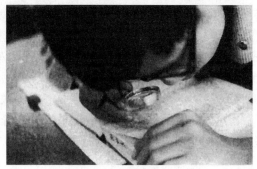

图 8-14　使用手持放大镜阅读

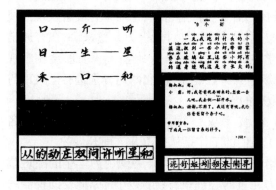

图 8-15　左侧为大字课本,右侧为普通课本

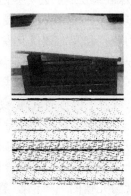

图 8-16　上海盲校的课桌

对于视功能损害较为严重的学生,一般光学及非光学助视器不能发挥作用,便使用电子助视器,即闭路电视(图8-17)。

(2)配用助视器后学习效果:在使用眼镜助视器的起初2~3个月,阅读及书写汉字的速度慢于手摸及手扎盲文,但约半年或一学期以后,前者的速度便快于或等于后者。例如五年级二班学生陈××,学习过四年盲文,经一年普通教育后,每分钟能看读汉字169个,每分钟摸盲文140个字。低视力班学生借用助视器可阅读普通学校的小学课本,尚可阅读一般书刊、报纸等(小5号字)。盲校学生通过普通教育所写汉字亦较整齐(图8-18)。

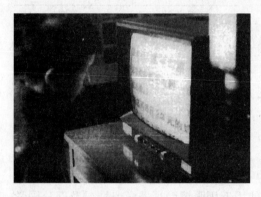

图8-17 盲校学生在使用闭路电视学习

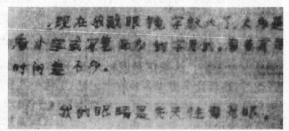

图8-18 上海盲校学生写的汉字
(该学生学习盲文四年,普通教育一年)

(3)利用残余视力进行学习对视力及眼病的影响:学生、家长及教师对于使用残余视力后对眼病的进展及视力的改变十分关心。我们通过1~1.5年的观察,未发现有视力及眼病恶化的学生。在低视力班中,多数为先天性遗传性眼病,例如先天性白内障及先天性白内障术后无晶状体,在理论上也不应该出现视力及病情恶化。原发性视网膜色素变性及先天性青光眼属进展性眼病,在观察期间未见病情恶化,即使有病情进展,恐也难以证明与使用视力有关,更大的可能是与疾病本身的性质有关。

作者希望我国的盲校学生能最终进入普通学校学习,以使他们将来在工作、生活、学习各方面,均能步入到正常人的行列中来。

(孙葆忱 郑远远)

(四)我国低视力儿童的"随班就读"

世界特殊教育发展的趋势是进行"一体化"教育,而"随班就读"是具有中国特色的一体化教育的体现,也是我国深入开展九年义务教育的需要。目前,我国正陆续开展着正规的视力残疾、听力残疾和智力残疾儿童的随班就读工作。然而,仅对低视力儿童来讲,在普通学校还处于"随班混读"的状态,正规的低视力学生随班就读还是一项空白。为此,金钥匙视障教育研究中心提出低视力儿童随班就读实验项目,并在北京、河北两地分别进行了城市与农村的实验,取得了可喜的成绩,受到了国家教委的肯定。

北京市于1994年9月开始分别对原东城、西城、崇文、宣武4个城区20所学校的20名低视力学生开展了"随班就读"的实验(表8-7),他们的工作是从以下几方面开展的:

1. 培训 实验前首先对师资进行培训,培训内容包括:怎样开展低视力学生的随班就读工作;低视力儿童的"一体化"教育及低视力儿童的心理教育;低视力的标准及助视器的配备与使用;视功能训练的重要性及《低视力康复视功能训练图谱》的使用方法;低视力的

表 8-7　北京市四城区随班就读低视力生基本情况

城区	学校	年级	姓名	性别	年龄	视残原因	远视力		近视力	
							左	右	左	右
崇文区	北京九十中学	初三	黄××	男	15	先天性白内障	0.1	0.2	0.1	0.1
	茶食小学	二	赵×	女	7	高度近视	0.1	0.1	0.1	0.1
	永建里小学	五	韩×	男	11	先天性眼球震颤	0.12	0.12	0.12	0.12
	体育馆路小学	六	李×	女	12	先天性白内障	0.08	0.08	0.08	0.08
	向新小学	三	李××	男	9	先天眼球震颤	0.2	0	0.2	0
宣武区	广义街小学	一	陈××	女	8	先天性白内障	无	0.12	0	0.12
	虎坊桥小学	一	石××	女	7	眼球震颤、视神经萎缩	0.04	0.1	0.04	0.1
	青年湖小学	三	马×	男	11	眼球震颤、弱视	0.01	0.02	0.01	0.02
	大吉巷小学	二	刘×	女	9	先天性白内障	0.1	0.1	0.1	0.1
	里仁街小学	六	归×	男	12	白化病	0.08	0.06	0.08	0.06
	六十二中学	初二	刘×	男	14	先天性白内障	0.12	0.25	0.12	0.25
	梁家园中学	初二	李××	男	14	眼球震颤	0.08	0.1	0.08	0.1
西城区	西师附小	四	刘×	女	10	先天性白内障	0.03	0.03	0.03	0.03
	福绥境小学	五	关×	男	13	斜视、弱视	0.1	0.1	0.5	0.5
	中华路小学	六	高×	男	13	眼球震颤	0.05	0.05	0.05	0.05
	北海中学	初一	王×	男	13	视神经萎缩	0.2	0.2	0.1	0.1
东城区	北官厅小学	六	黄×	女	11	眼球震颤	0.01	0.03	0.01	0.03
	香饵小学	一	董××	女	7	弱视	0.01	0.01	0.01	0.01
	东四西大街小学	六	李×	女	12	先天性青光眼	0.01	0.03	0.01	0.03
	盔甲小学	一	张×	女	8	先天性白内障	0.02	0.02	0.02	0.02

评估与视功能的训练；低视力教学工作的开展等。

2. 助视器的配用与视力保护　选配合适的助视器对低视力儿童的学习和生活显然是必需的，然而教会他们正确地使用，最大可能地利用残余视力，进行视功能训练同样是重要的。在很多低视力学生的家长中，对使用助视器产生了一些担心，他们怕使用助视器后会造成孩子过度使用视力引起视疲劳而致视力下降或病情恶化，因此首先要解除低视力学生家长及本人的顾虑，教会低视力儿童正确地使用助视器及科学用眼。在实验过程中，老师亦特别注意保护低视力儿童的视力，课堂上用眼 15~20 分钟嘱学生休息一会儿，课下远眺、观绿，养成自觉做眼保健操的习惯。除了使用光学助视器外，各校想方设法配备其他的设备，如可调节的升降课桌、保健台灯、小黑板、大字卡片、大字课本及大字作业本。低视力学生的座位都安排在教室最适宜的地方，同时每学期进行一次视力检查。

3. 优化环境　良好的环境是低视力学生健康成长的重要条件，对于"随班就读"的低视力儿童来讲，这点尤其重要。因为低视力儿童与普通儿童不同，视觉障碍影响了他们的学习与心理健康，在学习中他们往往因为看不清或看不全黑板上的字，而出现丢笔画、抄错题等一些问题，直接影响到学习成绩。另外，家长可能因为孩子有视觉障碍而溺爱、迁就。老师更多的是同情，放松要求，同学会因他们的特殊而不理解，个别同学会歧视他们。这些因素会导致低视力儿童娇气、自卑、懦弱或者孤僻，成为心理不健康的学生，影响到他们的学习。然而"随班就读"的低视力学生智力一般是正常的，如果提供一个适宜的环境，他们是能够发挥自身内在潜力的。因此,正确认识低视力儿童的特点,优化环境就显得非常重要。

优化学校和班级环境。在实验校里开展了向低视力同学献爱心的活动,同学们人人争当"帮残疾、乐助人"模范。如某学校抓住一名低视力学生骨折后缠着绷带来上学这一事例召开表彰会,表扬其刻苦学习和勇于克服困难的精神。在班级里老师有目的地向孩子们宣讲保尔、张海迪等人身残志坚的事迹,并鼓励低视力学生要向普通同学一样热爱集体,帮助他们,鼓励他们平等参与班级、学校的各项活动,要自立、自强。勇于克服困难。

再是优化家庭环境。家庭对学生的影响是第一位的。家长对低视力学生的态度各不相同。有的溺爱,有的忽视,往往降低对他们的要求。老师通过家访等方式,促使家长转变观念,正确对待孩子的缺陷,与学校配合,严格要求,加强教育。

4. 培养健康的心理 真正健康的含义是指生理与心理的双重健康。低视力学生生理已经存在缺陷。培养他们健康的心理以适应社会就显得尤为重要,这样才能谈到平等参与社会。低视力学生不健康的心理,如自卑、孤僻、怯懦、脆弱等,在学校的表现是易哭、不合群、发呆、不爱说笑、娇气、易急躁等,老师一方面与他们交朋友,经常与他们谈话;另一方面严格要求,不包办代替,发现问题及时批评指正,鼓励他们向普通同学看齐,有意识地培养他们顽强刻苦的精神,引导他们正确地认识自身缺陷。在实验过程中,他们的心理发生了不同程度的变化,大多数学生变得开朗活泼,主动与他人交往,主动学习。

5. 健残兼顾,因材施教 在低视力儿童的"随班就读"中保证教学质量,这是实验的中心内容。低视力儿童的"随班就读",给老师的教学带来了较大的困难,既要保证全班的教学质量,又要使低视力学生不掉队,接受实验的老师积极开动脑筋,想办法,从备课、授课、作业、辅导等方面都有特殊的设计与安排,并创出了许多行之有效的教学方法。如数学教学中的健残互促法、教具助视法、个别强化法、培养速算能力法;语文教学中,老师发现低视力学生听觉注意力较正常学生集中,听觉记忆力强,于是在教学中充分发挥这一特点,总结出以耳助目的补偿法、直观教学法、加强预习法、培养口语表达能力法、精减板书法、个别辅导法等。

实验结果告诉我们:

(1) 低视力学生可以"随班就读"。低视力学生不等于差生,不是所有的低视力学生成绩都差。只要给他们提供适宜的环境,他们将会同普通学生一样健康成长。在这里我们记录了一部分低视力学生实验前后学习能力和学习成绩变化表(现表8-8、表8-9)。

表 8-8 低视力学习能力实验前后变化对比表

姓名	所在学校	课文阅读速度		板书阅读速度		听写速度		所在年级
		100字(前/后)	提高时间	20字(前/后)	提高时间	50字(前/后)	提高时间	
韩×	崇文永建里小学	1'/40"	20"	13"/10"	3"	4'38"/4'8"	30"	五年级
李×	崇文体育馆小学	1'3"/54"	9"	19"/14"	5"	3'25"/3	25"	六年级
李××	崇文向新小学	2'35"/1'10"	85"	50"/30"	20"	5'13"/4'27"	46"	三年级
刘×	宣武大吉巷小学	4'/1'40"	2'20"	1'/20"	40"	25'/10'	15'	二年级
马×	宣武青年湖小学	5'12"/3'	2'/12"	3'7"/1'30"	1'37"	10'5"/7'	3'5"	二年级
陈×	宣武广义街小学	3'53"/2'55"	58"	2'33"/1'15"	1'18"	8'2"/7'20"	42"	一年级
归×	宣武里仁街小学	1'10"/40"	30"	1'/20"	40"	40"/25"	15"	六年级
平均提高			1'17"		40"		51"	

表 8-9 低视力学习成绩实验前后比较

姓名	语文成绩（前/后）	数学成绩（前/后）	两科平均成绩（前/后）	班级平均成绩（前/后）	低视生在班级排名（前/后）
赵×	87/95	86/93	86.5/94	96/94.5	较差/中上
李××	79.5/90	94/87	86.5/88.5	79.4/79.2	中/中上
归×	70/83	47/78	58.5/80.5	85/88	42/38
马×	97/96	97.5/94	97/90	94/95.5	15/16
刘×	86/95.5	79/100	82.5/97.5	92/96	中下/优良
平均成绩	83.9/91.9	80.7/90.4	82.2/90.15	89.28/90.64	

（2）领导重视，教师爱心，环境优化，多种教学方法的综合运用，是搞好"随班就读"工作的重要保证。

在实验中，教师无微不至地关怀低视力学生发挥了重要的作用，因此，一定要选择有爱心、责任心强的老师担任此项工作。

（3）注意对低视力学生健康心理素质及坚强意志的培养，是他们平等参与社会的重要条件。

我国目前正从应试教育转向素质教育，要求减轻学生负担，但我们必须使低视力学生认识到只有自己付出更大努力，才能达到普通同学的水平，鼓励他们与自身残疾作斗争，要培养顽强意志及勇往直前的精神。

（4）正常地使用助视器，定期检查视力。北京四个城区参加实验班的 20 名低视力学生都是在眼科医生的指导下，选配了合适的助视器，并学会了正确使用，低视力门诊的眼科医生对他们的视力每学期进行一次检测。

（郑远远）

六、盲及严重低视力儿童的康复

目前我国正在建立对新生儿进行眼科检查的制度，所以大部分儿童如有眼部异常，常常在他们出生以后 4~5 个月才由家长发现。专家们认为，儿童出生后应进行包括眼部的全身系统检查，以期早期发现疾病，做出正确的诊断及早期进行治疗或康复。这种检查应分阶段进行，可以分别在出生时、6 个月、1 岁、2 岁、3 岁及 4.5 岁进行。人的眼球及其功能在出生时发育尚不够完善，到 4.5 岁时，眼球在解剖及功能上已有较完善的发育，与成人基本相同。所以在此阶段定期检查，早期发现，及早防治，预后较好。

（一）视觉训练

首先应该认识到以下三点：①视觉的发育不能自然产生；②视功能的高低不单纯取决于所测视力的结果；③可以靠训练得到视觉效率的提高。

儿童视觉的发育要靠"看"，看得越多（尤其看近），视网膜接收到的信息也越多。这些信息传到大脑，再由大脑进行翻译、分析、组织，最后就会形成各种视觉记忆。正常儿童视觉发育主要靠自己看，即这种看的训练主要靠儿童自己。但严重视觉损害儿童的这种训练，主要不能靠自己，而应是依赖别人教他们如何去使用他们的残余视力，并能认识及理解他们所能看到的一切。

人类的感觉包括视觉、听觉、触觉、味觉及嗅觉等。在这些感觉中，最重要的是视觉，因为大约有 90% 以上的外界信息是靠视觉获得的。无论从接收信息的数量上还是从质量上，视觉都远较其他感觉重要。所以正常视觉是人们认识客观世界的物质基础，是人们独立活动及适应周围环境的必要条件。视觉丧失意味着人们从外界所获得的绝大部分信息将可能丧失。视觉又常常是其他所有感觉的"介体"。因此，尽量利用儿童的残余视力是极其重要的。

目前低视力专家普遍认为，低视力儿童应尽量使用其残余视力，且认为这样做有益无害。如果从感官接收训练来看，儿童用眼越多，其视觉功能发育得越好，视觉效率会越高。视觉不仅仅与眼球组织结构及功能有关，而且与全身其他感官亦有关。即当眼球接受信息，由视神经进入大脑后，其他感官接受到的信息也进入了，最后经过综合分析，才能做出正确的判断与认识。

视觉技能包括固定、注视、追踪以及调节辐辏等。上述各种视觉技能在正常视力的儿童，可以从日常生活中获得。但在视力严重损害儿童，这些视觉技能的发育就会受到阻碍，受阻碍的程度与眼病发生时间及视力损害程度有关。因此。对这种儿童视觉技能的训练是十分重要的，应该设法使其接受更多的视觉刺激，提高并完善上述视觉技能。即使外界的视觉信息是模糊、变形或不完整的，大脑也可以把这些视觉信息与听觉及其他感觉传来的信息进行综合，对视觉产生补充与加强的作用，进而促进识别能力的发育与提高。

视觉最初的训练是让儿童看手电筒的亮光，这是初期训练儿童视觉的最佳工具或目标。手电亮光从上、下、左、右及近、远移动，训练他们追随固定目标的能力。随后可以把各种色彩鲜明、反光良好的玩具拿在背景对比清楚的环境下进行训练，方法同上述。

在训练儿童视觉时，应该使用语言，即使用患儿的听觉来帮助他自己的视觉，告诉他所看到的是什么，或让患儿用手去接触他所看到的目标，即应用患儿的触觉。这样可使大脑将视觉与其他感觉传来的信息进行综合，促进视觉识别能力的发育，提高视觉效率。

视觉训练与其他感觉如听觉、触觉等训练一样，也是一个渐进的过程。在开始"学习"时，是"认识"过程，所以所用的训练目标应该有鲜明的颜色及反光好。可先将目标放在患儿近处，然后把目标由近向远移动，同时让儿童用眼注视并随目标运动。目标需做各种方向的运动，让儿童学习从各种角度注视目标。无论在室内或室外训练过程中，均应尽量让儿童去拿或摸他所看到的目标，这也是一种眼 - 手协调动作的练习。

在 1 岁左右儿童能爬、站立及行走时，应该把玩具放在他的周围，让他去观察、寻找，并且逐步让儿童注意周围的事物，如人物、家具等等。

在 2~3 岁时，应让他学习辨别目标的形状，因为他们有机会遇到各种不同形状和大小的目标。在此期间儿童的说话能力得到发育。应该向儿童说明目标的名称及其一些特点，应着重讲明直线、曲线、点及角等。

下一步便是练习画图及其他视觉训练。由于几乎全部低视力儿童看近比看远处目标更为清楚，所以他们更喜欢在近处看图或画。开始时要看简单的单色图，白、黑或其他颜色鲜明的图或画，背景与图的对比要强烈。开始练习时图应大一些，以后渐渐变小，直到儿童刚刚看到为止。当儿童能看清并能说出图的名称以后，就应让他们练习描图，图的形状要各异。从描简单的图逐步描较复杂的图，直到图很精细复杂，儿童无法描绘为止。要从不同角度来表现图的整体或全貌，即通过描图了解该图所代表实物在空间的情况，例如把实物的前、后及侧面均表现在图中。这样患儿看到实物时，无论从前面或侧面，都能把它辨认出来。视力严重损害儿童建立手 - 眼协调运动比较困难，练习描图也能改善手 - 眼的协调动作。上述训

练结束时儿童已达 3 岁左右,可以开始进行下述视觉训练:

让患儿认识并能区别所看到的人们或目标彼此间的差别。让患儿看一张图片,并向患儿详细讲明图片内的各种情况。例如一张家庭卧室图,图中有人物,如爸爸、妈妈及小孩等,尚有家具如床、桌、椅等。这实际是在学习看一种比较复杂的透视图。从图片中可以学习到人物及物件大小、远近、彼此间的关系等。与此同时应该把患儿带到与图片类似或不同的实际场合之中,这不是静止的,而是有活动的人物,桌椅等也可随时改变位置,然后让患儿了解人物之间、人物与家具之间的关系。通过看并让他们模仿人物的动作,了解这些动作的含义。这种训练对低视儿童将来在周围环境中独立活动,以及自己有效地去获得有关知识十分重要。

在此期间患儿应开始学习"视觉分类",患儿应练习根据目标颜色、大小、长短、应用或事情发生的先后顺序进行分类。可以用玩具、娃娃、房屋、厨房各种用具、衣服、线、纽扣等练习视觉分类。

下一步是较高级视觉训练,包括视觉记忆、视觉终止、视觉联合及视觉组织的训练。使患儿看到的目标形成视觉印象后,练习进行视觉记忆。目的是将看到的不完整或一部分目标,通过视觉记忆把它们组织成一个完整的目标。这种训练是通过一些智力测验玩具(如"七巧板"之类)来完成的。先将该类玩具拆散,然后根据视觉记忆重新把它们拼成一个完整的图案。这种视觉记忆及视觉组织的训练,对于任何学龄前儿童,特别是低视力儿童至关重要,因为他们需要认识许多事物或目标,而这些目标常常被他们看到一部分或是一个模糊的全貌,这种训练可以使他们更准确地了解到他们所看到的一切。一个不清楚的目标,通过视觉记忆及组织而变成一个完整清楚的目标。当然这种训练也应遵循由简到繁的原则。

对于严重视力损害儿童,在进入学校学习以前,必须着重进行上述训练,因为这种训练也是阅读课本的准备阶段。许多人认为,严重视力损害的儿童不能阅读,是因为他们看不清书本上的字,而事实上这种看法不一定正确,因为在许多情况下他们能看到字,只是由于他们视觉分辨能力没有得到好的发育,视觉技能不完善,而影响了他们的阅读能力。

应该强调指出的是,高效率视觉功能的获得,不仅要靠视觉训练,还必须与其他感觉训练相结合,只有充分发挥其他感觉的潜力,视觉功能才能得到更为充分有效的利用。

(二) 其他感觉训练

对盲童及低视力患儿来说,更需要靠视觉以外的其他感觉来获得外界信息。他们需要比正常人更多的使用这些感觉,以补偿视觉方面的不足。

从前曾认为先天性盲或出生后不久便失明的儿童,能自然出现非视觉性感觉能力的提高,尤其是当某些盲童可以骑自行车、滑冰等,便更认为这种看法是正确的,这被称为是感觉代偿理论(sensory compensation)。从 19 世纪以来便不断有各方面的科学家对此理论进行研究,结果证明这种理论是不正确的,并且指出:其他感觉要依靠训练,而且证明这些训练开始得越早收效越大。如在 3~4 岁以前训练则效果会更好些,反之训练困难且效果较差。同时研究结果也证明各种训练并不能改变或增加这些感觉的能力,但这些感觉会被更有效地利用,例如通过训练听力并无改变,从听力图上并未发现受训练儿童听力阈值的改变,但却能更有效地利用其听力。未受与受过训练的儿童听力一样,但前者听到各种声音,并不知其含义,而后者却能分辨各种不同声音,并知其意义。这就说明不能单纯讲听力的高低与好坏,而是利用此听力能做些什么。

1. 听觉训练　首先应该学习的是周围环境的声音。在婴儿期很多噪音对他们没有什么影响,除非声音特别大,进入婴儿的听力接收系统后,由于他们固有的保护装置而使婴儿免受噪音的干扰。对于视觉残疾儿童,应该让他们听舒适的声音,如人的轻轻谈话声、轻音乐等等,以使他有舒适感。一个全盲的婴儿可以用声音使他们产生交流及依附感,借以代替正常视觉儿童看到人的面部表情。如果一个盲儿在出生后数月中听不到人的声音,他就好像完全在孤立状态下生活。在一个盲童,有不断的听觉刺激,就是用听力与外界接触,这像一个正常儿童用眼看周围事物一样重要。

在出生后头几个月,可以把小铃或其他产生柔和声音的玩具放在儿童周围,让他们学习听。在出生后 4~6 个月,他们有可能对特殊声音发生反应,听到声音后,儿童可表现出安静、微笑、转头等动作,表示他们已听到这些声音。此期可以出现耳—手协调动作。

进一步的学习是辨别声音,包括室内及室外的各种声音。此时儿童应该能寻找发现声音的来源。家长应该让儿童去接触声源,并告知他们声源的名称。如告诉儿童什么是闹钟声、门铃声、碗筷声等等。许多视力严重损害的儿童或盲童,常常能够根据说话、走路的不同声响而辨认出他们是谁。

此时儿童可以用声音代替视觉学习走路。很明显,在视力残疾儿童活动或玩耍时,用语言进行指导,比正常视觉儿童更为重要,因为在视力很差或视力完全丧失儿童。听觉信息更为重要。当儿童能够辨别出声音的意义、来源及方向以后,就应该让儿童学习选择性的去听,例如用语言指导他们只去听音乐声,而其他的没有意义的声音不予注意。

总之,听觉训练是尽量让患儿听各种声音,和它们之间的差别及含义,声响是从何处(方向)传来及如何产生的等等。例如汽车声与雷声有何不同?汽车声来自街道,雷声来自天空,听到前者要注意躲开,免被撞伤,听到后者可能天要下雨等等。

2. 触觉或触-运动知觉的训练 触或触-运动知觉常常归类于"皮肤"知觉,没有引起人们足够的重视。事实上人们在与周围环境或物体接触时需要有效的触-运动知觉,它可以接受机械、热、电及化学性刺激。手及身体其他部分能够从推、拉、抓、摩擦及举起等动作获得外界信息。例如手指尖可以提供非常精细的感觉,其准确程度甚至超过视觉。肌肉在活动时,以及手在握住物体时,能获得很多的极精细的信息。当一个人不能使用视觉或视觉严重损害时,而触-运动知觉可提供很完整及可靠的信息。

触-运动知觉可以感到不同物体的质地、温度、震动等等。

当手举起或抓紧一物体时,便可以知道该物体是软还是硬的,表面粗糙还是光滑。例如水加在面粉里变成面团,将水倒入泥中变成泥团,然后用手分别揉一下,便很易发现二者的差别。视力丧失的儿童可以通过上述各种活动获得信息,也可以通过触-运动知觉来适应周围环境。

触-运动知觉的进一步发育能够获得所接触物体的形状及其基本结构信息,能够通过触-运动知觉,感知物体不同的大小及重量。此时期最好是利用儿童日常生活中经常遇到的物体,如杯子、盘、匙、鞋及袜子等,练习触-运动知觉。在患儿辨认各种物体时,应予语言指导。用手轻轻压一下物体,便可以得到该物体的大概信息,用手全面地摸一下物体,便可以得到该物体较全面的信息。

一旦患儿能够辨认并能讲出日常生活中较简单物体的名称,进行下一步触-运动知觉的发育或训练便成为可能。可将物体拆开后再合在一起,让患儿学习到整体与部分之间的关系与概念,例如玩具房屋可以用来做拆开及再拼合的练习。又例如,把钥匙插入锁内;把盖子放在茶杯上等等训练,都是让患儿了解整体与部分间的关系及概念。

在此期间应该进行物体分类训练,主要是根据物体的特征分类,例如各种衣服有共同的特征;各种纽扣也有相似或共同之处。进一步应该学习物体的大小、长度、重量等概念。

上述触 - 运动知觉训练不仅适合于盲童,同时也适合于视力严重损害的儿童。通过触 - 运动知觉训练能使他看到的物体有更清楚、更全面的形象,最大限度触觉的发育,将使人体所有的感觉互相联合,使患儿得到一个更为稳定的概念。因此,常常有人讲手是盲人的眼睛,就是说许多盲人是通过触觉从外界获得大量信息的。专家们认为除视觉以外,触觉是非常重要的感觉。事实证明,视觉及听觉常常会出问题,而相对的触觉不易发生损害,这种感觉比较"保险"一些。当然触觉有其限制,远处、太大、太小的目标或物体均不能依靠触觉。

3. 嗅觉及味觉训练　嗅觉及味觉对周围环境中的化学刺激更易发生反应。从嗅觉得到的信息可能较味觉得到的信息有很大差别。有时来自同一信息,尤其是当嗅觉及味觉同时接收到外界的信息或刺激时,二者对刺激或信息的辨别可能是互相矛盾的。如果单纯使用味觉而不应用嗅觉,常常得不到可靠的信息,但舌尖及唇部对于物体的质地、形状、大小等等可以得到广泛的准确的信息。据认为,舌及唇部是身体中神经末梢最为丰富之处,所以曾有人可以用舌尖成功地"阅读"盲文。

嗅觉或味觉可能无法提供独立的信息,但与其他感官得到的信息综合起来,可获得完整的信息。如应该练习嗅各种气味,并知气味的来源及含义。如医院中的药味,厨房中食物的香味等。闻到汽油味可能离停车场、加油站近了,有臭味可能离公厕近了等。

近年来各方面的专家对儿童认识能力的发育、各感觉器官所起作用的重要性。已予较多的重视,对视觉残疾儿童的各感官能力的训练与提高更为重视。在视觉残疾儿童早期,甚至到学龄期,都应该加强从各种感官接收更大量的信息,首先应该重视触觉,因触觉可以使患儿直接接触到周围环境中的具体物品,而这些物品或目标可能无法看清,靠听觉也无法获得触觉方面的信息。

另外,视觉残疾儿童也必须大量依靠听觉的帮助。在远处的目标,患儿既看不到,也摸不到,只能靠听觉来分辨信息。尤其对于先天性全盲儿童,听觉是他们独立活动的重要信息来源,即使在很熟悉的环境中,听觉也将发挥重要作用。同样,如果在幼年时丧失视力,也需增强听觉的敏感性,通过声音与以前获得的视觉信息结合起来,以提高他们独立活动的能力。

4. 自我照顾或独立生活能力的训练　应尽早培养及提高患儿自我照顾能力,尽量减低因视觉损害所造成的对身体及智力发育等带来的不利影响,为将来独立生活、学习和工作打下良好的基础。正常儿童能通过对父母及周围人物的观察,如洗脸、刷牙、梳头等,再稍加指点及帮助便可掌握。因为小孩的好奇心和模仿能力很强,这种模仿通常是以视觉为基础的。如患儿不能通过视觉进行模仿,则需要花更多的力量和耐心去训练他们。

5. 运动发育方面的训练　正常儿童大概出生后 3 个月在俯卧位时,可以用臂撑住身体"抬头"观察周围情况,这是最早出现的身体平衡控制。而在盲儿常常取仰卧位,因为他们没有什么要看的。而在卧位,头及躯干均得不到平衡运动的发育机会。所以要靠其他感觉,如听觉(带响的玩具、语言等)、嗅觉(如有香味的食品)等吸引患儿学爬、抬头、走路等等。患儿在会走以后,要教他们练习各种跳跃运动及上下台阶,并要练走各样的路面,如柏油路、水泥路、土路以及雨地、雪地、沙地等等。

许多家长及一些专业工作者常常认为,患儿会走路以后不必再进行训练,这是错误的。因为许多学龄前盲童(包括正常儿童)大体协调运动很差,常会出现过度平衡反应。他们也常不能单脚站立维持身体的平衡,不会双脚或单脚交替跳、脚尖走路等,这些都需要训练。没有上述大体方面的协调运动及技巧,就不能讲他们能够运动自如,也无法参加一些运动性游戏,体育活动亦受到一定限制,这对儿童身体发育是不利的。

由于没有训练,不但推迟发育,而且可以引起一些不易逆转的改变,例如,儿童下肢张力常较低下,协调动作差,活动也不灵活,站立时两脚外展,两脚呈外"八"字展开,这样使身体基底面积加大,重心变稳。如此不但姿势难看,更主要的是运动不便,而且很容易疲劳。

6. 智力发育的培养 在一般儿童生长发育过程中,智力亦随之发育提高。但在盲童及严重视力损害儿童,对许多事物缺乏基本概念,这些必须通过训练才能获得。训练应该包括以下一些主要概念:

(1) 关于身体方面的概念:头顶,脚底;背部,前部;左,右;整个身体;身体各部名称;中央或中间;齐腰高或齐胸高;身体各部的关系;身体的上部;身体的下部。

在训练患儿穿衣服过程中,教他们上述概念,如身体各部名称,左右、前后等。

(2) 关于运动觉方面的概念:转动、运动、静止、身体的重力。

(3) 各种感觉概念:视觉、听觉、触觉、嗅觉及味觉。

(4) 本体感受的概念:弯曲身体,抬头,握紧拳头,双脚集拢在一起及体位概念。

(5) 面部表情:微笑、生气等。

(6) 姿态概念:点头表示同意,摇头表示不同意,握手致意等。

(7) 与环境有关的一些概念:人行道、人行横道、大街、胡同、交叉路口、快行道、慢行道、交通信号灯、街道名称标志、门牌、邮筒或邮箱、街道、拐角、垃圾等;汽车、电车、火车、飞机;商店、房屋、走廊、树木、花草等;床、桌、椅、暖气、火炉、冰箱、洗手间、厨房、厕所等。

(8) 物体的特征:①大小:大小、多少、长短、深浅、胖瘦、宽窄等;②颜色:深或暗色、浅色、透明或不透明及半透明、各种颜色;③形状:正方形、长方形、圆形、椭圆形、三角形、直、弯;④质地:光滑、粗糙、平、硬、软等;⑤比较:比较长、比较短、比较大、比较小、比较快、比较慢、比较热、比较冷、一样、不同等。

(9) 时间的概念:开始、结束,以前、以后;第一、第二、最后;今天、明天;早晨、中午、晚上;太阳升起、日落;天、月、周、年;秒、分、小时;现在、过去、将来等。

(10) 空间概念:平行、垂直、对角、中心、在……之间;上下、内外、旁边等;分开、一起、近、远;在上面、在下面;这里、那里;穿过、超过、追随等。

(11) 动作概念:看、写、吃饭、喝水、站立、坐下、跳、跑、走、推、拉、丢、抓、爬、快、慢等。

(12) 数量概念:一个、两个、1/2、1/3、一对、一打(12 个)、一尺、一米、一斤、一两、一杯、一里等。

上述各种概念,并不是说包括了患儿全部要知道的概念,只是取其重要者列出。应该与日常生活结合予以训练。例如数量概念,如两只袜子穿在一双脚上;有三把牙刷,爸爸、妈妈和我使用的等。形状概念,如皮球是圆的,积木是方的或长方形的等。空间概念,如枕头在床上,挂钟在墙上,衣服在衣柜里等。时间概念,如早晨 7 时吃早餐,晚上 10 时睡眠等。上述仅仅是举例。总之,在我们认为是十分平常的事,而在患儿则要不断地学习。

患儿的日常生活如穿衣、喝水、进餐,均应具体训练,才能提高患儿独立生活的能力。如鼓励患儿自己脱衣及穿衣,首先应该练习脱衣服,因为脱比穿容易一些。先学习一些容易脱穿的衣服,如带松紧带的内裤,然后再练习穿复杂一些的衣服,如带扣子及拉锁的衣服等。带扣衣服应从外衣学起,衣服要对齐下方再扣上扣子。在学习穿衣服的同时,要学习上述颜色、质地等方面的知识与概念。

喝水,在开始时可用双手拿奶瓶,这是需要他人帮助的活动,然后练习用杯子喝水。吃东西也要练习用手拿,如饼干、馒头、水果等,这是一种手-口协调动作的训练。进而练习用匙及筷子。吃饭要定时,可以通过听觉(厨房操作及碗筷声)、嗅觉(菜肴的香味),让患儿知道吃饭时间到了,这也是一种时间概念的训练。

睡眠是儿童日常生活中的重要组成部分,盲童较正常儿童更易于睡眠,所以应鼓励他们多活动,并养成定时睡眠的习惯。

(孙葆忱　郑远远)

第九章 功能性视力与训练

一、功能性视力

(一) 功能性视力的定义

1. 正常视力 视力是一种复杂现象。视力形成的三个要素为光刺激、感觉和知觉,即光谱中的可见光刺激视网膜而产生感觉后,将此感觉延伸到脑皮质形成知觉,此连续三个反应即光刺激 - 感觉 - 知觉便是视力。因此,视力是外界物体通过视觉器官反映到大脑皮质视觉中枢后的综合感觉,还要靠其他感觉与视中枢联合,靠经验、记忆、分析、识别等极为复杂的过程才构成视觉。显然,视力是一复杂的过程,且涉及感觉、知觉和认知等因素。

2. 功能性视力的定义 关于功能性视力,诸家说法不一。Keeffe(1994)对功能性视力的定义为:为了特殊的目的而去使用的视力。在日常生活中都需要功能性视力技巧。Hall 等将功能性视力定义为:为了有目的的行为而去使用的视力,或指在日常生活的各种活动,包括阅读、移动、自助工作、游戏、职业工作或教育活动中为了有目的的行为而使用视力的方式。Barraga 的定义为:在日常生活的所有行为中,人们如何使用他们的视力而无论其视力究竟如何,许多变量,包括视觉、心理、物理和环境因素都影响功能性视力。这些因素之间关系复杂,且因人而异,难以定量。

功能性视力是一个比较新的概念。在 Barraga 研究视觉效率之前,很少有人注意视力是如何被利用的,而将很大一部分注意力放到对视敏度的测量和视觉缺陷的研究上。Barraga 于 1970 年发表了视觉效率等级,这是第一个对儿童进行近距离的功能性视力评估方案,这一方案表明,通过有计划的训练,可以提高儿童的功能性视力。这一研究的发表,推动了对视力使用的研究。Barraga 于 1980 年将视觉效率等级修订为诊断性评估程序,这一程序是通过教给患者一套连续的、系统的方法以帮助其分析和识别环境中可见的物体和符号。此时功能性视力的评估可谓初具雏形。

低视力康复是为了使视觉损害的影响降至最小程度,以便使患者能够更好、更有效地使用其可利用的视力。因而进行功能性视力的研究、评估与干预具有重要意义。过去曾经有观点认为低视力患者如果继续使用视力会进一步损害他们的视力,因此常常使用眼罩或教患者使用盲文以"保存视力",但这一观点并未考虑功能性视力的因素。对于视力损害的患者来说。使用视力并不是一个自动的过程,需要一些特殊的训练方案来促进他们使用视力,并有证据表明功能性视力的提高可以促进其他方面的发育。Keeffe 认为:人与人之间在使用视力上的差别通常与远、近视力水平无关,一个人也许视力很差,甚至不能做一些精细的

232

工作,如编织、雕刻或阅读等,但是他们可以看见并躲开物体以使自己安全地活动。功能性视力可以通过训练而得到提高,许多人都可以通过学习而更好地使用他们的视力,并能够在只有很少量的视觉信息的情况下获得有效的功能,他们在视物模糊不清或只能看见部分物体时,而能识别出该物体或字迹。

有些儿童视力很差,但他们可以通过学习,以普通印刷品作为他们的主要学习媒体,完全能够参与教育的主要部分并且做出了与他们的兴趣和能力相当的成绩。有些儿童具有较高的视力,但不能够有效地工作,他们会出现阅读错误,这些错误甚至在给予很强烈的视觉刺激时也会发生。在使用不同的印刷品或环境因素变化时他们的成绩会不一致,学习的方式有许多种,具有几乎相同的视力的儿童其功能可能有极大差别,其功能性视力的水平除了受视力影响外还取决于许多其他因素。临床诊断相同的患者其功能性视力却很少相同,功能性视力的变化可能由于性格、智力、经历、其他损害或视觉注意和视觉加工的缺陷等因素所致。低视力专家长期以来认为衡量观察视觉行为对于了解功能性视力比单纯测量视力更为重要。研究视力损害患者的专家们认为:对于功能性视力的评估,比临床评定更能够提供关于患者在教育或其他环境下使用视力能力的信息。事实上,功能性视力与临床病理评定之间没有直接的联系。Barrage 发现对于视力损害儿童通过系统的指导可以使其视觉效率得以提高。他认为:通过有计划的视觉刺激方案可以提高受训练者的功能性视力。但其视力并没有提高,而是视觉效率和进行视觉性工作时的速度和效率有所提高。Hall 等认为可以从视力损害儿童那里获取大量关于视觉能力的信息,运用这些信息可以设计合适的教育环境,开发提高功能性视力的方案。专家通过了解正常视力儿童的视觉能力是如何形成的进而试图设计一些训练方案来指导低视力儿童,开发其视觉能力,但是,"正常"儿童在发育形成视觉和后天的偶然学习使用视力时并不需要特殊的方法,所以应该由专家来确定在低视力患者的视功能发育形成过程中,哪些方面是不正规的,据此可以设计一些有高度针对性的训练方案来提高患者的功能性视力。因为有些患者具有视力,但不能够自动地使用;有些患者只在某些情况下(如在经过指导的活动下)使用其视力,而不能够在偶然的学习中使用。系统设计的技巧和干预方案可以用来促进低视力患者的视觉指导性行为或增进其使用视力。

LaGrow 等总结的进行功能性视力评估的目的如下:①确定功能性视力干预的目标和策略。②为患者提供临床评估。③提供助视器。④评定所应用的不同干预方法(包括助视器和训练方案)的有效性。

（二）功能性视力模式

com(1983)提出的关于功能性视力的模式为一个有灵活性的三维结构,包括视觉能力、个体可利用的贮备及环境线索。

1. 视觉能力　视觉能力包括视觉的五种成分;①远近视力。②中心和周边视野。③视觉器官(眼球)的运动。④大脑枕叶和其他参与固视、融和、运动性知觉区域的功能,晶状体外形的改变。⑤对光和颜色的接收,包括对光的耐受和色觉缺陷。Barraga 指出:①视觉能力的发育不是天生的或自动的。②视觉能力不仅取决于视力,对视觉能力的评估也不单由对视力的测试而定。③视觉能力和功能性视力与视觉损害的种类和程度之间没有必然的联系。④视觉能力和视觉效率可以通过对有关视觉经验的一系列训练方案的学习而得到提高。Bishop 将三维结构中的视觉能力比作"指针",因为在进行功能性视力评估时,这一部分是比较容易取得精确的数据的(如远近视力、视野、眼肌平衡、对光和色的感知、智力潜

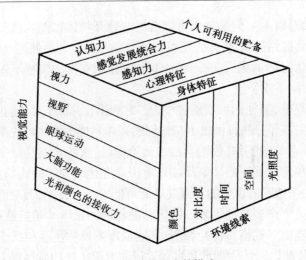

图 9-1　功能视力的模式

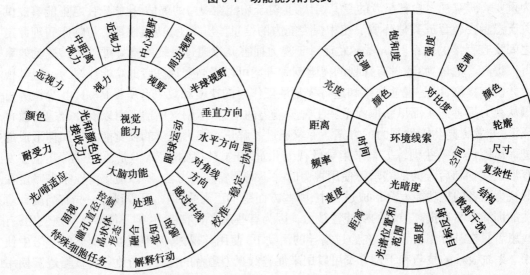

图 9-2　视觉能力组成　　　　　　　　　图 9-3　环境线索组成

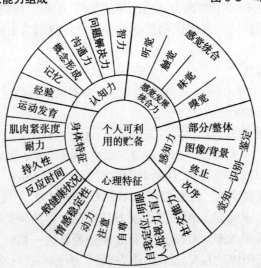

图 9-4　个人可利用的贮备

能）。对这一部分的评估也是麻烦最少的，只是当被评估者为多种残疾、发育严重迟缓、语言功能障碍或为只能通过观察来进行功能性视力评估的儿童时会比较复杂。对于视力评估可以作为进一步评估的基础，而且可以为进一步评估提供指导，并且揭示哪些技巧和工作是合适的。

2. 个体可利用的贮备　个体可利用的贮备是指患者过去的经验及一些有效的功能对新的刺激作出的反应，或利用这些经验和功能做新的活动。共包括五个部分，即认知、除视觉以外的其他感觉的发育和各种感觉的结合、知觉、心理特征、身体特征。

认知（cognition）：是指一个人的思想、知识和对事物的解释、理解或看法。认知在学习过程中的作用目前还不清楚，但认知过程肯定参与了学习的全过程，故才需从认知来理解人的学习和行为。

除视觉以外的其他感觉的发育和各种感觉的结合，Hyvarinen 的研究表明：对于新生儿来说，通过视觉获取的信息并不多，此时获取信息的重要途径是通过触觉（特别是口的触觉），另外，前庭平衡信息、运动的信息、味觉和嗅觉信息等也十分重要。她认为大约有 10% 的视力损害儿童合并有听觉缺陷，对这种患者除进行有关视力损害的诊查外还应对其听觉进行评估。

知觉：是指对直接作用于感觉器官的客观事物的整体反映。如对苹果的知觉即是从整体——从其视觉的形状、颜色，嗅觉的香味，触觉的硬度等属性全面反映。知觉有四大特征：

（1）整体性：知觉的对象是由事物的许多属性组成的，各部分都有自己的特征，最终由知觉将事物的许多属性组成一个综合的整体。

（2）理解性：人总是根据自身知识和实践经验来解释已知觉到的对象，因而对于同一事物，不同知识、经验的人的理解也不同，从而可产生不同的判断。

（3）恒常性：对知觉对象一旦形成知觉，则当产生知觉的条件虽在一定条件下发生改变，但知觉映象仍不改变。

（4）选择性：知觉的对象和背景在一定条件下的变动，称为知觉的选择性。人总是有选择地以某一事物作为知觉的对象，而其他事物就退到后面，称为背景。知觉的对象和背景是可以相互转变的。

Keeffe 将知觉解释为：了解所见之意义。要知道所见的物体或符号究竟是什么，一个人需要见到过并能够记住许多类似的物体或者符号。

心理特征：在低视力评估与康复过程中，患者常受其情感状态如焦虑、抑郁、缺乏自信等的影响，因此需要注意患者的心理状态，而不是只让患者将注意力集中在视觉信息和视觉技巧上。

身体特征：包括运动的发育和全身健康状况。Hyvarinen 认为：视力损害和运动的发育是相互影响的，由于引发视力损害儿童去运动或伸手取物的视觉刺激较正常儿童弱，所以其运动发育也受到影响。同时，运动发育迟缓也会影响认知能力的发育，并且也影响儿童学习如何最大限度使用其视力。

在个体可利用的贮备这一项中，需要考虑以上这五个方面的综合能力。Bishop 认为在对功能性视力的评估中这一部分信息是最难以获取的。由于其本质特征、其随时间的易变性、难于准确加以衡量等因素，Bishop 将这一部分比作一堆难以抓捞的"湿面条"。但是，在进行功能性视力的评估中这一部分信息是必不可少的。而且在每一次进行评估时对这一部分都需要重新评估,因为这一部分数据是最容易随时间改变而变化的。这一部分数据为整个功能性视力的评估提供参考,而且这部分数据对于患者的能力和局限的判断较其他方面的数据对于患者的能力和局限的判定更有决定性意义,并且更容易揭示患者的功能性视力是进步还是退步。

3. 环境线索　环境线索是指先天或后天通常学习而获取视力的患者,通过环境线索能够看到外界物体。它包括:

(1) 颜色:色度、饱和度、亮度。Keeffe 认为有些物体只需通过颜色而无需看清其细节就可以被识别出来,例如可以通过香蕉的黄色来识别香蕉。Menu 等提出:无论视觉损害者的病理改变如何,对其进行色觉测试都是极为重要的,对色觉的感知与对形状的感知一样,都是功能性视力的组成部分。

(2) 对比度:由于不同颜色的光照到同一物体的不同部分或两个以上物体间的强度不同而产生对比度的差异。良好的对比度对低视力患者是很重要的,只增加对比度而无需改变物体的形状和距离就可使患者更容易看清物体或字迹。

(3) 时间:物体显示的频率、持续的时间和速度。

(4) 空间:包括物体的大小、杂乱、式样、距离、轮廓、体积、内部细节、物体与物体之间的距离。Keeffe 认为:就物体的大小而言,大的物体并不总是比小的物体容易被看到,对于某些只存留部分视野的患者,他们只能看见大的物体的一部分。就物体的距离而言,距离物体越近越容易被看到,但是如果物体过小或对比度太差即使再近也很难被看到。儿童通常容易看见离他们很近的物体。

(5) 亮度:包括进入眼内光线的量、种类及物体的反射情况。有些人在光线比较亮时看得更清楚些,而有些人喜欢比较暗淡的光线。眩光对任何人来说都影响其看清物体,并且环境和物体周围的光线也可以影响物体能否看清。

Bishop 将视觉损害患者的生活环境比作一个"草堆",没有两个草堆是完全一样的。每一个环境(草堆)都由许多各不相同的"杂草"组成,有学校、家庭、社会,每一部分都包括许多变量:人群、物体、不同的照明情况、时间、空间、对比度和颜色。难以对"草堆中的每一根杂草"进行分类并加以分析。因此在进行功能性视力的评估时是对其中有代表性的部分予以评估。一个完整的功能性视力评估应包括患者是如何在这些环境中活动的及那些基本变量是如何影响其功能性视力的。

4. 功能性视力模式中三维结构间的相互关系　Corn 认为:为了引发、维持并扩大功能性视力,上述三维结构的每一维中的每一部分都需要满足一个最低的量,以构成一定"体积",这一"体积"能达到患者视觉工作所需的量。如果"体积"过大(如视觉工作只需要 0.2 的视力而患者的视力为 0.6'),则会产生不同的美学效果。视力为 0.2 的患者会自由地在一个堆放着家具的室内活动,但患者很容易将一个有花格子的桌布看成一个单一色调的桌布,因为他们只有走到近处时才看得清楚图案。也许从这些患者的审美观点来看,单一色调的桌布比花格子的桌布更令人愉悦。

在上述三维结构的每一维之间及每部分之间都存在不同的联系。每一部分可以独立于其他部分进行评估,例如:可以不考虑色觉和视觉器官的运动而单独测量视力,某一部分的变化可以影响其他某些部分的变化或进步。例如:改变一个物体的形状可以减少物体所需呈现的时间;增强患者的体力可以有助于患者延长佩戴高度透镜的活动时间,但是患者的视野并不随体力的增强而扩大。

　　Corn 认为:功能性视力是在不断发育、成长的。当刚出生时,所有婴儿的视觉能力都未充分发育,例如即使是视觉正常的儿童也直到 4~5 岁时视力才能达到 0.6⁺。患有先天性白内障或先天性青光眼患儿的视觉能力,较同龄正常视力儿童的视觉能力要差。但是,如果三维结构中其他某一维的某部分(如对比度)所给予的视觉刺激足够的话,他们仍然能够对视觉刺激产生反应。说明视觉障碍儿童没有完全丧失其视觉能力,他们的视觉能力生来是完整的。而且他们的视觉能力也或多或少以正常的模式发育,通过手术或其他一些方法可以增加患者的视觉能力。患者面对一个新的视觉刺激时,需要利用许多关于个体可利用的贮备中每一部分的过去的经验。如果不加改变的话,为视觉障碍患者提供的环境线索与为视觉正常者提供能环境线索是一样的。在"正常"的环境中,环境线索的数目与量都能足够引发出视觉正常者的视觉指导性行为。环境线索随着环境的变化和患者对于环境的倾向性而变化。另外,天气情况的变化可以影响照明情况并使熟悉的环境发生变化,但这种变化并不影响患者的发育模式。对于不同的患者来说,每一维中的每一部分的量相等或相关部分之间的关系相同并不意味着对功能性视力的作用相同。此外,每一个患者在其一生的不同时期或每一天的不同时间中对每一部分的要求也不尽相同(例如对照明度的要求)。婴儿刚出生时,对功能性视力的水平的需要量相对小些。随着逐渐长大,视觉能力和可利用的机体的贮备都增加。对环境线索的控制可以增加或减少功能性视力的水平,同样对可利用的个体贮备的干预,也可以改变功能性视力的水平,所以研究儿童发育或成人康复的专家,应将环境线索和个体可利用的贮备视为可以改变的,有的专家甚至试着提高视觉追踪能力,有意识的视觉追踪需要同时用视觉能力和个体可利用的贮备。

　　关于其三维结构中各部分之间的关系,Corn 认为:每一维的各部分之间与不同维的各部分之间存在联系,对于某一维或几维进行干预可以改变功能性视力。对于某一部分进行干预可以影响到这一维中的其他部分,例如改变被视物体的大小对于对比度可能有影响,也可能无影响,但对于时间(物体显示的频率,持续的时间和速度)并无必然改变。当观察患者对于环境线索的需要时,要考虑到其中某些部分的最大限度和最小限度,正如过高的照明度会导致视功能的损害一样,过强的对比度和过于鲜艳的色彩都可能改变功能性视力,每一项新的视觉任务的完成需要这一三维立体结构的"体积"达到某一最小水平。因为视觉能力这一维是不可变的,就需要个体可利用的贮备和环境线索的改变来实现。不时地改变某一维或这两维中的某一部分就会产生功能性视力,有时甚至需要这两维都加以改变。

　　每一维中的任意三个成分的交叉点可以形成一个单位,例如视力、时间和知觉。所有这三个部分对于视功能都是必不可少的,对于这一模型的内部结构也应加以检查,这样可以更好地对人群的功能性视力有大体的了解,并特别地对低视力患者的功能性视力加以了解。对能够代表功能性视力水平的模型的形状和发展的了解,可以作为设计刺激和使用视力的方案的依据。对于每个患者来说,每一个单位都需要达到一定的量,增加某一部分的量对功能性视力可能有影响。也可能没有。例如:两个患者的实际视力都是 0.05,当让二人阅读一件印刷较差的文字时,对于其中一位患者让其用更长一些的时间来阅读会达到较好的效果;而对于另外一个患者来说将文字加以放大效果会更好。另外,功能性视力的不稳定性也是需要加以考虑的,例如健康状况会影响到功能性视力。

　　5. 有效的及高效率的功能性视力　Blanksby 更多地从解剖和生理上来说明有效的及高

效率的功能性视力,主要取决于三个因素:视觉能力、视觉加工和视觉注意。在功能性视力中上述三种因素及其作用是相互联系的,要确定其中一种因素为损害功能性视力的唯一因素常常是很困难的,有时甚至是不可能的,因为常常可以见到视觉损害患者在每一方面都有不同程度的损伤。但是,精确的评估可以有助于了解究竟哪些因素是参与其中的,因此有必要对每一个功能性视力受损害的儿童进行有关因素的评估。

(1) 视觉能力:当外周视觉器官,即眼和通向视皮质的神经传导通路受损伤时,便造成视觉能力下降,进而影响功能性视力。

(2) 视觉加工:视觉加工包括视觉感知和视觉认知。视觉感知过程可以分为两类:①自动感知:包括最基本的,生而具备的感知和经过一系列的调解过程后已经建立起来的感知。②调解感知:当面对全新的、陌生的视觉刺激时,已经具备的自动感知已不起作用,此时需要调解感知过程。当一个刺激经历一系列的调解感知过程之后,就会引发对该刺激的自动感知反应。在建立自动感知反应之前的调解感知过程需要很复杂的视觉刺激。在进行功能性视力评估时,通过让受试者做一系列有选择性的视觉感知测试,并对其结果进行分析会获得许多信息。视觉认知过程是视觉加工中比较复杂、疑问较多的部分。新技术的发展虽然可以对脑活动的变化过程加以描绘,但对于让信息在不同的视觉加工之间传递的神经互联范围仍了解不多。不过已经确认存在着一个复杂的互联系统。

视觉加工受损伤最常见的原因是神经源性的,表现为多种形式,例如选择、储存或回顾视觉信息时对视觉新的分类时有困难。当功能性视力受损害是由于视觉加工受损伤所致时通常称其为皮质性视觉损伤,当然也可能还有除视皮质以外的其他区域的损伤所致。在有皮质性视觉损伤时,眼球可以接收到适宜的视觉信息并且传递到视皮质,但是由于处理视觉信息的视皮质或其他区域的损害,导致了能够将视网膜收到的电化学信号转换成有效的视觉信息的视觉感知和视觉认知的功能受到损伤。皮质性视觉损伤的患者可以被分为三类:第一类是指患者经过干预后可以产生一定程度的正常的功能性视力,这些患者有时处于恍惚的无意识状态,有时却处于视觉察觉和注意状态,且能够在许多方面进行正常的视觉感知。第二类患者为视觉感知能力严重受限的患者。第三类患者对视觉刺激只能作出有限的反应,并且这种反应仅处于反射性水平。

(3) 视觉注意:Keeffe 将视觉注意定义为:个体知道其眼前有物体存在并有意识地去注视这一物体。当考虑到有视功能损伤的儿童时,视觉注意有时与视觉能力和视觉加工重叠。例如当儿童看不清楚,以至于无法确定需要注意哪些特征时,或不能够将视觉刺激很好地调解视觉加工获取信息时,被视物体的颜色和移动就成为吸引视觉注意的主要视觉刺激。在上述情况下,视觉疏忽是由于患者不能选取出可将一系列物体加以区分的特征所致。患者不能够看到、认出并区分出某些显著的特征因而不知道应该将其视觉注意集中于何处。

视觉注意水平低下通常是由于"滤过"问题所致,常被称为注意分散。患者常不能将一些无关的刺激滤除而持久地处于连续的视觉和其他感觉的刺激之下。这些患者的注意通常难以维持。常由一个地方转移至另一个地方。因此通过观察来学习的可能性很小。

视觉注意通常分为四类:①自动或潜意识注意:常是不自觉的低于意识的水平,多适用于熟悉的工作。例如在已经熟知路面情况,且车辆很少的道路上驾车。②有意识或集中注意力,有选择地注意:通常维持在有意识的状态下。例如在下雨或有风的天气时在交通拥挤的路面上驾车。③维持或警觉地注意:通常维持在有意识的顶峰状态下,不过常难以维持在有效的水平上。④分散地注意:指将注意分散于不同工作上,当一个工作是自动注意而另一个工作可为有意识的注意,注意也可以在合适的时间与两个工作之间转换。

Goetz 和 Gee 通过研究得出结论认为:视觉注意是一个可控制的行为,它可以受直接的训练而控制,而这些直接的训练与大多数视觉训练中"被动地看"是有区别的。

Hall 等从进行功能性视力训练的角度出发,认为有效的功能性视力应具备:

(1) 视觉注意行为:包括对物体的固视、优先固视、搜索物体、跟随物体、转头时维持固视、跟随呈环形运动的物体、从一个物体转而注视另一个物体、跟随下落的物体、对近处周围的物体的反应、对远处物体的反应。

(2) 视觉检查行为:包括集中注意力看手、对面孔或物体消失的反应、注意小的物体、注意潦草的笔迹、看图画并识别图画、位于远距离识别家人、匹配物体或图画、跟随下落的物体。已经有证据表明:如果能够在识别和分辨方面对低视力儿童进行训练,他们完全可以有效地使用其所存有的视力。

(3) 视觉指导性运动行为:包括伸手触脸和玩具、转头时伸出手去触摸、模仿无声的动作。

对于功能性视力的研究,目前在国外进展很快,成果也较多,但在国内似尚无报道。进行功能性视力的研究是与生物 - 心理 - 社会医学模式相适应的,有效的功能性视力评估与训练可以帮助患者更好地使用视力,进而提高其生活质量。目前对于功能性视力的定量研究方面尚无突破,因此有待于进一步的提高。

(盛 欢 崔彤彤 孙葆忱)

二、功能性视力训练的目的和意义

功能性视力是表示为了特殊目的而去使用的视力。即指应日常生活中的种种需要,而以不同方式使用各种视觉技巧的能力。眼病类别与视觉损害时间的不同,形成低视力患者视觉技巧的掌握人皆不同,而患者的年龄、文化层次及职业的不同,也使他们对视力的需求不尽相同。如有的低视力患者只求在社区走动时不必依靠他人的帮助,而有的则希望能阅读一些书刊。甚至打牌、钓鱼。

而低视力儿童患者则完全不同,视觉损害影响各种功能和各种功能相互联系的发展,限制了他们获得生活经验、运动发展及与伙伴的交往。加上由于早期干预尚未普遍开展,不少家长对自己的残疾孩子缺乏正确认识,在儿童智力开发的最佳期,患儿的父母大多在争取消除孩子的残疾而奔波,全身心地扑在求医问药上,无暇顾及应有的教育与训练,对视力的使用更是顾虑重重,抱着"保护"为上的观念,很少鼓励甚至不让患儿使用剩余视力,使低视力儿童从婴儿时起,就失去了很多"看"的机会,形成了这类儿童视觉认识程度低,视觉技巧掌握少,处于能看看不清,想看不会看的状态,因此对低视力儿童进行全面有效的视力训练,就显得格外重要。

事实上,视觉发育不能自然发生,正常儿童对物体外形的辨析能力也有一个从粗略到精细的过程。如新生儿出生后,虽已具备视觉,但其功能是不完善的。他们开始只能看 1 米左右的物体,6 个月后才能看到远处。如对自己的母亲的脸,开始也只能看到大致的轮廓,六七个月后才能看清并认识母亲的脸。而这些都是在不断"看"的过程中逐步形成的,如缺少了"看"这个因素,情况就完全不同。低视力儿童就更是如此,很多低视力专家认为,虽然低视力患者也经历了视力发育的各阶段,但无特殊训练,也无人鼓励他们使用视力,其视觉技巧仍可能难于进展,也可能无法获得某些视觉技巧。实践证明,两个视力相似的低视力儿童,如看的动机不一样,会出现两种截然不同的结果。看的动机强的儿童,有过多次看的体验后,会提高"看"的能力,进而可能学习明眼文字,而不爱看的儿童则可能因失去"看"的机会,从而最终只能学习盲文。因而国内外低视力康复实践一致的结果是,训练可以改善视力的应用,训练可以得到视觉效率的提高。

进行功能性视力训练的目的,实质是两个。

一是提供各种看的机会,鼓励低视力患者更好地使用视力;

二是帮助低视力患者掌握视觉技巧,学会视觉操作,提高患者利用自身残余视力的能力。

低视力患者的功能性视力训练是依据眼球运动的注视、跳动和追随三种基本形式及患者缺乏视觉经验等现实状况,按低视力患者的实际需求进行的。训练分近距离视力训练和远距离视力训练,其间包括指导使用助视器。近距离视力训练又称近视力训练,也就是近距离阅看的能力。远距离视力训练,又称远视力训练,也就是远距离看物体的能力。功能性视力训练既包括视觉认识和视觉记忆,更重在注视、跟踪、辨认、搜寻等视觉技巧的训练,训练的中心点是指导低视力患者学会视觉操作,掌握视觉技巧。

训练的基本内容是:

1. 认识和注视训练　视觉认识是视功能发展的基础。该项训练主要适用于缺乏视觉经验的儿童患者。通过训练帮助患者识别颜色,辨认物体形态,以有助于建立视觉印象。认识训练依赖于注视,注视即集中注意看清一个目标。这是视觉技巧中一项最基本的内容。

2. 视觉追踪训练　视觉追踪是控制眼球运动的一种视觉训练,即能用眼或头部的运动跟踪一个活动的目标,或用移动视线来追随物体。这是人们日常生活及阅读、书写中必不可少的视觉技巧。

3. 视觉辨认训练　视觉辨认是集视觉认识与视觉技巧中注视、追踪为一体的训练。通过区别物体的异同及细节差异来辨认物体,对增强低视力患者的视觉识别能力和提高他们的视觉技巧有着重要作用。

4. 视觉搜寻训练　视觉搜寻训练也是控制眼球运动的一种训练,与视觉跟踪不同的是指利用视觉做系统的扫描,以找到某一目标的视觉技巧。

5. 视觉记忆训练　视野缺损使低视力患者看到的目标往往仅是一部分或是一个模糊的全貌,而通过视觉记忆的组织,则有可能将其变得完整而清楚。因此,视觉记忆的形成对低视力患者特别是儿童低视力患者更准确地了解他们所看到的一切是至关重要的。

三、功能性视力中视觉技巧的训练

(一)认识和注视训练

帮助患者集中视力看清一个目标是训练的起始项目。看清一样东西,对健全人来说是平常的,可低视力患者不同,尤其是儿童患者,由于以前没有过完善视觉,他们很多人不意识到这是一个严重缺陷,因此掌握这一视觉技巧是训练中的首要任务。

注视训练包括固定注视和定位注视两方面,其间包括学会使用助视器。

1. 固定注视　固定注视的训练指帮助患者学会注视远、近距离的某一目标。目的是使要看的物体进入视野最清晰的区域,以便看清这个物体更多的细节。

为测定患者是否有中心注视,指导者可以做以下检查。做法是双方对面坐,距离为40cm 左右,遮盖患者非注视眼,先单眼练习,再使用双眼。检查时用适当的照明(自然光或灯光)将指导者脸部照清楚。然后让患者在不转动眼球的情况下,直接看指导者的脸,说出看清了哪些,哪些看不清。此时指导者应该注意观察患者的角膜映像是否在瞳孔中心,如映像在瞳孔中心,则表示患者为中心注视。对看不清的部分,可要求患者转动眼球,设法看清指导者的全部面庞。需要注意的是要患者转动眼球,而不是转动头和身体。

注视训练,先让患者练习注视物体。指导者选择一个与周围环境对比明显的物体,持在离患者眼部较近处让其看。对年龄幼小的患儿,还要考虑能使其感兴趣的物品,如食品、玩具等,还可用手使物体运动,或做出响声,以吸引注意。训练时,指导者要注意患者眼球能否稳定地注视这物体,并设法使其固视 3 秒钟。要不断地重复上述动作,直到患者对物体保持固定注视。

对中心视野受损的患者,可用厚纸片做成一个覆盖物,把眼遮住。覆盖物上先开 2~5cm小孔,让患者移动这个覆盖物,直到找到并看清面前的目标,然后逐渐将小孔放大,练习找到目标并能注视。

当患者已能看到离其较近的物体,则可延长距离,帮助患者学会注视远处的目标。做法是选一个与手大小相同、光亮或醒目的物体,应保证患者能从背景中看到它。训练时,指导者手持物体面对患者,物体高度与患者眼部水平一致,双方相距 1m,让患者看手中所持之物。指导时,要注意患者观看时眼球是否稳定不动,有否斜视或头部歪向一侧。能看清的,则逐步拉长距离至 2m、3m、4m 处练习注视。

2. 定位注视　继固定注视以后可进行定位注视。定位注视是指把视力固定注视到需要的地方,即学会向不同方向注视。对患者来说,近距离的定位注视关系到患者今后阅读及生活的细节,如阅读需找每一页开始,查字典、查电话簿需要在该页顶端找到关键的字,生活上编织毛衣也要寻找漏针处。远距离的定位注视则涉及患者对环境的认识等。

训练的方法可以有以下几种:

(1) 让患者坐在桌前闭上双眼,指导者在患者伸手就能达到的地方放一色泽鲜艳与桌面对比明显的物体,然后让患者睁开眼并伸手去拿此物体。先用双手,再练习单手拿物。开始时物体离眼较近,后逐渐变远而达到一手臂的长度。通过训练,要求能直接而准确地拿到此物体。

将物体置放在患者视野内的不同位置(患者的前方,左、右、侧位)用上述方法继续训练。

(2) 练习在不同距离、不同方位注视自己的手,或其他人的面孔。

(3) 按指令看各个方位上的图形或物品。对患儿来说,先要指导认识方位,知道前、后、左、右、中及左前、右后、左后、右前等方位的名称及位置。训练时先指导看清各方位上画的内容,然后按指令注视各个方位,并且说出各方位上的图形。对有一定文化程度的低视力患者,就另做卡片,按方位写上较小的文字或数字。对年龄幼小的患儿,可用小物品来代替图形。上述训练让患者先练习单眼,再练习双眼。训练时要提供足够的光源,注意材料对比度。近距离训练后可进行远距离的训练。练习注视远处不同方位目标的方法是:

(1) 改变固视。做法是让患者一只手拿一个小物体放在胸前眼部下方,指导者离患者3m,手中拿一个与手一样大小的光亮物体,让患者先注视自己手中的物体,再注视指导者手中的物体,然后再注视自己手中之物,如此来回注视,以达到能从近到远或由远到近转换视力,改变固视。

（2）看不同方位的目标。这项训练可以让患者在一幅图中看不同方位上的内容，也可以把同一物体放在不同方位上让患者练习注视。看一幅图中的不同方位，做法是在与患者眼部水平等高处出示一张大图片。画面的左、右、上、下、中各有不同的图形，让患者在距离2.5m处看方位上的内容。如看不到，则可移近距离直至看到为止。看不同方位上的目标，可以用实物也可以用图形或数字的卡片。训练时，指导者在距患者2.5m处，举起实物或图片，先让患者看清目标，然后从中间开始，向不同方位移动目标，让患者练习向不同方位变换注视方向，可允许头部转动，但身体不动。随着训练的进展，要不断更换目标，并逐渐把目标缩小。

在远距离注视训练中，指导使用助视器是必要的一环。助视器的使用对改善低视力患者日常生活、学习和工作有重要意义。而远用助视器的使用需掌握一定的操作技巧，故而在视力训练中要加入这个项目，以帮助低视力患者学会使用。训练的步骤是先向患者简要介绍远用助视器的部件及其性能，再指导练习瞄准目标，然后学会调整焦距。

练习瞄准目标，即利用远用助视器对准及发现目标。做法是，在距离2~3m处，让患者通过助视器找到并看清指导者。开始训练时，指导者很关键的一点是，帮助患者建立清晰与模糊的概念。由于一般低视力患者分不清模糊与清晰，不少人实际只看到物体一个模糊的概貌，但他们却认为看到或是看得很清楚了，因此帮助他们弄明白什么是清晰，什么是模糊就显得非常重要。对此，可采用在估计患者看不清的距离处挂一幅图，要患者看后讲出看到了什么。然后给戴上调好焦距的远用助视器，得出不但看到了画面上的人或动物，还看清了人的服饰、动作和表情，或动物的毛色变化及神态等。再让患者靠近图画，检验刚才看到的是否正确，从而知道什么是清楚，什么是模糊，同时也直接感受到助视器的作用，激发患者使用助视器的愿望。

学会调整焦距做法是，让患者面对墙壁而坐，距离为2~2.5m，墙上挂一张图，先让患者使用未经调焦的远用助视器看图，在看不清的情况下，指导者讲清调焦的道理及调焦方法，即看远处目标需把镜筒变长，看近处目标时则把镜筒缩短。示范以后，要患者先不对准任何目标自行练习调焦动作，熟练以后，患者可坐下，面对2~2.5m墙上的目标，或面对指导者进行调焦练习。先将镜筒调到最长，然后慢慢将镜筒缩短，直到看清目标或指导者面孔为止。接着将远视器调过清晰点，让目标或指导者的面孔变得模糊不清。然后再回调到清晰点，反复练习直到熟练。

对有些总也学不会调焦的患者，根据他的使用情况可由指导者帮助调好焦距，然后沿镜筒的拉长处画出一条线，作为标记，帮助掌握。

学会调焦后，还要指导练习不同距离和不同角度的调焦。做法是准备好两个不同内容的视觉目标，一个离2.5m，一个离4.5m，让患者先看近的，再看远的，反复几次。然后指导者站在近处，手拿视标卡片，让患者读出，再走远或转动站立角度，让患者练习调焦。

对缺乏视觉经验的低视力儿童患者，训练时要加入视觉认识的训练。视觉认识是视功能发展的基础。帮助患者识别颜色、辨认物体形态既有助于建立视觉印象，又有利于巩固和提高注视技能。

视觉认识的训练方法可以指导观看物体，也可以指导看图。指导观看物体必须选用色泽鲜艳的物品，在背景对比明显的环境中进行。训练时，指导者应用语言指导患者进行细致的观察，并允许其触觉参与，从中帮助患者认识物体的形状和色彩。看图画是提高视觉认识的有效措施。选用的画面要注意构图清晰、图画与背景对比显明，先练习看内容简单的图，再看内容和色彩复杂些的。训练时指导看懂画面的内容,如画面上画了几个人,他们是些什么人,你是怎么知道的,这些人各在干什么,他们的心情怎样等等。除上述外,匹配和比较也是进行视觉认识的有效手段。如识别及模仿面部表情,做法是先通过图片认识喜、怒、哀、乐等表情,再向患者说明自己要做各种面部表情,并让他模仿。训练时,面向患者取立位或坐位,先做高兴表情,然后做惊恐或不高兴的表情,还可做其他如闭眼、张口等动作。指导者只做面部表情,但不要出声,以免患者根据声音来确定表情。让患者模仿后再让患者讲讲做的是什么表情。又如对物体大小进行配对,做法是:把两种或三种不同大小的同类物体,如硬币、念珠、小玻璃球或石块,也可以用不同长短的小木棍散放在桌面上,让患者注视物体,并找出同样大小者,然后将大小或长短一样者放在一起。训练时注意的是患者必须一次找出一个物体。物体只能通过看来配对,而不是通过触觉。另外还可以让患者注视一堆散放的方块积木,要他们从中比较其大小、厚薄,并按顺序排列。用同样方法比较物体位置的距离远近,比较色彩的深浅,比较灯光的明暗等等。

(二)视觉追踪训练

视觉追踪即追随物体而移动眼球,这是控制眼球运动的一种视觉技巧。近距离视觉追踪是阅读、书写必不可少的,而远距离视觉追踪则在于当物体滚动或飞行时能保持凝视,并能追踪它。

近距离视觉追踪的训练方法是:

1. 练习追随移动的目标。做法是指导者把一个物体或光源在患者眼前做从左到右、从上到下或圆周运动,要求患者眼球随之移动。眼球移动时可允许头部转动,但不能头身一起动。训练时使用的目标可逐渐缩小,运动速度可逐渐增快,先头眼同时移动逐步做到单纯用眼追随。该项训练形式是多样化的,可以拿一块彩色的小丝巾,让其从患者头部上方慢慢地落下,要患者去看,并在丝巾下落时用手抓住它。也可以与患者一起玩滚球活动,用滚动和抛球来进行上述训练。还可以让患者自己练习用手拍球,要他们的眼球随着球的弹跳而转动。

为便于儿童患者自练,可采用练习铅笔操和摆动纱线球。铅笔操,即是在铅笔顶端加一个与笔杆色彩对比明显的笔套,让笔套与眼平行后,做左右或上下移动,以练习注视和追随。摆动纱线球是在距患儿眼部水平0.5m左右,用绳吊一个纱线球。要患儿用手击打此纱线球,使线球摆动,然后让其练习注视并追随此目标。

2. 练习用眼描线。用眼描线是近距离练习,提高眼球运动技能的有效训练。做法是提供一些画有各种线条的图片,让患者用眼追随弧线和曲线、沿线找另一端。或做走迷宫游戏等。画面线条由粗到细,由简单到复杂。训练时,要指导看清画面内容,提出用眼追随的要求。以走迷宫《小狗要回家》为例,指导者先要患者看明白小狗所在地和家的位置,然后找出小狗回家的路有几条,哪条最近。开始可以允许手指与眼球同时移动,后要求单纯用眼。

远距离的视觉追踪训练可由静而动,即由训练追踪静态物体逐步过渡到追踪动态物体。视觉追随静态物体的技能是介于注视和追踪之间的一种训练,而用视觉追随运动着的物体,其难度就比追随静态物体大,因为目标在不断运动,患者必须不断移动头、眼,才能跟上运动物体的速度。这对周边视野丧失的患者困难会更大。

该项训练的方法是:

1. 用眼球跟踪与视线平行的线条。做法是在患者对面挂上画有并列三条横线的大幅图。第一条粗而短,第二条细而长些,第三条是虚线,每根线的两端都分别标有数字。让患者在离图 2.5~3m 处,先不用远用助视器依次看图上线条,讲出各条线的长短和色彩,再戴上远用助视器,由上而下找到每根线段的一端,用眼跟踪线段到末端,并读出两端数码。为保证有些年龄小的患者切实掌握视觉跟踪技巧,还可在线段一侧,每隔 15cm 标上一个大小适度的数字,让患者练习跟踪时,依次读出图上的数字。

练习跟踪水平线后,还要练习跟踪垂直线和斜线,然后再练习跟踪曲线及由各种线条组成的不规则线形。

该项训练距离从近到远,随着视觉能力提高,线条要逐步变细,数字要相应变小,但始终要患者注意保持头部平稳。

2. 用眼球跟踪地面的线段。做法是:用一根或几根色彩不同的绳子,先呈直线,后呈曲线状,放在地面上,在每根绳子旁边直到末端放上几个标有数字或其他符号的卡片。让患者站在绳子一端,用眼从绳子近端跟踪到同根绳子的末端,并不断地读出卡片上的文字或数字。

3. 练习追踪物体。指导者右手持一光亮物体,站在离患者 1m 处,先持此物平举在身体的右边,让患者注视这个物体。在患者看到以后,则应将物体慢而平稳地从身体右侧水平移动到身体左侧,来回移动,让患者练习追踪。然后再做垂直移动,即物体从头上移动到腰部。跟踪时要求患者利用眼和头部的平稳运行跟踪移动着的物体。指导者要注意患者眼球是突然还是慢慢地离开物体。如 1m 处不能看到物体,则就缩短距离直到患者能够跟踪为止。

4. 练习弧线追踪。指导者站在离患者约 3m 处的一堵白色墙壁前面,手拿一张正反两面分别写有不同符号的卡片,在患者认清卡片内容后,指导者移动手中卡片在头顶上慢慢作弧线运动。每隔一段距离停一下,并把卡片翻一个面。如患者能立刻读出卡片上的内容,说明已掌握了该项技能,以后可变换卡片内容,并逐步加快手部运动的速度。如看不到则可移近距离。

5. 学会追踪逐步离远或靠拢的物体。训练材料及环境与上同。一开始指导者站在离患者 5~6m 处,然后慢慢地向患者走近和离远,每走几步就把卡片翻转一下,如患者能马上认出卡片上内容,则继续练习斜线和曲线,速度也可逐步加快。

该项训练在室内还可通过玩滚球(或保龄球)、观看几辆不同色彩的玩具汽车行驶进行;在室外可以用眼追踪一个玩耍小孩的奔跑和追踪骑自行车者。

(三) 视觉辨认训练

视觉辨认训练是集视觉认识与视觉技巧中注视、追踪为一体的训练,对提高患者的识别能力有较大作用。日常生活中低视力患者对视力的需求虽因人而异,但掌握一定的辨认技巧却是一致的。

进行视觉辨认技巧的训练,一是要引导看出物体之间的异同,二是要通过细节差异来辨别物体。训练的方法是:

1. 学会辨认物体。做法是选出家庭、学校或工作场所常用的物体及小动物,如食品,包括水果和蔬菜及树叶、花草等。先向患者出示其熟悉的某一个物体,让患者通过眼看而不是用手摸说出其名称,然后出示两个乃至更多物体,让患者辨认,要他们挑出指导者说出名称的物体,有些物体不能拿到患者面前,可让患者在屋子周围或社区内进行。

指导时,要让患者知道,颜色可以用来辨认不同的物体,形状、大小能帮助区分各种物体。如苹果和橘子是不同的颜色,动物和鸟、桌子与凳子的外形也完全不同。另外还可以让他们懂得,从对比度的差异来辨认物体。例如:依靠窗外和门外射入光线的不同来辨认门和窗,从小路与周围地面色彩的差别来寻找路面等等。

2. 辨认同一类的物体。做法是把同一种类或同一用途的物体,如家中的烹调用物或学校的学习用品放在一起,让患者辨认。当患者看不同物体时,应让他们说出物体之间的差别,懂得通过细节的差异来识别物体。例如刀子、叉及匙的外形可能相似,但其末端则各不相同,筐与篮子样子相同,而篮子是有提手的。另外在辨认时应提示观察或看物体的重要部分,例如刀子的刀刃部分,写字笔的笔尖部分等。

3. 相似实物的辨认。做法是选几个质地、形状相同的茶杯,但其中一个是没有盖或缺少把手的并列在一起,让患者辨认,要患者用眼看而不用手找出其中的不同者。该项训练还可以用几块相似的木块或几支相同的铅笔,但木块中有缺掉一角或色泽过浓(过浅)的。铅笔中有一支是没有橡皮头的。

4. 相似动作的辨认。做法是离患者一定距离处。指导者挥动手臂表示欢迎或挥手告别,用点头和摇头表示同意或反对,还可以用双手合在体前或是放在背后及手臂或两腿的各种动作要患者辨认。可以让患者讲出他看到了什么,更可以让患者模仿所看到的动作。如患者不能正确模仿,则缩短距离直到他能模仿为止。

5. 相似图形的辨认。做法是画上两个形体相似的动物,如大象与胖猪或小鸡与小鸭,要患者辨认。训练时先要患者看清画面各画了哪几种动物,然后找出它们的相同处与不同处。还可以进行一些抽象图形,如一组图形外廓相同而内部细节不同的图形(图9-5)。

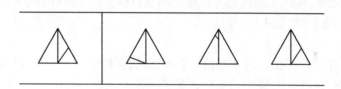

图9-5 找出相同的图形

要患者找出其中的相同者。可允许患者花一定时间看,但不能暗示答案。

远距离的视觉识别训练一般是先在室内再到室外,训练时先不用助视器找到视觉目标,再戴上助视器辨认目标。

训练方法如下:

1. 在控制的环境中训练识别技能:室内环境要求宽敞、明亮、安静,照明最好能调节。训练的内容可有:

(1) 发现远处物体。做法是避开患者的视线,将患者熟知的物体,如水壶、面盆、篮子和水桶等放置在离患者4~5m处(避免置于暗或眩光处),要患者从中找到篮子。训练时要让患者说出此物体在何处,并能走到那里拿起篮子。如患者不能发现此物体,则可移近距离;如能看到此物体,则再用较小物体继续训练。

(2) 看清大小目标。做法是用各色彩纸剪成大小两批各种几何图形,混合一起,分散贴在白色的墙上。大的图形要让患者直接用眼能看清,小的图形则要让患者使用助视器后才能看清。训练时,先让患者直接用眼看墙上的图形,大的说出,小的猜测。然后使用远用助视器进行观察,直到看清各种小号目标为止。

随着训练进展,目标可以渐渐变小,距离可逐步拉长,照明由明变暗,患者训练由坐位变为立位。

2. 在缺乏控制的环境——室外进行训练

(1) 识别环境。做法:先在熟悉的环境内,然后再到患者不熟悉的环境内识别标志,如看路标、汽车站牌及各种不同的商店等。训练时仍然是先不用助视器看目标,再用助视器找到并看清目标。

对有些由于头部及眼部位置改变而常常找不到目标的患者,可用一纸筒放在眼前进行定位、注视等练习。等纸筒训练无困难后,再戴远用助视器进行训练。

(2) 避开障碍物。做法是:在熟悉的地面上安置障碍物,或选择地面有障碍物,头上方或侧面有树的地方,让患者练习行走。指导者先告之行走方向,并提出要注意避开地面和头上的障碍物。地面的障碍物如路上的石块或洞穴,是低视力患者不易辨清的地方。对此,可指导患者利用它们与路面对比度的不同而躲开它们。如凸起物一般比路面亮一些,而洞穴则比路面要暗。在训练过程中,指导者要跟在患者后面,以保证安全。

(3) 识别公交车牌号。选一个有几路公交车的汽车站,事先告诉并指导患者认识各路车的牌号,指导者与患者同在车站上,让患者观看靠站的车辆,并找到指定的车辆。

(四) 视觉搜寻训练

视觉搜寻是指利用视觉做系统的搜寻以找到某一目标的训练,即练习跟踪、辨认为一体的扫描技巧。

视觉搜寻技巧的要点:一是视力必须由物体一侧向另一侧运动,然后由上而下一行一行地覆盖要搜寻的地区,要防止快速而不规则的乱找目标。二是眼球移动时,眼球必须平稳地运动,不偏离到其他方向。

训练方法是:

1. 按数字顺序练习扫描。对掌握技巧有困难的,可按数字顺序练习扫描。

做法是:在纸上画横线,线的两端标出数码(图9-6),让患者从1找到2,再移到3找到4,以此类推为练习阅读作准备。

2. 提供图的一个细节,让患者在几个图形中找出具有这个细节的图形(图9-7)。

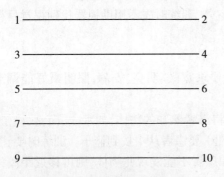

图9-6 按数字顺序练习扫描

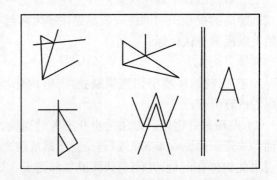

图9-7 提供一个细节,找出具有这个细节的图形

3. 从两幅近似图中,找出不同的地方,如要求患者从两幅图中找出5处不同的地方(图9-8)。

4. 在隐蔽状态中练习搜寻。如要求在图9-9中找一找其上方图的四样物品。训练时,

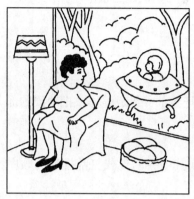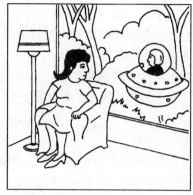

图9-8 比一比两幅图有哪些不同

指导者只讲要求,不能暗示,让患者独立寻找。

使用远用助视器搜寻周围环境中某一目标是患者必须掌握的视觉技巧。该技巧的要点同样是用视觉扫描方法一行一行覆盖要搜寻的地区,而防止快速而不规则的搜寻。

训练步骤是:

(1) 掌握搜寻技能。做法是:患者戴上远用助视器,面对墙上大号图谱(图9-10),要患者按箭头方向跟踪线条,并读出线旁的数码。在患者已熟练跟踪图上线条后,指导者再画一个虚线图进行训练,以后再使虚线变短、线间间隔加长,最后一图是线全部消失,仅有在原线旁的随意而不按顺序排列的数码。在患者掌握水平搜寻技术后,再练习垂直搜寻(图9-11),训练方法同上。

(2) 实地训练。做法是练习在拥挤人群中搜寻熟悉的人,搜寻十字路口的红绿灯、街道牌、各种不同的建筑物,如商店、影剧院、办公楼,以及天空中的飞鸟等。

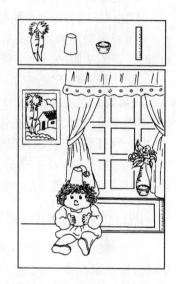

图9-9 找出图9-9,从图9-9中找出与其上图相同的四样东西

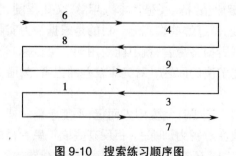

图9-10 搜索练习顺序图

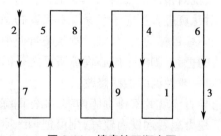

图9-11 搜索练习顺序图

(五)视觉记忆训练

视觉记忆是视功能发展的高级阶段,其形成对低视力患者特别是儿童低视力患者更准确地了解他们所看到的一切是至关重要的。视觉记忆的核心是从局部了解整体,它是以众

多的视觉印象为基础的,因此让低视力患者多"看"是训练的根本所在。

1. 训练的内容

(1) 凭记忆说出曾出现过后被拿走的物品;

(2) 记忆看过物品的颜色和形状;

(3) 按看过的顺序排列图片;

(4) 认识部分与整体的关系。能根据记忆把各部分组成整体或把缺损的部分补完整。

2. 训练的方法

(1) 练习记忆。如:

① 桌面上按顺序排列几种物品,然后抽换其中一两件或打乱排列的顺序,要患者说出被抽换的是什么,或要求按原顺序排列。

② 训练者示范动作,先单个再几个连贯,让患者看完后照样做。

③ 让患者看图片,然后口述图片内容。

上述训练内容由简单到复杂,速度由慢到快。

(2) 提示物品所具备的某个特征,要患者联想有关的东西。如出示红色卡片,要求说出红旗、红花。又如:根据"一双长耳朵、红眼睛、三瓣嘴"说出是什么动物。

(3) 出示一些不完整的图形,要求说出缺损的部分;或出示物体的某一局部如汽车的车头或尾部要患者讲出它是什么东西的哪一部分。

(4) 练习拼图,将分割的图形拼成一个整体。

(5) 玩躲藏游戏,让躲藏的目标部分外露。如一个人躲在门后面,其身体一部分露在门外边,或将熟悉物体的一部分藏在另一物体的后面,让患者讲出是谁或是什么东西。开始时外露的目标可多一些,随着游戏的进展外露的部分要越来越少。

四、训练的组织与指导

功能性视力训练是低视力康复中一项必不可少的内容,为保证该项工作的有效进行,除训练要定点定人外,还要做到以下几点:

1. 训练要针对低视力患者实际需求。低视力患者视觉状况各异,视力强弱有别,加上年龄、生活经历、知识层次和所任职业的差异,对功能性视力训练的需求是不相同的。因此认真进行患者基本情况的了解是训练前重要的准备工作之一。应了解的内容是:①患者远近视力、视野情况。②视力损害时间。③全身健康情况。④患者本人年龄、文化程度、职业情况,对儿童患者还应了解家长对患者的态度,已做过哪些训练等。目的是根据视力实际决定所用训练目标的大小,如对管状视野或中心视野损害患者,就不能使用同一个目标。对近期失明的患者,则应考虑心理障碍可能是需要先解决的问题。对健康较差的患者,为避免疲劳,要对一般性训练做些修改。

指导者应就此安排训练内容,准备训练材料。训练计划要因人而定,不能千篇一律。如有的低视力患者远视力较好,则可把训练重点放在近视力训练上;相反有些成年患者目的只在于能自由行走,那应该在远视力训练上多下工夫;还有的患者如果有使用助视器的经验,则训练工作可以简化。总之儿童患者与成年患者需求不同,儿童患者中先天致残与后天致残情况又有不同。指导者必须根据患者实际需求安排计划,训练时还应根据各人进展情况,及时调整和修改训练内容,以符合各人的需求。

2. 训练要重视启发诱导,鼓励患者积极参与。功能性视力训练内容广泛,各项内容之间既有先后次序又有相互关系。但视力训练不是机械训练,它的有效度取决于患者的积极配合。因此训练的安排既要从内容本身的顺序性上考虑,还要设法调动患者积极性,引导患者积极参与。训练的基本原则是:

(1) 训练应尽可能轻松,患者不应出现紧张疲劳情况,指导者的责任是改善气氛,使低视力患者(儿童)能轻松愉快地接受教育。

(2) 训练应遵循由易到难、由简单到复杂的进程。开始训练内容宜简单,以使患者特别是儿童患者获得成功感,以提高继续训练的兴趣与信心。

(3) 训练的方式应多样化,使患者不会因做同样活动或使用同样工具而感到厌烦。

(4) 每次训练连续操作时间不宜过长,中间应有间歇、停顿,练练停停,其中插入一些谈话和活动,防止训练过分单调和枯燥。

(5) 要及时反馈结果,促使患者向更高目标发展。

训练时注意事项是:

(1) 第一次训练开始前,指导者应向患者介绍自己,使患者感到亲切、舒适,创造一种友好的轻松气氛。指导者还要向患者及其家属询问接受训练的目的,然后共同讨论有关训练的安排,说明训练的意图方式,以取得患者与家属的配合。

(2) 每次训练都要使患者明确本次训练的目的。对儿童患者的训练要寓训练于游戏,训练时要求动脑、动口、动手,充分调动他们的主动性和积极性,对他们的疑问,解答不宜过多,以免孩子期望过多的协助。

(3) 训练时,有的患者掌握某项技巧可能需花数周甚至更长时间,指导者必须耐心对待,绝对不能急躁。训练时指导者还要细心观察患者情绪变化,当发现患者对某项技能已深感灰心时,则应暂停此项训练,改别项训练,而当重做原项训练时,应变换方法,采用其他方法达到同样目的。

(4) 训练过程中,指导者应记录下患者取得进步的情况,应随时询问患者运用视觉技巧、包括使用助视器时的困难并帮助解决。每次训练前要求患者自己对助视器进行检查,保持清洁及完好无损。训练的间隔期间,患者都要在家中自行练习。

3. 训练材料要适合患者实际。使用合适的材料是功能性视力训练中的重要一环。中残联康复部提供的大小训练图谱是远、近视力训练中可使用的材料,但由于患者情况不一,实际训练时除图谱以外,还要使用其他物品。如对一些年龄幼小的患者,静态的图片无法引起他们的注意与兴趣,需要用一些动态的甚至会发声的物品。在各项视觉技巧训练时,对图片不适应的可使用实物,如近距离视觉定位训练,可用图片,也可以把实物放在桌面的各个方位供患者训练;视觉追踪训练可让儿童患者用眼追踪玩具小汽车来回开动;另外,诸如飞镖、打康乐球、套环等等都是练习注视和视觉追踪为一体的训练工具;在训练视觉认识时就更需要实物。实物训练的关键是所选实物必须色泽鲜艳、反光良好,而且在背景对比明显的环境中进行,如深色的实物必须放在浅色的背景上,使患者容易识别。

训练时,同一项目进程的先后和患者不同的视觉状况都要考虑采用不同的材料。如训练的起始阶段一般用较大的目标,随着训练的进展,目标(线条和符号)要逐步变细变小。有的患者需要多种助视器,训练时要先练习使用低倍助视器。总之材料的使用要适合患者的实际,不能千篇一律。

功能性视力训练在我国还刚起步不久。视力训练的材料有个逐步完善的过程。材料来源可因地制宜。训练时,指导者除充分运用已有的图谱外,针对训练实际,可自制材料,也可以由商店出售的玩具、用品中选购合适的材料,更可以在日常生活中搜寻材料。如从几张明信片中辨认建筑物的不同;从一束花中认识颜色;从几个色彩不同玻璃球的滚动中练习视觉追踪等。

(沈云裳)

第十章　成年人低视力

一、前言

成人低视力或称工作年龄人的低视力（low vision in working age persons）。在国内外低视力专著中,对儿童及老年低视力都有专章讲解,但对"工作年龄（Working-age）视力损害"却很少被述及。虽然国外个别的低视力专著有"工作年龄者的视力损害（visual impairment in the working age person）"的专章,但遗憾的是论述中雷同一般眼科教科书,而无低视力专业的特点。在工作年龄的人或成年人中有许多致盲病因,与老年组相似,另外,我们知道 30~40 岁视力残疾的患病率不是很高,或认为≥60 岁年龄组的视力残疾患病率远远高于其他年龄较小的人群,因此,关于盲及低视力的防治及研究工作与报告多集中在 60 岁或 65 岁以上的老年人。虽然如此,成人年龄组视力残疾患病率确实较低,总人数也较少,但他们面对视力残疾的年数较长,经济成本（economic cost）是很高的。例如研究显示,工作年龄的成年人由于视力损害,对患者本人、家庭及社会都会造成负面影响。视力损害可引起患者的技术或技能发展造成不利影响,工作能力下降,工资水平下降,可能失业或提前退休,因而社会经济地位或状况下降。因为上述患者常是家庭的主要劳动力,因为视力损害不但使本人并且使整个家庭生存质量下降,并能使社会生产力下降。因此成人低视力或视力损害的工作这一课题有其特殊性及重要性,应该引起我们足够的重视。

二、成年人低视力的流行病学

（一）视力损害的患病率

1. 我国视力损害的患病率见表 10-1。

表 10-1　视力残疾患病率,盲率,低视力患病率（含多重）

（2006 年全国残疾人抽样调查）

年龄组	视残率	盲率	低视力患病率
0~4 岁（儿童）	0.02%	0.007%	0.013%
15~19 岁	0.030%	0.010%	0.020%
20~59 岁（成年）	0.31%	0.10%	0.21%
60~85+ 岁（老年）	0.95%	0.34%	0.61%

注:上述为 WHO 分类,最佳矫正视力 <0.3~0.05= 低视力,视力 <0.05= 盲,视力残疾 = 低视力 + 盲

从上表可以看出成年组(20~59岁)视力残疾患病率为0.31%远远低于老年组(≥60岁)的0.95%,或说视力残疾患病率在老年组比成年组超过3倍以上。

2. 部分国家视力损害患病率 部分国家视力残疾的患病率见表10-2。

表10-2 部分发达及发展及欠发达国家视力残疾的患病率

国家	年龄(岁)	低视力患病率	盲患病率	视力残疾患病率
美国	40~49	0.19%	0.11%	0.31%
	50~54	0.27%	0.10	0.40%
	55~59	0.40%	0.11%	0.56%
	60~64	0.65%	0.15%	0.88%
	65~69	1.11%	0.21%	1.47%
	70~74	2.02%	0.34%	2.60%
	75~79	3.93%	0.63%	5.03%
	≥80	16.68%	4.74%	23.73%
	40~≥80	0.52%	1.98%	2.76%
巴西	1~9	0.47%	0%	0.47%
	10~19	0%	0%	0%
	20~29	0.95%	0.63%	1.58%
	31~39	0%	0.63%	0.63%
	40~49	0.21%	0%	0,21%
	50~59	0.57%	0%	0.57%
	60~69	3.24%	0.46%	3.70%
	70+	8.87%	2.42	11.29%
	0~70+	1.3%	0.4%	1.7%
尼日利亚	0~9	0.0%	5.5%	5.5%
	10~19	1.19%	0.54%	1.73%
	20~29	5.60%	0.85%	6.45%
	30~39	8.88%	1.06%	9.94%
	40~49	19.44%	0.76%	20.20%
	50~59	31.06%	4.48%	35.54%
	60~69	50.48%	14.42%	64.90%
	70~79	62.26%	18.87%	81.13%
	≥80	38.64%	27.27%	65.91%
	0~≥80	9.1%	1.9%	11.0%

注:美国低视力为好眼最佳矫正视力 > 0.5,其他国家为WHO标准:低视力<0.3—0.05,盲美国(本文)与其他国家均为好眼最佳矫正视力为<0.05

我们对发达国家(美国),发展中国家(巴西)及欠发达国家(尼日利亚)进行视力残疾患病率对比,发视三种类型的国家,成年人组视残患病率均远远低于老年组,在美国40~64岁成人组,视残患病率为>0.56%,≥65岁患病率为1.47%~23.73%;在巴西分别为0.63%或以下及3.70%~11.29%;在欠发达国家—尼日利亚成年人组(20~59岁)虽远比其他国家的成年组为高,6.54%~35.54%,但仍然明显低于64.90%~81.13%的老年组。另外年龄在40岁以上,视残疾率逐年明显增加。

Nissen 等(2003)曾对全球工业化国家 20~59 岁工作年龄人群盲及低视力患病率进行了文献复习。该文作者等指出,这类文献很是缺乏,并认为视力损害患病率及病因在各地区的差别,最主要的原因是社会经济水平(soico-economic level)的不同。从目前资料分析 20~59 岁年龄人群中,盲及低视力的患病率是很低的,但其造成的负面影响却很高,在生活各方面都可造成影响:教育、职业及家庭生活等。总的来讲,在工业化国家,20~59 岁工作年龄人群中,盲率为 0.08%,低视力为 0.07%~0.17%。

(二)视力损害的病因学

1. 中国视力损害病因学　2006 年全国残疾人抽样调查,20~59 岁(成年人)主要病因,依次分别为:①视网膜葡萄膜病变,②白内障,③屈光不正,④角膜病,⑤视神经病变及⑥青光眼。

2. 国际间视力损害的病因学　国际间视力损害的病因学如表 10-3。

表 10-3　部分国家视力损害病因学

国家		病因
巴西	(20~50 岁)	屈光不正、黄斑部病变、白内障、视网膜病变、视神经病变
	(>50 岁)	白内障、屈光不正、AMD、青光眼黄斑部病变、视网膜病变、视神经病变
美国	(40~≥80+ 岁)	盲 =AMD 白内障、青光眼、糖尿病性视网膜病变
		低视力 = 白内障、AMD、糖尿病视网膜病变、青光眼
加拿大	(20~80+ 岁)	白内障及白内障合并症、视路疾患、AMD、其他视网膜疾患
尼日利亚	(20~80+ 岁)	白内障、屈光不正、未加矫正无晶状体眼、青光眼、角膜混浊

欧洲国家在工作年龄人群视力损害的病因中主要为:糖尿病性视网膜病变、视网膜色素变性、视神经萎缩。

三、成年人低视力与职业

(一)工作年龄的成年人自身报告视力状况对职业的影响

Mojon-Azzi 等报告(2010)视力损害在 40 岁或以上人尤为严重,每增加 10 岁,视力损害会增加 3 倍,并曾根据"健康、老龄、退休在欧洲的研究"(Survey of Health,Ageing and Retirement in Europe,SHARE)的资料,包括 11 个欧洲国家及以色列共 13 811 人,在此群体中有 10 340 人,在他们工作期间,进行生存质量调查问卷。调查问卷包括两个变量,一是结果变量(outcome variable),二是解释变量(explanatory)。结果变量共有 8 项,描述应答者工作状况,包括:满意度、决定、新技能发展、工作困难获得支持、工作得到认可、收入、晋升、及工作安全等。尚有两个二元的(binary)变量,尽快退休及因健康影响工作能力。调查问卷详见下表 10-4。

对 11 个欧洲国家及以色列,样本 10 340 人的研究显示,平均得分 3.6,范围从 3.22~4.03(应答者视力情况:1= 极好,2= 很好,3= 好,4= 尚好,5= 差)。应该强调的是应答者的视力情况是本人自身的报告,并不是检查视力的结果,有些学者认为,患者自身报告视力情况比客观视力检查对患者日常生活、个人需要及患者实际的能力等而言会更准确一些。本文作者等根据 Logstic 回归分析,表明应答者报告其自身视力,视力差与极好视力相比,前者明显缺乏工作的满意度,缺乏开展新功能的机会,在困难的情况下得不到支持。视力较差应答者有

表 10-4　与工作有关问题——根据 SHARE 的调查问卷

变量类型顺序		二元（binary）
记分	很同意 =1,同意 =2,不同意 =3,很不同意 =4	是 =1,否 =0
	问题	

1. 所有问题都考虑过,满意我的工作
2. 我很少能决定我怎么做我的工作
3. 在我的工作中有机会开展新技能
4. 在我的工作困难的情况下,我可以得到足够的支持
5. 我的工作得到了应有的认可
6. 考虑到我所有的努力和取得的成就,我的工资或收入是足够的
7. 我的职务晋升前景或工作晋升的前景较差
8. 我的工作安全性较差

1. 考虑到目前你主要的工作,你能离开工作愿意尽快的退休吗?
2. 在常规的退休前,在此岗位上工作,你害怕你的健康会限制你的工作能力吗?

　　另外调查问卷尚有"解释（说明）变量（explanayory variable）",包括应答者视力情况:1= 极好,2= 很好,3= 好,4= 尚好,5= 差

很高的比例认为缺乏工作的安全性及收入不足,并有更多的人认为害怕身体健康影响其工作能力,他们更多人愿早退休。

(二) 工作年龄的成年人客观视功能状况对职业的影响

　　人们直观地认识到正常视觉对工作年龄的成年人生活是非常重要的,作者 Rahi（2009）等应用生命过程流行病学（using life-course epidemiology）的研究方法来研究中期成年人生活中（mid-adult life）视功能（远、近视力及立体视觉）与健康及社会后果（social outcomes）之间的关系及早期生物及社会因素的影响。作者对英国 1958 年出生即 44~45 岁的人群,整群抽样,样本大小为 9330 例（99.6%）,进行了视功能（远视力、近视力及立体视觉）及多种生物医学方面的检查与评估。

　　1. 视功能损害的分类

远视力：

社会显著的视力损害（Socially significant visual Impairment）= 0.3~0.49 logMAR units（Snellen= 6/12~6/18,或 0.5~0.3）,损害者 =1.3%

　　视力损害 =0.50~1.0 logMAR units（Snellen=6/19~6/60,或 0.3~0.1）,损害者 =0.6%

　　严重视力损害 =1.01~1.30 logMAR units（Snellen =6/60~3/60,或 <0.1~0.05）,损害者 =0.15%

　　盲 =1.30 logMAR（Snellen<3/60,或 <0.05）,损害者 =0.15%

　　近视力：正常能读 N8（相当于 6 号汉字）,损害者 =1.7%。

　　立体视觉：能看 2 个或更多的图像（6000 秒 / 弧）,损害者 =11.6%。

　　2. 视功能与社会成果（Social outcomes）

　　失业：视功能正常（远、近视力,立体视）者相对危险度（RR）=1,视力损害者（包括远视力严重视力损害与盲）近视力损害者及立体视觉损害者,相对危险度分别为 1.74、1.18 及 1.33。

　　社会经济地位下降：视功能正常（远、近视力,立体视）者相对危险度（RR）=1,远视力损

注:社会经济地位:一般意义上讲,社会学所说的社会地位是指在一个群体或社会中所界定的社会位置,（socioeconomic status 或者简称 SES）。SES 是一种对社会地位的度量方法,它考虑到个人的教育程度、收入水平以及职业声望等内容。社会经济地位相同的人有机会从社会中获得大体等量的需求物品。

害者 RR 为 1.89,严重视力损害及盲 =2.55。近视力与立体视觉损害 RR 分别为 2.37 及 1.23。

3. 视功能与全身健康(身体健康情况由应答者自己报告)

① 较差的全身健康,在远视力正常者比值比(odds radio,OR)为 1,严重视力损害与盲 *OR*=1.20,近视力与立体视觉异常者 *OR* 分别为 1.40 及 1.28。

② 视功能与精神健康(抑郁及犹豫):远视力、近视力及立体视觉损害者 OR 分别为 1.44.1.06 及 1.24。

另外,Rahi 等学者的研究说明在工作年龄的成年人中,视功能(包括远、近视力及立体视)损害不但与失业、社会经济状况有关,并且会出现较差的全身健康与精神(抑郁及犹豫)健康方面的下降。同时上述研究数据也表明视功能损害与出生时低体重,胎儿宫内发育迟缓,产妇产前及吸烟有关。这提示成年的视功能可能直接受到胎儿及童年期生物学及全身健康的决定因素的影响。总之,研究表明视力损害在许多方面对职业都会造成明显的负面影响。在美国与上述欧洲情况相似,视力损害患者觉得工资较低,对工作满意度较低。另外,视力损害越差,他们更害怕由于健康情况影响工作能力而愿早退休。

(三) 工作年龄成年人视力损害患者就业环境的设置(Employment setting)

工作场所的设计 视力损害患者在事业发展诸多方面都可能遭到歧视。低视力患者只有在设备精良及技术熟练下才能更好的面对雇主,使其消除对患者能力的怀疑。我们首先要排除工作场所环境中对低视力患者进行工作中的"障碍"。工作环境的改善的原则是:带有普遍性对所有人,包括正常及残疾者都是行得通的,都能为所有人理解及接受,而不是"特殊化"的设计,而造成浪费。工作场所建的设施对低视力影响较大的是:照明及辅助技术。

(1) 照明:对低视力患者而言,环境照明的改善可明显影响患者的视功能。低视力康复专家应该认识到患者视力损害病种,他们所处的工作环境及工作特性,这样才能做出正确的评估。

在特殊的工作中,应用适当的照明,不但能增强看细小物体的能力,提高生产力,增强操作的安全性,并可增强视觉的舒适度。照明应该是稳定的,可加强对比度,并能摒除过多反射与眩光。

照明的放置:妥善放置工作灯—灯光照射到特定区域,向视觉工作提供照明,应该设法消除眩光及阴影。如果患者能看到灯管,则灯光应重新定位,即灯管不能被看到。灯光位置与书写手相反,这样不会有阴影影响工作。照明的质量也极为重要,它能提高工人视觉舒适度,并能提高生产力。对于低视力患者而言,可以减轻疲劳,工作时间延长。

分层照明:分层照明(layered lighting)的概念已普遍存在于目前设计师及建筑师中,分层照明是将多个光源照射到一个工作或生活空间。一般来说,良好的目标至少有三个层次,才能提供一个良好照明的平衡。例如礼堂或公共场所天花板上直接向下照射的小聚光灯能对下面的书写、阅读等方面提供适当的照明水平,间接照明的天花板上的灯具,可提供良好的环境照明,以消除阴影,以及外围壁灯提供间接照明,提高整体房间的亮度及视觉舒适度。

自然光:很多低视力患者愿意利用自然光,或自然光与人工照明相结合。在工作场所或家中,在白天自然光是很有效的选择,因而窗户的大小,高度可能是视觉效率及舒适度应该考量的。另外室内太阳能灯具(solar light)也是一个良好的选择。

(2) 辅助技术:是为残疾人进行了特殊设计旨在帮助他们完成日常活动的软件和硬件。有技术含量低辅助技术,包括轮椅、阅读器、抓握设备等。高科技,如在 Web 可访问性领域,普通的基于软件的辅助技术包括屏幕阅读器、屏幕放大器、语音合成器以及与图形桌面浏览器结合的声音输入软件。硬件辅助技术包括替代键盘和定位设备。

（四）影响视力损害成年人就业率的各种因素

根据 2012 年美国防盲协会（American foundation for the blind, 2012）报告, 200 万视力损害工作年龄的成年人中, 就业率为 31.3%。Bell 等（2013）报道法定盲及视力损害的成年人, 就业率为 37%。

1. **职业康复前及后就业与失业情况**　根据 Bell 等报告（2013）, 对美国法定盲及视力损害工作年龄患者, 共 1056 例, 18-70 岁, 平均 45.47 岁, 女性 595 例（56.34%）, 男性 461 例（43.66%）。盲 =702 例（66.48%）, 视力损害 =354（33.52%）进行了分析。职业康复前就业率为 26.59%, 职业康复后就业率提高到 50.57%。职业康复前失业率为 48.48%, 康复后下降到 29.07% 见图 10-1。

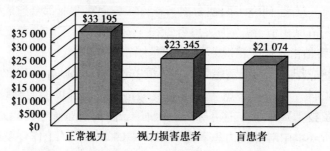

图 10-1　40~64 岁正常视力, 视力损害与盲患者每年收入情况

2. **人口统计学特征对就业的影响**

（1）视力损害: 本文报告说明, 法定盲与视力损害患者在就业率及年收入均无显著差别（$P=0.21$, $RS=0$）。法律盲就业率为 54%, 视力损害组为 49%, 年收入有差别, 但仍无显著性（44 000 及 37 623 美元, 约 229 268 元）（$P=0.07$, $RS=0.01$）。

（2）性别: 在就业率上男与女无明显差异（54% 与 51%）, 但年收入有显著性差异, 男性年收入平均为 47 424 美元（约 288 994 元）, 女性为 37 483 美元（约 228 415 元）（$P<0.01$, $RS=0.03$）。

（3）年龄及种族与民族背景在就业率及年收入方面均无显著差异。

3. **教育因素**　除上述人口特征影响就业率以外, 教育水平也是影响就业率的重要因素。获得大专学历的患者能获得更多的就业机会。高中或以下学历者就业率为 36%, 获得学士学位者就业率为 59%, 硕士学位者为 65%, 获博士学位者的就业率为 80%（$P<0.01$, $RS=0.08$）。年收入方面也有明显的差别, 高中, 硕士及博士学位的平均年收入分别为 31 500、42 300 及 66 900 美元（191 956 元、257 769 元、407 678 元）（$P<0.01$, $RS=0.14$）。

4. **盲杖行走训练（long cane for mobility）**　盲杖行走训练对就业的影响也是很重要的。本研究显示有 87% 的患者曾被教授用盲杖行走, 但当前仅有 54% 仍在用盲杖。通过上述资料进行就业率的分析显示, 应用盲杖行走的就业率明显高于未用者; 前者就业率为 57%, 而后者为 49%（$P=0.05$, $RS=0.006$）。同样在收入方面也有显著差异, 前者每年平均收入为 45 329 美元, 后者约 38 478 美元（276 227 元、234 478 元）（$P=0.02$, $RS=0.01$）。

5. **盲文的培训**　是否应用盲文会对就业产生影响, 回答是肯定的, 如上述盲杖行走训练相似, 有 75% 患者被教授使用盲文, 但仅有 63% 的患者每天都在应用盲文。能阅读盲文的与不能阅读者, 在就业率及年收入方面均有明显差异, 前者就业率及收入分别为平均58%及45 947(279 993元)美元/每年,不能阅读者就业率为44%,平均年收入34 826美元(212 224元),($P<0.01,RS=0.02$;及 $P<0.01,RS=0.03$),二者相差超过11 000美元(67 032元)。

6. 各种残疾对就业的影响　Dutta等(2008)年报告在美国各种残疾(包括视觉残疾)职业康复对就业后果的影响。残疾共分三种:一为感觉/交流(sensory/communicative)残疾,例如视觉/盲损害;二为身体(physical)残疾,例如关节炎、脊髓外伤;三为精神损害(mental impairments),如抑郁、精神分裂症及学习障碍。随机抽样共计15 000患者,上述每种残疾均为5000例。通过职业康复服务后,获得就业者,在感觉/交流组最高,为75%,其次为身体残疾组为56%,精神损害组为55%。

对上述三组患者进行逻辑回归分析(logistic regression analyses),以计算每个组职业康复与就业后果的相关性。

(1) 在人口统计学的变量中种族/民族因素有明显的差异,这与上述Bell等报告不同。在本报告中,在第一组感觉/交流组中,与欧洲裔美国人相比,非洲裔美国人在接受职业康复后,就业机会为80%($OR=0.80$;$95\%CI$:0.67~0.96),与体残的土著美国人职业康复后就业机会相比为49%($OR=0.49$;$95\%CI$:0.31~0.78),与精神障碍土著美国人职业康复后就业机会相比为50%($OR=0.50$;$95\%CI$:0.31~-0.82)。

(2) 年龄差别:与上述Bell不同,在第一组感觉/交流组年龄有明显的预测性,在16~34岁与35~54岁相比,后者就业率为前者的1.39倍($R=1.39$;$95\%CI$:1.19~1.63),55~64岁与16~34岁相比就业率为1.8倍($OR=1.8$;$95\%CI$:1.47~12.39),≥65岁就业率为3.3倍($OR=3.3$;$95\%CI$:2.40~4.45)。

(3) 在教育方面,与上述Bell报告相同,有较高学历患者,就业率会增高。在第一组中,与至少为大学学位相比,高中辍学就业机会50%($OR=50$;$95\%CI$:0.39~0.65);高中毕业为64%($OR=64$;$95\%CI$:0.51~0.81);与某些高等教育相比为68%($OR=0.68$;$95\%CI$:0.53~0.87)。

(4) 就业安置,在职支持及保持工作等方面对实现就业有明显的预测性:在第一组的患者中接受工作安置服务(job placement services)与未接受者相比,前者实现就业率是后者的1.66倍($OR=1.66$;$95\%CI$:1.34~2.06)。

(5) 职业培训(vocational training)与第一组患者(视觉/听觉障碍)中,职业培训与就业率有明显的相关性,接受培训者与未接受培训者相比,前者就业率为后的1.3倍($OR=1.3$;$95\%CI$:1.00~1.69)。

(6) 在职支持(on-the-job)中,接受服务者与不接受者相比,前者实现就业机会,明显高于后者,为2.23倍($OR=2.23$;$95\%CI$:1.68~2.96)。

(7) 在保持就业(maintenance)服务中,在接受服务与未接受者相比,前者实现就业率是后者的1.49倍($OR=1.49$;$95\%CI$:1.17~1.87)。

以上充分说明视力损害的成年人的就业率与职业康复及种康复服务明显相关,因此,要及早的及全面的对视力损害成年人进行包括职业在内的多种康复干预,会对就业率产生更佳效果。

四、成年人低视力与生存质量

大约在20年以前康复的效果主要依客观指标测定,如阅读速度、行走距离、每日生活活动等。后来临床工作及研究人员逐渐认识到更需要的是主观效果的测定,即生存质量。

什么是在患者活动中的想法与意见及如何影响他们的日常生活,这是无法由客观测量所能完成的。

　　大多数的视力损害患者是在≥65 岁,因而许多生存质量研究报告集中在老年人中,18~65 岁成年人与上述老年人相比相对较少。但对成年组人群中也应关注的非常重要的理由有三,其一是成年人尤其是年轻的成年人较老年人寿命较长,这就意味着他们比老年人有"更多的生存年龄"面对视力残疾,其二是他们能就业,产生劳动价值及收入,其三对他们所需要的强化的康复措施成本或花费是很高的。

　　作者 Langelaan 等报告(2007)成年视力损害者生存质量与正常人及与其他慢性疾病的比较。患者由荷兰阿陪尔顿低视力康复中心提供,共 128 例患者,平均年龄 42.1 岁,视力损害情况:接近正常视力者为 3.9%,中度视力损害为 9.4%,严重视力损害为 20.3%,极重视力损害为 35.9% 及接近全盲者的 30.5%。视力损害发生时间在 12 岁以前者为 25.8%,12 岁以后者为 74.2%。视力损害病因:AMD(9.4%),糖网及其他视网膜血管病变(6.3%),其他视网膜病变(24.2%),眼前节或屈光不正(7.8%),青光眼或其他视神经病变(20.3%),脑血管意外或脑外伤(16.4%)及其他(15.6%)。

　　生存质量的检测是用"欧洲 -5 生存质量(EuroQoL,Euro-5)调查问卷",此量表共有 5 个项目,涵盖行走,自我保健,日常活动(工作、学习、家务劳动及休闲活动等),疼痛或不适,焦虑或抑郁。

　　慢性疾病患者包括急性冠状动脉综合征,慢性疲劳综合征,慢性阻塞性肺部疾患,糖尿病,听力障碍,重症抑郁,多发性硬化,严重精神疾病,中风及外伤。

表 10-5　视力损害患者与正常视力及慢性病患者生存质量的比较

	例数	行走	自我保健	日常活动	痛或不适	焦虑或抑郁	* 等级
		患者生存质量下降的百分比					
视力损害	128	42.2	8.6	66.4	49.6	44.5	32
正常视力	750	4.9	3.2	14.1	32.0	16.4	7
糖尿病 1 型	274	12	1	24	31	17	8
听力障碍	56	30.4	8.9	41.8	53.6	25.5	23
糖尿病 2 型	1136	47	11	37	53	29	27
急性冠状动脉综合征	490	40.5	11.6	41.6	57.9	37.7	32
严重精神病	97	34	24	41	51	54	33
外伤	166	34.4	15.1	50.6	58.4	36.7	34
慢性阻塞性肺部疾病	52	35	17	75	58	43	40
重症抑郁	226	26.5	17.7	75.2	76.1	99.1	48
慢性疲劳综合征	85	51.8	25.9	82.4	72.9	55.3	56
多发性硬化	96	98	66	78	73	41	56
中风	688	77.9	60.1	83.5	66.2	61.3	59

* 等级(ranking sum)数目越低表示功能越好

研究结果显示：从表 10-5 得知：

① 视力损害患者生存质量状况：Euro-5 生存质量调查问卷 5 个项目中，每个项目中有问题患者或生存质量明显下降患者的百分比，如行走，自我保健，日常活动，疼痛或不适及焦虑或抑郁分别为 42%，9%、66%，47% 及 45%。说明除自我保健外，至少在 4 个生存质量项目中如行走、日常活动、疼痛或不适、焦虑或抑郁对患者产生较明显的下降，几近 1/2 患者生存质量全面下降。

② 视力损害患者与正常视力者生存质量的比较：在生存质量所有的 5 个项目中，视力损害患者与正常视力者相比，自我保健项目 $p<0.01$，其他 4 个项目 $p<0.001$，与正常视力者均有统计学上非常显著的差异。

在上述研究中视力损害患者对自我保健及行走 2 个项目影响较少，因为自我保健项目对视觉要求不高，另外来自康复中心本研究患者中卧床者，都可洗脸及打扮自己。

受高等教育患者对日常活动项目的问题较受低或中等教育患者为多，主要是前者应用电脑或阅读需求较多之故。视力损害发生在 12 岁以前比发生在 12 岁以后，前者而易出现焦虑或抑郁，可能是前者发病时间较长，由于较长时间面对日常活动的困难或由于失业等。

③ 视力损害者与慢性病患者生存质量的比较：

与糖尿病 1 型相比，全部 5 个项目 $p<0.001$，两者之间有非常显著的差异。

与听力障碍相比，行走、日常活动及焦虑与抑郁 3 个项目中，二者之间有非常显著差异（$p<0.01$ 及 $p<0.001$）。

与糖尿病 2 型相比，自我保健、日常活动及焦虑与抑郁 3 个项目中 $p<0.05$ 及 $p<0.001$。

与急性冠状动脉综合征相比，日常活动与痛与不适 2 个项目有非常显著的差异（$p<0.001$ 及 $p<0.01$）。

与严重精神疾病相比，自我保健及日常活动 2 项 $p<0.001$，行走与焦虑与抑郁 2 项 $p<0.05$。

与外伤患者相比，日常活动及疼痛与不适 2 项有非常明显的差异，行走和自我保健 2 项有统计学意义（$p<0.05$）。

与慢性阻塞性肺部疾病相比，自我保健及疼痛 2 个项目 $p<0.01$，日常活动 $p<0.05$。

与重症抑郁病相比，除日常活动外 $p<0.05$ 为有统计学意义外，余 4 个项目均有非常显著的统计学意义（$p<0.01$ 及 $p<0.001$）。

与疲劳综合征相比，除行走有统计学意义外（$p<0.05$），余 4 个项目均有统计学上非常显著的意义（$p<0.01$ 及 $p<0.001$）。

与多发性硬化患者相比，除焦虑与抑郁 1 项无统计学意义外，余 4 项均为统计学上非常显著的差异（$p<0.01$ 及 $p<0.001$）。

与中风患者相比，全部 5 个项目 $p<0.001$，非常明显的差异。

从上表可以看出所有慢性病患者 EQ-5 调查问卷项目中有问题患者的百分比均高于正常视力者。很明显，慢性疲劳综合征患者及中风患者所有生存质量项目都受到严重影响，另外，上述两类患者在生存质量问卷中的 5 个项目均较低视力患者下降更为严重。视力损害患者生存质量会产生重大的负面影响。与慢性病相比，它比糖尿病 2 型及听力障碍对生存质量下降更为明显。中风，多发性硬化，慢性疲劳综合征，重症抑郁及严重精神疾病的生存质量下降较视力损害患者更为明显。

五、成年人视力损害造成的经济负担

经济的分析是决定卫生保健计划资源分配的良好途径,在这个过程中的第一步是在经济方面估计疾病的负担,进而评估从预防、干预和治疗这些疾病所获得的益处。在经济方面成本取决于失明的直接成本,及盲人由于失去了原有的生产力的成本,以及盲人家庭照顾盲人所花的费用。Rein 等(2006)对美国成年人(40~64 岁)视力丧失患者的经济负担或花费作了报道。花费包括 4 个部分:①视力损害,②盲,③ 4 种疾病:AMD、白内障、糖尿病视网膜病变及开角性青光眼,④屈光不正。年龄分为两组,成人组为 40~64 岁及≥65 岁。

生产力的损失:包括视力损害与盲共 2 组的 40~64 岁工作年龄的成年患者与正常视力者相比,在视力损害与盲患者每年收入额分别为 23 345 美元(142 260 元)及 210 74 美元(128 421 元),正常视力者年收入为 33 195 美元(202 285 元)(2004 年收入),视力损害及盲收入分别为视力正常者的 70% 及 63%。

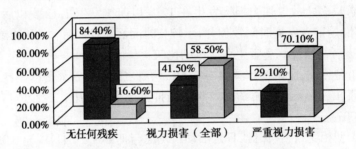

图 10-2   21~64 岁无及有视力损害就业状况

各种疾病的直接花费见表 10-6。

表 10-6   直接医疗花费

疾病分类	花费(百万美元)		
	40~60 岁	≥65 岁	总花费
AMD	79.90	495.48	575.38
白内障	2136.10	4664	6800.10
糖尿病视网膜病变	798.04	194.94	492.98
青光眼	1758.05	1100.54	2858.59
屈光不正	3667.62	1842.14	5509.75
总计	7939.71	8297.10	16 236.80

从上表可看出 40~64 岁年龄组中糖尿病视网膜病变、青光眼、及屈光不正花费较高,≥65 岁年龄组中 AMD 及白内障花费较高,原因是后者患病率较高,如 AMD;及手术较多如白内障。

在 40~64 岁成年组医疗花费最高的是白内障,依次为糖尿病视网膜病变、AMD、青光眼、及屈光不正。

Shamanna 等(1998)报告印度在防盲及白内障治疗中的经济负担。在当年印度国民生产总值(GNP)为 3060 亿美元,由于失明造成的净损失为 44 亿美元(268 亿元人民币),相当于当年 GNP 的 1.45%,占该年政府在保健领域中投入的 72.5%。

Shamanna 等认为：①成年人失明造成丧失工作年数平均为 10 年。②家中每照顾 1 个盲人会使家中有生产能力的人丧失 10% 生产时间。③20% 的盲人经济生产力的水平为正常劳工的 25%，其余的 80% 盲人无经济生产力。④75% 成年盲人是可治的或可预防的。

2004 年 Taylor 等估计，在澳大利亚视力损害患者的花费为 9.85 亿澳元(57 亿元人民币)，其中由于患者生产或收入的损失的间接损失为 1.78 亿澳元(10 亿人民币)。在美国也是如此，例如 Rein 等，报告由于成年人视力损害患者造成的经济负担，2004 年全年为 35.4 亿美元(215 亿人民币)，其中 8 亿美元(48 亿人民币)是由于生产力的损失所造成的。由于视力损害与盲人引起的劳动力人口参与的降低，而造成生产力的损失达 6.3 亿美元(38 亿人民币)。正常视力与视力损害及盲人之间的工资差别为 1.7 亿美元(10 亿人民币)。

小结：总之，成年低视力之所以研究报道较少的原因主要是许多老年人低视力的研究及流调中常把≥40 岁(包括 40~60 岁成年人)患者作为'老年患者'进行研究，事实上 40~60 岁的成年人的视残病因学与≥60 岁的老年人差别不大，另外成年低视力患病率远远低于老年人，加上全世界老龄化日趋严重，因而大多数学者更多关注老年低视力的研究。

虽然关注老年低视力患者是非常正确也是很必要的，但目前对成年低视力的研究与防治现状也应给予适当及必要的关注。成年视残患者患病率，患者人数，确实远远低于老年老患者，例如在我国 2006 年的全国残疾人抽样调查中，≥60 岁的视残患病率为 0.95%，而 20~59 岁成年人为 0.30%，前者视残人数为 1248 万，而后者为 394 万，二者相差甚大。虽然如此，成年患者面对视力残疾所造成的痛苦、困难及生存质量下降的年数，远远超过老年患者，另外不能忘记他们是国家、社会产生财富的主要劳动力，特别是家庭主要或唯一的劳动力，他们因残疾而使收入下降、甚至失业会对家庭产生十分不利的影响。另外对成人视残患者的强化康复成本或花费也是较高的。综合上述，对成年人视残患者理应给予足够的关注。

(孙葆忱)

第十一章 老年低视力

一、前言

了解人们晚年生活发生什么变化已变得越来越重要了,因为全世界的人口统计学特征已出现了迅速的变化。例如 Kinsella 及 Velkoff(2001)所言"我们的全球人口在老龄化,而且老龄化以前所未有的速度进行中。"人口统计学特征"的改变是由于婴儿死亡率及由于感染性疾病致死率的下降,以及卫生保健的改善而使寿命得到提高。这种老龄化迅速的改变,无论对个人或社会都会产生一些不确定的后果,老年人寿命延长,可能残疾也会持续更长时间。曾有报告称大约有超过 1/2 的老年人至少有一种残疾影响他们的功能,在 80 岁的老年人有 3/4 的人至少有一种残疾,1/2 有严重残疾。

社会环境也有不确定性,例如各种花费与老年人口有关,如退休资金、技术工人能力的丧失和医疗保健费用等,在晚年都应该予以关注。可以想象大量的老年人口对年青一代增加了他们的负担。更令人关注的是,年轻人是老年人非常重要的支持资源。总之,似乎老年人"一无是处",但目前在世界范围内,成功老龄化(successful aging)这个概念日益受到重视,成功老龄化是维系住老年人个体和外部世界建设性的平衡关系或者说良性的互动关系,并在这个过程中使老年人的价值实现最大化——从"老有所为"到"老有所用"进而到"老有所成",与此同时使整个社会在生产性老龄化的推动下去实现人的全面发展、代际之间的公平和公正以及人口与政治、经济、文化、生态全面的协调发展。在社会总体可持续发展的框架里,显然我们需要关注的不仅仅是自然的生态,而且是社会的生态甚至心态的秩序。这种人文的思考和关怀绝对是社会可持续发展必需的内在力量。因而要正确的看待老龄化的问题。另外,我们也应知道,身体和心理的变化随着年龄的增长是不可避免的,因此对老年人要确保非常完美的健康保健的想法是不太切实际的。Row 及 Kahn(1988)认为对成功老龄化,或老年生活应该是现实,但也是有乐观的期望,即老年人能够,也可以实现以下 3 个主要目标,过着自己满意及幸福的生活。这些 3 个目标是:①避免疾病与残疾,②保持较高的认知和身体功能,③继续参与各自的生活。

(一) 老年人的定义

根据年代年龄确定是否是老年人,所谓年代年龄,也就是出生年龄,是指个体离开母体后在地球上生存的时间。西方国家把 45~64 岁称为初老期,65~89 岁称为老年期,90 岁以上称为老寿期。发展中国家规定男子 55 岁,女子 50 岁为老年期限。根据我国的实际情况,规定 45~59 岁为初老期,60~79 岁为老年期,80 岁以上为长寿期。

WHO 对人体素质和平均寿命进行测定,对年龄的划分标准作出新的规定。这次规定将人的一生分成五个年龄段,即:44 岁以下为青年人;45 岁到 59 岁为中年人;60 岁至 74 岁为年轻的老年人;75 岁到 89 岁为老年人;90 岁以上为长寿老年人。这五个年龄段的新划分,将人类的衰老期整整推迟了 10 年,这对人们心理健康及抗衰老意志将产生积极的影响。

(二) 老龄化的定义

老龄社会是指老年人口占总人口达到或超过一定的比例的人口结构模型。按照联合国的传统标准是一个地区 60 岁以上老人达到总人口的 10%,新标准是 65 岁老人占总人口的 7%,即该地区视为进入老龄化社会。

二、全球及我国老龄化

(一) 全球老龄化

联合国人口司发布了截至 2006 年世界人口老龄化状况:

1. 2006 年世界人口老龄化状况

(1) 2006 年世界 60 岁以上的老年人口达到 6.88 亿,预计 2050 年这一数字将达到 20 亿,同时也将第一次超过全世界儿童(0~14 岁)的人口数。目前,世界上一半多的老年人生活在亚洲(占 54%),其次是欧洲(22%)。

(2) 2006 年是每 9 个人中就有一个 60 岁以上的老年人,到了 2150 年,每 3 人中就会有一个 60 岁以上的老年人。

(3) 老年人口本身也在老化。2006 年 80 岁以上的老年人已经占到老年人总数的 13%,到 2050 年这一数字将增加到 20%。

(4) 独居老年人占老年人总数的 14%。独居的女性老人比例为 19%,明显高于男性的 8%。发达国家独居老年人比例为 24%,明显高于发展中国家的 7%。

2. 世界各国和地区老龄化程度

(1) 目前世界老龄化程度最深的国家是日本,达到了 27%。其次是意大利和德国,分别为 26% 及 25%,且这三个国家均为发达国家。

(2) 老年人口比例达到或超过 20% 以上的国家有 27 个,其中 19 个为发达国家。

人口老龄化这一最开始主要涉及发达国家的问题,如今在发展中国家也越来越突出。人口老龄化的加剧将会深深影响所有个人、家庭、社区及国家。

(二) 我国人口老龄化

老龄化百年预测:我国处于人口快速老龄化阶段,从 2001 年 2100 年,中国的人口老龄化发展趋势可以划分为三个阶段:

第一阶段:从 2001 年到 2020 年的快速老龄化阶段。

第二阶段:从 2021 年到 2050 年是加速老龄化阶段。

第三阶段:从 2051 年到 2100 年是稳定的重度老龄化阶段。

中国人口已经进入快速老龄化阶段,人口老龄化的压力开始显现。例如在我国从成年型进入老年型只有 20 年左右。

《中国人口老龄化发展趋势预测研究报告》指出,与其他国家相比,中国的人口老龄化具有以下主要特征:

(1) 老年人口规模巨大。2004 年底,中国 60 岁及以上老年人口为 1.43 亿,2014 年将达到 2 亿,2026 年将达到 3 亿,2037 年超过 4 亿,2051 年达到最大值,之后一直维持在 3 亿 ~

4亿的规模。

根据联合国预测,21世纪上半叶,中国一直是世界上老年人口最多的国家,占世界老年人口总量的五分之一。21世纪下半叶,中国也还是仅次于印度的第二老年人口大国。

(2) 老龄化发展迅速。65岁以上老年人占总人口的比例从7%提升到14%,发达国家大多用了45年以上的时间。中国只用27年就可以完成这个历程,并且将长时期保持很高的递增速度,属于老龄化速度最快国家之列。

(3) 地区发展不平衡。中国人口老龄化发展具有明显的由东向西的区域梯次特征,东部沿海经济发达地区明显快于西部经济欠发达地区。最早进入人口老年型行列的上海(1979年)和最迟进入人口老年型行列的宁夏(2012年)比较,时间跨度长达33年。

(4) 城乡倒置显著。目前,中国农村的老龄化水平高于城镇1.24个百分点,这种城乡倒置的状况将一直持续到2040年。到21世纪后半叶,城镇的老龄化水平才将超过农村,并逐渐拉开差距。这是中国人口老龄化不同于发达国家的重要特征之一。女性老年人口数量多于男性。目前,老年人口中女性比男性多出464万人,2049年将达到峰值,多出2645万人。21世纪下半叶,多出的女性老年人口基本稳定在1700万~1900万人。多出的女性老年人口中50%~70%都是80岁及以上年龄段的高龄女性人口。

(5) 老龄化超前于现代化。发达国家是在基本实现现代化的条件下进入老龄社会的,属于先富后老或富老同步,而中国则是在尚未实现现代化,经济尚不发达的情况下提前进入老龄社会的,属于未富先老。发达国家进入老龄社会时人均国内生产总值一般都在5000~10 000美元以上,而中国目前人均国内生产总值才刚刚超过1000美元,仍属于中等偏低收入国家行列,应对人口老龄化的经济实力还比较薄弱。

三、老年人眼部生理变化与视力损害状况

(一) 老年人眼部生理变化

1. 老年人眼部解剖的改变

(1) 泪液减少,一般由于泪腺结缔组织增多所致。

(2) 结膜弹性下降而易于断裂。

(3) 角膜一般是透明的,但由于内皮细胞的改变使角膜增厚,更易引起光线的散射。另外角膜直径变小及扁平(曲率半径增大)趋势,而发生老年人角膜屈光力的改变,这可能是老年人发生远视的原因。角膜知觉的敏感性也随着年龄的增长而减退。

(4) 瞳孔于20岁时达到最大直径(4~6mm),而老年人与新生儿瞳孔直径相似,约2~2.5mm,因而外界进入眼内光线减少,其调节进入眼部光线的能力下降。

(5) 晶状体的老年性改变,晶状体前后直径随年龄增长而增大。晶状体弹性与调节功能密切相关,在同一应力情况下,晶状体的弯曲度随年龄的增长而减少,整个晶状体的弹性在年幼时主要来自晶状体的基质,而到成年人则主要来自晶状体囊。在老年人,由于晶状体弹性下降甚至丧失,因而出现调节力的下降与丧失。随着年龄的增长,晶状体蛋白可出现变性,可溶性蛋白增加,使晶状体的透明性下降,进而可出现晶状体的混浊。晶状体的色调亦随年龄的增加而发生改变,可从淡乳白色变为淡黄色、橙色、淡褐色或褐色,因而老年人的晶状体可吸收4000~5200Å范围的光线,对紫外线的吸收随年龄增加而增多,特别是晶状体核部比皮质的吸收力更强。

(6) 玻璃体的老年结构改变,由于透明质酸酶及胶原发生改变,蛋白发生分解,纤维发生

断裂而出现玻璃体液化。

(7) 视网膜的改变,老年人视网膜可变薄,光感受器和视网膜神经元数量减少,中心凹视锥细胞减少,双极细胞及神经节细胞逐渐减少,并出现色素上皮细胞的色素脱失,因而使视网膜的防护能力及视功能有所下降。老年人随着年龄增长,网膜锥细胞下降,杆细胞的密度可下降到 30%。同时,随着年龄增长网膜神经纤维层可变薄达 20%~30%。

2. 老年人眼部生理方面的改变及对视功能的影响

(1) 视力改变:Framingham 根据前瞻性研究证明,在老年人群中一般有较好视力,在 52~64 岁年龄组有 98% 好眼矫正视力在 0.8 或以上,65~74 岁年龄组及 75~85 岁年龄组有 92% 好眼矫正视力在 0.8 或以上;因此不能认为老年人的视力是很差的。但我国尹氏等的报告对 60 岁以上的老年人调查发现有 37% 的人视力正常,63% 的人视力有不同程度的下降。65~64 岁年龄组视力减退者占 57.8%,65~69 岁为 89.3%,而 89 岁以上年龄组为 100%。

(2) 色觉改变:老年人可有一个小的蓝色中心性暗点,同时在分辨蓝 - 黄色之间有些困难,而且许多老年人看蓝色觉得暗一些,这可能老年人的晶状体颜色变为黄或褐色而选择的吸收蓝色光所致。因此在白内障术后多数老年人看蓝色光会觉得更亮更鲜艳一些。但一般情况下并不能影响他们分辨红绿及琥珀色的交通信号灯。

(3) 明及暗视力:大多数老年人对明及暗适应的能力下降,无论从明亮的室外到光线暗淡的室内或从室内到室外,随着年龄的增长适应速度也逐渐变慢。另外在照明较差的情况下,在成人每增长 13 岁则所需的照明要增加两倍,这样使晚间活动如开车增加了困难,尤其在夜晚的路面,或灯光较暗,或在间断照明的路上会更加困难。

(4) 视野改变:老年人由于视网膜周边视杆细胞细胞功能下降可有周边视野缩小。另外由于老年人皮肤松弛造成"老年人上睑下垂"及眶内脂肪萎缩、眼球内陷,也可能造成周边视野轻度缩小的原因。

(5) 对比度与眩光:视力对辨认物体是非常重要的,但日常生活中辨认物体及人的面孔需要靠对比度、质地及外形。脑部及视网膜细胞通过"密码"辨认目标的边缘及对比度,而不是通过明暗来进行辨别。在老年人即使视力很好,也常会有对比敏感度的改变,因此要有更强烈的对比及有清晰的边缘,这样老年人才易于辨认。如果在光线较暗或在灰尘较大即在对比度较差的情况下,老人辨别目标、特别是人的面孔是很困难的。

由于眩光敏感度的增加,例如外界出现眩光,或由于角膜或晶状体很轻的混浊,都会引起光线的散射使网膜成像的对比度下降,而使视力下降,这便是"失能眩光'"。另外老年人除上述角膜及晶状体改变外,玻璃体的星状小体混浊,甚至玻璃体脱离都可以引起光线散射出现视功能的下降。又例如在室内面对射入光线的窗户而坐或面对阳光行走或开车,甚至辨别迎光的交通信号灯都会因眩光造成困难。虽然老年人需要更强的照明,但旁中心光线常可引起失能眩光。如果光线过强则可引起"盲性眩光"。另外,眩光与离眼距离的平方成反比,且可由于光线的射角的变小而减弱。同时,老年人从失能眩光的情况下恢复也较年轻人慢。例如,老年人在用手电照眼后看近视力表比年轻人要等更长的时间才能看清。因此,老年人在室外可以戴灰色墨镜以降低射入眼内的光线强度,也可戴黄色、琥珀色、黄 - 橘及黄色墨镜,这样可以吸收光谱中的末端的蓝色,降低眩光,进而可改善视功能。

(6) 调节力的变化:眼有调节才能聚焦看清不同距离的物体,这是由于眼部晶状体的弹性及睫状肌的收缩能力来完成的。但人到 40 岁或 45 岁以后由于晶状体弹性逐渐降低,晶状体形状改变能力的下降,调节能力随之下降,使聚焦近处目标出现困难,而形成老视。这样阅读或做近处工作会有困难。

(二) 老年人视力损害状况

1. 国内老年人远视力损害情况

(1) 国内流行病学调查:1987 年及 2006 年全国残疾人抽样调查结果如下表:

表 11-1　1987 年及 2006 年≥60 岁视力残疾患病率与主要病因

年份	视残率(盲　低视力)	主要视残病因
1987	0.69%%(0.30%0.40%)	白内障 沙眼 角膜病 青光眼 脉络膜视网膜病变 屈光不正、弱视
2006	0.74%(0.24%0.50%)	白内障 视网膜葡萄膜病变 角膜病 青光眼 屈光不正 视神经病变

从表 11-1 得知≥60 岁的老年人第一位视或原因仍为白内障,沙眼逐渐消失,脉络膜视网膜病,角膜病及青光眼仍是我国老年人的主要致残病因。

从 2006 年全国残疾人抽样调查得知,全国视残率为 1.287%,患者为 1692 万人,其中≥60 岁老人视残率为 0.74%,约为 973 万。在 WHO 2002 年对全世界 55 个国家统计,盲人为 3686 万,其中≥50 岁占 82%,盲人数为 3030 万。上述数字充分说明≥50 或 60 岁老人患病率较高,视残率远远超过其他年龄组。上述数字充分说明≥50 或 60 岁老人患病率较高,视残率远远超过其他年龄组。

(2) 国内在眼科门诊中老年人远视力损害的病因

夏群等(2006)曾报告在门诊中 957 例≥60 岁老人视力损害情况,如表 11-2。

表 11-2　957 例老年人视力损害的常见病因

年龄	眼数	白内障	青光眼	黄斑部病变 ※	视网膜病变 #	视神经萎缩
60~69	544	222(40.8%)	19(3.49%)	37(6.80%)	14(2.57%)	11(2.02%)
70~79	462	408(88.31%)	40(8.65%)	72(15.58%)	17(3.68%)	10(2.16%)
80~89	654	654(100%)	62(9.48%)	156(23.85%)	21(3.21%)	25(3.82%)
≥90	254	254(100%)	32(12.30%)	93(36.61%)	14(5.51%)	9(3.54%)

※ 包括 AMD,黄斑部水肿及高度近视盘状变性等

包括糖尿病视网膜病变,视网膜脱离及视网膜静脉阻塞等

(3) 国内低视力门诊病因分析

表 11-3　60 岁以上老年人低视力患者病因学分析

病因	例数			
	男	女	总数	百分数(%)
高度近视	51	14	65	33.1632
老年性白内障	26	8	34	17.3469
青光眼	25	5	30	15.3061
黄斑变性	9	4	13	6.6326
视网膜色素变性	8	1	9	4.5918
脉络膜视网膜炎	7	2	9	4.5918
视神经萎缩	7	1	8	4.0816

续表

病因	例数			
	男	女	总数	百分数（%）
老年性白内障术后无晶状体	5	2	7	3.5714
屈光不正	5	0	5	2.5510
角膜斑翳	0	3	3	1.5306
糖尿病视网膜病变	3	0	3	1.5306
虹膜睫状体炎	1	1	2	1.0204
视网膜脱离术后	1	1	2	0.0204
小眼球小角膜	1	0	1	0.5102
眼球震颤	1	0	1	0.5102
先天性白内障	1	0	1	0.5102
葡萄膜炎	0	1	1	0.5102
晶状体脱位	1	0	1	0.5102
玻璃体积血	0	1	1	0.5102
合　计	152	44	196	100.0000

2. 北京同仁医院眼科低视力门诊老年人低视力患者的病因学分析　在 1983~1987 年间，低视力门诊共有 196 例 60 岁或以上低视力患者，其中男性 152 例，女性 44 例，男：女 =3.45：1，即男性明显多于女性。

共有 19 种病因，最主要即第一位病因为高度近视，约占 33%；第二位为老年性白内障，约占 17%；第三位为青光眼，占 15%；第四位为黄斑变性，占 6%；第五位为视网膜色素变性，占 4%；视神经萎缩，亦占 4% 等。

我国低视力门诊的病因与国外差别较大，国外最常见的病因为黄斑变性，其次为青光眼，而我国黄斑变性为第四位。在我国高度近视为低视力病因的第 1 位，国外尚无类似报道。

3. 国外老年人远视力损害状况

（1）国外流行病性调查情况

WHO（2002）世界各地区老年（≥50 岁）盲患病率：美国为 0.4%，欧洲国家，包括英国、意大利、芬兰等国家为 0.5%，澳大利亚为 0.6%、亚洲国家包括缅甸、越南等国家为 5.6%，非洲国家包括喀麦隆、佛得角、冈比亚、马里及苏丹等国家为 9%。

表 11-4　国外老年人主要致盲病因

国家	年龄（岁）	1	2	3	4
美国	≥65	AMD	青光眼	白内障	糖尿病视网膜病变
澳大利亚	≥50	AMD	青光眼	白内障	糖尿病视网膜病变
英国	≥50	AMD	青光眼	糖尿病视网膜病变	白内障
意大利	≥50	白内障	糖尿病视网膜病变	青光眼	AMD
加拿大	≥60	AMD	白内障	青光眼	糖尿病视网膜病变
巴西	≥60	未加矫正屈光不正	白内障	AMD	青光眼
约旦	≥45	白内障	糖尿病视网膜病变	青光眼	角膜混浊

1~4 表示第 1 位～第 4 位病因

（2）国外眼科门诊老年人远视力损害情况

荷兰学者报告 Elkerliek 医院眼科门诊老年低视患者病因。

表 11-5　1989—1990 年和 2000—2003 年低视力（≥50 岁）病因

病因	1989—1990		2000—2003	
	病例数	%	病例数	%
AMD	108	44.3	67	56.8
糖尿病视网膜病变	45	18.6	16	13.6
青光眼	21	8.7	7	5.9
白内障	22	9.1	7	5.9
血管性视网膜病	6	2.5	4	3.4

该报告作者认为：以人群为基础的流行病学调查中所获得的病、患病率或发病率，它代表的是群体、国家或地区的情况。这些以群体为基础的流行病学调查所提供的是非常重要的信息，但也是"理论"上的，实际上这些"理论"上的患者许多并不到眼科或被转诊到低视力门诊。

（3）国外低视力门诊病因分析见表 11-6：

表 11-6　加拿大老年低视力患者的病因与患病率（%）

病因	65~74 岁	75~84 岁	85 岁或以上	平均
年龄相关性黄斑变性	58	—	84	75
青光眼	6	6	5	6
糖尿病视网膜病变	13	3	1	5
白内障	—	—	—	4
其他				10

（4）国外低视力门诊或中心的病因学分析：例如，加拿大（1991-1994）分析研究报告中共计有 4744 名患者，其中 0~14 岁为 397 例（8.37%），15~64 岁为 986 例（20.78%），65 岁或以上为 3361 例（70.85%）。老年人又分为三组，青年老人为 65~74 岁，中年老人为 75~84 岁，老年老人为 85 岁或以上。实际上本报告是从 2~110 岁，平均年龄为 77 岁，71% 的患者年龄为 65 岁或以上；55% 患者的年龄在 75 岁以上。女性占 61%，男性为 39%。

在 65 岁或以上的老年患者中，其病因如下：年龄相关性黄斑变性为 75.49%；青光眼 6.01%；糖尿病视网膜病变 4.57%；白内障 3.53% 及其他 10.39%。

（三）未加矫正老视与视力损害

在第一章"低视力概述"中已对全球未加矫正屈光不正的视力损害进行了叙述，阐明全球远视力损害中，未加矫正屈光不正是最主要的病因，即低视力中的第一位病因，致盲病因中为第二位。老视患者中在近视力方面也会受到屈光不正的影响，即未加矫正的老视引起的近视力损害也是屈光不正的问题，但并没有包括在 WHO 未加矫正屈光不正患病率的报告中。老视患者发病率很高，对近视力损害的影响极大，为什么多年来被忽视？究其原因可能有以下几个方面：①是从 1972 年到 2003，在 30 余年内 WHO 视力损害盲及低视力分类中只有远视力损害，并无近视力记录。②可能是 50 岁以上的老年人几乎都有老视的出现，这是生理的"自然现象"，同时治疗也很简单，经过适当的验光，甚至不必经过眼科医生便可获得近视力提高的近用眼镜,因而老视被忽略。虽然如此,但因老视患病率高,患者数巨大,对生存质量的明显影响,实际上已构成了公共卫生问题,是应该加以关注的。

1. 老视的定义(Presbyopia Definition)

在各种文献中可有两种不同的老视的定义:

① 功能性老视(functional presbyopia):在"日常生活远视力"的基础上需要最少加上 +1.00D,距离为 40cm,能看清 8 点(N8,相当于汉字 6 号字)视标字体。

② 客观性老视(objective presbyopia):在"最佳矫正远视力"的基础上加上有意义的光学矫正(例如≥+1.00D),距离 40cm,近视力至少提高到 8 点(N8)视标字体。

2. 全球老视的患病率及人数

全球各地区患病率不尽相同:东帝汶 43.8%,美国 54.1%,巴西 54.7%,坦桑尼亚 61.7%,印度 69.9%,中国 74.1%。且患病率与年龄增长明显相关。老视的发生年龄或需要近用镜的年龄可能与下列各种因素有关,如患者的调节能力,远视力的屈光状态。与地理位置,地理纬度及气候或环境温度有关,接近赤道部老视发病较早,例如中欧居民比斯堪的纳维亚民族发病早,又例如波多黎各接近赤道地区的居民较其他地区居民老视发生较早等。因此 Miranda 认为近赤道部老视发生较早与日光照射,特别是紫外线及环境平均温度较高有关。与性别有关。Duarte 等报告女性发生较早,且患病率较高(男性为 48.5%,女性 59.3%),Burke 等(2006)也有类似报告。这可能与激素有关,另外老年性白内障更常见于女性,由于晶状体改变而使女性老视眼患病率较高。

结合患病率及人口推算估计(2005 年)全球老视人数为 10.4 亿,其中 67%,即 6.96 亿生活在欠发达或最不发达国家或地区。估计到 2020 年全球功能性老视人数从 10.4 亿增加到 14 亿,到 2050 年可增加到 18 亿。

3. 全球未加矫正老视的患病率与近视力残疾 根据"联合国经济和社会组织(United Nations Department of Economics and Social Affaira)"对"最不发达国家,欠发达国家及较发达国家等的定义"来区分国家的"种类",预测全球各种类国家未加矫正老视患病率与人数,如表 11-7,未加矫正老视近视力残疾率与患者数,如表 11-8。

表 11-7 全球未加矫正老视患病率与患者数

国家或地区	未加矫正老视患病率(%)	在各种指定年份未加矫正老视患者数(亿)			
		2005	2010	2020	2050
最欠发达国家	74~94	0.645	0.740	0.945	2.074
欠发达国家	61~70	4.262	4.954	5.827	7.513
较发达国家	4~16	0.259	0.282	0.327	0.377
总计		5.166	5.976	7.099	9.964

表 11-8 全球未加矫正老视患者近视力残疾率与患者数

国家或地区	近视力残疾率(%)	在各种指定年份近视力残疾患者数(亿)			
		2005	2010	2020	2050
最欠发达国家	70	0.524	0.602	0.764	1.617
欠发达国家	53~58	3.337	3.878	4.578	5.958
较发达国家	7	0.244	0.261	0.290	0.314
总计		4.105	4.741	5.632	7.889

从表 11-8 得知,未加矫正老视患者患病率在最欠或欠发达国家较高,在全球未加矫正老视患者在 2005 年估计为 5.1 亿,但 Holden 等指出不是所有未加矫正老视患者都需要近用眼镜,或说有些人很少近距离工作,因而不需要近用眼镜。所以不是所有未加矫正的老视患者均为近视力残疾患者。例如在发达国家未加矫正老视的近视力残疾(disability)率主要是以能否阅读为标准。而在欠或最欠发达国家是以当地实际情况确定残疾的标准。因此在此 5.1 亿未加矫正老视患者中,约 4.1 亿为近视力残疾患者(见表 11-8),而在 4.1 亿中,有 3.86 亿,占 94% 生活在欠及最欠发达国家或地区中。如不采取有力措施,估计到 2020 年,上述 4.1 亿可增加到 5.63 亿。另外,像我们预期那样,在老视患者中,其老视视力损害矫正率(the rate of correction of presbyopia vision impairment),即患者配有合适的近用眼镜的百分比,各国家或地区差别较大。例如在坦桑尼亚配有合适近用镜者,仅占 6%,在巴西老视患者中,有 39% 有近用合适眼镜,在澳大利亚有约 84% 有近视力的合适矫正,芬兰有 96% 老年人配有眼镜能阅读报纸。另外我们应该知道目前全球老视近视力残疾患者为 4.10 亿,加上远视力视力损害 1.53 亿,即 5.63 亿患者均需屈光矫正而受益。因此,为实现视觉 2020 要消除 5 种可避免盲之一的屈光不正,我们认为除消除对未加矫正屈光不正造成远视力损害外,也应消除未加正矫老视所造成的近视力损害。

4. 未加矫正老视所造成的影响

(1) 对近距离工作的影响:一般认为老年人近距工作主要是阅读与书写,而在欠发达或最欠发达国家,尤其是最欠发达国家的农村地区老年人主要近距工作不是阅读与书写,因而未加矫正老视不影响他们的近距工作,事实上这是一种错误的概念或想法,例如 Patel 等(2007)报告,在坦桑尼亚农村社区中,近距工作除阅读及书写外,尚有其他许多工作居主导地位,未加矫正老视显著影响老年人的近距工作,例如需要近视力的工作有,辨认谷物与分类,除草,缝纫,烹饪,安装及调整灯具,为小儿穿衣等。上述各种活动可因未加矫正老视而引起的近视力损害而增加了困难。80% 老视患者报告看近有问题,71% 对其近视力工作能力感到失望。良好的近视力与许多工作有关,例如在印度,老视工人较其他工人生产力较低,但矫正后,生产力明显提高。因而对老视患者进行“矫正眼镜投资”是非常有利的。另外,随着越来越多的交易是以书面形式进行,近视力较差会使老年人处于经济上劣势地位。

(2) 患者生存质量受到影响:McDonnell 等报告(2003)应用“美国国家屈光不正生存质量(NEI-ROL)”问卷调查进行前瞻性研究发现,在美国老视与生存质量的负面影响明显有关。Patel 等报告(2006),在坦桑尼亚农村对 1709 人进行以人群为基础的断面研究,该地区老视的患病率为 62%,绝大多数(94%)未有近用眼镜。用“有关近视力生存质量调查问卷(Near vision-related QoL)”评估老视患者的生存质量。通过对比发现,完成近视力任务时,老视与非老视相比,患者报告有些困难,中度困难及重度困难者,前者比后者优势比(odds ratio,OR)增加到 2 倍、5 倍及 8 倍。说明未加矫正的老视患者与近视力相关的生存质量明显受到影响。Bekibele 等报告(2008),对非洲尼利尼亚老人视力损害生存质量进行了调查,作者等通过患者自身的报告将视力损害分成 3 组,即远视力,近视力及远近视力同时损害组进行调查,所用量表是 WHOQoL-Brief 调查问卷,结果显示,像预期那样,患者报告远及近视力同时受损者对生存质量的影响最为明显。但使我们感兴趣的是报告有近视力损害患者中,调查问卷中所有的项目,包括身体,心理,社会及环境等记分均有明显下降,且较有远视力损害报告患者对生存质量影响更加显著。

5. 对未加屈光矫正老视的干预　虽然老视已有了新的治疗方法,如各种手术疗法,如激光手术,多焦点人工晶状体植入术,调节性人工晶状体植入术,注入式人工晶状体植入术等。但是目前最安全,有效,操作简单及非常经济的方法是 佩戴近用眼镜。要解决老视配近用镜的问题,首先应对全社会及专业人员宣传教育,充分认识到未加矫正老视的重要性,及其对生存质量产生的不利影响。同时应该有计划配备各种专业验光人员,特别着重培养中低专业验光人员,配备验光设备,开办眼镜工厂或车间,提供廉价合格产品等。WHO 建议:培训社区卫生工作者对 45 岁以上,可能有近视力问题人群进行视力检查。如果患者每只眼远视力≥0.3(6/18),应向其提供近用镜。并建议在服务低下地区,可在社区层面上提供负担得起的现成的近用球镜片。

6. 结论　全球未加矫正的远视力患者为 3.14 亿,而全球未加矫正的老视力患者在 2005年估计为 4.1 亿,如不采取措施到 2020 年可达 5.63 亿。虽然老视影响大量人群,且易于治疗,但长期以来它没有被认识到是视力损害的主要病因,可能是以往 WHO 及各国制定盲及低视力等视力损害标准中只检测远视力,近视力并不包括其中。但近来 WHO 制定了新的视力损害分类标准,以日常生活远视力代替最佳矫正远视力,实际上已将未加矫正远视力损害纳入了分类中,但新的分类标准仍不检查近视力,因而由未加矫正老视引起的近视力损害仍未纳入新的分类中。但 WHO 防盲专家 Dr. Pararajasegaram 在解释此标准时指出,视力检测应包括近视力。同时近年来国外专家越来越关注老视所造成的近视力损害。在全球范围内,发达国家及部分欠发达国家,包括我国已进入老年人国家,许多欠发达及部分最欠发达国家已进入人口老龄化转型期,全球老年人会持续增长,老视患者也会不断增加,因而未加矫正老视引起的近视力残疾将对全球公共卫生形成巨大挑战。因此,目前我们应在盲及低视力流调中加入近视力的检测,并需采取有力措施降低未加矫正老视患者近视力残疾率,以改善及提高我国老年人的生存质量。

四、老年视力损害与全身疾病

(一) 老年视力损害与伴随疾病

老年视力损害患者可能同时出现"伴随"或"共同疾病(comorbid condition)"的出现,可以是一种或多种疾病的出现。由于视功能的丧失再加上伴随疾病的出现,可谓是"雪上加霜",彼此互相影响可使患者有更大的功能丧失,生存质量进一步下降,也会使康复工作更加困难。

Crews 等根据美国国家健康统计网站,从 1997—2004 年,8 年间,对≥65 岁,总样本49 287 例(本研究分析的分母),确定视力损害患者共 8787 例,占 17.3%。根据伴随疾病的诊断标准,共有 9 种老年视力损害患者伴随慢性疾病,按伴随例数多寡顺序,包括:抑郁、关节症状、高血压、听力障碍、下腰痛、心脏问题、糖尿病、呼吸系统疾病及中风,共 9 种伴随慢性疾病。

视力损害因伴随疾病引起的影响:作者等通过对视力损害患者有伴随疾病与无伴随疾病在日常活动与健康研究分析表明,前者在身体、社会活动受限及健康情况恶化方面发生率均较后者为高。例如前者与后者相比,在行走困难方面是 52.0% 与 37.0%,爬楼梯、购物及社会活动分别为:44,7% 与 37.0%、28.5% 与 16.8%、23.1% 与 12.8%,在健康恶化方面,前者为 33.5%,而后者为 22.1%,见图 11-1。

有在视力损害的老年人的各种伴随疾病中,行走困难发生率最高,在中风可达 64.6%,

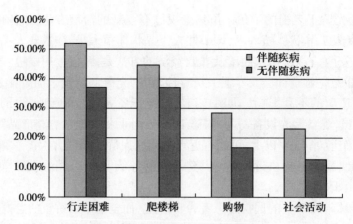

图 11-1 伴随与无伴随疾病各种活动困难情况的比较

依次为糖尿病 52.8%,呼吸问题为 52.0%,心脏问题为 51.0%。另外发生率最高的行走困难是爬楼梯困难,在中风 53.9%,呼吸问题 44.7%,糖尿病 44.2%,心脏问题 42.1%。

在参与方面,购物困难最高,严重抑郁 50.6%,中风 40.6%,糖尿病 31.4%,及呼吸问题为 28.5%。社会困难依次为严重抑郁 45.1%,中风 35.1%,糖尿病 25.0%,心脏问题 23.3%。

在接收评估的视力损害老年人中,人数最多为抑郁症患者,共计 446 万,占 78.2%,重度抑郁者 120 万(21.0%),其次为糖尿病患者为 300 万(52.6%)。在老年视力损害患者中,患抑郁症者数量较大,值得关注。

Guccine 等(1994)的美国 FraminghamStudy 报告中,对 1769 例年龄在≥69 岁的老年患者的 10 种伴随疾病,包含:膝关节炎、髋部骨折、糖尿病、中风、心脏疾病、间歇性跛行、充血性心力衰竭、慢性阻塞性肺病、抑郁及认知障碍,对 7 种日常生活活动产生的不利影响[爬楼梯、行走 1 英里(约 1600 米)、购物、沉重的家务劳动、家务琐事、烹饪、运送物品]。结果显示:中风患者在上述 7 种工作中均明显功能性受限,抑郁及髋部骨折为 5 种,膝关节炎、心脏疾病、充血性心力衰竭及慢性阻塞性肺病为 4 项工作受限。因此作者认为在老年人伴随疾病中的中风、抑郁、髋部骨折、膝关节炎及心脏疾病更易出现身体功能受限或残疾。

上述结果说明老人或视力损害老年人均常伴随有全身其他系统疾病的出现,由于患者已有视力丧失再加上其他伴随疾病的出现,这样疾病互相影响,可造成患者全身更大的功能丧失,生存质量可进一步下降,甚至使致死率上升,并可造成死亡。

(二)在老年视力损害患者与视功能明显相关的伴随疾病

在老年视力损害患者中许多伴随疾病常与患者眼病或视功能无明显相关,例如伴随有听力障碍,老年视力损害与无视力损害者同有听力障碍,听力障碍患病率在二者之间并无差别,说明视功能与听力障碍无相关性,虽然伴有听力障碍的老年低视力患者比仅有听力障碍的老年人,各种日常生活活动困难及生存质量下降更加明显,康复工作更加困难,花费也会增加。但也有在老年视力损害患者中有些伴随病常与视功能损害有明显相关性,或视功能是伴随疾病的重要危险因素,例如典型伴随疾病如:跌倒及抑郁等。

1. 老年低视力患者与跌倒　老年人会经常发生跌倒,跌倒可造成生理障碍,造成独立生活能力下降,生存质量也随之降低。

跌倒是老年人意外事故死亡的主要原因,死亡中近 1/2 为跌倒所造成,且花费巨大。实际上,跌倒是老年人口中的一个重要的公共卫生问题,而视力损害又是老年人跌倒的重要危险因素。因此,我们眼科工作者,特别是防盲及低视力工作者对老年人因视力损害而造成跌倒的严重性应给予更多的关注。

(1) 跌倒的发生率:在美国,在社区生活的 65 岁以上的老年人有 1/3 人 / 年发生跌倒,在英国 60~90 岁的老年人跌倒发生率为 27%。在北京市区跌倒率为 18%。中国康复医学会的研究报告指出,65 岁以上的老年人跌倒年发生率为 30%~40%,其中有 50% 的老年人为反复跌倒。在我国根据国际标准保守计算,我国目前每年 65 岁以上老年人跌倒人数约为 3000 万人,发生跌倒骨折的人数约为 180 万人;如果不加预防,到 2020 年每年老年人跌倒人数约 5000 万人,发生跌倒骨折人数近 300 万人。跌倒的老年人中有 20%~30% 的人发生中度和重度损伤(髋骨骨折和头部创伤);跌倒后,60% 的老年人活动受限或不能活动。跌倒发生率女性高于男性,美国女:男 =2.17:1,中国 1.96:1。

(2) 视功能损害与跌倒:视功能的评估包括远及近视力,高及低对比度视力表检测,对比敏感度,立体视,视野,日常活动视力量表(Activities of Daily Vision Scale, ADVS)的应用。

① 视力损害:老年人的视力损害与跌倒密切相关,Chew 报告,视力损害可增加老年人跌倒的风险,例如视力损害患害患者的比值比 OR=2.30。Patino 等报告,老年 3203 例,在跌倒者中有视力损害者(≤0.5)为 7%,而未跌倒者为 4%。Lamoureux(2008)报告在 3280 患者中(40~80 岁),好眼有严重视力损害(logMAR> 或 =1.0,≤0.1)患者有跌倒的风险为 1.6 倍(60%;OR 1.6 95%CI 1.1~2.3),而一眼为严重视力损害,另一眼为中度及轻度视力损害((0.3<logMAR<1.0,<0.5~>0.1)),跌倒的风险大于严重视力损害者,为 2.1 倍(OR=2.1 95%CI 1.4~3.1)。有证据表明较差视力与跌倒明显有关。老年人因跌倒住院视力损害是一个重要原因,Koski 报告老年人(≥75 岁)跌倒后损伤性骨折 979 例 2 年追踪观察,低视力(远视力)是危险因素,比值比 OR=2.3。Ivers 等报告视力损害与老人跌倒 2 次或以上者明显相关,PR(prevalence ratio)=1.9。

② 视野损害:Patino 等报告用 Humphery 自动视野计查周边视力损害,跌倒者周边视力损害(平均差 <-2dB)为 49%,未跌倒者为 39%,上述两种数据 p<0.0001。经统计学分析,中心视力及周边视力损害明显的增加了跌倒的危险性,OR=2.36 及 OR=1.42。跌倒后致伤者,中心视力损害及周边视力损害都明显增加跌倒后致伤者的危险性,分别为 OR=2.76 及 OR=1.40。Chew 报告视野损害患者,OR=3.40。

③ 对比敏感度:Ivers 等报告在 3654 例调查中发现对比敏感度损害与老年人跌倒明显相关,6 个空间频率(周 / 度)下降 1 单位,患病率(PR)=1.2。Chew 报告对比敏度下降可增加老人跌倒的风险,OR=2.12。Lord 等报告,156 例 63~90 岁(平均 76.5 岁)进行 1 年追踪观察,发现多次跌倒与视功能下降密切相关,包括视力下降,立体感损害,但对比敏感度及低对比度视力损害是发生跌倒最敏感的危险因素。

④ 立体视:Chew 报告在老年人立体视与跌倒明显相关,立体感差者,OR=2.11。Felson 等报告一眼视力中度损害,而另一眼视力佳,表明立体感较差,髋部骨折或跌倒的危险性明显增加,相对危险度 RR=1.94。

⑤ 日常活动视力量表(activities of daily vision scale, ADVS)的应用:如上所述,大多数学者都用视功能来评估视力损害对跌倒影响,但 Kamel 等 认为日常活动视力量表(ADVS)是评估老年视力损害患者对发生跌倒危险性的有力工具。Kamel 等对 143 例年龄在≥65 岁有视力损害患者用日常活动视力量表作为视功能,对跌倒危险性进行评估,有 13% 患者在受试前 1 年有 1 次或多次跌倒。跌倒患者 ADVS 得分明显低于未发生跌倒患者(74±22 对

$85\pm14,p<0.01$)。

(3) 跌倒后的后果:

心理健康的不利影响:例如对跌倒的恐惧(fear of falling,FF)可以认为是老人在从事对跌倒有较高危险性活动时的保护性反应,能够防止跌倒,但同时由于过度的反应也可导致老年人在生理及认知功能产生不利影响。在老年人中并无跌倒史,但其 FF 患病率为 30%,而有跌倒史者,FF 患病率为 60%。国内报告跌倒后的老人有 68.4% 害怕再次跌倒。这种对跌倒产生的不利的心理的影响可能会持续很长时间,危害很大,在跌倒的老年人中,使老年人产生低落、急躁、执拗、忧虑、冷漠、自信心下降等消极情绪。害怕跌倒既是跌倒的危险因素,又是跌倒的一个重要后果。在曾跌倒过的人群中,因为害怕再次跌倒可降低老年人的活动能力、灵活性及独立性,这种对自身平衡能力信心的下降反过来又会促使活动功能下降与自我行动能力受限,使跌倒的危险增加。

跌倒对身体健康的影响:跌倒后果严重,影响老年人的全身健康,给家庭和社会带来巨大的负担。跌倒的老年人中受伤部位多集中在上下肢,受伤性质大部分为软组织损伤,跌倒致伤中最严重的是髋部骨折,老年人髋部骨折 90% 与跌倒有关,髋部骨折后期望寿命会减少 10%~15%,生活质量也显著下降,1/4 髋部骨折的老年人容易发生各种并发症,对患者整体健康的负面干扰,骨折后长期卧床可引发褥疮、肺部和泌尿系感染、心脑血管意外、下肢深静脉血栓、全身多系统功能障碍等多种并发症,可在 6 个月内死亡。

花费巨大:老年人跌倒后花费是很大的,目前我国每年至少有 3000 万老年人发生跌倒,直接医疗费用在 50 亿元人民币以上,社会代价约为 160 亿~800 亿元人民币。在美国每年大于 65 岁的老年人中有 260 万人跌倒,造成花费为 190 亿美元,在英国大于 60 岁的老年人中有近 65 万人跌倒,每年花费近 10 亿英镑,在澳大利亚在 65 岁以上老年人,每年跌倒的花费是 8300 万澳元,且花费有逐年增加的趋势,在澳大利亚新威尔士州 2006—2007 年花费是 1998-1999 年的 2.5 倍。

(4) 各种常见老年性致盲眼病与跌倒

① 白内障与跌倒:如上述,摔倒在老年人很常见,视功能损害,包括视力、视野、对比敏感度及立体视是老人摔倒重要的危险因素。而白内障是造成老年人视力损害最常见的眼病,因此 Harwood 等对白内障手术后有视功能改善,这是否能降低跌倒的发生率及进而改善身体状况进行了有益的研究。对 306 例白内障进行观察,154 例"早期"(1 个月内)手术,另 152 例"晚期"(13 个月后)手术作为对组,每 3 个月进行摔倒情况观察,6 个月全身状况的观察,以区别早期手术组与晚期手术对照组摔倒率的区别及视功能及全身状况差别。全部患者进行视力检查,对比敏感度,立体视及视野检查。并进行各种问卷调查:健康状况,认知功能,活动,焦虑与抑郁,视力残疾及全面生存质量等调查问卷或量表。结果表明,在 12 个月追踪观察中发现白内障手术组与未做白内障手术的对照组比较,跌倒下降了 34%,跌倒后骨折危险性也明显下降。另外,视功能,活动,信心,及生存质量都得到提高,焦虑与抑郁等心理障碍也得到了改善。Hodge 等报告,对等待≤6 周与等待≥6 个月的白内障手术效果的比较发现,手术等待超过 6 个月的白内障患者比 6 周内患者,视力损害更加严重,生存质量下降更为显著,跌倒发生率增加。

② 青光眼与跌倒:Black 等报告 75 例青光眼患者平均年龄 73.9±5.7 岁,经过 1 年每月跌倒观察,视功能检查包括高对比度视力,对比敏感度及 Humphery 视野检查。在 1 年追踪观察期间,有 31 例(44%)至少有 1 次跌倒,有 22 例(31%)由跌倒造成外伤。严重的视觉损

害与跌倒率的增加明显相关,经过统计学多元变量分析,视野下部较严重缺损与较高的跌倒率明显相关,*RR*(相对危险度)=1.57;95% 与造成外伤摔倒相关,*RR*=1.80。另外 Black 等另外一个研究报告发现在开角型青光眼下方视野较严重的缺损或视网膜神经纤维层变薄与降低患者体位的稳定性,而体位的不稳定是青光眼患者跌倒的危险因素。因此从上述两项研究报告中的结果,Black 等认为患青光眼的老年人常有严重的视功能损害,下方视野缺损是造成青光眼患者发生跌倒或跌后外伤的重要的危险因素。Freeman 等报告对 2375 例 20 个月中跌倒追踪观察中发现视野缺损可明显增加跌倒的危险性,*OR*= 1.08。Lamoureux(2008)报告青光眼发生跌倒的危险性可高达 4 倍以上(*OR*=4.2;95%*CI* 1.2~12.3)。

③ 年龄相关性黄斑变性:年龄相关性黄斑变性常有大的中心暗点,严重影响中心视力,且有 2/3 患者被发现有视动(visuomotor)和平衡缺陷,导致反应迟钝和增加跌倒的风险(Radvay 等)。Szabo 等报告,115 例(年龄≥75 岁)渗出型 AMD,与另外无 AMD 对照组,应用短表生理简要评估(short-form physiological profile assessment,PPA)进行的跌倒观察,结果发现在 AMD 组平均跌倒危险指数得分显著大于无 AMD 对照组,OR=1.21,P<0.001。

2. 防止老年低视力患者的跌倒

(1) 家居危害造成跌倒危险因素的干预:大多数家庭包含潜在危险,约有 50%~60% 老年人在家中或家庭外附近的周边环境有跌倒或拌倒的发生,针对这些观察,对家庭的安全评估和家庭环境的调整的各种建议是预防跌倒重要的组成部分。老年人应与专业人员一起对居家安全进行评价,提出改善家庭环境的措施。室内的家具,尤其是床、桌、椅的高度和摆放位置应合理,移走家中对行走造成障碍的物体,保持地面平坦没有障碍物,在楼梯、走廊、卫生间安装把手,室内光线应均匀、柔和、避免闪烁。而对于室外的环境安全则要求公共设施的建设应考虑老年人群的生理特点,尤其是道路的防滑性能要强,经常修缮,使人行道平坦,尽量减少室外环境因素对老年人日常活动的不利影响(表 11-9)。

表 11-9　环境的改变可降低跌倒的风险性

地板	1. 避免磨光及弄湿的地板
	2. 应用防滑表面的地板
	3. 应用防滑地板蜡
	4. 避免用厚或有图案的地毯
	5. 推荐在地毯边缘部使用双面胶带
墙壁	添加墙壁上扶手,特别在浴室,门厅,楼梯的墙壁上,扶手高度合适,应为圆形,色彩对比鲜明
照明	1. 照明强度应增加 2~3 倍,特别在浴室及楼梯处
	2. 应用全光谱荧光灯
	3. 为了安全应按装夜间照明灯和床头灯
	4. 按容易找到的开关(易于发现,对比鲜明的颜色,压力敏感)
	5. 按自动开启计时器
	6. 使用塑料遮阳窗帘避免眩光
桌子	1. 桌子要稳固
	2. 用防滑台面的桌子
	3. 避免应用玻璃面或镜面的桌子
椅子	1. 高度适合于使用者的身量
	2. 桌子扶手高度合适,双脚可成 90°,稳定在地面上
	3. 扶手要合适,离座位约 18cm
	4. 椅子要坚固

续表

浴室	1. 应用牢固固定的扶手
	2. 应用乙烯基材料,色彩对比鲜明及固定牢固的可调节的马桶
	3. 在浴缸或淋浴使用防滑条
	4. 安装皂液器
	5. 安手持淋浴软管
床	1 高度要合适
	2. 如果有滑轮应锁住或用无滑轮的固定床腿
楼梯	1. 添加滑轨装置
	2. 楼梯面防滑
	3. 楼梯边缘处要有标记
	4. 滑轮磨损要及时更换

(2) 对患者本人跌倒危险因素的干预:对跌倒老人进行全面的视功能及眼科检查,可以了解患者视力损害对患者跌倒的影响,及如何采取干预措施。Jack 等报告对老年科≥65 岁急性内科疾病住院患者 200 例进行视力检查,101 例(50.1%)患者有视力损害,如可矫正的屈光不正患者为 40%,白内障为 37%,黄斑变性 14%,在此 101 例患者中有 79% 能恢复视力,因此,通过视力得到提高,高达 30%~40% 跌倒率可明显下降。Lord 也认为许多老年人视力损害常常是可以矫正的,因此对老人视力损害造成跌倒的简单的干预措施是:对患者作常规的眼科检查,佩戴矫正眼镜,白内障手术,及清除家庭及公共场所对老人有潜在跌倒的各种危险因素。Lord 等指出多焦点(双,三焦点及渐进性)眼镜由于焦距可变,所以在日常生活中,如驾驶、购物、烹饪及阅读等都很方便,但对老年人会显著增加跌倒的风险,因为戴用多焦眼镜是通过下方镜片看周围环境,多焦点眼镜下方镜片焦距为 0.6 米,如观察和分辨地面障碍物,下方视野模糊,在此关键性距离(1.5~2.0 米)视功能如对比度与深度感受到了损害。例如老年人戴多焦点眼镜比单焦眼镜跌倒超过 2 倍,OR=2.29。另外戴多焦点眼镜患者更易于跌倒,OR=2.79,在家门外行走 OR=2.25,及上或下楼梯($P<0.01$)。因此 Lord 建议老年人戴单焦眼镜更为安全。

视觉在神经系统与环境之间信息的变化来维持身体的平衡起到了重要的作用,由于患者对比敏感度及立体视(深度感)差,可影响老年人体位平衡,跌倒危险性增加。Temper 指出,老年人的重要日常生活中的活动—上下台阶或楼梯中,视力是防止跌倒的重要因素。Temper 提出了"楼梯行为模式(Stair Behavior Model)",在此模式中,在不同的阶段需要视觉的输入,包括感觉系统开始概念性扫描,发现危险,选择路线,脚部位置的视觉感知,及不间断的监测扫描。如果上述过程出现间断,则个体跌倒的危险性会增加。同时 Temper 曾报告,大多数楼梯意外事故发生于楼梯的顶部及底部 3 层,这可能与视觉输入有关。

视力损害是老人跌倒的重要因素,但不是唯一因素,因此预防跌倒的干预措施应该是多方面的,如改善肌肉力量、活动性、灵活性、和协调的活动,及身体平衡可以减少跌倒的风险。另外应合理用药,减少老年人服用安定,镇静剂。跌倒所致伤害中最大的是髋部骨折,尤其对骨质疏松者危害更大,应该对这些老年人,特别是女性予以补充维生素 D,及钙制剂。此外,要进行摔倒的健康教育及宣传。

总之,视功能损害,不仅仅包括视力,尚有视野、对比敏度度及立体视等是老年人发生跌倒并可造成严重后果的重要因素,但大多数患者,都有包括未加矫正屈光不正及白内障在内的可治疗的眼病,因此通过系统全面的眼科检查,矫正屈光不正及眼病治疗可使视力损害得到改善,并能明显降低老年人跌倒的风险。

五、老年低视力患者生存质量

(一) 概述

关于老年低视力患者的生存质量主要有两个因素要考虑,一是老年,二是低视力或是视功能的降低,两者都会影响患者的生存质量。因为随着年龄增长,全身疾病也随之增加,可对老人生存质量产生明显影响(本章将单独讲述老年低视力患者伴随其他疾病对其生存质量的影响),另外是低视力或视功能降低对生存质量的影响。因此,在对老人视功能降低对生存质量影响或评估时,可应用客观的视功能指标:如视力、视野及对比敏感度等。

上述客观指标是定量的,在眼科临床、实验及康复中应用十分广泛,是评价治疗效果,改进治疗方法的重要和必须的手段。虽然如此,从患者生存质量而言,上述指标仍显不足,因为患者的生存质量,多为自我感受,对于上述客观指标兴趣不大,例如视力为 0.2,是输入(input),而输出(output)即 0.2 的视力能做些什么? 数字 0.2 不能告诉患者,甚或医师也不知它能做些什么。因此在视功能客观视力指标的基础上,加上患者的主观感受,即各种生存质量调查问卷或量表的应用,才能更全面的评估患者的生存质量。另外调查问卷的应用应该包括康复前及康复后生存质量的改变,这样才能真正全面的了解低视力患者的生存质量。由于在我国,甚至在发达国家老年低视力患者获得康复的数量不是很多,所以通过针对并适合于低视力患者的生存质量量表,才能了解患者在康复前后生存质量的改变,并能与无视力损害者相比较,这样便可更加全面的了解低视力患者的生存质量。

Raasch 等(1997)指出需要有一种对低视力康复结果的测量或评估方法,可以说服他人在保健计划如何处理低视力的评估问题,因而可改进低视力服务,加大低视力服务的资金。无论从个人、公共卫生及社区等各种方面,视力降低都是有重大意义的,例如:增加教育开支,患者失去生产力及个人收入减少等。相对于低视力的治疗花费而言,如能对其提供康复服务则花费是比较低的。对常规低视力造成后果的评估已获得了"成功",这种评估或测量包括有:远视力(Temel 等,1991),近视力(De-Zheng 等,1995;Leat 等,1990),阅读速度与持续时间(Nilsson 等,1986)及阅读理解力与流畅等(Kalloniatis 等,1990)。而这种"成功"常与视觉康复有关,例如患者能通过一种设备或助视器帮助解决某一种或许多种视觉方面的问题(Fonda,1956 及 Silver,1976)。某些研究在患者低视力康复前及后,检查患者某些简单的视觉工作,如确认纸币,识别钟点等,但这种康复结果可因不同的评估者而有不同。因此更详尽的、主观的生存质量问卷调查问世了。这种量表的目的是确认并量化视力损害对日常生活的影响,例如自我照顾,定向与行走及独立等。所以如 Parrish(1996),及 Ellwein 等(1995)所指出的那样,我们应该认识到,患者对生物医学指标改善并无兴趣,更感兴趣的是如何处理影响他们生存质量的问题,生存质量调查问卷也应该以此为出发点。

(二) 老年低视力患者生存质量的评估

低视力患者较为常用功能性视力评估工具是"低视力生存质量调查问卷(low vision quality-of-life questionnaire,LVQoL)",此问卷也比较适合于康复前后的低视力患者。

表 11-10　低视力生存质量调查问卷

远视力、行走与照明			等级			
您有哪些问题	无	中度		重度		
综合视力	5	3	2	1	X	n/a
眼部疲劳(例如只能短时间工作)	5	3	2	1	X	n/a
在室内夜晚视力	5	3	2	1	X	n/a
需要适量的照明才能看清	5	3	2	1	X	n/a
有眩光:因车灯及日光引起耀眼	5	3	2	1	X	n/a
看路标	5	3	2	1	X	n/a
看电视(看清图像)	5	3	2	1	X	n/a
看移动目标(例如看清路上的车)	5	3	2	1	X	n/a
判断深度与距离(例如伸手拿杯子)	5	3	2	1	X	n/a
看台阶与路边	5	3	2	1	X	n/a
由于视力关系,在户外活动(在不平坦的人行道)	5	3	2	1	X	n/a
由于视力关系,在交通来往时穿过马路	5	3	2	1	X	n/a
调整						
由于您的视力问题,您是否:	无	中度		重度		
生活中不愉快	5	3	2	1	X	n/a
由于不能做某些工作而灰心	5	3	2	1	X	n/a
访问友人或亲属而受到限制	5	3	2	1	X	n/a
	好				很差	无解释
是否对你眼病做过解释	5	4	3	2	1	X
阅读和精细工作						
用阅读助视器/眼镜,如应用,有何问题?	无	中度		重度		
阅读大字体(新闻标题)	5	4	2	1	X	n/a
阅读报刊或书刊	5	4	2	1	X	n/a
阅读标签(药品说明)	5	4	2	1	X	n/a
阅读信函	5	4	2	1	X	n/a
应用工具(针或刀)	5	4	2	1	X	n/a
日常生活和活动						
用阅读助视器/眼镜,如应用,有何问题?	无	中度		重度		
看时间	5	4	2	1	X	n/a
书写(支票或卡)	5	4	2	1	X	n/a
阅读自己的手迹	5	4	2	1	X	n/a
每日活动(家务劳动)	5	4	2	1	X	n/a

　　患者回答问题采取5个等级记分法(无困难为5,非常困难为1),另外患者在回答上述问题时,同意者画圈,由于视力原因不再从事某项工作则在X上画圈,如不做某项工作是由于非视力原因可在n/a上画圈。

　　LVQoL共有25个项目,总分从0分(低生存质量)到125分(高生存质量)

除上述"低视力生存质量调查问卷(low vision quality-of-life questionnaire,LVQoL)"常用于低视力患者功能性视力评估或生存质量评估外,常用的评估问卷或量表尚有:美国眼科研究所视功能调查问卷(national eye institute visual function questionnaire,NEI-VFQ),日常生活视力量表(activities of daily vision scale,ADVS),视功能指数(VF-14),及视觉活动调查问卷(visual activities questionnaire,VAQ)等。

在低视力保健及康复过程中,功能性视力评估可由各种不同专业人员来完成,同时根据评估结果可以让低视力患者能有效的更充分地参与日常活动,提高康复效果,改善生存质量。

六、我国老年低视力患者的康复需求

(一)全国老人低视力患者总的康复需求

根据 1987 年全国残疾人抽样调查,我国老年视力残疾的康复需求(表 11-11)。

表 11-11 各级视力残疾(包括综合)康复需求情况

康复需求	视力残疾 人数(%)	一级盲 人数(%)	二级盲 人数(%)	一级低视力 人数(%)	二级低视力 人教(%)
医院治疗	10 578(66.44)	2273(14.27)	1718(10.79)	1632(10.25)	4955(31.12)
家庭康复	3415(21.45)	1598(10.04)	382(2.40)	347(2.18)	1088(6.83)
职业训练	338(2.12)	263(1.65)	27(0.17)	17(0.11)	31(0.19)
助视器	931(5.78)	66(0.41)	68(0.43)	105(0.66)	682(4.82)
其他	671(4.21)	381(2.39)	50(0.31)	61(0.38)	179(1.12)
总计	15 932(100)	4581(28.77)	2245(14.10)	2162(13.58)	6935(43.55)

从上表可以看出在视力残疾的全部 15 923 名患者中,通过临床眼科传统治疗手段有可能恢复视力者占 66.44%,需要进行各种康复手段者约占 29.35%,情况不明者为 4.21%。

在各级视力残疾中需要助视器者仅占 5.78%,在盲患者中,一级盲有助视器需求者为 0.41%,二级盲为 0.43%,而一级及二级低视力患者对助视器的需求分别为 0.66% 及 4.82%。按当时视力残疾患病率为 1.01%,人口为 12 亿推算,我国共有 1200 万视力残疾患者,有助视器需求者推算约为 70 万人。

(二)北京市老人低视力患者总的康复需求

2006 年 4 月在我国进行了全国第 2 次残疾人抽样调查,北京市共计 1541 万常住人口,共抽样调查 74 795 人,调查抽样比为 4.85%。本次调查发现视力残疾 555 人,60 岁或以上老人为 409 人,占 73.69%。现将老人(60 岁或以上年龄)的主要康复需要列表(表 11-12)。

表 11-12 北京市 2006 年老人视力残疾调查的康复需求

主要康复需求	患者数(%)	主要康复需求	患者数(%)
医疗服务与救助	349(85.33)	康复训练与服务	56(13.70)
辅助器具	159(38.86)	无障碍设施	47(11.49)
生活服务	60(14.67)		

在老年组中最主要的需求是医疗服务占 85.33%,其次主要的康复需求是辅助工具占 38.86%,康复训练占 13.70%,而环境改善,如无障碍设施占 11.49%。

现将北京市三种主要致盲原因的视力残疾人的主要需求列表如下（表 11-13）。

表 11-13　三种主要致视力残疾患者的主要需求分布表

本人主要需求	* 白内障(%)	** 青光眼(%)	*** 视网膜 / 葡萄膜病变
医疗服务与救助	181(86.19)	56(82.35)	106(79.70)
辅助器具	83(39.52)	25(36.76)	47(35.34)
康复训练与服务	29(13.8)	7(10.29)	16(12.03)
教育费用补助与减免	2(0.95)	1(1.47)	5(3.76)
职业教育与培训	0	0	2(1.50)
就业安置或扶持	3(1.43)	3(4.41)	8(6.02)
贫困残疾人救助与扶持	86(40.95)	26(38.24)	44(33.08)
法律援助与服务	3(1.43)	1(1.47)	3(2.26)
无障碍设施	18(8.57)	9(13.24)	19(14.29)
信息无障碍	6(2.86)	0	7(5.26)
生活服务	27(12.86)	8(11.76)	20(15.04)
文化服务	4(1.90)	1(1.47)	7(5.26)
其他	1(0.48)	0	3(2.26)
不选择	8(3.81)	2(2.94)	14(10.53)

白内障：第 1 位致残原因，共 203 例，40~60 岁或以上者为 209 例，占 99.5%。

视网膜 / 葡萄膜病变：第 2 位致残原因，共 133 例，40~60 岁或以上者为 128 例，占 96.2%。

青光眼：第 3 位致残原因，共 68 例，40~60 岁或以上者为 67 例，占 98.5%。

在以上主要致视力残疾的病因中，需要医院治疗者占 79.7%~86.19%，需要辅助工具，康复训练及无障碍设施者，均在 60% 以上，例如在白内障为 61.89%，青光眼为 60.29%，视网膜 / 葡萄膜病变为 61.66%。

七、老年低视力患者的处理

(一) 老年低视力患者的检查

低视力门诊医生对老年低视力患者的态度要和蔼可亲，应耐心听取患者的叙述，尽量设法消除他们的疑虑。在检查以前应询问以下问题：

你要助视器准备做什么？

你从前用过助视器吗？是哪一种或哪几种？

这些助视器对你有什么帮助？哪一个眼是你的好眼？

低视力门诊医生如能较全面地了解患者的主要困难与需要，才能开出一个较好的助视器处方。

1. 视力检查　首先做远视力检查，距离为 5 米。如果患者视力较差，可以在 2.5 米或 1 米进行远视力检查。并把在 2.5m 处测得的视力换算成标准距离 5m 视力，如果患者在 2.5m 处可以看到 0.1 或 0.2，则他的视力应是 0.05(0.1×2.5/5) 或 0.1(0.2×2.5/5)，余可类推。在近些距离查视力的优点是，首先适合于视力严重损害患者，另外由于国际标准远视力 0.1 只有一个 "E" 字，容易被患者猜出来，0.1 与 0.2 视力中不仅字标或视标少(仅 1~2 个)，而且此两行视标相差一倍，即 0.1 行的 "E" 字比 0.2 行大一倍，缺少 0.1 与 0.2 之间的视力。如果在近距离检查可以克服上述缺点。由于患者离视力表距离近,所测之视力比在5米处测试力"更高"一些,对患者也能起到鼓励作用。

测近视力时应考虑加适当的老视镜(+1~+3D 或 +4D),并记录下测试距离。很多老年低视力患者(近视患者除外),如不加正球镜片,常常看不到标准近视表的0.1,使我们无法估计患者近视力情况,即判定患者看不到0.1时,不知是由于眼病还是由于调节力改变所致。

2. 尚有其他许多眼科检查,请见本书第二章,在此不赘述。

(二)老年低视力患者的处理

1. 远视力的矫正 任何低视力患者都应仔细检查屈光情况,以求通过普通眼镜提高其远视力。常常需要进行检影验光,因为视力损害严重,例如低于0.02的患者;显然验光常得不出结果。如果瞳孔太小或有白内障的患者,应使用角膜曲度计(keratometer)进行检查。如果视力低于0.1,则低于2.00D的散光可以忽略不计,一般在这种情况下,低于2.00D的散光不能提高患者的视力。反之,如果散光在2.00D或以上,应该给予矫正。

若有进展但发展缓慢的眼病,如许多老年性白内障、青光眼等,如配镜可有较明显的远视力提高,应予以矫正。但对进展迅速的眼病,如老年性黄斑变性进展期,除患者强烈要求外,一般暂不予配镜。

2. 助视器的应用

(1)远用助视器:最常用的是眼镜式双眼或手持单筒及卡式单筒可调焦式望远镜,放大倍数多在2×~4×,望远镜可为伽利略或开普勒式。Iovie-Kitchin 等报告,在整个低视力门诊中,用望远镜远用助视器占全部低视力患者的15.4%,年龄在60岁以上者占6.6%,80~94岁者占2.3%,说明老年人比年轻人较少使用远用助视器。

我们曾对连续的77例65岁或以上初诊老年低视力患者进行过分析报道,其中有18例,占23%,配用2.5×远用望远镜助视器,远远超过国外的统计数字,估计是由于在这些老年低视力患者中,最主要的病因不像国外是老年黄斑变性,而是高度近视,共计32例,约占42%,由于远视力较差,故多愿提高远视力之故。我门诊老年低视力患者通过佩戴远用望远镜(2.5×)助视器,提高视力情况如表10-10。

一般情况下,远用望远镜助视器仅适合于间断性的短时间使用,它是低视力患者唯一可用的远用助视器。它的最主要的缺点是视野缩小。我门诊常用的2.5×伽利略式望远镜视野为8°~9°,一般望远镜视野多在12°以下。

一般低视力专家认为,如果视力在0.05或以下,应该使用4×~6×望远镜;如果视力在0.05以上时,可以使用2×~3×望远镜。

(2)近用助视器:近用助视器种类较多,常用的有普通眼镜助视器、手持放大镜、立式放大镜、近用望远镜等,较少应用的有闭路电视助视器。

Lovie—Kitchin 等分析,最常用的是手持放大镜,其次是立式放大镜及眼镜。在低视力门诊中,配近用助视器的患者占全部患者的61.5%,而60岁以上者占73.3%。Robbin 对100例80岁以上的老人低视力患者分析,其中86%配近用助视器。

我们对77例65岁老年低视力患者的观察中发现,配近用助视器计32例,占42%,其中主要是普通眼镜助视器,绝大多数的屈光度数在+6~+20D,即放大1.5×~5×。全部32例患者中,仅1例近视力为0.3,余均在0.5或以上,即可达到阅读一般书刊的能力。

3. 老年低视力患者处理时应注意的事项

(1)全面了解老年患者的健康情况,尤应注意有无神经系统疾患、关节炎等,这些都可能影响他们对助视器的使用,尤其是手持助视器。

(2) 除了对眼病作出正确的诊断以外,更应注意视野的改变,因视野损害比视力损害对使用助视器的困难更大。

(3) 了解患者阅读能力如何很重要,因为许多老年人退休后阅读变得更为重要,如阅读能力受到严重影响,则使退休生活更加单调、枯燥。

(4) 室内外独立活动能力如何,即不依靠其他人生活能力如何,这与患者以后的康复关系极为密切。

(5) 习惯与爱好情况,因为在老年人,尤其退休以后,业余爱好成为他们生活中的主要内容,老年人的习惯很难改变。低视力门诊医生须根据这些情况考虑助视器的应用及康复问题。

(6) 患者对医生的期望与要求。

八、老年低视力患者生活方面的康复训练

(一) 患者日常生活方面的康复

主要是由职业治疗师(occupational therapist)来完成。首先要会见患者,最好有家属陪同,使患者家属也能了解患者的需要与如何训练,在患者离开低视力门诊或康复中心以后,家属常可在家中帮助患者进行训练。

1. 使用电话 电话是人们互相联系的主要工具,老人活动较少,因而电话保持与外界联系是很重要的手段,例如某种严重疾病的突发,意外情况的出现,紧急告知亲友或急救单位,电话将起关键作用。一般低视力患者都用触摸式大字电话数码(电话数码上有放大装置,此为光学助视器),或用一大字体的常用或紧急使用电话号码本(非光学助视器)。

2. 写字 一般的笔记本或纸常是"空白"的,也有印有横格,但颜色都比较浅,不适合于低视力患者的使用。低视力患者所用的横格纸,横格线条要粗且黑,与白纸的对比度要清楚。也可以在一个木板上有许多均匀横排的黑色粗的有弹性的线,白纸放其下,可沿着横线一行一行的写字,此工具叫 Milaed 写字板。

3. 录音带或大字印刷品 可以向视残患者所设立的图书馆借阅各种书刊的录音带及大字印刷品。

4. 钱币的辨认 纸币可以根据大小辨认它的面值,有一种塑料制成的纸币辨认器,更容易帮助患者辨认纸币的大小及面值。硬币可根据大小、厚薄、形状、边缘部的刻纹加以辨认。

5. 厨房及家用电器的使用 除职业治疗师指导使用方法外,尚须向患者讲解安全知识。煤气或烤炉的开关都要有凸起标志,或大字标明比较醒目。

6. 药物的使用 许多老年低视力患者要经常或每天服药,为避免服错药,需职业治疗师帮助安排,如糖尿病患者每天注射胰岛素,可用带刻度立式放大镜的注射器。

7. 缝纫及编织 职业治疗师应帮助患者使用穿线器,缝纫机及在使用胸挂式放大镜下编织毛衣等。

8. 业余活动 用大字扑克牌,各种特制的棋类,带声响的球及钓鱼竿为患者应用。

家庭访视:职业治疗师要定期或不定期到患者家中访视,主要目的是了解及观察低视力患者的家庭环境及在康复中心接受训练的效果,在日常生活中如何利用残余视力,有何困难,及时发现并帮助解决。

9. 患者在家庭院落中或出门经常走的路,地面是否平整,道路是否太滑,有无危险的障碍物,有无台阶及斜坡等。

10. 室内及走廊照明如何,室内的家具及物件安排是否整齐、简单,地面是否太滑,地面与墙壁、桌面与桌上物品对比是否清楚。也要注意家具表面、镜子反光情况,避免产生眩光。注意电器插头、开关,有无触电危险。

11. 厨房及洗手间 能否自己烧水、做饭,自行使用各种厨房用具,包括刀等锐利工具有无困难。开关燃气有无困难。浴室中有无防滑设施等。

12. 自我照顾能力 如个人卫生、整理头发,刮胡须,剪指甲,面部简单化妆,洗熨衣服,辨认各种衣服、鞋袜能力及配套等。

(二) 定向及行走康复训练(详见本书第七章 视力残疾人的定向行走训练)

(孙葆忱)

第十二章 视力残疾人的定向行走训练

定向（orientation）是指个体运用感觉信息确定自己在环境中的位置以及确认自己与其他物体之间关系、物体与物体之间关系的心理过程，行走（mobility）是个体在定向的基础上依靠下肢在环境中空间位置的变化移动即从一个地方移动到另一个地方。定向通常与行走密切相关，因为定向的目的除了环境学习和空间认知之外，其主要目的即为行走服务，定向是行走的前提，是行走方向性、正确性的根本保证，没有定向的行走是典型的"瞎撞"，所以，定向也为行走服务；但是如果没有行走，定向再精确，个体也不能到达目的地，所以，行走也通常是定向的目的，二者相辅相成。

一、定向行走的理论基础

（一）视力残疾对个体定向行走发展的影响

明眼人正常情况下都以视觉为主进行定向定位，物体在视野中位置不同，相应地在个体视网膜上视像的位置也不相同，个体通常转眼、转头、转身，把视线对准物体，以便在视网膜上形成更清晰的图像，使得个体能够准确地判断自己在所处的环境中的位置。视觉在区分形状、大小、高低、远近、宽窄、长短、明暗及色彩等方面与其他感觉相比具有绝对的优势，明眼儿童都不自觉地通过眼球眼肌的运动形成形状知觉，通过视像和中间物重叠、空气透视、线条透视、明暗和阴影、运动视差、晶状体调节、视轴复合等形成大小和距离知觉，通过双眼视差的立体知觉和视像位置的不同所形成的方位知觉等进行定向与定位。视力残疾的个体由于视觉障碍，严重影响个体获得环境空间的触觉以外的信息，个体无法了解环境，无法迅速地将自己与所处的环境建立暂时神经联系，从而构成个体的定向障碍，使个体丧失了行走的最基本的条件。

视觉在促使婴儿动头、抬头、抬胸等动作的发展过程中起了决定性的作用：婴儿出于好奇与探究试图看得更多，使视野更广阔从而本能地抬头、抬胸，进而促进个体全身肌肉的发展，学会翻身、坐、爬行、站立、行走。在婴儿学习爬行的过程中，视觉的诱导作用也是不可低估的，家长总是在孩子的前面或以色彩鲜艳的玩具或以鼓励性动作如张开双臂作欲抱之势或以鼓励性语言加动作诱导儿童向前爬；在爬行的过程中视觉的反馈作用也不可忽视，婴儿通过视觉学习、判断身体与物体之间的空间关系，通过获得的空间信息调控手脚的力度、体验空间位置的变化等，为行走奠定了基础。受视力残疾的影响，视力残疾儿童与普通儿童相比不仅获得行走能力的时间要晚（普通儿童学会独立行走平均约为 14 个月，而视力残疾儿童平均约为 25 个月），而且顺利行走的能力与水平也要差得多。

视力残疾使个体在许多方面受到限制，其中以三个方面最为严重：一是个体一定活动范围和诸多种类概念获得的限制，二是个体顺利行走能力的限制，三是个体对环境的控制和自我与环境联系能力的限制。其中有两个半与定向行走相关，由此足以说明视力残疾对个体定向行走的影响有多大！

（二）视力残疾人对定向行走的需要

人不是孤立的人，而是处在一定社会生产关系下具体的人，个体的社会化不仅是个体内部的需要，同时也是社会的客观需要；个体只有通过和其他个体或群体的反复接触，才有可能学会或内化社会认可的知识、行为、价值观、信仰、习惯。教育是在人际交往中产生的，其目的就是要造就一定的社会成员，把人类由生物的个体变为社会的成员，也就是使个体获得参与社会生活的品德和能力，担负起一定的社会职能。很难想象，一个失去了独立生活最基本能力之一——行走的个体怎么与社会其他个体或群体反复接触，"裹足不前"、"足不出户"的个体还谈得上什么全面发展、平等参与社会生活，因此学会像普通人那样顺利地行走是视力残疾人生存的最基本条件和最基本的人权。因为行走的基础是定向，影响视力残疾人顺利行走的根本原因之一也是定向，所以定向行走是视力残疾人的最基本的特殊需要之一。

行走对促进个体的发展意义极大：它可以发展个体的动作，使动作具有灵活性；可以扩大个体认知的范围，使他们不但能主动地接触物体，而且还能从各个方面来认识物体；为空间知觉、为初步思维活动的形成准备条件；为有目的的活动准备条件；发展个体的独立性。而对视力残疾个体而言，独立行走还具有特别的意义：促进个体自我概念和其他概念的形成与发展；拓展个体活动范围及认知的广度和深度，使个体获得更多的信息；形成个体的自尊与自信心；促进个体身体各方面功能的发育、发展，强化身体的不同意改功能，提高运动能力和身体素质；为个体创造更多的社会交往机会，促进个体的社会学习，丰富个体的社会阅历，提高个体适应社会生活的能力；为个体将来创造更多的就业机会；促进并改进个体的日常生活技能，提高生活质量。此外，定向行走对视力残疾儿童实现自身的人生价值也意义重大：只有自己能够走向社会、融入社会，才能奉献社会。

（三）非视觉途径获得定向行走能力的可行性理论分析

视力残疾人定向行走的关键在于能否通过其他感知途径获得定向信息、培养个体的定向能力。有研究表明，个体可以通过听觉学习定向：通过对到达两耳声音强度的差别以及声音到达两耳时间上的差别进行声源的定向和定位，大脑可以将声音与具体事物建立暂时神经联系，个体即可通过听觉进行定向。根据多普勒效应（Doppler Effect）的原理，当某一物体发出同样的声响时，距离近则响，反之则小，所以个体可以通过声音的大小来判断远近；根据双耳时间的相位差，可以判断声音的方向；通过转动身体或头部，如所谓的"侧耳细听"，可以使双耳的距离差和时间差不断变化，以便更精确地判断声音的方向和位置。受意识能动作用的支配，个体通常将所听到的声音与具体的事物建立神经联系，通过记住不同事物不同环境下的声音、注意各种声音的回声等协助个体准确定向。由于经常使用听觉，提高了个体听觉灵敏度和听觉定向能力。

个体还可以通过触摸觉进行定向。通过触摸觉，个体可以获得物体的温度、硬度、大小、质地、形状、重量、弹性、光滑度、轮廓等物理属性的信息，判断是什么，再根据自己已有知识经验和实践经验，判断自己所处的环境，从而进行定向。个体有时还会利用冷温觉及其派生的冷辐射和热辐射觉通过面部和头皮温度的变化来获得定向信息。此外，个体还可以通过嗅觉、平衡觉、运动觉等获得信息。

从外界客观条件来看,客观世界中存在许多不一定非由视觉来感知的定向信息,视力残疾者可以依靠听觉、触觉、嗅觉、平衡觉、运动觉等感知路标、线索、室内外编码系统、度量、罗盘、心理地图等定向信息;视力残疾者还可以借助别人的帮助与指导来迅速准确地定向,在人与人互动的社会化过程中,明眼人的帮助与指导是视力残疾人定向的又一条重要捷径;现代科学技术也为视力残疾儿童学习定向提供了许多便利的条件,如各种电子助行器、导盲犬等都有助于视残者学习定向。

由于缺乏视觉诱导刺激,视力残疾儿童颈部肌肉发育发展缓慢,从而影响了个体身体其他部分肌肉的发育发展,加上缺少视觉的模仿学习和调节反馈,导致视力残疾儿童行走的能力与普通儿童相比发生得晚些、发展得慢些、水平也差些,而且普遍存在灵活性差、速度慢、行走姿势欠佳、有的呈病态步态等问题。但随着个体年龄的增大、生活经验的不断丰富、定向经验的不断积累,不经过任何专门训练的个体要做到独立行走还是可以的,只是在安全性、有效性、自如性等方面没有确切保证。

实践证明,如果对视力残疾儿童进行专门的定向行走训练,会使个体的定向行走的潜力得到充分的发挥,使个体无论是在熟悉的环境里还是在陌生的环境中都能安全、自如、独立、有效、自然地行走。

(四) 视力残疾儿童定向行走能力获得的方法论

早在有盲教育之前,英国的兄弟协会组织曾尝试教视力残疾人定向行走,说明定向行走训练很早就引起了人们的关注。第二次世界大战以后,美国等西方国家将定向行走作为视力残疾人康复的内容之一,并作为一门课程在盲校开设,时至今日已经发展成为一门独立的学科。世界各国都将定向行走作为补偿视觉缺陷的重要内容而予以特别的重视,并在如何教定向行走方面探索到了一系列的方法。

定向行走训练的内容和方法包括感觉训练、概念教学、行走前训练和行走技巧教学等:通过训练个体的听觉、触觉、嗅觉、平衡觉、运动觉等以提高其感受性,在各种物体与其各种属性之间建立联系,以达到使个体可以通过听觉、触觉、嗅觉、平衡觉、运动觉进行定向的目的;通过概念教学使个体掌握一些与定向行走相关的身体、动作、方位、距离等概念,为定向训练和行走技巧教学奠定基础;通过对个体进行平衡能力、姿势、步态、应急与避险、心理素质等行走前训练,为个体独立、安全、自然行走奠定基础;通过随行技巧、独行技巧、盲杖技巧的教学,使个体真正实现无论是在熟悉的环境里还是在陌生的环境中都能安全、自如、独立、有效、自然地行走。上述各种训练主要是充分依靠视力残疾人其他感知觉的代偿作用,通过机械记忆、动作模仿、建立条件反射、行为改变技术、行为塑造、操作学习、感觉运动学习等原理与方法来完成的。

二、定向行走的训练准备

(一) 概念准备

许多研究表明:视力残疾对人最大的影响之一就是正确概念的形成,视力残疾人在概念的掌握方面与普通人明显存在差距,而概念水平的发展严重制约了个体心理其他方面的发展。因为定向行走要涉及许多诸如身体、方位、动作、环境等方面的概念,如果视力残疾人不能正确掌握这些与定向行走有密切联系的基本概念,就很难做到准确地定向和安全地行走。因此,概念准备(concept development)是定向行走课程的基础部分,是视力残疾人学好定向行走的关键。

视力残疾儿童由于丧失了视觉这一远距离感知觉，从上述普通儿童认识物体的发展过程来看，每一步骤都受到极大的、甚至是致命性的影响：没有视觉的参与，个体无法观察物体的来龙去脉，物体总是"神秘而来"，又"神秘而去"，"来无踪，去无影"——物体客观存在性意识的发展受到影响；没有视觉的参与，听到的声音千变万化、所摸到的东西形状、大小、重量、温度、质地等变幻莫测——物体稳定性意识的发展受到影响；没有视觉的参与，受触觉感知信息量和水平的限制，个体很难分辨物体和物体之间的差异；没有视觉的参与，第一信号系统与第二信号系统之间常常脱节，个体语言和言语的发展受到影响；没有视觉的参与，个体有时很难把握事物的许多本质特征。

有研究表明视力残疾人如果不通过特别直观的手段在感知以下物体方面存在困难：颜色、二维空间（平面的信息如文字、照片）、光学艺术（如全息激光、焰火）、气状物体（如云、烟、雾）、太小的物体（如细菌、微生物）、太大的物体（如高楼大厦、树、大象）、太娇嫩的物体（如雪花）、太遥远的物体（如月亮、天空）、有伤于感觉器官的物体（如锋刃、黄蜂）等。另有研究表明，视力残疾人急需弥补的概念领域包括：身体、空间、环境。一般认为，视力残疾人定向行走涉及的概念包括：

1. 形体的构成　视力残疾人定向的一个主要方面是确定自己在环境中的位置以及自己与其他物体（或他人）之间的关系，因此掌握自身和他人形体的概念是学习定向行走的基础。

（1）自身形体的构成：人的身体外部形态是由头、颈、躯干、上肢和下肢五大部分所构成。

（2）他人形体的构成：他人形体的构成与自身形体的构成相同。

2. 自身形体的方位关系　形体的方位关系是指身体各个部分之间的相对位置，包括垂直方位、水平方位两个部分。

（1）垂直方位：是指身体从头到脚之间上、中、下的位置关系。

（2）水平方位：是指形体前、后、左、右、内外侧的位置关系。

3. 方向概念　方向概念是建立在"形体方位关系"内容基础之上进行的，方向通常以东、南、西、北为基本方向；以东南、西南、西北和东北为中间方向，这种方向是永恒的；其他常用简单方向为旁、侧、面向、背向；方向的概念在日后的定向行走中会经常用到。

4. 他人形体的方位　是指他人身体各个部分之间的相对位置关系。

5. 身体与物体之间的位置关系　当个体存在于任意一个空间时总是与其周围的环境产生一定的空间位置联系，个体只有通过了解自己与周围环境的位置关系才能进行定向判断和行走。

6. 物体与物体之间的位置关系。

7. 动作概念　动作是指身体的各种活动。懂得动作概念的目的在于了解身体各种动作的完成方法及姿势，为将来的行走教学奠定基础。因为动作概念是学习行走的基础，每一个行走的动作都离不开动作概念。动作概念包括举、抓、握、走、跑、跳、投、仰、抬、伸、踢、放、跨等。例如，举：手往上伸、往上托；抓：手指聚拢，使物体固定在手中。

8. 室外环境概念　室外环境是指室外各种设施的总称。主要包括：路、过道、墙、栅栏、花园、灌木、花、草、树、草坪、街道、胡同、巷、弄、桥、楼、平房、大厅、商店、电话亭、防火栓、邮政信箱、电线杆、过街天桥、过街地道、立交桥、公交车站、地铁等设施。有些概念所处的特殊环境可以记住其特点，以便今后定向时作线索或路标之用。

9. 距离概念距离　是指用公里、里、米、厘米、丈、尺、寸、步等计量单位表示物体空间的长度。理解距离概念可以用一根一米长的棍子或者绳子自己体会 1 米究竟有多长，也可以用一把可触摸的刻度尺,自己量出米、厘米、尺、寸、步、等距离,并量一量自己周围物体的长度。如桌子多长、出门到楼梯几步、门宽几尺等。

10. 量的概念　包括整个、一半、满、空、多、少、快、慢、深、浅、高、低等。

11. 地形概念　常见用来描写地形的几个概念:边、沿、拐角、斜坡、平坦、笔直、成排。地形的概念比较抽象,是定向行走中最常用的基本概念,后文的定向训练和行走教学中将用得比较普遍。

12. 地址及关系　包括中国、省、市、县、街、巷、乡、村、组、单位地址、家庭地址、单位与家庭位置关系等概念。

13. 时间概念　包括年、月、日、时、分、秒、星期、上午、中午、下午、今天、明天、昨天、后天、前天、过去、刚才、将来、过会儿等。

14. 复杂的空间概念　复杂的空间概念包括:顺时针、逆时针、与……交叉、平行、垂直、向前、倒置、在……之间、中心、两端、四面、对角、水平、倾斜、毗邻、紧靠、附近、并列、朝向等;复杂的空间概念是视力残疾人较高层次的空间想象,也是视力残疾人的弱项之一,但在定向行走中应用得十分广泛,因此视力残疾人必须重点掌握好它。

15. 交通知识及概念

(1) 行人交通知识。

(2) 道路:结构、定向注意事项。

(3) 人行道:位置、结构、注意事项等。

(4) 安全岛:位置、作用、注意事项等。

(5) 人行横道:意义、标志、位置、注意事项。

(6) 十字路口:常见的特点、判断方法、使用方法。

(7) 护栏:位置、形状、作用、定向注意事项。

(8) 盲道:作用、意义、行进砖、止步砖、使用注意事项。

(9) 过街天桥:作用、意义、结构及形状、使用注意事项。

(10) 过街地道:作用、意义、结构及形状、使用注意事项。

(11) 立交桥:作用、意义、结构及形状、使用注意事项。

(12) 公交车站:结构、位置、功能、利用方法。

(二) 感觉训练

行走的前提是定向,而定向的基础是感觉,因此对视力残疾人进行感觉训练(sensory training)是视力残疾人定向行走能力发展的客观需要,也是定向行走课程训练的基础。

1. 听觉训练　有研究表明,视力残疾人的听觉阈限与视力正常儿童无大差异,但一般人观察不到的声音,视力残疾人却能感知到,这是因为视力残疾人听觉感知有较集中的听觉注意力、有较强的听觉选择性、有较高的听觉记忆力。据许多生理学家和心理学家反复测试认为:从解剖生理方面来说,视力残疾人的听觉器官与正常人的并无明显的器质性变化,所不同的是视力残疾人的听觉器官被迫获得了更多的刺激机会,感觉功能得到了强化。他们能利用正常人忽视了的感觉经验和感觉线索充分发挥感觉的边缘作用,使感觉功能得到了延伸和拓宽。如视力残疾人利用回声频率估计房间大小,利用回声衰减度的大小辨别房间内堆放东西的多少,这正是视力残疾人充分利用听觉的结果。是对丧失视力的代偿和适应,也是视力残疾人自身生理条件和生活条件所决定的。视力残疾人走到墙壁和其他障碍物前会自动停下,称之为障碍觉。对此人们有多种解释,最令人信服的解释是:它是听功能的延伸。

虽然视力残疾人的听觉感受性比普通人高,但如果和视觉相比,听觉仍有三方面的局限性:对声音感受所产生的空间直觉不如视觉感受到的准确,特别是对方位和距离的辨别;听觉感知的声响在多数情况下没有延续性,一过即逝,不再重现,不如视觉对物体的形象可以反复观看;无法了解事物的形状、大小、颜色及动态形象,如闪电云涌等。因此,单凭听觉代替视觉,视力残疾人不能形成完整、准确的概念,只有把各种声音刺激转化成有意义的信息,他们才能更好地运用听觉去发展认知能力。

对视力残疾人定向行走而言,听觉是最为重要的远距离感觉,因此听觉训练在视力残疾人定向行走方面意义十分重大。

例如:

(1)风声定向的学习:风的简单知识;风向了解;风力与声音;不同物体在刮风时发出的声音不同。

(2)听觉注意的训练:听觉注意是视力残疾人听觉定向的首要能力;要注意善于捕捉各种声音。

(3)听觉选择的训练:训练视力残疾人在多种声音中选择出对定向行走有意义的声音,并排除无意义声音干扰的能力。

(4)听觉记忆的训练:在听觉注意、听觉选择的基础上,对有意义的声音加强记忆,只有对内容、性质、特点的记忆,才能不断地增长知识、提高识别环境和准确定向的能力。

(5)声音方向的训练:即利用听觉判断声音方向的能力,视力残疾人平时应该多利用听觉来判断各种声音的方向。

(6)声音距离的训练:即利用听觉判断声音距离的能力,结合声音方向的判断,视力残疾人即可学会利用听觉准确定位。

(7)音频与音强训练:了解声音有频率高低之分;了解音频在定向过程中有助于判断是谁或是什么;了解声音有强度高低之分;了解音强在定向过程中有助于判断方向与距离。

(8)回声的训练:了解什么是回声及回声产生的原因;懂得回声的规律;进行回声训练。

(9)混音与间歇音的训练。

(10)音影的训练。

2. 残余视力训练 发展残余视力对于低视力者全面地、深刻地认识事物及进一步学习知识、提高社会适应能力有相当大的作用。低视力专家指出:视觉技能包括固定、注视、追踪及调节集合等。正常儿童在看的过程中自然获得,而低视力者很难控制眼肌聚焦于某个物体之上,也很难从获得的模糊不清的或歪曲了的信息中形成有意义的视觉定向。所以他们不能光靠自己看,还要靠别人的帮助。他们必须通过有计划的训练,加大刺激量,使其接受到更多的刺激,才能形成并逐步完善这些视觉技巧。有关低视力专家已经在这个领域做了一些研究,提出了一些训练策略。

2006年全国残疾人抽样调查的数据表明:80%的视力残疾人或多或少地有一些残余视力,利用视觉这一安全、快捷、有效的感觉通道获取定向信息是非常有意义的。围绕定向行走进行的残余视力训练包括以下几个方面:

(1)视觉辨认颜色的训练:视觉辨认颜色主要辨认一些日常生活中最常见的颜色,如红色、黄色、蓝色、绿色、紫色、橙色、白色、黑色等。

① 了解颜色:包括日常生活中最常见的颜色如红色、黄色、蓝色、绿色、紫色、橙色、白色、黑色等。

② 了解室内各种常见物体的颜色：书、纸、桌子、各种玻璃、墙、门、楼道地面的颜色。

③ 了解室外各种常见物体的颜色：植物、树干、电线杆、砖路、水泥路、沥青路、宿舍楼、教学楼、各种出租车、一般卡车、一般公共汽车、汽车路牌、汽车站标志牌、街道标志牌、门牌号标志牌、家庭或单位附近一些标志性建筑物的颜色等。

④ 在日常生活中利用颜色进行定向。

(2) 视觉明暗的训练：

① 了解光线有明暗之分——视觉的明暗：由于物体各个面接受光线的角度和接近光源的远近不同，物体各个面上反映的明暗的程度则不同，受光部分明亮，背光部分则灰暗；

② 明暗有时会改变物体的颜色：太亮了发白，太暗了发黑；

③ 明暗与阴影的关系：光线被遮挡得越充分、完全、面积越大，阴影则越暗淡、色彩越不明显、越不利于视觉定向，因此在光线暗淡的地方仅靠视觉定向是不够的，要配合以其他感觉的定向；

④ 实践中利用明暗如何进行定向：斑驳的树影与水坑的辨别；斑驳的树影中对道路方向的判断；由室内到室外的适应以及从室外到室内的适应等。

(3) 视觉辨认门：门是视力残疾人最常用的定向参照物体，因此掌握有关门的知识并学会利用门进行定向是十分重要的。

① 了解门的知识：作用、一般位置、质地、形状；

② 了解门的结构：门框、门面、门把手、旋转轴、锁或锁扣、插销等（注意结合门的概念教学）；

③ 对门的定向：发现与到达、开启方向辨别、把手定向、锁及锁眼定向、插销定向；

④ 纱门、帘子等其他附属物的了解。

(4) 视觉辨认窗：与门一样，窗户在视力残疾人的定向里也是较为重要的参照物之一。

① 了解窗的有关知识：作用、一般位置、质地、形状；

② 了解窗的结构：窗框、窗面、窗插销、窗拉手；

③ 对窗的定向：发现与到达、开启方向辨别、拉手定向、插销定向；

④ 纱窗、窗帘等其他附属物的了解；

⑤ 注意利用窗对室内物体进行定向的方法即以窗户和门为参照物，了解其他物体大概所在的位置、到达的路径、其形状及明显的特点等。

(5) 视觉辨认家具：视力残疾人在家中通常通过辨别自己周围的家具而定向：床、床头柜、衣服柜、书桌、梳妆台、沙发、茶几、电视机柜、碗柜、餐桌、灶台、电冰箱、洗衣机、水池、便位；常见桌上物品的视觉定向与辨认；电器及其开关、盥洗用品的视觉定向与辨认。

(6) 视觉辨认餐桌：利用餐桌并能在餐桌上准确定向是视力残疾人应该学习的最基本的日常生活技能之一。熟悉餐桌及其附属用品（凳椅、碗筷、杯盘等）；准确定向餐桌、餐桌上餐具、食品、水杯等。

(7) 视觉判断道路：懂得行走过程中有时会遇到前方是否有道路的视觉难题，不知道前方是道路还是树影子或者是什么其他的东西，这时必须停下来，利用残余视力并结合其他感觉进行判断；可以根据是否有车辆移动、是否有行人进行判断。

(8) 视觉判断障碍物：在行走过程中，经常会碰到一些莫名其妙的障碍物，这就要求视力残疾人对这些障碍物事先有所了解，这些障碍物包括：邮筒、电话亭、汽车、自行车、三轮车、电线杆及其斜拉线、道路旁的树木及灌木。

(9) 视觉判断道路旁的亭子:道路旁边有的地方有一些亭子,比如交通岗亭、书报亭、零售货物亭、电话亭等,这些亭子是人们为了方便生活而设立的,但绝大多数当初设立时只考虑到了普通人的方便而没有考虑到对视力残疾者的不便甚至是障碍。因此视力残疾者知道了解这些亭子的存在与功用并利用它们对定向行走是很有意义的。

视力残疾者可以先了解各类亭子的功用,然后了解其常见的位置,再了解各类亭子的外观及色彩,最后再由近及远地进行定向辨别。

(10) 视觉判断围墙、篱笆、栅栏。

(11) 视觉判断道路旁的大型建筑:视觉判断商场、饭店、快餐馆、饮食店、银行、学校、邮局、电影院其他建筑物等。

(12) 视觉判断物体的运动:观察运动速度较慢的大物体、运动速度较慢的小物体、运动速度较快的大物体、运动速度较快的小物体、运动速度时慢时快的物体。

(13) 视觉判断物体的运动方向:向前;向后;向左;向右;向上;向下;相向(而来);相背(而去)、近大远小等。

(14) 视觉追随训练:懂得物体运动总是沿着一定轨道的行进,如人和车子的运动一般都在道路上运动;学会视觉追随物体并为定向服务:室内练习对有规律运动物体或光源的视觉追随(由慢到快)如人影的走动、追随手电光束的投影等;室内练习对无规律运动物体或光源的视觉追随(由慢到快);室外实地练习,要求要注意眼、头、身体的协调运动。

(15) 视觉浏览训练:物体总是相对运动和相对静止的,所以静中找动或动中找静相对而言较为容易些,因而视觉浏览与搜寻时利用相对静止和相对运动的原理较为方便;视觉浏览与搜寻的方法即短时间内用视觉寻找物体的方法,其具体步骤为:

① 先在头脑中确定要找什么;

② 要找的物体大概什么样子,建立表象;

③ 视觉浏览寻找与确认。

具体训练方法可以先在室内练习视觉浏览与搜寻,如找某个物体或找某个人等;再到室外练习视觉浏览与搜寻(运动的物体),如是否有车开过来或者开过去、开过来的公共汽车是几路、是否有人走过来或者走过去等。

3. 触觉训练　触觉是肤觉的一种,其感受器呈点状分布于全身,最敏感的部分是嘴唇、指尖、舌尖、手掌和脚掌。俄国著名生理学家谢切洛夫提出:手可以起到眼睛的一部分作用。对视力残疾人来说这一作用真是太有用了。视力残疾人“以手代目”,触觉成了视力残疾人重要的近距离感觉。通过触摸,视力残疾人来认识、区别和判断事物。在学习中,以手代目进行阅读;在日常生活中,凭触觉寻找所需的物品;在一定的环境中,还可利用触觉定向;在工作中,利用触觉进行各种劳动。

和视觉相比触觉也有多方面的局限性,如触觉感受空间的限制很大;触觉感知不完整;触摸速度慢;触摸需要主动性等。所以训练视力残疾人的触觉功能必须结合其他的感官训练,不能单独进行。

儿童的触觉发展是沿着从大到小、从粗糙到精细、从简单到复杂的过程进行的。在判断周围环境时视力残疾人常常借助于触觉来获得环境的信息,这客观上就要求视力残疾人在触觉判断环境信息方面有比较好的发展。从定向行走角度出发视力残疾人需要加强的触觉类训练主要包括形状、大小、质地等三个方面。

(1) 一般形状的辨认训练:通过触觉感知到的日常生活中的物品都是由一定形状所组成

的,形状的辨认能力对视力残疾人认识物体、通过物体进行定向十分重要。这方面的训练内容和知识点包括了解三角形、长方形、正方形、圆形等简单形状,视力残疾人应能列举出生活中常见上述各种形状并能利用其进行定向。由于物体不都是由简单的形状所组成,有的物体是由复杂形状所组成的,因此必须认识复杂的形状以及利用复杂形状定向,复杂形状包括菱形、梯形、多边形、球形、圆柱形、圆锥形等。

(2) 特殊形状的辨认训练:在指引导者行走路径时,会经常涉及一些特殊形状如 T 字路口、Y 字路口、L 形路程、W 形路程等特殊形状的物体。特殊形状包括 T 形、十字形、L 形、盒状、碗状、S 形、U 形、V 形、工字形、W 或 M 形、Y 形、五星形、心形、梅花形、碟状、麻点状等。

(3) 大小辨认训练:在大小概念基础之上,学会用手或脚来判断大小;懂得大小有时与定向有一定的关系:物体越大,越容易被感知到存在,但太大了反而不好全面感知;路标太大反而不容易被感知;物体大,其所占的空间就大,要绕过的路程就会远;感知对象太小也不易被感知;空间越大安全性越大;反之,碰撞的可能性越大。

(4) 软硬辨认:日常生活中的物体总有软硬之别,视力残疾人经常通过软硬获得环境的有关信息。

① 了解物体有软硬之别:如草地是松软的,墙面、水泥地面是坚硬的;常见的硬的物体有水泥地、墙壁、木头家具、金属制品等;常见的软的物体:衣服、泥土、纸制品、草地等。

② 将软硬物体与环境结合起来:懂得可以通过地面、墙面的软硬来判断所处的位置。

(5) 粗糙与光滑辨认:日常生活中的物体总有粗糙与光滑之别,视力残疾人经常通过粗糙与光滑获得环境中与定向有关的信息。常见的粗糙的物体:柏油马路、墙壁、树皮、地毯、砖头等;常见的光滑的物体:水磨石地板、桌面、玻璃、黑板等;因此视力残疾人应该将光滑及粗糙的物体与环境结合起来:积累粗糙或光滑东西通常存在于哪些环境中的经验,为定向行走服务。

(6) 干与湿:日常生活中的物体总有干与湿之别,视力残疾人经常通过干与湿获得环境的有关信息。

干和湿有时可以通过手的接触、脚的接触或嗅觉感知出来,作为视力残疾人平时必须注意积累生活经验,比如什么比较干? 什么比较湿? 什么时候干? 什么时候湿?

懂得干的环境:室内环境或晴天的路;知道常见的湿的环境:水房、水池边、刚拖过的地、刚洗过的东西、下雨以后的室外、解冻的地面等;懂得将干与湿与环境信息密切联系起来为定向服务,同时记住:在湿的环境中行走要小心防止滑倒。

(7) 质地辨别:日常生活中物体的质地不尽相同,质地不同触觉也不一样,视力残疾人经常通过触觉辨别物体的质地进行定向。认识、判断塑料、橡胶、玻璃、金属、陶瓷制品等的特点及其常存在的环境。

(8) 温与热。

(9) 凉与冷。

4. 嗅觉训练　嗅觉和味觉在视力残疾儿童认知活动中也有不可忽视的作用。运用嗅觉和味觉,儿童可以辨认出许多不同的物质。特别是嗅觉,能感知一定距离的事物,在他们的学习、生活和行走等方面都具有重大的意义。嗅觉和味觉都发生得比较早,这对先天失明的视力残疾人的早期生活中有利,视力残疾人能根据物体的不同气味判断不同的物体。不大为人重视的嗅觉,在一定程度上替代了视觉的功能,丰富着盲童的感知经验,协助获得定向信息,但其作用是有限的。

(1) 气味的识别：识别一些日常生活中最常见的气味如各种调味品（酱油、醋、酒、香油、奶油等）、肉腥味、鱼腥味、各类水果气味、电器烧糊气味、食物烧糊气味、植物烧糊气味、汽油柴油等机油味，了解日常生活中的各种气味，知道某种气味总是和一定的特定环境相联系的。

(2) 气味方向的确认：

① 懂得气味的散发方向取决于空气的流动；风力越大，气味散发得就越快，面积也就与广，味道相对也淡些；否则气味散发得慢些，面积也小些，气味更浓些；

② 气味一般都是从上风方向而来的，所以如果闻到某种气味则可以断定在其上风方向必然存在与此相关的环境；

③ 懂得由于气味定向受风向的影响太大，所以仅仅靠气味定向有时并不保险，还需要配合其他感觉的定向。

(3) 特殊场合气味：

某一类特殊的环境中通常有其特殊的气味，相反如果闻到了某种特殊气味，说明我们接近了与此相应的环境了，如菜市场里卖鱼等水产品、卖牛羊肉、商场里卖化妆品、卖糖果烟酒、卖糕点、卖服装等柜台的不同气味、厨房的气味、面包房的气味、卤菜店的气味、垃圾堆的气味、污水沟的气味、厕所或茅房的气味、庙宇的气味、家属楼的气味、厕所气味、水房气味、厨房气味、垃圾堆气味等都说明了其特殊的环境。

5. 动觉训练　动觉即运动感觉，是反映骨骼运动和身体位置状态的感觉，借助于动觉，个体可以感知自己身体在空间的位置、姿势和身体各部分运动的情况。

(1) 肌肉记忆训练：生活中视力残疾人利用肌肉记忆定向是常有的事，比如喝完水后将杯子放在桌子上，再喝水取杯子时一般都能准确地抓起杯子；肌肉记忆是可以通过训练而获得的：动作经过反复的训练达到一定的自动化后就可以形成肌肉的动力定型，这和人的记忆类似，所以通常也叫肌肉记忆。为了更好地定向行走，视力残疾人不妨练一练腿部的肌肉记忆能力：正常迈步每步多少厘米；迈 50cm 用多大的劲；迈 1m 用多大的劲。

(2) 动觉的时间估计：视力残疾人有时可以通过动觉来估计时间，众所周知，距离与时间和速度之间存在一定的关系：距离＝时间×速度，距离一定，速度越快，时间越短，速度越慢，时间越长；速度一定，距离越长，时间越长，距离越短，实践越短；时间一定，速度越快，距离越长，速度越慢，距离越短。

动觉所感知的是速度的快慢：速度越快，动得频率越快，机体就会觉得易疲劳；速度越慢，动得频率低，机体相应不觉得太累。而一定的距离走快了花的时间就短，否则就长。

常人步幅为 65cm/ 步，96 步 / 分钟，所以一般 5 分钟走 320m 左右，20 分钟走 1km 左右。

（三）行前准备

行前准备（mobility preparing）训练部分主要对视力残疾人进行行走前的心理、步态的训练，以增强视力残疾人行走的兴趣和行走的自信心，矫正视力残疾人常见的盲态和异常步态，为视力残疾人接受定向行走的训练打下基础。

刚刚走向社会的视力残疾人，在陌生的环境中常常不同程度表现出一些不同的心理障碍，如有的有恐惧心理、有的有冒失心理、有的有害羞心理、有的有自卑心理等。这些心理障碍会对视力残疾人的定向行走造成不利的影响，因此在定向行走教学之前，必须对视力残疾人进行行前心理的训练。

1. 行走心理障碍的克服

(1) 恐惧心理的克服：几乎每个视力残疾人独自行走时都挨过碰撞，许多视力残疾人对独自行走下意识地怀有一种恐惧心理,表现为不敢独立行走或行走时怕碰着、撞着和摔着而裹足不前;或呈碎步、或呈身体后仰之势、或呈手臂半张前伸等。在接受定向行走训练之前,不妨通过以下方法帮助视力残疾人克服恐惧心理。

① 与别的视力残疾人一起分析过去出现碰撞的原因,如缺乏正确的定向行走技巧、对环境不熟悉贸然行动等;

② 相信只要运用恰当的定向行走技巧,碰撞是完全可以避免的;

③ 与其他视力残疾人朋友一起讨论当地行走时常常出现问题的地方,相互提示以后多加提防;

④ 认清恐惧心理在定向行走时的危害性。

(2) 冒失心理的克服:有的视力残疾人由于比较鲁莽,平时做事大大咧咧,在行走时表现为不分析路面的具体情况,不管前面有无障碍物,就急于前行,这种冒失心理对视力残疾人安全地行走有很大的危害性。下列方法帮助视力残疾人消除冒失心理。

① 冷静分析自己以前多次磕碰的经历,会发现多数时候是由于冒失心理所致;

② 时刻提醒自己行走前必须先作定向,充分地考虑到安全问题;

③ 在克服冒失心理的同时也要防止过于谨慎而裹足不前。

(3) 害羞心理的克服:许多视力残疾人在定向行走遇到困难时羞于启口,不好意思向别人求助;一些视力残疾人由于自尊心太强,在定向行走时遇到困难宁可自己乱撞,也不愿意向明眼人求助,这种害羞心理对视力残疾人的定向行走是不利的。

人与人之间的友爱和互助是我们社会的美德,助人为乐是我们中华民族的美德也是社会主义精神文明建设的一个重要组成部分,许多明眼人很愿意发扬人道主义精神而帮助视力残疾人,所以视力残疾人在遇到困难时可以向明眼人寻求帮助,一般情况下都能获得帮助。同时视力残疾人必须记住:每次得到别人的帮助后应及时致谢,因为帮助视力残疾人并不是明眼人的义务,而是他们发扬了人道主义在做好人好事,自己在适当的时候也应回报社会。

(4) 自卑感的克服:有些视力残疾人害怕别人知道自己的视力残疾,总是对自己是一个视力残疾人而感到自卑。在定向行走方面表现在刻意伪装或隐瞒自己目盲的真相、出门时不愿意使用盲杖等。

其实视力残疾人的视觉缺陷不是自己的过错,谁也不愿意自己看不见或看不清,不幸的降临有时是无法回避的。视力残疾人要勇敢地面对自身的残疾,承认并接纳自己目盲的现实。一个人是否得到社会的尊重主要看他对社会的贡献,与他是否残疾没有多大关系。做生活的强者才是最重要的,这样即使有视力残疾会更赢得社会的重视与尊重。

视力残疾人一定要时刻牢记"安全第一,面子第二"的原则,懂得"生命高于一切"的道理。千万不可"死要面子活受罪"!

2. 步态训练

(1) 正确步态的训练:

① 步幅:指每步移动的距离。正确的步幅不宜过大,也不宜过小。一般与步频、身高等因素有关,一般男性为 70~75cm。

② 步频:指每分钟行走的步数。步速不宜过快或过缓,成人约为 110~120 步 / 分,快步可达 140 步 / 分。

③ 正确的脚部姿势与重心控制:走路时,从一侧的足跟着地起,到此侧足跟再次着地为止,为一个步行周期。其中每一足都经历了一个与地面接触的支撑期和一个腾空挪动的摆

动期。支撑期由5个环节构成，依次为足跟着地，一脚掌着地，重心前移至踝上方时为支撑中期，身体继续前移至足跟提起时为足跟离地，最后为足趾离地。摆动期从足趾离地开始，经加速期至下肢垂直位为摆动中期，以后经减速期止于足跟着地。

在步行周期中支撑期长于摆动期，因此每一步行周期中约有15%的时间两腿都处于支撑期，称为双侧支撑期，这是步行的特征，若无双侧支撑，而出现双足腾空即为跑步。

视力残疾人可以有意地选择开阔的场地进行一定的正确步态练习，先练习分解动作，待对分解动作掌握熟练后，再联系组合动作。如一个步行周期可分解为以下几个动作：双足立正站立；右脚提起迈出，脚跟着地；右脚前掌着地，同时左脚跟离地，身体重心从左脚移至右脚；左脚提起迈出，脚跟着地；左脚前掌着地，同时右脚跟离地，身体重心从右脚移至左脚；右脚提起迈出，脚跟着地。刚刚开始练习时，步行速度应适当放慢，以后逐渐以正常的步速行走。

(2) 正确行走身体姿态的训练：视力残疾人由于长期缺乏视觉刺激和反馈，往往会形成一些多余的或不正确的动作，我们称之为盲态。如走路时的低头、偏头、双手前伸呈摸索状、上体后仰等。盲态通常是在盲童开始学习走路时开始形成，对视力残疾人的行走和独立活动造成不利的影响。正确的行走姿态应该具备以下几点：

① 如何保持身体的稳定性：应身体垂直于地面。站立时头顶、颈椎、腰椎、髋关节、膝关节和脚掌应在一条直线上。

② 如何保持姿势正确：挺胸、收腹、抬头、下颌微内收，全身肌肉放松。

③ 手脚动作的协调性：右脚向前迈步时，左手自然向前摆动；左脚向前迈步时，右手自然地向前摆动。注意动作不要僵硬，手的摆动幅度不要过大。

(3) 异常步态的矫正：异常步态是指视力残疾人在行走过程中，由于缺乏视觉刺激和自信心，在长期的摸索中自发形成的不正确的行走步态。视力残疾人中普遍存在的异常步伐有蹭步、碎步、八字步等，行走时由于步伐异常其身体姿态也会各有所异：蹭步、碎步可导致身体拘谨、呆板；八字步可使身体扭动。这些步态外表看起来都很难看，会有损于视力残疾人的形象、妨碍与人交往。常见的视力残疾人异常步态包括：

① 蹭步：蹭步是指行走时脚掌不离地面的擦行。

② 碎步：碎步，是指行走时全脚掌离开地面，小而快的步子。

③ 八字步：八字步，是指行走时两脚尖过分外撇(外八字)或内扣(内八字)。

视力残疾人首先必须认识到异常步态的危害：它使视力残疾人难以掌握正确的行走技巧，影响行走的安全性和有效性，同时也容易导致社会人士对视力残疾人的不正确认识，有损视力残疾人的社会形象。

异常步态的形成常与视力残疾人缺乏自信心有关，因此增强视力残疾人的自信有助于异常步态的矫正。矫正方法是按照上述的"正确步态的训练"和"正确行走姿态的训练"方法重新反复练习。

3. 直线行走　直线行走是视力残疾人练习行走前的一个重要的准备技能。视力残疾人能否走直线，对他是否能顺利到达目的地关系重大。视力残疾人不能直线行走，主要有以下三点原因：行走前未对准方向；左右足步幅不等；脚趾及身体姿势不当。学习直线行走的方法包括：

(1) 行走前对准方向：

① 以出发点的某一物体(如墙面、人行道沿、固定的桌子等)作为基准点，双足足跟及后

背紧靠该物体,并与该物体成 90°角,一手向正前方伸出,该手指向的方向即为行走的方向。

② 若目的地提供了某种线索(如声音),记住该线索的方位,并转动身体朝向该线索。

③ 利用环境中的各种线索定向,如阳光照射到脸上的方向、风向、环境中的声音、气味等。这时,视力残疾人必须事先知道目的地与线索提供的方向的关系。

例如:视力残疾人欲到达的目的地在其出发点的南方,时间是早晨,那么,传动身体使太阳光照射到左脸,即对准了目的地的方向。

(2) 步幅不等及身体姿势不当的克服和矫正:

① 行走过程中,充分利用环境中的各种路标和线索,及时调整行走的方向。如路面的情况、环境中的声音等。

② 步幅及身体姿势的矫正见"正确步态的训练"和"正确身体姿势的训练"。

训练时,视力残疾人可以请家人先在自己的前方给一声音,自己对准声音到达目的地;然后,家人在视力残疾人的任一方给一声音,让视力残疾人迅速对准声音并走向目的地。

4. 避险与应急防卫

(1) 避险与应急防卫:视力残疾人在行走过程中,有时会遇到一些意想不到的问题或危险。因此外出行走前必须仔细考虑途中可能存在的不安全因素,并提前采取有效的措施。

避险与应急防卫的基本知识与基本技能包括:

① 心理训练:行走时,既要大胆,又要谨慎,合理地运用各种定向行走技巧是防止意外发生的基本条件。行走中遇到各种问题时不要慌张,要冷静地思考对策,必要时可请求他人的帮助;

② 了解一些易于发生危险的情形:特别要求视力残疾人注意熟悉环境中的一些新变化带来的危险,由于大意,往往比陌生地区更加危险。

行走训练时易发生的危险的情形包括:

室内:挪动后的家具、偶尔打开的窗户、墙上的钉子或其他凸起物、电源开关或插座、放在桌上或地上的开水瓶、晾衣绳等。

室外:偶尔停放的车辆、地上新挖的沟或坑、揭开盖子的下水道、新牵的晾衣绳、电线杆的牵拉绳等。

交通繁忙地区:自行车及人力三轮车(因其行驶时发出的声音过小不易引起视力残疾人的注意),十字道口右拐的车辆,无红绿灯的交通道口等。

(2) 遇到汽车:视力残疾人外出经常会遇到汽车,如何对付汽车对明眼人来说是个难题,而对于视力残疾人来说则更加困难。

视力残疾人在听到从远处朝自己开来时应尽早靠路的右边行走或站立等候;如果汽车已经离自己比较近了,甚至鸣笛,这时视力残疾人必须冷静地先站着不动,举手示意司机停车(同时也是礼貌地致以歉意),然后再慢慢挪动到路边。

如果遇到停泊的汽车,视力残疾人可以从车子的右侧通行过去,这样更安全一些;如果右边过不去,只好从其左侧绕过去,但必须非常慎重地"贴"着汽车绕过去,以免被后面来的行人或车辆刮伤。

三、定向训练

定向技能是指视力残疾人确定在环境中的位置、判断方向的能力。明眼人通过视觉即可顺利地确定方向和方位,而视力残疾人由于视力残疾,必须充分利用其他感觉器官和残余视力来进行定向。因此,定向技能的训练是定向行走中十分重要的内容。

感觉训练是定向技能的形成的基础,学习时,应注意将两者有机地结合。

(一) 方向辨别

方向辨别是指视力残疾人以自己为基点确定方向。视力残疾人首先要学会在不同场所判断东、南、西、北、中等,如在家中、单位等;然后再练习在不同场所判断东南、西北、西南、东北等;再学习将简单方向进行组合并进行定向训练。如左上、左下、左前、左后、右上、右下、右前、右后等。

(二) 阳光定向法

1. 了解太阳由东升起,自东向西而行,由西而落;懂得利用阳光也可以定向;
2. 学会阳光定向法:根据不同的时间太阳在不同位置的原理,可以判断方向。

(三) 简单内时钟定向法

内时钟定向法是视力残疾人常用的对大环境定向方法之一,是指视力残疾人将自己看作处于时钟的轴心处,将自己周围的事物按照时钟钟点的位置确定方向的一种方法。

学习内时钟定向法首先必须了解时钟面上钟点的位置,先从最简易的 12 点、3 点、6 点、9 点四个方位学习起,然后再学习诸如 1 点、2 点等方位。

利用简单内时钟定向法可以不受东西南北固定方向的限制,随时随地都可以利用。

(四) 外时钟定向法

外时钟定向法是视力残疾人常用的定位方法之一,是指视力残疾人将自己面前的事物按照时钟钟点的位置确定方位的一种方法,视力残疾人通常将自己定位在 6 点钟位置上或其前后。常用外时钟定位法的地方:圆桌和夹到自己碗里的菜。

(五) 六点盲文定位法

六点盲文定位法是视力残疾人常用的对标准长方形场所进行定向定位的方法,是指将自己周围或自己面前的事物按照六点盲文的位置确定方位的一种方法,一般左上角为 1 号点位,右上角为 4 号点位,左中角为 2 号点位,右中角为 5 号点位,左下角为 3 号点位,右下角为着 6 号点位。

(六) 线索定向法

线索是指环境中存在的位置相对固定的声音、气味、风向及光线等。视力残疾人可以利用线索提供的信息进行定向。如食堂通常会散发出食物的气味,视力残疾人闻到这种气味后就可以大致知道自己的位置在食堂的下风向附近。

1. 声音　某类特殊的环境里有特殊的声音,所以在听到某类声音时应与特殊环境联系起来,即通过声音判断周围的环境。如马路上的汽车马达声、学校有朗朗的读书声、盲校有盲笔写字声、聋校有咿呀学语声、运动场上有人们的运动嬉笑声、食堂里有锅碗瓢盆声、水房或厕所有冲水声、家庭里的各个地方也有不同的声音;刮风时树有呜呜声、小草有沙沙声,河边能听到流水声或鱼儿打挺声或船声,铁路边的交通声等。视力残疾人利用声音判断周围环境的同时,是可以通过声音的方位进行定向的。

2. 气味　气味是由物体散发出来的,不同的物体散发着不同的气味,所以一定的气味总是与一定的环境相联系着的。比如马路边、加油站散发汽油味,小道边散发花香或泥土味,食堂散发饭菜味,面包房、点心柜台散发奶油味,酿造厂、酱菜柜台有酱油味,垃圾堆散发臭味,厕所、化肥厂、污水处理厂有氨气味,柏油马路有柏油味,医院或医院附近有消毒剂味,饭馆或饭馆附近有饭菜味等,这些都是视力残疾人用来定向的线索。

3. 阴影 了解什么是阴影;懂得阴影说明了什么;懂得阴影面积越大,物体就越大,否则就小;懂得光线被遮挡得越完全,阴影越暗,说明物体的密度就越大;学习利用树的阴影进行定向;学习利用建筑物的阴影进行定向。

4. 气流 气流是视力残疾人通过面部汗毛的运动和温度觉而感知到的信息。如风、冷气、热气等。有经验的视力残疾人冬天在经过建筑物门前时常有一股暖流迎面而来;夏天经过建筑物门前时常有一股凉气迎面而来;冬天窗户附近常有一股冷气流,而暖气片附近常有一股暖气流;夏天的水边、阴凉处常有凉爽气流,马路上、太阳下通常是热气流;有暖气的房间门口通常有暖气流,厕所、水房门口通常是冷气流。

靠近热的东西时感觉到的热流又通常被称作为热辐射,而靠近冷东西时所感觉到的则被称为冷辐射。上述的气流线索和辐射线索对视力残疾人进行定向都能提供很好的信息。

(七) 路标定向法

路标是某一特定的环境里所特有的标志。如天安门前的华表、家里拐角处的鞋柜等。路标的用途在于确定并保持方向、作参考点、确定物体的位置、获得其他信息,发挥以点带面的作用。视力残疾人在定向中要应用路标必须首先记住路标、学会善于发现路标、判断其准确性。

1. 平路与坡路 道路一般有平路和坡路之分。视力残疾人在定向行走中可以通过路面起伏的情况判断自己所处的位置并确定行走的方式。

视力残疾人平时要注意走平路与坡路时不同的感觉:体会脚、腿肌肉紧张度和平衡觉(升降)方面的变化,注意积累经验。低视者应学会运用残余视力观察并发现平路与坡路异同的方法。

2. 直路与弯路。

3. 路的质地定向 路的质地是指路面结构的性质。路有不同的质地,如水泥路、砖路、水泥方砖路、沥青路、石子路、土路等,走在不同质地的路上时脚底的感觉不同。不同的质地其色彩也不尽相同,低视者应注意不同质地路面的色彩的变化。

(八) 触觉地图

触觉地图是人们把道路交通情况按照一定的比例缩小若干倍后以触觉的方式表达出来的图形。与普通的明眼人使用的地图一样,地图的上下左右分别代表南北西东,并且用一些特定的触觉符号(图标)来代表实物,所以学习使用触觉地图前首先必须懂得图标,然后浏览全图,再找出自己所在的位置和将要到达的位置,有手指"探索"最佳行走路线,再以触觉的形式在地图上"行走",指出沿途的符号和路标,最后才实地行走。建议视力残疾人一开始使用自己熟悉环境的、简易的地图,慢慢过渡到复杂、陌生环境的地图。

(九) 心理地图

心理地图是大脑里对一定路线、环境所形成的图形。如从卧室到卫生间的线路像 L 形,客厅像"日"字形等。

心理地图的建立是基于对环境信息的了解与掌握的基础之上的,比如要形成某房间的心理地图,首先必须对该房间的形状有所了解,然后再将房间里的家具——填充似的在房间形状上按比例安置到相应的位置,最后进行全局统筹,形成心理地图。心理地图的形成实质上就是将有关路标、线索集合起来为定向提供系统信息,为行走更好地服务。

(十) 建筑物定向法

1. 常见建筑物的形态定向 常见建筑物的形态:包括各种道路的形状、房子的形状、花园等其他建筑物的形状等,这些建筑物的形状总有一些相似性或共性的特点,视力残疾人可以利用这些共性特点为定向服务。

2. 入口定向　常见建筑物的入口的位置:朝南正中间(朝南是取阳光在南,中间一般是取对称美);建筑物入口处的前面常见的地形变化是台阶或坡道;建筑物入口处的前面常见的声音变化:回声的突然变化、噪声等;入口处的前面常见的气流变化:冷流或暖流。

入口处一般有门,门可能是独扇门、双扇门,也有的是多扇门。门开启的方向可能是单向(向里推或向外拉)或双向(既可推又可拉),也有可能是左右推拉式或旋转式的;门的开关有的是靠手动的、有的是弹簧的、有的是自动的。

当然也有一些特殊的入口,如枝丫形的(如商场自选入口处等只能单向旋转的入口)、挂帘形的(包括布帘子、珠帘子、竹帘子、厚棉帘子)等。

靠近或探索入口的方法是:下部保护法(后面行走方法里会详细谈到)和用脚一点一点向前试探摸索的方法。

3. 楼梯及其定向。

4. 楼内房号编码系统定向法　编码系统是指建筑物内对各个房间和街道的各个房屋进行数字化编码的形式,通过掌握这一系统的规律,人们可以比较顺利地进行定向,找到自己的目的地。

这方面视力残疾人应掌握的知识点和技能包括:

一般楼内房间号码存在编码体系。比如办公楼,一般单号在过道的一边,双号在过道的另一边;按门号向同一方向递增或递减;十层以下的楼一般第一位数代表楼层,后两位数代表房间号码,十层以上的楼一般前两位数代表楼层,后几位数字代表房间号码。而住宅单元楼则是单元号在前,中间是楼层号,最后是房间号。

(十一) 街道门牌编号系统定向法

城市街道有存在有规律的编码体系。如街道门牌编号系统一般单号在路的一边,双号在路的另一边;按门牌向同一方向递增或递减。国家公安部门对街道门牌编号的要求是:

东西向的街道,北侧单号,南侧双号,由东向西逐渐递增;

南北向的街道,西侧单号,东侧双号,由北向南逐渐递增;

东北西南的街道,偏北侧单号,偏南侧双号,由东北向西南逐渐递增;

西北东南的街道,偏西侧单号,偏东侧双号,由西北向东南逐渐递增;

不通行的胡同不分方向,右侧为单号,左侧为双号,由入口向里逐渐递增。

掌握这些信息对我们视力残疾人定向行走是非常有意义的。

四、行走训练

(一) 随行技巧

随行技巧(sighted guide)是指视力残疾人跟随引导者行走的一种方法,又叫导盲技巧,主要涉及视力残疾人如何在导盲者的带领下美观、自然、安全、顺利地行走的技巧。

1. 接触　接触,指的是引导者接触视力残疾人的动作,视力残疾人及时感知到接触,明白这是有人要带他走。这里的误区往往是:引导者不知道轻重,常常吓视力残疾人一跳,或者视力残疾人不能及时明白引导者的暗示而出现误解。

引导者走近视力残疾人,与之同向并排站立,并以靠近视力残疾人侧的手背轻触视力残疾人手背,同时予以适当的语言提示(如"我带你走吧!")

注意事项:引导者站在视力残疾人的左侧为好,根据我国行人右侧通行的交通规则,视力残疾人在右侧随行更为安全;引导者在靠近视力残疾人时应事先给予暗示,要使视力残疾人感觉到有人走近。否则既不礼貌,又容易惊吓着视力残疾人。

关键是本动作要领不在于视力残疾人,而是在于导盲者,这就需要我们平时把这方面的知识和技巧不失时机地介绍给自己身边的每一个人,把宣传这方面的知识视为己任。

2. 抓握　抓握,是指视力残疾人感知到接触的信息后及时与引导者建立联系,抓握住引导者。视力残疾人用被接触侧的手背,沿引导者手臂的外侧轻快地向上滑行至屈肘大致成直角(大致成直角时正好视力残疾人在引导者后的半步位置,而且视力残疾人接收信息最为准确),然后视力残疾人轻握引导者的胳膊。抓握时,视力残疾人的拇指放在引导者胳膊的外侧,其他四指在内侧。

注意事项:抓握部位应根据视力残疾人和引导者的身高而定,但视力残疾人上臂与前臂应大致成直角;视力残疾人上臂与身体贴紧并保持与上身平行,以确保信息传递的准确性;抓握不宜过松或过紧,以稳为度。

3. 站位与随行　站位是指抓握后视力残疾人和引导者的相对位置;随行是指视力残疾人正确站位后跟随引导者行走。

站位:视力残疾人抓握后立即后退半步,到引导者侧后方,视力残疾人确信自己抓握侧的肩在引导者对侧肩的后面。

随行:当引导者迈脚后,视力残疾人根据抓握侧手所获得的信息跟随引导者行走。

注意学习本技巧时应结合"接触"和"抓握"两技巧进行练习,以保持动作的连贯性;初学随行技巧视力残疾人在随行过程中常常出现抓握不稳和动作变形等问题,要注意及时纠正;应该要求导盲者在导盲时要保持适当的速度,不要过快或过缓;视力残疾人应根据从抓握手所获得的信息及时调整自己行进的速度和步伐。

4. 一人导多盲　一人导多盲是指一个引导者带领多个视力残疾人行进的方法。引导者将多个视力残疾人进行纵队排列,在引导者的帮助下,最后一位视力残疾人以接触、抓握、站位的动作方法抓握前位视力残疾人,倒数第二位视力残疾人以同样的方法用被抓握侧的手抓握其前位视力残疾人的异侧臂,其余视力残疾人以此类推;引导者接触前面的第一位视力残疾人,按基础导盲的动作方法导盲。

引导者要注意保持匀速行进,避免突快突慢,以免脱落或冲撞;一人导多盲时要向视力残疾人特别强调动作的规范性,以免队列变形,影响行走;因为导盲信息经多次传递后会逐渐失真,所以拐弯时要求引导者要密切注意后面队伍拐弯的情况。

5. 换边　长时间的随行如果只抓握某一侧的话,无论是导盲者还是视力残疾人都会很累,因此学习换边的方法就非常迫切了。

视力残疾人从导盲者的右侧换至导盲者的左侧:①视力残疾人以右手抓住导盲者的右手臂,松开左手(原抓握手);②左手背在导盲者的背部轻快向左侧滑行,找到导盲者的左臂后轻轻地抓握;③松开右手,右手快速移至导盲者的左手臂并正确地抓握,同时松开左手,身体保持与导盲者半步的距离。

视力残疾人从导盲者的左侧换至导盲者的右侧:动作步骤同上,左右相颠倒。

建议先原地练习换边,然后练习行走过程中换边;注意教育视力残疾人不要同时松开双手,以免脱离接触。

6. 向后转　被导盲者领着走,如果突然想起忘记带什么东西或者需要回去一趟,这就需要用"向后转"的技巧了。

若视力残疾人在导盲者的右侧,导盲者先进行语言提示,然后按顺时针方向转体,转体的同时向上抬起右臂,与视力残疾人对面站立,视力残疾人察觉后,迅速以右手握住导盲者的左臂,逆时针转体,用抓握方法立即重新建立导盲姿势。若视力残疾人在导盲者的左侧,动作同前,转体的方向相反。

注意事项:当仅是小角度改变方向时,不需使用此技巧。该技巧主要是在空间过于狭窄、比较拥挤的场合下向后转时使用;注意欲向后转时,要求导盲者必须在停止行走前先用言语提示要换向,以免视力残疾人不知道要换向而继续前走,同导盲者相撞。

7. 过狭窄通道　有时遇到比较狭窄的通道或在人流拥挤的地方随行,当通道不允许两人并行时,就必须学会使用"过狭窄通道"的技巧。

导盲者将导盲臂从身体的一侧移至身后,手背轻贴后腰。视力残疾人觉察导盲者的手臂的变化后,迅速从导盲者的一侧移至导盲者的背后,手臂伸直,步幅放小。

导盲者在拐弯时注意手臂不要向身后移动,以免使视力残疾人误解为要通过狭窄通道;通过狭窄通道后,导盲者的手臂从身后恢复到原位,视力残疾人也恢复到狭窄通道前的姿势。

8. 进出门　门是比较狭窄的,如果门是敞开的,导盲者用过狭窄通道的方法即可将视力残疾人带进去,但如果门是关闭的话,就比较复杂了——"进出门"技巧。

到门口时,导盲者必须语言提示视力残疾人:"我们已到了门口,门是向外(里)开的,门轴在左(右)"。然后导盲者用非导盲臂握住门把手打开门,视力残疾人非抓握手前伸,握住门把手,通过门后轻轻地把门带上。

9. 上下楼　上下楼梯时,导盲者带视力残疾人径直走向楼梯,当接近楼梯口时稍作停顿,告诉视力残疾人:"要上(下)楼了",或者夹紧一下被抓握侧的胳膊肘。当导盲者上下楼梯时,视力残疾人会感到导盲者手臂的上升(或下降),随之上下楼。当到达楼梯尽头时,导盲者亦略加停顿或再夹一下胳膊肘,暗示视力残疾人已经到了楼梯的尽头。注意事项:

(1) 若楼梯有扶手,而视力残疾人又愿意手扶楼梯上(下)楼,可让视力残疾人走在楼梯扶手一侧并把视力残疾人的手搭到扶手上。

(2) 最出学习时,可以进行语言提示,经反复练习后,在熟悉的环境中,视力残疾人已可由导盲者手臂的升降了解是上楼还是下楼时,可不加语言提示。但在陌生的环境中仍然需加停顿和语言提示。

(3) 当接近楼梯口时,导盲者务必略加停顿,使视力残疾人有准备的时间。

(4) 导盲者的速度要适当,在视力残疾人接近楼梯口尚未踏上楼梯时可略慢,在楼梯中要注意行走的节奏要均匀。

10. 落座　导盲者握住视力残疾人的手放到椅子的扶手上,视力残疾人用腿轻碰椅面,以确定座位的朝向方位、大小,然后一手扶椅背另一手到座位上"清扫"一下,确认椅面上没有东西后自己再坐下。

11. 接受和拒绝帮助　社会上许多明眼人想要帮助视力残疾人,但又不了解怎样才能提供适合视力残疾人需要的帮助,明眼人善意但不得体的帮助通常可能使视力残疾人陷入危险或尴尬的境地,此时可使用此法委婉地接受或拒绝帮助。

如当明眼人想要帮助视力残疾人过马路时,由于他不了解导盲的方法,常常拖着视力残疾人的手或在背后推视力残疾人,这时视力残疾人可以对导盲者说:"谢谢您帮助我,不过为了安全起见,还是让我握住您的手臂跟着您走吧!"然后,视力残疾人用手握住导盲者的手臂,并退后半步建立抓握姿势。如果此时视力残疾人确实不需要帮助,可以用另一侧手将导盲者的手轻轻地推开并向导盲者致以谢意。

注意事项:接受和拒绝帮助要有礼貌,语气要委婉;拒绝帮助时推挡的动作要轻。

(二) 独行技巧

独行技巧,是指视力残疾人在了解环境的基础上,在熟悉的环境中独立行走的方法。

视力残疾人行走时,门窗、桌椅等设施和其他墙壁上的附设物件容易碰伤视力残疾人,因此加强自我保护是安全行走的积极有效措施。视力残疾人的自我保护,主要包括上部保护和下部保护。其保护的方法不仅用于独立行走,也是适用于其他各种情形,如盲杖行走或弯腰拾东西等。视力残疾人在独立行走过程中,上下部的自我保护应结合运用,以扩大保护范围。当手或臂触及障碍物时,应立即停止行进,并及时作出判断和处理。

1. 上部保护 上部保护(upper protection)是指在视力残疾人行走过程中按照一定的动作规范利用上肢保护上部身体的方法。

视力残疾人一臂屈肘抬起,上臂略高于肩,使前臂横于面前,掌心向外,指尖略超过对侧肩,以保护其头部。注意事项:

(1) 上部保护时,抬起的手臂适当放松,主要保护头及面部(图 12-1)。

(2) 实际生活中可根据实际情况变通使用上部保护方法,如将前臂竖立于脸前,可以防止类似单杠类的横向物体碰撞,而将前臂与水平线呈 45°角,则既可挡防横向物体又可挡防纵向物体等;

(3) 前臂与身体要保持一定的距离,当遇到障碍物体是有足够的反应时间;

(4) 在右侧通行的规则下,通常用左侧手臂进行上部保护,以避免直接碰上窗户;

(5) 注意行进中要保持动作不变形。低视者不要让胳膊挡住了自己的视线。

2. 下部保护 下部保护(lower protection)是指视力残疾人在熟悉环境中行走时按照一定的动作规范利用上肢保护下部身体的方法。

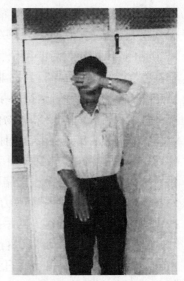

图 12-1　自身保护措施

一侧手自然下垂后移至身体中心线前(一般大概位于阴部前)约 20cm 处,掌心向内,五指放松。注意手臂与身体的距离不宜太远或过近,否则会影响探知障碍物的有效性:太近了来不及反应,太远了胳膊累;必要时应与上部保护方法一起使用。

3. 顺墙行走 顺墙行走,是视力残疾人以墙为导向走到目的地的一种独行方式。

面对行进方向,体侧与墙壁相距一定距离(约 20cm);视力残疾人靠墙侧的肩略微下沉,手臂自然向下前伸约 45°,用小指和环指的指背或指甲轻轻点触墙面。注意提醒视力残疾人指背或指甲尽量与墙保持接触,以免偏离方向;遇到粗糙墙面时可以似触非触,以免受伤;遵照右侧通行的原则,特殊情况下也可以靠左侧行走;必要时可以用另一侧手进行上部保护;鼓励低视者注意充分利用残余视力看前方的路。

4. 沿物慢行 沿物慢行是指视力残疾人在室内独立行走时,沿着墙、桌子或其他物体的边缘线行走的一种技巧。

动作方法：手臂前伸，拇指向内，手指的背部轻轻接触物体的边缘线，随身体前行而轻轻沿物的边缘线滑行。手的位置约在身体前半臂左右，身体与物体亦应保持一定的距离。注意行走时身体保持正确的姿势，不要偏转，手指轻轻与物体接触，以免受伤；必要时应辅之使用上部保护法或下部保护法。

5. 垂直定位　垂直定位（square off）是视力残疾人通过已知物体的方向确定自己当前方向的一种技巧。

视力残疾人以某一相对固定的物体为基准（如：墙、门、桌子），背部及脚跟紧靠着该物体，根据所依物体的方向确定自己行走的方向。

注意该技巧主要用于在熟悉的环境中确定自己前进的方向；视力残疾人在日常行走中应常用此法进行定向；尤其是在等候时，自己务必找某物体作为倚靠，这样不仅安全，而且有利于定向；尽量使身体及脚跟贴紧物体，以使面对的方向为正前方，否则行走时会出现偏差；尽量不用圆面的物体或活动的物体进行垂直定位，如圆柱或活动的门。

6. 穿越空间　当视力残疾人穿过一个空间的时候，假如视力残疾人知道这个空间，就会利用上部保护或下部保护通过。假如空间较大，视力残疾人没有把握准确穿越时，可以先转过一个墙角，然后进行垂直定位，利用直线行走技能通过，最后恢复到原来的行进方向。

7. 寻找失落物体

（1）听音确定物体失落的方位：物体失落时都有一定的响声，有的物体落地后，会立即静止，声音也会戛然而止；而有些物体落地后可能会反弹，发出连续不断的响声，再慢慢静止下来。此时视力残疾人要根据物体落地时的声音迅速正确判断失落物体的方向和大致距离，将身体转向该方向，然后走上前去采用正确的下蹲方法寻找物体。

（2）下蹲的两种方法：

① 直蹲式下蹲：上体保持与地面垂直，下肢弯曲蹲下，身体不可以前弯或左右倾斜，以免身体碰撞到其他物体；

② 上部保护式下蹲：使用上部保护方法保护头及面部，下肢微曲，弯腰下蹲。

（3）搜索物体的两种方法：

① 盘旋法：双手手指分开，用指尖轻触地面，在体前由内向外画圆。由小到大直至充分搜索，未找到物体时可向前后左右移动一步，再使用盘旋法搜索地面，直到找到失落的物体为止；

② 栅栏法：双手手指分开，指尖轻触地面，双手平摊向两侧移动，如画直线的方法。先由内向外直线搜索，再由外向内直线搜索，状似栅栏。未找到时可移动脚步重新使用该法搜索。

注意事项：

① 首先训练自己根据物体落地的声音判断物体下落的方位。如用一串钥匙，或其他容易发出声响的东西进行听觉训练。在此过程中，视力残疾人要指出声源终止点的方向，说出距离，接着用直线行走技能和上、下部保护法，走到失落物体处。

② 训练并掌握正确的下蹲方法，下蹲时根据环境的情况使用合适的方法，要求下蹲动作一定要规范，以免碰伤头部。

③ 利用盘旋法、栅栏法搜索失物时，手所搜寻之处，一定要全部搜索到，切不可出现空隙。如第一位置找不到失物时，可以前进、后退一步，也可以左转或右转 90°后重新搜索。但

必须记住第一位置,直到找到失物为止。

④ 根据物体下落的声音判断物体的位置对于能否找到物体相当重要,为此视力残疾人应注意倾听声源的终止点,且迅速而准确地判断出方向、距离,如判断错误,寻找失物相当困难。教学中可以利用钥匙、硬币、盲笔、乒乓球等由易到难进行训练。

⑤ 若失物处于复杂的或者危险的环境中,如街上拥挤的人群中、马路上或草地中,自己经过努力仍难以找到失物,可以请求他人的帮助。

⑥ 低视者除了学习下蹲、寻找方式外,还应该手眼并用,寻找一些对比度较小、体积或面积较小的物体。

8. 请求帮助　视力残疾人行至交通繁忙的街道或迷失了方向,可以适当地请他人帮助。具体方法是:视力残疾人站立在路边注意到身边有人时,不失时机地请他人帮助,可以说:"劳驾,请帮助我过一下马路!"。若明眼人没有使用正确的技巧,而是在背后推视力残疾人或拉视力残疾人的手,此时视力残疾人应该运用接受帮助的技巧,让明眼人带自己过街(图 12-2)。

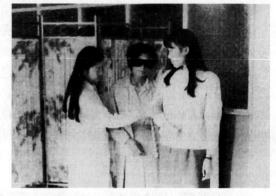

图 12-2　帮助低视力患者行走

注意自己一定要把握好请求他人帮助的时机;一般可以通过脚步声判断是否有人从自己的身边经过,选择合适的请求帮助的时机;注意以适当的音量请求他人的帮助,声音不要过大也不要过小;当迷失方向或要通过拥挤的街道时,不要硬闯危险区,应适时地请他人帮助以确保安全;请求帮助时的用语要礼貌,对帮助者不规范的方法应予以纠正。

9. 上下台阶　上楼:当视力残疾人走到台阶初始阶时,视力残疾人要站在有扶手的一侧。先用脚试探台阶的下沿或用手触摸到台阶的扶手,脚与台阶的下沿要垂直,上前先用脚轻碰台阶的竖面,试探台阶的高度和深度,然后用沿物慢行技能,沿台阶右侧一步一级上楼。若感觉到扶手变平了,则表明台阶快要结束,一层台阶上完后应调整方向前行。

下楼:当视力残疾人走到台阶顶部时,要靠近扶手一侧站立,并抓住扶手,用前脚掌试探台阶的前沿,并与台阶垂直。然后,用沿物慢行技巧或抓住扶手沿台阶右侧一步一级下楼,当快走到底部时,适当减慢速度,以确保安全。

10. 蹭地行走法　蹭地行走法(ground-rubbing-track mobility):盲人定向行走时常用的一种徒手行走方法。当硬面道路有持续不同质地时,行走者可以选择双脚在不同质地上,选择不大好辨认的一侧为自己优势脚行走支撑侧,另一只脚每次抬起时脚跟稍微在地面有一短暂磨蹭,以获得地面摩擦系数与优势侧不同的信息,确保自己沿着道路的方向前进。

11. 踩边行走法　踩边行走法(border-treading-track mobility):盲人定向行走时常用的一种徒手行走方法。多应用于城市中硬面道路与路旁草地高度相同时,也可应用于乡村田埂。左脚踩着硬面路面或田埂支撑身体重心,右脚重心在脚跟,脚掌外展45°踩着草地或田埂边线以探测定向信息。用此法行走时貌似跛足行走。

12. 踢边行走法　踢边行走法(kerb-kicking-track mobility):盲人定向行走时常用的一种

徒手行走方法。多应用于城市中有道牙的道路。右脚探测道牙,平行定位,右脚离道牙约5~10cm,左脚负责支撑身体重心,右脚每次抬脚后向右前方用脚尖右前方轻踢道牙后落回离道牙5~10cm处,完成获得确保沿着道牙行走的定向信息。用此法行走时貌似跛足行走。

(三) 盲杖与盲杖技巧

盲杖的实质是将视力残疾人的手臂触觉延长,使视力残疾人能了解自己身体周围地面的情况。使用盲杖行走是最常见的视力残疾人行走方法,因此视力残疾人应该对盲杖的知识有所了解。本部分将侧重介绍盲杖的历史、种类、结构、构成材料、颜色、重量、长度、强度、传导性、盲杖的制作和选择等方面的知识。

1. 盲杖的历史　《圣经》中记述曾用类似牧羊人手杖的盲杖作为辅助行走的工具。第一次世界大战结束后,法国率先教视力残疾人使用白杖辅助行走,由于成效显著,很快传到了英美各国。1931年在多伦多召开的国际会议上,白杖受到世人的重视,手持白杖者在大街小巷行走具有优先权。第二次世界大战后人们发现白杖有其不足(短、粗、重),为了弥补其缺陷,乃采用较长、较轻且坚韧的长杖(胡佛盲杖)并发明了一套与之相适应的技能(盲杖法),对视力残疾人行走有很大的帮助。

2. 盲杖的种类　目前使用的盲杖主要有:弯把式盲杖、直段式盲杖、折叠式盲杖、三组红白相间的盲杖(专供盲聋人使用)等(图12-3)。

3. 盲杖的构成　盲杖是由四部分构成的:腕带、手柄、杖体、杖尖。

腕带:固定在手柄顶端,一般选择松紧带或其他粗细适宜的带子制成,视力残疾人在行走或持杖时把腕带套在手上,可以防止盲杖滑落;腕带的另一个功能是视力残疾人可以用它将盲杖挂起来。

手柄:手柄是视力残疾人持杖的抓握处。一般是用皮革或者橡胶等其他材料制成。最适宜的手柄是像高尔夫球杆的手柄,一边是平滑的(正好视力残疾人的示指可以平贴着这一平面,以更有效地控制盲杖)。手柄一般长度约20cm,便于视力残疾人很舒适、牢固地抓握手柄以及各个手指控制盲杖的方向和运动。

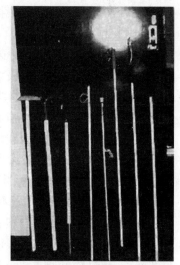

图12-3　各种折叠式与非折叠式盲杖

杖体:杖体是盲杖的主体部分,一般由重量较轻的硬质铝合金制成。杖杆直径一般为半英寸,相当于13mm。杖体的长度因视力残疾人的身高而变化。

杖尖:杖尖是盲杖和地面接触的部分,一般用质硬的尼龙或硬塑料制成,长度为8cm,较宽部分直径不超过2cm,重量约为25g。视力残疾人行走时地面的信息首先传导到杖尖,再由杖体传至视力残疾人的手部。

4. 盲杖的颜色　盲杖的颜色各地不一,但都必须遵循车辆与行人的高度可见性原则。设计时要根据国家、地区的特色,要和当地交通规则相适应,同时也要与1964年在美国通过的《国际白杖法》的规定相一致。盲杖应是白色或银白色并有红色反光胶带裹着杖身(苏格兰型),红色反光胶带的标准和要求是:

(1) 一般视力残疾人的盲杖:从盲杖手柄底部9cm处算起,用一根30cm宽的红色反光

胶带包裹着杖身;

(2) 既盲又聋者的盲杖:从盲杖的手柄底部 9cm 处算起,用三段红色反光胶带包裹着杖身,每段长 11cm,每段之间的距离为 9cm。

5. 盲杖的长度　盲杖的长度应能保持杖尖能触及行走的视力残疾人前方一步的地面为宜,工厂制作的盲杖一般是 54 英寸即 134cm 长。视力残疾人的身高、步幅、肩宽、应急反应时间是决定盲杖长短的重要依据,一般长度取视力残疾人的心窝胸突骨到地面之间的垂直距离。适宜的长度应由导盲教师与视力残疾人共同决定。

6. 盲杖的重量　盲杖的重量大约 175g,即 3.5 市两,盲杖不宜过重,以免在行走时加重视力残疾人的手腕的负担而产生疲劳感。折叠式盲杖要重一些,因为附件较多,但一般不超过 250g,即不超过半市斤。

7. 盲杖的强度　视力残疾人选用的盲杖必须坚固耐用,要适合在各种路面上使用,正常情况下不易被折断;要有一定的弹性,不易弯曲,受力后能恢复原状,能精确地指向视力残疾人所要求的方向和距离。

8. 盲杖的传震性　选用的盲杖应能保证视力残疾人运用杖尖点触地面,在探索或检查地形构造和地面上的物体时,能敏感地将杖尖探索到的信息经过杖体及时传到视力残疾人持杖的手上,使视力残疾人根据手感的不同来辨别地面的情况,通过盲杖振动传递信息,对于折叠式盲杖来说,接头应牢固嵌紧,不能有松动和摇晃现象,以免信息流失。

9. 视力残疾人对盲杖的选择　视力残疾人使用的盲杖的优劣直接关系着视力残疾人行走的安全,故盲杖的选择极为重要。盲杖最起码应具备信息传递和提供安全保障两项功能,所以在制作与选择盲杖时应考虑到盲杖触地的杖头要力求坚韧、耐磨,并且具有滑润度;传导性要好,即要有相当的强度;耐久性要好;重量要适当;手柄部感觉到舒适而不易疲劳,大小合适;长度要适合视力残疾人的身高、步幅、肩宽、对障碍物的反应时间,视力残疾人的身材高、步幅大、肩较宽、对障碍物反应时间长则用略长的盲杖,反之则略短。

选择盲杖应符合视力残疾人自身要求。别人的感觉和意见只作为参考,最终决定权在视力残疾人:视力残疾人自己感觉合适就行。

10. 简易盲杖的制　材料:软塑料管、铝合金管、实心硬塑料、红色反光胶带、锯子、刀等。

方法:截软塑料管 20cm,铝合金空心管一根,长度根据视力残疾人需要而定,8cm 长实心硬塑料一段(经过加工 4cm 能嵌在铝合金管子里),将软塑料管作为手柄套在铝合金管一端。另一端嵌上 8cm 的杖尖,再按规定贴上红色反光胶带即可制成普通型盲杖。若盲杖过长,可把杖尖拿下来,锯短杖身即可得到理想长度的盲杖。

11. 盲杖的优点　盲杖是视力残疾人安全行走最有效、最经济的根据;盲杖能为使用者提供触觉和听觉的信息;在上下坡或遇到障碍物时可以提供一定的反应时间而不至于猛然撞上去;保护身体的下部;可靠、耐用,几乎不需要保养;不需要其他辅助性帮助,操纵灵活;明确标志了使用者的身份。

12. 盲杖的缺点　使用盲杖也不是万能的,它具有以下缺点:不能发现身体上部的物体,尤其是悬挂的物体以及外伸的物体,因此它不能保护上部身体;不易存放,有时会绊倒别人;未经正规训练,使用效果不好;标志着使用者是视力残疾人,容易形成社会歧视。

13. 斜握法

(1) 手的握法:用握手的方法握住杖柄,大拇指在盲杖的上端,示指自然贴于盲杖扁平一侧,指尖指向杖尖方向,中指和环指与小指托住杖柄的下端,虎口向前;

（2）手臂的位置：手握盲杖手柄，手臂伸直在身体的一侧放松下垂；

（3）盲杖杖尖触地向前滑动，直至手臂完全伸直；

（4）持杖手手腕内转使盲杖尖端滑向身体对侧，杖尖略超出对侧肩约 5cm。

在拥挤地区行走，斜握法也可以采用"短杖姿势"（见后），即视力残疾人将手臂稍弯曲，手握在手柄下端使盲杖更靠近身体。

注意应先在持杖的那只手上建立起动觉意识，使持杖的手适应盲杖的手柄及重量，然后再结合行走进行训练；必须请定向行走指导教师从三个角度进行观察（正面、侧面、后面），以检查视力残疾人动作的正确性；斜握法是其他更复杂、更高级的盲杖技能的基础，所以一定要使视力残疾人熟练掌握。

14. 直握法　直握法就是像抓铅笔一样抓握，拇指、示指、中指握住盲杖，使盲杖与地面保持垂直，持杖手在身体的一侧。

15. 斜杖而行　一般在过空旷通道、较大空间、有边缘线线索时常用的一种方法，有时在室外比较熟悉的环境中行走时也采用这种方法。

（1）采用斜握法握杖，如果盲杖有弯头，可将弯头对着前面；

（2）上臂、前臂和手腕伸直，持杖手大约在大腿前方 20cm 左右，手柄端略超出身体 5cm 左右；

（3）盲杖与身体、地面成一定的角度，杖尖轻触到身体另一侧的地面；

（4）杖尖可以在地上滑行，当遇到地面有裂缝和粗糙的路况时，可将盲杖略提起，越过不平整的路面。

注意先练习站立时的持杖方法；在熟悉的环境中进行直线行走练习，保持正确的盲杖位置，即使在转弯时也是如此；行走时保持适当的速度，以便持杖者在碰到障碍物时有足够的反应时间；身体未能对正前方，肩部扭曲或者手臂伸得太远会导致偏向；用杖尖沿着墙角、道牙及其他边缘线行走。

16. 持杖沿边缘线行走　本技巧主要是在行走路线上有明显的边缘线时使用，如墙脚跟、马路的道牙、草地边缘线等。

（1）视力残疾人通过盲杖发现边缘线；

（2）将身体面向边缘线延伸的方向（与边缘线平行而行）；

（3）跨离边缘线小半步；

（4）利用斜杖而行技术使盲杖的杖尖与边缘线接触，迈步前进。

注意练习该技巧前预先找好特定的教学环境如马路的道牙、墙脚跟等，在实际的环境中学习与练习。在训练过程中，有时自己的脚会撞上边缘线，这说明视力残疾人斜杖而行的身体姿势有问题，这时应及时调整身体姿势，持杖侧的肩不要往前送，身体左右的平面应保持与边缘线相垂直。在熟悉的环境中沿边缘线行走时，可以不配合使用上部保护法，但是在陌生环境中时最好配合使用上部保护法；沿边缘线行走时要注意走的速度不宜太快，因为有时边缘线一旦不规则或出现意外情况时自己可以有反应的时间。

17. 盲杖触地辨别　盲杖在地面敲击或滑行时会将地面信息通过盲杖传递到视力残疾人的手上和耳中，视力残疾人可以根据手部获得的触觉信息和耳朵获得的听觉信息判断地面的情况，如辨别路况、察觉路面上的障碍物、判断障碍物等。

盲杖在不同质地的路面上会得到不同的信息。如在平坦的沥青或水泥路上行走，杖尖与地接触较滑，声音较清脆；在粗糙不平的路上行走，杖尖与地摩擦较大；在松软的地面、草地上行走则没有声音或声音很小,手感也不同。此外,视力残疾人也可通过杖尖的上升或下降了解地面的起伏情况。

视力残疾人平时使用盲杖行走时必须注意不同质地的路面上声音及手感的差异,积累经验,学会根据声音判断地面的情况、根据杖尖接触地面摩擦的情况以及传出触觉信息的不同判断地面的情况。

18. 盲杖探索障碍物　视力残疾人在行走过程中,若杖尖碰到障碍物的时候应立即停止前进,不要越过杖尖与物体接触的界线,否则身体就会撞在物体上或被绊倒;当杖尖碰到障碍物时,可将杖尖抵住物体,将盲杖缓缓地竖起靠近物体,以了解物体的高度;将不持杖的手虎口靠紧盲杖,手指外展,拇指在杖身一侧,从手柄处沿杖身慢慢地向下滑动,以了解障碍物的高度和种类。

注意事项:

(1) 当盲杖碰到物体后根据发出的声音就可以判断是什么物体时,就没有必要再用手去探索,只要绕过物体沿着原来的路线向前行走即可。

(2) 在碰到障碍物时,视力残疾人可以综合地运用多种感官提供的信息来了解障碍物的情况。如综合利用触觉、听觉、动觉和嗅觉等感觉。

(3) 如果遇到复杂的障碍物,仅仅使用盲杖还不能了解障碍物的情况时,可结合使用上部保护和下部保护等技巧,以防该物体有空间探伸等造成不必要的伤害。

(4) 当盲杖碰到物体时,可以用杖尖轻轻探索一下物体的高矮或大小,但不要用力敲打物体,以免把物体打坏。

(5) 当需要了解物体时,不持杖的手不能用手去乱摸,以防危险。

19. 进出门　门的类型很多,进出门的方法也略有不同,下面主要介绍常见的铰链门的进出方法。若门是关闭的(向内或向外的推拉门),则视力残疾人先要找到门的把手,靠近铰链侧的手把门开到充分大,另一持杖手把盲杖移到身体的中间,盲杖尖触地,前后来回在地面上"清扫"以探索门内的障碍物或判断是否有门槛或有台阶等,然后左右点动进出门,并同时把门轻轻关上;若门是开的,则视力残疾人先触摸到门框,把盲杖放到中间,前后"清扫"左右点动即可过门。注意在进出门时,一定要用盲杖探索前面是否有障碍物,是否有门槛,便于视力残疾人作出相应的反应。

20. 左右点地式行走(两点式触地行走)

(1) 盲杖的握法:用握手的方法握住杖柄,大拇指在盲杖的上端,示指自然贴于盲杖扁平一侧,指尖指向杖尖,中指托住杖柄与拇指、示指紧握杖柄,环指与小指起辅助作用,虎口向前;

(2) 手腕动作:以手腕关节部位为支点,很自然地像鱼尾巴左右摆动手及盲杖,避免手腕僵直而使盲杖滚摇、由左(右)侧转至右(左)侧的错误,正确的操作应使手腕左右弯曲摆动,手臂保持相对静止。

(3) 手臂的位置:手臂自然前伸,手的正确位置应保持在身体中心线附近前 20cm 左右,盲杖应尽可能在身体中心线延伸位置自然伸出。

(4) 盲杖弧状摆动:盲杖依赖于手腕运动左右振摆。盲杖的杖尖在地面的左右两侧击地,左右两侧击地点的距离稍宽于视力残疾人肩宽约 5cm。杖尖的摆动轨迹如弧状。杖尖在移动过程中略高于地面,弧顶高度大约离地 2~5cm。

(5) 步伐:所谓步伐是指配合盲杖的运动迈步的节奏。当右足前进(踏出)时,盲杖同时摆移至左侧地面上轻叩。当左足前进(踏出)时,盲杖同时摆移至右侧地面上轻叩。

(6)节奏:手脚协调性要好,手左右摆动快则步频就快,手的摆动慢则步频就慢,手脚同步。

注意事项:

① 视力残疾人首先必须了解盲杖的各个部位,通过触摸了解盲杖的长度、杖柄、杖身、杖尖,学会正确地握持盲杖。

② 练习预备动作:两臂自然下垂,右(左)手握住杖柄,紧靠在大腿一侧;握杖手臂向体前伸出且与盲杖在一直线上;将持杖的手臂和杖体移到中心线位置,手腕略高。

③ 原地练习手部的动作,发展动觉意识。先原地徒手练习手腕的左右的摆动;再持杖原地练习左右的振摆;然后练习盲杖点触时在地面上滑动,杖尖不宜抬得过高,主要防止越过较小的障碍物;最后练习左右点触距离略宽于肩,练习方法:持杖站立于门框正中间;向后后退一大步;盲杖杖尖找到门框;练习两边敲击门框,形成肌肉记忆;等左右距离动觉形成后加入杖尖高度的要求。

④ 练习直线行走中的两点触地技术。出右脚点左边,出左脚点右边,请明眼人帮助时刻检查并提醒自己盲杖处在中心线位置,手腕略高,点触到肩的两侧,不能同手同脚。

⑤ 最早练习盲杖行走时,应该选择比较空旷的广场或行人较少的道路,最好请行家在一旁具体指导并矫正错误动作。

⑥ 手腕略微上抬,以防盲杖遇到障碍物时突然停止而戳伤腹部。

21. 三点式触地行走 三点点触技能是两点触地技能的发展,主要用于路面比较复杂的地区及有明显边缘线的地区的行走。

手部的动作和身体的姿势同两点式触地技巧,不同的是该技巧中盲杖杖尖先后探索三个不同的点:路面、路面、某边缘线(墙、路沿等),再路面、路面、某边缘线(墙、低矮灌木等)……其中,前两次敲击同两点触地技巧,击地点略宽于肩,第三次敲击需用杖尖轻敲边缘线,此时杖尖可能超出肩稍远。不强调节奏,只要走协调就行。

注意事项:

(1)注意不要以路面、边缘线的两点触地法取代三点式触地法,中间一次杖尖触地主要目的是发现视力残疾人欲走路面是否有障碍物。

(2)注意肩部不要扭曲,以免行走中偏向。

22. 持杖上下台阶 上楼:视力残疾人走到梯楼正前面停下,用盲杖探索台阶最底层的台阶壁(初始阶),脚尖接触台阶且与之垂直,用盲杖探索台阶的高度、宽度、深度及是否有扶手。若有扶手,人靠扶手一侧,持杖手伸直,用直握法握杖,使盲杖与地面垂直,上楼过程中盲杖始终与上一层台阶的边缘接触,叩响上一层台阶,用正常上楼方法上楼,当盲杖接触不到上层边缘线时,表明台阶已走完了。

下楼:视力残疾人在下楼时,首先用盲杖探索台阶最上一层的边缘,用双脚的前脚掌感觉台阶的前沿,用盲杖测量台阶的高度、宽度、深度及是否有扶手,然后用斜持法或敲击法下楼,使杖点始终保持在下一层台阶的上方一点点处,当盲杖杖尖触及地面时,使视力残疾人知道台阶下完了。

23. 携杖上下滚梯 上滚梯:首先要用盲杖找到滚电梯的入口,用杖尖探索地面,感觉杖尖被拖动时即为电梯的第一级;站在入口处两脚与滚梯台阶垂直,手轻放在扶栏上且在身体前一点,另一手用直握法或短杖斜持法持杖,当上电梯时抓紧扶手的同时脚往前跨一小步,跨上滚梯。若感觉站在两个梯面之间,可作适当调整,站在同一级梯面上。杖尖放在前一级梯面上;当手感觉到扶手不再往上而是平直,或感觉杖尖下降时,则表明电梯快到顶部,此时脚要往前跨一步,跨出台阶并迅速撤离滚梯口。

下滚梯:方法基本同上。视力残疾人要先找到电梯的入口,用盲杖探试第一级台阶,双脚与台阶垂直,身体靠向扶手一侧,且把手放在扶手上,另一手用斜持法持杖,杖尖接触到下一台阶的梯面。下台阶时手抓住扶手,同时向下跨一小步另一脚跟上并及时调整好脚及身体与电梯的位置,这时扶手的运行是向前下的,当感觉到扶手是变平或杖尖上升时,则表明电梯快到底了,往前跨一步即可跨出电梯并迅速撤离滚梯口。

注意首先须了解滚梯的结构、运动方式;练习中注意请明眼人多给讲解以及语言提示;抓住扶手与跨步上、下台阶动作要一致,以防动作不协调而致视力残疾人受伤;如果双脚位置或身体与滚梯位置不合适,应及时调整好;务必在滚梯上下结束后,应该尽快离开滚梯的出口处,以免阻挡后来人的去路。

24. 携杖置杖　视力残疾人在定向行走过程中,应多种技巧交替使用。在某些情况下,当不再使用盲杖时,需要把盲杖置于比较方便并且安全的地方,否则不但自己再用时寻找不方便,也容易把别人绊倒。

在明眼人导盲下可将盲杖竖立收起紧贴身体的一侧,进入室内后,可把盲杖放在门背后或座位底下,坐在公共汽车上可竖放在两膝之间并抱在自己的胸前,在电影院放在自己的座位前。如果是折叠式盲杖,则可把盲杖收起来,放在包里或自己的口袋里。

25. 短杖技术　当视力残疾人在交通繁忙地段行走时,应该将盲杖点触技能略作适当变通,从而不影响他人或车辆的通行。将盲杖沿手柄向下滑动,直到示指放在杖身金属部分上,这样盲杖便成了一根短杖,同时将步伐迈得小些,其他同两点点触技巧。

注意事项:该技巧是两点点触技巧的延伸,只不过盲杖"变"短了而已,所以动作规范还必须保持;可以先在空旷地方练习,熟悉之后再到繁忙地段应用(图 12-4、图 12-5、图 12-6)。

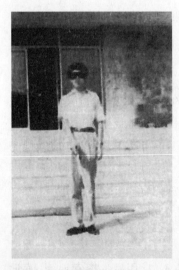
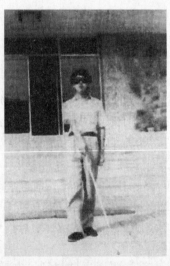
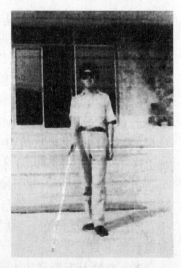

图 12-4　盲杖使用技术之一,对角线法　　图 12-5　盲杖使用技术之二,中线技术,右脚前进　　图 12-6　盲杖使用技术之三,中线技术,左脚前进

五、助行方法介绍

(一) 简易助行器

简易助行器是行走时作为先前探路、避免磕碰,简单地保护视力残疾人助行器械。

常见到简易助行器包括:呼啦圈、儿童推车等(图12-7、图12-8)。

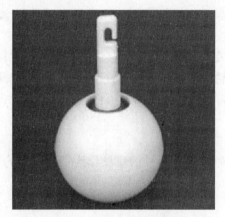

图12-7　可滚动的盲杖头
(供年幼拿不动盲杖的盲童用)

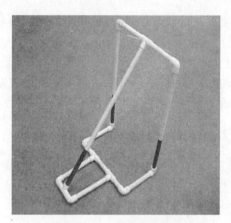

图12-8　幼儿推行器
(供初学行走的盲童使用)

(二) 导盲犬

13世纪中国就有关于视力残疾人使用导盲犬的记载,系统地为视力残疾人训练导盲犬始于18世纪的欧洲,第一次世界大战后,在德国建立了第一所导盲犬学校,探索了导盲犬训练的方法和视力残疾人与导盲犬协作经验,1929年传到美国并迅速扩展开来。目前世界上有德国、美国、意大利、英国、丹麦、澳大利亚、日本等国家有导盲犬训练机构。

其实并不是每个视力残疾人都适合使用导盲犬,这要取决于视力残疾人的个人爱好、生活环境、运动能力、残余视力、年龄、身体健康条件、定向技能、安全意识以及能否与导盲犬和睦相处等多方面的因素。一般来说,使用导盲犬的视力残疾人喜欢有狗做伴并乐于照顾狗,爱行走且走路速度中等以上(5~6km/h),经常到户外活动、忙于社会事务,自己的残余视力有限且不足以定向行走(给狗更多的表现机会),年龄在16岁以上、有较好的身体平衡协调能力、智力中等以上,情绪稳定、不急躁,安全意识强、善良、信任导盲犬等。

导盲犬一般选择聪明、健康、性情温和、体重在20~35kg左右的狗。

导盲犬在8个月时寄放到一般家庭里抚养至一岁;然后返回"导盲犬训练学校"进行服从训练、定向训练、与视力残疾人沟通训练、拒绝执行危险命令的训练;再进行与视力残疾人的匹配训练,如性情、身高、生活地区、运动水平、残余视力、健康条件、定向技能等。

犬导盲的方法一般是给导盲犬戴一个大小合适的脖子圈,在脖子圈上面在套一个长度合适的U形硬把手,行走时视力残疾人抓着把手,这样导盲犬的行走信息就可以为视力残疾人所了解,休息的时候,解开把手让狗自由活动。

导盲犬的优点是:可以带领视力残疾人绕过障碍物;拒绝执行危险的命令;导盲犬行走的速度与人相近;促进视力残疾人社会交往与联系。

导盲犬的缺点是：需要花费时间照顾喂养导盲犬；在一定的社交场合或场所不适合；有时导盲犬比视力残疾人更受到人们的关心。

（三）电子助行器

电子助行器是一种协助视力残疾人定向与行走的电子辅助装置，它能够对某一特定近区域范围内发射信号（如电波、超声波、激光等）以使视力残疾人感知周围世界并及时反馈调节。

电子助行器的种类有：林赛道路响声器（Linsay rusell pathsound）、激光盲杖、超声波导向仪、毛沃特感受器（Mowat senser）等。

使用电子助行器可以帮助视力残疾人获取更广泛围的定向信息，提高定向速度和准确率，有的电子助行器还可以对空中障碍物能发出警报。但是电子助行器价格昂贵、掌握有一定的难度、对地面起伏的感知不太灵敏，所以视力残疾人一般都不用它。

六、定向行走的国际与国内发展

《圣经》中记述伊萨克的视力微弱，曾用类似牧羊人手杖的盲杖作为辅助行走的工具。这是人类使用盲杖帮助盲人行走的最早记载。

（一）定向行走的国际发展

早在 1784 年阿羽依（Valentine Haüy，1745—1822，法国人）在巴黎创办世界上第一所盲人学校之前，英国的兄弟协会曾组织教授盲人定向行走，意大利也有教盲人行走的史载。但是定向行走工作的真正规模、科学的开展，应该是近代的事情。

第一次世界大战结束后，由于退役士兵要走向社会开始新的生活，因此各国政府都很重视对他们的安置。法国率先教盲人使用白杖辅助行走，由于成效显著，很快传到了英美各国。1931 年在多伦多召开的国际会议上，白杖受到世人的重视。美国更是把白杖作为全国性计划进行推广。美国皮奥瑞亚市议会通过法令规定：手持白杖者在大街小巷行走具有优先权。

第二次世界大战期间，美国为使那些战争失明的士兵能够使用盲杖独自行走，在宾州法尼克亚城的霍格村成立了康复医院，传授定向移动技能。由于白杖有其不足（短、粗、重），为了弥补其缺陷，乃采用苏塔公司供应的较长、较轻且坚韧的长杖，经试用反映良好。当时在康复医院里有一个叫理查德·胡佛的人专门教授盲人行走的技巧，他在很短的时间内获取了大量的第一手资料，发明了独特的长杖（胡佛盲杖）及与之相适应的技能（盲杖法），对盲人行走有很大的帮助。

自从胡佛发明了长杖和使用长杖的方法后，人们对盲杖本身进行了一些改进，发展出了一些使用盲杖的新方法，以充分发挥盲杖的效能。目前，世界上大多数盲人定向行走和教师培训中心仍然使用稍加改进胡佛盲杖，采用美国的训练模式。

1958 年 6 月美国成立了美国盲人基金会（AFB），1959 年举行了第一次全国性的定向行走大会；讨论了建立选择定向行走人员的标准、课程的设置、训练的时间长短等问题。这次大会对定向行走作为一个专业的建立有着极为重要的意义。大会最终决定：

1. 定向行走训练专业人员的培训时间不应短于 1 年的研究生水平的学习。（因为许多之前有长时间实际经历的训练者参加了会议，他们用亲身经历说明短期培训是效果不好的）。

2. 明确了"定向行走培训者必须是明眼人而不能是盲人"这一原则。尽管这与视障领域的许多想法想违背,但认为培训者应在训练行走的同时保证盲人的安全是十分必要的。

3. 强调了最佳学习定向行走的方式是戴着眼罩积极主动地学习和练习各种定向行走技术。定向行走仅仅在教室里通过讲座的形式是学不会的。

1960 年美国波士顿大学首先在大学里开始设置此课程;1961 年西密歇根州应仍为州大学设立了第二个大学水平的定向行走专业。之后又有 13 所院校先后设置了定向行走专业。目前定向行走已发展为一门独立的学科,有专业标准和独立认证机构。

1964 年至 1988 年在美国人指导下,相继有印度、澳大利亚、泰国、马来西亚、中国台北、菲律宾、日本等国家在高等学校开设视障者定向行走专业和培训中心。

第一届国际定向行走大会于 1979 年在德国法兰克福举行。此后国际定向行走会议委员会每隔三至四年在世界不同地方举行定期性的国际会议,使世界各地的定向行走专家及视觉障碍康复工作者可聚首一堂交流工作经验及心得。举办国际定向行走会议亦可同时唤起社会大众对为视障人士缔造"无障碍通道之社会"之关注。曾经举办过国际定向行走会议的城市有:巴黎(1981)、维也纳(1983)、耶路撒冷(1986)、维荷芬(1989)、马德里(1991)、墨尔本(1994)、庄咸(1996)、亚特兰大(1998)、华威(2000)、兰布斯(2003)、香港(2006)、马尔堡(2009)。

视障人士定向行走在世界各国的发展是极不平衡的,发展最好的是美国,其次是欧洲国家、大洋洲、日本、在广大的发展中国家发展得较缓慢。美国和欧洲国家在师资培训、从业标准,资格认证等方面都较完备的认证。目前视障人士定向行走训练的发展趋势从最初的视障退伍军人的训练开始逐步向视障婴幼儿、视障儿童青少年和老年视障者及多重障碍的视障者扩展,研究如何对这些人群开展训练,如何提高他们的行走能力、提高生活质量。

定向行走研究内容也由传统的盲杖技巧开发,向导盲犬研究、盲杖材料科学、超声波导盲技术、激光导盲技术、GPS 导盲技术等不断扩展。

(二) 定向行走的国内发展

视障者使用的手杖过去被称为明杖,元代刘唐卿的戏曲《降桑葚蔡顺奉母》第二折、《西游记》第二十一回、《儿女英雄传》第六回、清小说《绣像升仙传》中均可见到这样的称谓。

1989 年国际"克利斯朵夫防盲组织"(CBM)与中国残联人联合会在北京盲校联合举办了第一期盲人定向行走培训班,后来,先后在江苏、四川、宁夏、云南等地开展了城镇社区和农村视障人士的定向行走训练试点。1990 年在南京特殊教育师范学校开办了第二次培训班。1991 年美国卡特中心在长春东北师范大学开办了一个为期半年的高研班。香港盲人辅导会分别于 1991 年在北京、1993 年在广州和 1994 年在上海举办定向行走培训班,并与国家教育部合作,于 1998 年和 2005 年先后在青岛举办了两届全国盲校定向行走师资培训班。

南京特殊教育职业技术学院、北京师范大学特殊教育系先后在 20 世纪 90 年代开设了定向行走课。

中国残疾人联合会"十五"期间开始将定向行走指导纳入国家残疾人康复计划并开始试点工作,全国有 5 个城市 10 个区(长沙、洛阳、无锡、上海、青岛)被选为试点区。"十一五"期间盲人定向行走被作为重点项目推广,专门成立了以北京师范大学钱志亮教授为组长的

"国家定向行走专家技术指导组",在全国各省市完成3万名成年视障者的训练任务。同时研究了"定向行走训练指导师任职标准"、"盲人定向行走训练效果评估标准"、"国家盲杖标准"等,出版了盲人定向行走训练指导师培训教程教材,使得盲人定向行走工作进一步推广开来。

（钱志亮）

第十三章 远用与近用助视器的训练

低视力患者如何使用助视器,这是在低视力康复中的一个非常复杂的问题。本章将说明当低视力患者在使用远用或近用助视器时常常遇到的一些问题及其解决方法。对于每一个低视力患者,都应制定一个适合于患者本人情况的训练计划。

一、远用助视器的训练

为了很好地制定一个训练计划,首先应该熟悉以下基本概念:①在训练开始之前,指导者(在中国目前可由眼科护士及医生或康复工作者担任)应该知道低视力患者的眼科诊断、视力、视野、对比敏感度等视功能情况。②指导者应该了解助视器的特殊功能、优缺点及光学原理等。③指导者应该知道低视力患者使用助视器要达到的主要目的与要求。④训练的原则是先简单后复杂,训练的目标应该是先静止后活动。⑤低视力患者可能需要放大倍数较大的助视器,但在开始训练时应该用低倍助视器,训练用的目标也应该大一些,实际上这是一种由易到难的训练原则。⑥在训练初期,时间要短一些,以防止患者产生视力或身体疲劳,而影响训练效果,甚至患者不愿意合作。

(一)远用望远镜助视器的特点

指导者在对低视力患者进行远用助视器或远距离训练以前,应该熟知有关望远镜的一些特点。

在望远镜镜筒上常常标明放大倍数,视野(或视场)大小,例如镜筒上标明"6×30,7.5°",说明该望远镜可以使目标放大 6 倍。望远镜的物镜直径为 30mm,通过望远镜看到的最大视野是 7.5°。有些望远镜的视野标明在 1000 码处 × 英尺。如果要比较两个望远镜的视野大小,一个标明"度",一个标明"英尺",可以将度数换算成英尺,即度数乘以 5.25(在 1000 码处 1° =5.25 英尺),所以 7.5°在 1000 码处为 7.5×5.25=39.4 英尺(约为 12m),即在约 1000m 处,视野直径为 12m 左右。

随着望远镜放大倍数的增加,其视野也随之减小。例如 Selsi 单筒望远镜在放大 6 倍时,视野为 11°,但在放大 8 倍时,视野便是 8.2°。

各种望远镜的图像亮度并不一样,这主要取决于光线传递情况,即决定于物镜直径 / 放大倍数。例如 6×30 的望远镜,其光线传递情况可以用 30(物镜直径)/6(放大倍数) = 5mm 而求得。5 的含义是光线只能通过 5mm 的范围进入眼内。如果是 6×18 的望远镜,即光线只能通过 18/6=3mm 范围进入眼内。如果某低视力患者的瞳孔直径为 5mm,则用 6×30 比用 6×18 的望远镜能得到一个更为明亮的图像。如果上述低视力患者瞳孔直径为 3mm,则用上述两种不同望远镜所获得图像的亮度是一样的。

不同强度的照明能使瞳孔大小发生改变,低视力学者 Mehr 及 Fried 等曾指出:患者在白天瞳孔大小为 2mm,而在夜晚瞳孔开大为 5mm,所以患者发现在白天用 6×15(15/6=2.5mm)的望远镜,而在夜晚用 6×30(30/6=5mm)的望远镜,均能获得满意的效果。该患者无论白天或夜晚用 6×50(50/6=8.3mm)的望远镜,虽然光线的亮度通过范围增加到 8.3mm,但因受患者瞳孔大小的影响,此望远镜对此患者而言,并不能使患者感到图像亮度增加。因此患者在使用望远镜以前,应该明确要使用它完成何种工作。

望远镜的亮度与望远镜射出光瞳的计算是一样的,望远镜的射出光瞳大小也是用物镜直径/放大倍数而得到,例如,望远镜标明 6×30,则该望远镜的射出光瞳=30/6=5mm。

如果某低视力患者需用 8 倍放大的望远镜,但用 8×20 时,觉得像的亮度不够,因为其射出孔为 20/8=2.5mm,可以改用 8×50 的望远镜,因为后者的射出孔(50/8=6.25mm)为前者的 2.5 倍,所以可能看到一个更为明亮的图像。

虽然每种望远镜的焦距范围不同,但大多数望远镜的焦距范围是 0.6~3.6m 以上。对望远镜焦距范围的要求,因人而稍有差异。如果患者要使用望远镜看近,可以用近用望远镜或望远镜加阅读帽。如患者看远处可旋转望远镜使镜筒变长;如要看清近处目标,则应调整镜筒变短。

眼到望远镜目镜间的距离称为"顶点距离"。对于患者视野大小,顶点距离非常重要。应该尽量使眼与望远镜的目镜接近,这样可以使视野更大一些。指导者在训练时也应熟知各种望远镜的景深。有屈光不正的低视力患者,尤其是有散光者,应该予以矫正,可以在望远镜之后或眼前加矫正镜。

(二)训练前准备及训练中注意事项

作为训练的房间应该安静、简单、整洁,可以利用人工或自然照明。墙壁应该为浅色,地面为深色,以使对比度良好。在墙壁上应挂有色彩明显的目标或图片,原则是低视患者裸眼看它们时,只能看到一个大概情况,如要看清需使用助视器。室内应有桌椅,以便低视力患者开始训练时,用它们支撑住患者的肘部。

指导者进行训练时,遵循一个合理的顺序是非常重要的,即患者在了解一个复杂的技术以前,应该先学习简单的技术。如果受训练的低视力患者有使用助视器的经验,则训练工作可以简化。在教学或训练中使用的物体,也应遵循逐渐变复杂这一进程或方法。受训练的低视力患者,首先应该在室内训练,然后再到室外训练。如果患者需要多种助视器,则首先使用低倍数助视器进行训练。低视力患者在训练中使用的物件大小、形状、离患者的距离,物件的位置高低及角度,质地结构,反光情况(颜色、饱和度及亮度),物件与周围环境的对比度,以及患者对此物件是否熟悉等,指导者都应仔细考虑。在训练过程中,指导者应该记录低视力患者取得进步的情况,应该随时询问患者使用助视器时的困难并帮助解决。每次训练以前,患者自己应该对助视器进行检查,保持清洁及完好无损。指导者与患者都应该明确知道每次训练的主要内容、目的和要求。在患者掌握了基本技术以后,在训练的间隔期间,患者都要在家中自行练习。如果患者用眼去固定或寻找一个物体有困难,可以用带声响的物品代替,如收音机、带嘀嗒声的钟等,以使听觉与视觉互相联系与补充,一旦不需有听觉的帮助,则应立即停止使用这些发声的物品。但是有时无论如何努力,指导者仍感到训练有困难,此时指导者应该与低视门诊工作的医生或验光师共同研究患者在训练中的表现,共同设法解决患者在训练中出现的问题。

低视力门诊或康复点作为训练地点,比较适合我国目前情况。在门诊或康复点进行训练时,如低视力患者使用某种助视器感到不满意,可以随时更换其他助视器。如果助视器使用失败,或患者拒绝使用,可预约复诊再次试用。在家中或学校内亦可进行训练。在低视力门诊得到初步训练以后,患者再回到家或学校中进一步训练,这是一个很好的方法。指导者应该与患者家属及教师共同讨论低视力患者的视功能情况、助视器的性能及应用方法等,指导者需要与家庭及学校合作,建立一个适合于低视力患者的训练场所,如适合于患者的照明、桌椅及其他简单设施等。

(三) 训练方法

1. 目标定位训练　为避免摔坏望远镜,可在望远镜上加一小带子,套在手腕上。许多小学生愿用长带子套在颈部,特别适合在户外应用。筒状望远镜常常很难找到哪一端是目镜及哪一端是物镜,对低视力患者则困难就更大,指导者应该在目镜端涂上或贴上一个明显标志,以便于患者使用。训练用的房间要简单,以免目标或物件过多而使训练受到干扰。患者使用望远镜时,应尽量保持望远镜的稳定,在患者取坐位时,使用望远镜一手的肘部应该支撑在桌面上,桌子矮时可以在桌上加几本书,肘部支撑在书上,尽量保持稳定和舒适。患者在站立使用望远镜时,可用一只手握住持望远镜手的前臂,以求望远镜稳定不动。

老年人,尤其是患有神经系统疾病,要保持望远镜稳定常常十分困难,所以应该有个支撑系统来帮助此类患者。如果患者利用望远镜仅仅做一件事情如看电视,则可把望远镜固定在一个三角架或类似的支架上。也可以用卡式望远镜卡在患者的眼镜上,这样比较容易保持稳定。

首先应进行目标定位即寻找目标的训练。指导者先以患者为目标,两者之间距离为2~3m,调节焦距,直到看清楚患者为止。然后两者互换位置,指导者在离患者2~3m处,让患者通过望远镜找到并看清指导者。有时这种训练要重复几次,患者才能掌握这种简单的定位训练。

如果患者有中心暗点,则在使用望远镜以前,应先让患者练习旁中心注视(图13-1)。

视力最佳网膜区可能在上方20°处,所以患者需向下注视20°左右,这样正前方的目标可落在视觉最敏感的视网膜上。在训练中应向患者讲明旁中心注视的原因及结果。

当患者已能用裸眼熟练使用旁中心注视的方法以后,再使用望远镜进行旁中心注视的训练,如用高倍望远镜训练有困难,应先用低倍望远镜进行训练。

如果患者有几个或多个盲点,即使患者不使用望远镜也可以发生下述情况,即可以一会儿看到目标,以后目标消失,之后目标又重新出现。最好的办法是用一个纸片挡住患者眼部,在该纸片上挖一大小为2cm的孔,此孔的位置恰好能使外界光线经此孔射入眼内,到达视功能最佳的网膜区。眼球在纸片后运动,只有眼球运动到某一位置,外界目标发出的光线才能经过纸孔进入眼内,成像在患者最佳视觉区,使患者看到一个清晰的目标。经过不断的训练,最后可使有多个盲点的患者掌握目标固定技术。

如果患者为岛状视野,如图13-2所示,在颞上视野离中心注视点约40°处,有一个岛状视野,患者要看清正前方的目标

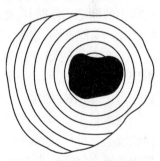

图 13-1　比较大的中心暗点

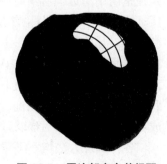

图 13-2　周边部有岛状视野

时,眼球要向鼻下运动约 40°。

患者可以取坐位离指导者 1.8~2m 距离,先用裸眼后用望远镜练习旁中心注视,使指导者的面部能在患者最佳视觉网膜区成像,使患者利用其最佳视觉网膜区看清指导者的面部。

2. 注视训练 患者掌握了目标定位技术以后,应进一步训练注视技术,因注视技术是以目标定位为基础的。

首先进行望远镜的调焦训练。在训练调焦之前,患者应具备利用望远镜能对准及发现目标,使目标与眼成一条线中的两点。

在开始训练时,患者面对墙而坐,距离为 2~2.5m,墙上挂有目标,例如数码、字等,然后让患者讲清看到了什么。患者可能因为不会调焦而看不清目标,指导者应先向患者说明:看近处目标需把镜筒变长,看远处目标时把镜筒缩短,指导者可以做一下调焦动作,让患者进行观察,然后患者自行练习调焦动作,但不对准任何目标,熟练之后患者可坐下,面对 2~2.5m 墙壁上的目标,或面对指导者进行调焦练习。先将望远镜镜筒调到最长,然后慢慢将镜筒缩短,直到看清目标或指导者的面孔为止。下一步练习是将望远镜调过清晰点,使目标或指导者的面孔变得模糊不清,然后再回到清晰点,即墙上的目标或指导者的面孔再重新看清。上述练习掌握以后,指导者可以不在患者的前方,先让患者不用望远镜找到指导者,然后再用望远镜看清指导者的面孔。进一步练习是指导者改变与患者间的距离,继续让患者用望远镜看清指导者的面孔。应该反复练习,直到完全掌握不同距离的调焦为止。

有些低视力患者为先天性眼病所致,自幼视力低下,他们不知道何谓清晰的像,遇到这种情况,指导者可以用投影放大方法,即用幻灯机表演,让患者明白何谓清晰或模糊的像。让患者了解这个概念以后,再让患者将此概念用在望远镜的调焦上。

有些患者可能总也学不会调焦,这样便可以试用非调焦或固定焦距望远镜。如果该类低视力患者常常只用望远镜做一种工作,或看一个固定距离的目标,可以由指导者帮助患者调好焦,然后沿望远镜镜筒的长轴全长画出或标记出一清晰的线,如果离此焦点或焦距,镜筒上的标记线便断开,把断开的标记线重新联成一条线,则望远镜便又重新恢复到原来的焦距处。实践证明,这是一种简单有效的方法。

3. 定位注视联合训练 定位与注视的联合训练包括在不用望远镜的情况下找到目标,再用望远镜寻找目标,使目标与眼为一条线中的两点,然后对望远镜进行调焦,直到看清楚目标为止,即准确的定位及看清目标(注视)的联合训练。

在本章上一节中已介绍过注视训练,本节训练开始大致与之相同,不同的是用做训练挂在墙上的目标,如数码、文字等逐渐变小,距离也要从 2~2.5m 逐渐变远,照明也要有变化,如由亮渐变暗等。先为坐位练习,当熟练以后再改立位重复以上各种练习。进一步练习便是在室内用望远镜看清各种目标。室内训练结束以后再进行室外训练,方法仍然是先不用望远镜寻找及看清目标,然后再用望远镜找到并看清目标,如看路标、汽车站牌、各种不同的商店等。开始训练时要在患者比较熟悉的环境中,然后再到患者不熟悉的环境中进行训练。在日光照射比较强的环境中,应戴各种滤光镜以减少眩光。

有些患者当用裸眼或不戴望远镜定位时,由于头部及眼部位置改变而常常找不到目标,此时可用一纸筒放在眼前,然后进行定位、注视等练习。因为纸筒的孔径比较大,易于获得成功。纸筒训练无困难以后,再戴望远镜进行训练。

各种训练方法均不满意时,应考虑换较大视野或较大物镜的望远镜,或试用较低倍数的望远镜。

患者在练习使用双焦望远镜时,常会遇到困难。如果找不到远处目标,必须先用矫正眼镜固定目标,然后置目标于视野中央,再戴上双焦望远镜,稍稍低头使目标进入上方望远镜的视野中,最后转动头部也能看清远处目标。

4. 跟踪(tracing)训练 跟踪训练是介于注视与追踪(tracking)之间的一种训练。指导者可以在黑板上或纸板上画一条连续的直线,此线全部在患者视线之中,先不用望远镜看到此线,然后使用望远镜看清此线,再画一条更长的线,练习用眼从线的开始看起,沿着线看下去,直到线的末端,患者可以控制自己的头部(不是眼)慢慢均匀运动,从线的一端看到另一端。先不戴望远镜做此训练,然后戴望远镜再做上述训练。在此过程中头部(及眼)与望远镜"连在一起"或"连成一体",在运动中望远镜不能偏离眼部。先看的是实线,后看虚线,线可为水平、垂直或斜线。然后指导者画一个几何图形(图13-3),患者从图的一边看起,逐渐看完全图,然后说明或画出图的形状。在上述训练完成后,再看不规则的图,图上的每一条线都标明号码,号码字要小些,只有使用望远镜才能看清(图13-4)。线的颜色各不相同。让患者练习看清各条颜色的线及其号码,说明为直线、斜线、实线或虚线等。技术熟练以后,再画另外一个由各条线组成的不规则图,而且线也变细,线旁号码也变小,再进行练习。掌握上述技术后,再训练看曲线(实线或虚线)图。曲线图是由各种颜色的粉笔画出来的,曲线的起点及止端各有一个号码(图13-5)。例如患者跟踪看完8~9号是个虚线曲线图,而3~7是一个实线曲线图后,能将图形及实或虚线讲清楚,然后再将图形的线变细,号码变小,重画一个新图,继续进行训练。

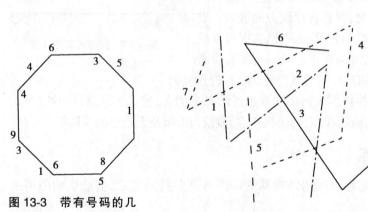

图 13-3 带有号码的几何图形

图 13-4 带有号码的各种不规则线图

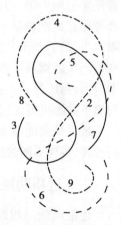

图 13-5 使用望远镜进行的曲线彩色图

上述练习是观察在黑板上的各种线或图形,基本上望远镜调焦一次即可跟踪或看清全部图形。以下的练习不是观察黑板或纸板上的图,而是用一条彩色带或绳,放在地板上,患者从条带或绳索的一端跟踪看完整个条带。这样就要不断地定位、注视、调焦,才能完成上述训练。低视力患者从条带的一端看起,旁标有号码,然后跟踪此条带到其末端(图13-6)。

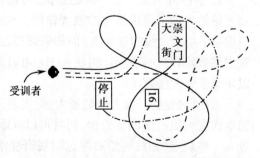

图 13-6 用于训练使用望远镜的彩带设计图

5. 追踪(tracking)训练　跟踪训练是跟踪一个静止的目标,而追踪练习是追踪一个运动的目标。因此,后者比前者更难一些。因为这样患者无法控制目标的运动速度,而患者头部(眼前有望远镜)的运动速度及方向完全取决于所要看清的目标的运动速度及方向。所以在这种情况下患者常常处在被动困难的地位。

当患者追踪一个活动的目标时,头部(或身体)必须慢慢地、均匀地运动,而眼不能动。因为眼动便使眼部离开了望远镜的目镜,而看不到目标。训练开始,应该使用低倍望远镜,因为它的视野大一些,患者比较容易用它追踪一个运动着的目标。练习追踪时,训练的步骤是:开始时目标应置于患者前面,做水平方向运动,然后做垂直方向运动。开始目标应从患者的前面由近向远处运动及由远向近处运动。以后进一步做斜线运动,也是由近到远及由远到近。最后目标做各种曲线运动。

上述各种训练在室内可以看指导者手中的目标,而目标可以做上述各种运动。在室外可以练习追踪一个玩耍的小孩、骑自行车者或一个跑动着的汽车等。

6. 搜寻(scanning)训练　这是用望远镜搜寻周围环境中的某一目标的练习方法。

患者应该用直线、重叠、一行一行的扫描方法来覆盖要搜寻的地区,而不是用快速、不规则或无规律的方法进行搜寻目标的训练。

训练方法是患者戴上望远镜助视器,面对黑板,其上画一个搜寻图形(图 13-7)。患者练习跟踪此图(按箭头方向)并读出线旁的数码。当患者已能熟练跟踪此图以后,指导者便需另画一个,与图 13-7 相似,只是为一个虚线图,待患者能跟踪此图以后,则再画图,使虚线图的线变短,线间间隔加长,最后一图是线全部消失,仅有在原线旁的数码。这些数码是随意而不是按顺序排列的。当患者已掌握搜寻技术以后,再练习垂直搜寻技术,方法同上。然后再加长患者与黑板间的距离,线变细,数码变小,照明降低等,继续进行训练。

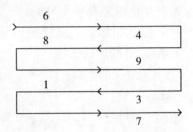

图 13-7　搜寻练习顺序图

最后是实地训练,练习在拥挤的人群中搜寻患者所熟悉的人,搜寻十字路口的红绿灯、街道牌、各种不同的建筑物(如商店、政府办公机构、影剧院等),以及天空中的飞鸟等。

二、近用助视器的训练

近距离或近用助视器的训练与远用助视器的训练有许多共同之处,前已谈到的不再赘述。

(一) 近用助视器的特点

1. 手持放大镜　是一种凸透镜,可使视网膜成像增大。当目标放在放大镜焦点附近,则手持放大镜可提供最大的放大作用。如维持放大镜的焦距不变,眼离手持放大镜的距离不影响手持放大镜的放大力。但如果眼离放大镜近一些,视野相对大一些,畸变现象也轻些。放大倍数常以"×"表示,例如 +32D,可以放大 8 倍,即以 8× 来表示。放大镜屈光度数除以 4 等于放大倍数。

屈光度数越大,放大倍数越大,但焦距变短,景深亦变短,视野变小。手持放大镜比其他如立式放大镜所用调节力少,同时可以双眼单视。手持放大镜在目标上移动比较方便。但也有一些缺点,如放大镜离眼远则视野变小。例如 +10D(2.5×)手持放大镜离眼 25cm 时,比离眼 2.5cm 时视野小 4 倍。如不使用阅读架,患者必须一手拿放大镜,一手拿读物,很不方便。有些人认为保持手持放大镜与读物平行,即保持好焦距是困难的,用大倍数手持放大镜时可能更是如此。充分发挥手持放大镜的放大作用,必须有良好的眼—手协调动作。

2. 立式放大镜　立式放大镜一般是将凸透镜固定在支架上,读物与透镜间的距离不变。透镜与读物间距离略短于透镜的焦距,这样可以减少透镜周边部的畸变。这也意味着放大镜的放大力较透镜实际放大力稍低一些。立式放大镜形成的虚像所射出的光线是散开的,所以患者在使用立式放大镜时常常需要使用调节或阅读镜。

上述为固定或非调焦立式放大镜。当然,如果使用可调焦式立式放大镜,便可解决调焦问题。如果患者是近视,可调节焦距近一些(镜片离读物近一些),是远视眼则可调焦距远些。这样轻度屈光不正患者不用本人的调节力即可看到一个清晰的像。

立式放大镜的优点是把它放在读物上,比较适合于手抖或眼—手协调动作不佳的低视力患者。立式放大镜的缺点是使用它时照明困难,除非自身带有照明。在多数情况下,使用立式放大镜要双手操作。

3. 普通眼镜助视器　一般为正透镜,但屈光度数较大,可以从 +4~+40D 或更大一些。临床多用 +4~+28D。眼镜助视器的光学原理是由于增大视角,因而增大了视网膜成像。低视力患者可在眼镜助视器的焦点处或附近看清目标。眼镜助视器在低视力门诊中是最常用的助视器,约占 50%,它的优点是不用手持助视器,可自由活动与操作,视野大,携带方便,价格较便宜等。它的主要缺点是阅读距离近,易产生视力疲劳。在屈光度数较高时,对照明要求较高。

4. 双合透镜放大镜　双合透镜放大镜又称显微放大镜,由一对正透镜组成。它们有各种不同的放大倍数,亦有自身带有光源者。大多数这种放大镜只能单眼使用。优点是在近距工作时不需用手固定,缺点是焦距短,照明要求高。

5. 近用望远镜　近用望远镜也称望远显微镜,即将望远镜加阅读帽而成。阅读距离取决于阅读帽的屈光度数。近用望远镜的放大倍数为望远镜放大倍数 × 阅读帽屈光度数 /4。可用它阅读写字以及乐器演奏等。该类助视器的主要优点是阅读或工作距离较一般眼镜助视器远,便于写字或其他操作。缺点是视野小。

6. 闭路电视助视器　闭路电视助视器又称电子助视器,可提供电子性放大作用。一般包括摄像机、监视器及可放读物及其他物品且可移动的平板。绝大多数闭路电视助视器的操作类似一般电视接收机。对比度与亮度均为可调,也可调成白底黑字或黑底白字。放大倍数可任意改变,国产 ES-01 型,由我们研究所与三机部 303 所研制,放大倍数由 7×~35×。放大倍数可由下列公式求出:闭路电视屏幕上字体大小(cm)/ 实际字体大小(cm)=χ;25cm/工作距离(cm)=Y;总的放大倍数 = χ × Y。

闭路电视助视器的优点是放大倍数高,可有白底黑字或黑底白字的转变,视野大,对比度及亮度均可调节,体位佳,不易产生疲劳,不需外界照明。更适用于视力损害严重及视野严重缩小或旁中心注视患者。缺点是价格贵,多数携带不方便。

7. 非光学助视器

(1) 照明:每个患者均需照明,有些患者需要比其所在环境更强的照明,因此需附加照明,或助视器附加照明。灯光应有遮罩,要有弹性或可伸缩的灯臂,亮度应该能够调节。用荧光灯或白炽灯或其他特殊光源,需经患者试验后确定。灯泡应常擦拭及更换,因为灯泡上的灰尘可使它的照明效果降低,甚至减低到原来的 50%。灯泡在用过一段时间后,亮度减弱,所以不能等到灯泡坏了以后再更换。

照明或光源位置应注意不要在工作面或读物上造成阴影及眩光。阅读时一般应将光置于使用眼近处,光源距头部及读物的距离应该相等,而且前者要略高于后二者。光源主要照射到读物或工作面,而不是照到患者的面部,不然易引起眩光。如果要书写,要避免灯光造成的阴影,所以光源应该放在患者前面、书写手的对侧。

为了低视力患者做特殊工作,必要时需用测光表对亮度进行测定,然后向患者推荐光源所需种类及亮度等。大多数患者及老年人增加照明强度可增进视力。但亮度增加到一定强度后,视力不再增进,而且亮度太强或照明位置不当均可引起眩光。工作面与室内均应有照明,如果室内照明强度低于工作面的1/3,患者易于产生视力疲劳。

有些患者如后极部白内障或先天性无虹膜需暗些照明。因前者需瞳孔开大、后者怕光之故。这些患者如戴滤光眼镜会更舒服一些。有些患者需要眼镜架上加滤光片。

光源最好能调节明暗,室内要有顶灯,窗户应有窗帘。应尽量避免眩光,因眩光除可引起视力疲劳以外,尚可使对比度下降,引起视力降低。高度反光的表面,如光滑的纸、光亮的桌面或工作台面,应避免使用,为的是避免反射光引起眩光。

工作面的对比度要好,例如使用阅读裂口器(漏字板)可以增强阅读面的对比度。黄色醋酸盐滤光片能使印刷品上的蓝或紫色的文字、图表变为黑色,也能使退色及对比差的旧的印刷品的字迹更清楚。用黄色滤光片的眼镜能产生同样效果。低视力患者使用带粗线条的信纸写字更容易写整齐。用毡制粗笔写字清楚,易于为低视力患者所辨认。

(2) 印刷字体大小的选择:印刷字体大小选择取决于下列诸因素:患者的视力、视野、患者的实际需要、阅读能力、所使用助视器的种类、放大力及照明等。

普通印刷字与大印刷字各有优缺点,大字印刷品的优点是:读起来容易,一般大字印刷品都是使用不引起眩光的纸(非光面纸),阅读距离可以远一些。一般或常规印刷品的优点是:印刷种类远远多于大字印刷品,有各种阅读材料,在学习、工作、生活中应用更为方便,易于获得更多的信息。普通印刷品便宜,比大字印刷品小、轻,携带更为方便。另外,阅读速度也比大字印刷品快。但显而易见的缺点是有时低视力患者不用助视器常无法阅读普通印刷品。

低视力患者是否需用大字印刷品,需指导者与患者及家属共同研究决定。

为便于低视力教学,在教学中可以用大字图谱、地图、地球仪、模型及大字课本。大字的电话拨号盘、钟表、定时器、尺、胰岛素注射器等,对低视力患者均有实用价值。

(3) 其他:阅读架的使用可以使低视力患者在阅读时有正确而舒适的体位,不易产生疲劳,因而可延长阅读时间。也可以用"漏字板"写信封地址、开支票等。

上述各种非光学助视器日益为专家和患者们所重视。

(二)训练前准备及训练中注意事项

1. 训练前的准备工作　应包括下列内容:了解患者视力及视野改变,可以根据视力情况决定所用训练目标的大小。如有中心暗点、管状视野或偏盲,均须采用不同的训练方法。

应该知道患者发生视觉损害的时间,如果在近期,患者心理方面存在的问题可能是更重要或更需加以解决的问题。如果视觉损害已存在较长时间,则患者更易于接受训练或康复。严重先天性眼病所致视觉损害,在以后的训练中可能更困难一些。

患者全身健康状况较重要,如患者全身健康状况较差,为避免患者疲劳,对一般性训练计划可能要做一些必要的修改。

由于患者有不同的文化水平而可有不同的需求,例如一位大学教授和一位文盲患者对助视器及训练要求和目的肯定会有较大的差别。

应了解患者的职业,不同职业对助视器的要求不同。例如一个修理钟表工人与一位售货员对助视器会有不同的要求。

尚应了解患者的业余爱好,业余爱好能使人们的生活更加丰富,生活质量更高,不同业余爱好需要不同的助视器。例如一个集邮爱好者与一个钓鱼迷,便需不同的训练方法与计划。

既往使用助视器的种类与效果,也是应该重点了解的。如既往使用助视器失败,应特别注意找出问题或困难之所在,以求在训练中加以解决。

训练前应该准备好训练环境,患者可以在低视力门诊、康复点、家中、学校、工作单位等地方接受助视器的训练,重要的是指导者应该对环境的照明提出符合患者情况的要求,应保持患者有舒适的体位,还要有完成训练计划的各种光学及非光学助视器。

2. 训练中的注意事项　在第一次训练开始前,指导者应该首先向低视力患者介绍自己,应使患者感到亲切、舒适,创造一种友好的轻松气氛。指导者要向患者及其家属询问接受近用助视器的主要目的。尚要询问患者既往工作及目前工作情况,这是在训练工作中必须加以考虑的。然后指导者与患者共同讨论患者的视力、视野、眼病情况及低视力门诊给患者开的助视器处方,并用通俗的语言就上面讨论的问题对患者进行说明及解释。上述讨论和解释必须包括陪患者来的家属或其他人员,因为这些人将帮助指导者及患者在家及学校中进行训练,这是一种非常重要和有效的支持力量。

另外一个要与患者研究的是照明问题,即患者在何种环境下需要明亮或较暗的光源,白天及夜晚照明有何不同需要。如有眩光,应该知道于何时、何处易于产生。

(三) 训练方法

1. 近用助视器或近距离训练时的基本原则　①应使训练环境尽可能轻松,患者不应出现紧张、疲劳等情况。指导者有责任改善训练气氛,以使患者放松,愉快接受指导及训练。②开始训练应简单一些,以使患者易于取得成功,既有信心又有兴趣。③训练的时间应短一些,中间可加一些指导者与患者的谈话,讲一些有关助视器问题,不要使训练太单调和枯燥。当患者对技术比较熟练时,再将训练时间延长也不会使患者感到疲劳或厌烦。

2. 注视　患者如果没有中心凹视力,则必须躲开盲点,用视网膜最敏感区阅读或工作,困难不少。当患者向前用中心凹视力时,盲点侧方的目标可以看到,而患者所要看的目标恰好看不清楚或看不到。此时指导者应该向患者说明视网膜哪一部分无法使用,然后再告诉他应该用哪一部分视网膜看。有些患者虽然意识到他的中心视野有问题,但又不知如何解决,因此指导者应该向患者讲明他有中心暗点,用下列方法指导患者学习并检查其旁中心注视技术:①遮盖非注视眼;②指导者的面部应被照清楚(用适当的照明);③患者应位于指导者正前方 40~50cm 处,不转动眼球而能看到指导者的面部。当患者看到时,要说明面部哪一部分看得清及哪一部分看不清。此时指导者应该注意观察患者的角膜映像,是在瞳孔中心或不在中心,或在其他象限。如果映像不在瞳孔中心,则说明患者已在作旁中心注视。如果映像在瞳孔中心,患者也说明对指导者面部某一部分看不清,则表示患者为中心注视。此时可要求患者转动眼球,设法看清指导者的全部面孔,例如让患者看指导者的右耳或左耳,头顶部或下颌等。需注意的是要让患者转动眼球,而不是转动头部或身体,目的是在使用助视器时,眼球与助视器光轴保持一致。④如果患者视野的较大直径为垂直,水平视野直径小,例如在偏盲、散在暗点或中心暗点合并中心视野缩小,则患者觉得用转动头部代替转动眼球作旁中心注视更容易一些。转或歪头或眼球作旋转运动能扩大水平视野,更容易对目标进行定位及搜寻或扫描。在这种情况下,可以将患者注视的目标由正位变歪斜,设法使患者头位保持正常。

当患者有中心暗点及视野缩小时,或有散在盲点时,可以用一厚纸片,中心部挖一孔,大小为2~5cm,置于患者眼前。患者眼球在纸后运动,直至找到并看清前面的目标,然后逐渐将孔加大,练习找到并能注视目标,练习久后注视目标的时间也会加长。最后完全撤去纸片,患者仍能维持良好的非中心或旁中心的注视能力。

3. 定位　在阅读时,找到每一页的开始处、文章的题目或图表等,必须使用定位技术。又例如在查字典或查电话簿时,首先要在该页的顶端找到关键的字,也需定位技术。在编织毛衣时如要寻找漏针处,也需定位。检查定位方法是:

(1) 指导者给患者一本书,让他找到某页书中左上或右上角的第一个字,左下或右下角最末一个字等。

(2) 如果做上述练习有困难,指导者可以在纸上写几行字,如上述做定位练习。或在桌子上摆一些小东西(成行),让患者做定位练习。

(3) 在检查过程中,指导者要观察患者的体位、头部及眼部位置,并向患者提供合适的照明与对比度。

4. 搜寻或扫描　搜寻或扫描技术可用于各种印刷品,如阅读书刊、报纸、查电话本上名字等。眼球不动注视书上的某一处,让书本沿着一定方向运动,使字"进入"患者的注视区;或保持眼球及读物不动,仅仅移动头部。如果患者有视野缩小而无中心暗点,此时患者常不愿使用助视器,而仅仅用眼进行扫描。检查患者扫描能力时注意以下内容:

(1) 指导者要观察患者如何阅读,是否读左侧时,眼或头向右;读上方字时,眼或头向下等。患者读完一行后如何去读下一行,是否经常将字读错。注意患者换行时有无又回到原来读过的一行字等。

(2) 如果上述测试有困难,指导者可以在桌面上摆几行小东西,让患者按顺序讲出它们的名称。

(3) 指导者应观察患者做上述活动时的眼位、头位及体位,并给予良好的照明与对比。

5. 追踪　在写字时,患者需追踪在纸上运动着的笔;织毛衣时,需追踪毛衣针。许多职业都需有良好的追踪技术。指导者使用下列方法可以检查患者的追踪技术:

(1) 指导者以手拿一小目标,在患者面前从上到下,从左到右,以及做圆形运动,使患者用眼及头部运动来追踪此目标,最终单纯用眼追踪此目标。

(2) 如上述,逐渐缩小目标大小,观察患者的反应。

(3) 让患者自己手持目标,做上述追踪练习,观察患者的眼一手协调动作。当目标运动时患者是否能够固视,患者追踪目标时是头及眼一起追踪,还是仅有眼球运动等。

6. 视觉技术的有效应用

(1) 调焦训练:首先用眼垫遮住患者视力较差眼,然后让患者通过助视器中心部看目标。目标与眼之间距离以患者能辨认清楚为合适。十分重要的一点是目标与背景的对比要好。让患者明白焦距或景深的含义,将目标离开焦点,即离眼很远或很近时,患者便无法看清此目标。开始由指导者,以后由患者自己操作,使目标离开焦点,然后再回到焦点,前者图像模糊,后者清晰,反复练习。让患者测量焦距与患者工作距离的差别,测量后常常发现两者不同,这是由于患者有屈光不正或使用调节之故。

如果患者对上述焦距练习有困难,可以考虑用以下方法:使用阅读架,也可使用带距离控制罩的放大镜。当患者使用手持放大镜难以控制焦距时,可用立式放大镜代替。在阅读时可先让读物与助视器透镜接触,然后互相离开,读物向远处慢慢移动,直到患者能看清楚为止。

(2) 定位训练:让患者手拿读物,或将读物放在阅读架上,患者用示指指向文章的开头处,或指向文章的标题,应该注意的是此时要有良好的照明。然后在使用助视器的情况下重复上述练习。

如患者做上述训练时有困难,则可采取以下措施:使用阅读裂口器,这样更易定位。设法增加目标与背景的对比度。让患者在不用助视器情况下,使用其视网膜最敏感区对目标进行定位,然后将助视器移到眼前,进行定位及调焦。如患者仍有困难,则应考虑换用低倍助视器,这样视野会大一些,定位较为容易。

(3) 搜寻训练:指导患者应用系统搜寻法寻找目标。在阅读时,慢慢从左向右读,读完一行,从原行末尾回到第一个字,然后再移到下一行。如果在搜寻训练中遇到困难,可以采取下列方法解决:如使用阅读裂口器,或在读过的每行字下面作出标记。患者可以用手指压住每行的第一个字,然后眼与手指同步移动。另外尚可在纸上画横线,线的两端标出大数码(图13-8),进行搜寻或扫描阅读。具体方法是让患者从 1 读到 2,然后回到 1,再移到 3,读到 4,依此类推。下一步练习是以字代替数码 1、2、3 等,最后取消每行字两端的标记进行阅读。

图 13-8　扫描阅读练习图

(4) 注视训练:如患者使用助视器也难以保持注视能力,即应采取下列方法进行训练:增大训练目标,如阅读时使用大字印刷品;设法增加对比度;可改变助视器的种类,或降低助视器的放大倍数。

(5) 在无助视器的情况下如能很好地使用残余视力,则应用助视器后便很易获得成功,更易于充分发挥残余视力的作用。有些患者经过无助视器视觉技术训练以后,再使用助视器,觉得更不方便,视觉效率变低。因此认为使用助视器太麻烦,效果也不理想。另外一些患者使用残余视力很困难,这可能是患者心理上及周围环境引起的困难所致,或该类患者从未学习过视觉技术,经常是靠视力好的人帮忙。无论如何,当指导者已知患者不用助视器的视觉技术以后,便可预计患者在接受使用助视器视觉训练中可能会遇到的困难或出现的问题。

(孙葆忱)

第十四章 低视力与听力障碍

第一节 概　述

感觉器官是当身体受到外界刺激而出现反应的"前哨"，是人类与外界沟通交流的桥梁，是人体与外界环境发生联系、感知周围事物变化的器官。主要包括：眼睛、耳朵、鼻子、舌头、皮肤以及遍布于关节、肌肉和内脏等丰富的神经末梢，其中以视觉（眼睛）和听觉（耳朵）对维持人体安全、行为与情绪以及人际交流最为重要。

听觉是经过听觉感受器（耳蜗）察觉声的振动——经各级神经元逐级传递的生物电活动——通过大脑皮层分析后获得的声音感受，是由传音器官和感音器官协同完成的，这个系统中的任何部位发生结构或功能障碍时均可导致程度不同的听力损伤，即听力障碍，也可称之为听力损失或耳聋。听觉障碍可使人们在社会交往中产生不便或缺失在主流社会中自由交流的能力，严重的听力残疾甚至会给部分人士的精神情绪带来影响，甚至出现社会问题；如果听力障碍人士同时合并有眼及视力的缺陷，双重感觉器官能力的下降将严重影响患者的生活质量，而且会间接地影响听觉或视觉康复训练的方式和训练效果，对患者的生活产生更为严重的影响，可导致心理情绪疾病的发生，甚至影响生命安全。

听力残疾位居最常见的5种残疾（听力、智力、视力、肢体、精神）之首。据2000年全国残疾人抽样调查数据显示，听力语言残疾者为2048万，7岁以下听力残疾儿童约80万，并且每年将有3万新生聋儿产生。据中国聋儿康复中心统计，"九五"期间听力残疾儿童通过干预康复措施回归主流社会的人数约为20%，较"八五"期间上升了10个百分点。尽管我们在聋儿康复领域取得了如此的成绩，但相对于听力学工作相对发达的国家来说这个比例数还是比较低的，因此早期发现听力障碍，尽早治疗，尽早干预是减少听力障碍对人们生活质量产生影响的重要工作，也是我国开展新生儿听力筛查的主要目的所在。另一个需要特别关注的问题是，随着我国老龄化社会进程的加快，老年耳聋患者呈激增态势，老年聋的发病率在15%～30%；同时由于社会的进步、生活水平的提高，糖尿病和心血管疾病等慢性疾病在人群中的发病率也在逐年递增，并且有向中青年发展的趋势，最为重要的是由二者引发的视觉和听觉相关疾病也在逐渐增加。

由于许多疾病可以同时引起视、听功能的障碍，目前已知伴有眼疾的听力障碍疾病已达几十种，其中许多病是在婴幼儿时期或青少年阶段发生的，而且绝大多数综合征导致的聋、盲双残外，还常伴有全身其他系统的异常。据不完全统计，临床上一种比较常见的常染色体遗传性疾病——Usher综合征在盲、聋患者中的发病率高达50%,是儿童耳聋和盲的主要病因。为此,我们有必要首先扼要地介绍听觉系统的应用解剖和生理功能以及听觉评价的方法和临床常见的听力疾病,介绍目前常用的听力康复原则与方法,特别是介绍一些对于盲、聋双残者的康复技巧和关键点。

第二节 听觉系统应用解剖与生理

人耳位于头部的两侧,主司听觉和维持身体平衡,又称位听器官。位听器官主要分为三大部分:外耳、中耳和内耳,见图14-1。听觉外周感受器官是耳蜗,位置觉的外周感受器官是前庭和半规管。

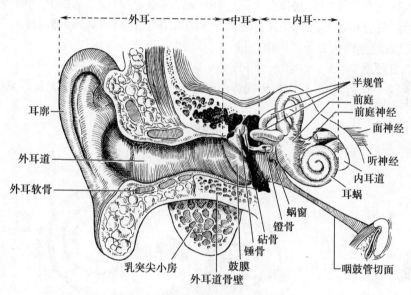

图 14-1 外、中、内耳结构关系示意图

一、外、中耳应用解剖与生理

(一) 外耳和中耳解剖

外耳由耳廓和外耳道组成,中耳由鼓室、鼓窦、乳突和咽鼓管共同组成。

1. 耳廓 形状基本对称,其正面的凹凸不平有利于收集声音,并可将过大的声音折射出去,起到听觉保护作用。外耳道是一长2.5~3.5cm的管道,外1/3部分由软骨组成,内2/3由骨质组成,两者之间是外耳道最窄的地方。

2. 中耳鼓室 是一个六面体的含气空腔,容积1~2ml,鼓室内有一套十分精巧的听小骨和听骨肌,声音的传导主要依靠它完成。听小骨按古怪的外形分别被命名为锤骨、砧骨和镫骨。它们是人体中最小的骨头,三者互相衔接成听骨链,介于鼓膜和前庭窗之间将声波传入内耳。

3. 耳咽管 是沟通鼓室与鼻咽的管道。成人咽鼓管全长平均35~36mm,外1/3为骨性结构,内侧2/3是软骨性管道,常呈闭合状态。咽鼓管自鼓室口向内、向前、向下,成人的咽口低于鼓口约15~25mm,因此咽鼓管与水平面约成40°角。而婴幼儿的咽鼓管位置近似水平,管腔相对宽大,因此鼻及咽部炎症易通过咽鼓管侵犯中耳,导致中耳炎发病率较高。

(二) 外耳和中耳生理功能

1. 外耳有集声和传声功能。

2. 中耳具有明显的扩音作用。由于鼓膜面积与镫骨底板面积之间存在差值,这种面积差使声波增加 17 倍;同时听骨链的杠杆作用原理可使声压再增加 1.3 倍,故二者的合力可使声波增加 27dB。

3. 咽鼓管有维持中耳气压与外界大气压的平衡作用,而且咽鼓管内的纤毛运动可将中耳腔内分泌物排向鼻咽部,具有引流并防止上行感染的功能。

二、内耳应用解剖与生理

内耳包括三个主要部分:前庭、半规管和耳蜗,深埋于颞骨岩部,因其管道弯曲,结构精密,形似迷宫,故也将内耳称为迷路。迷路分为外层的骨迷路和其内的膜迷路,两者之间有外淋巴液充填,膜迷路内充盈着内淋巴液。

(一) 内耳解剖

1. 骨迷路　包括前庭、耳蜗和半规管,新生儿迷路大小与成人相差无几。见图 14-2。

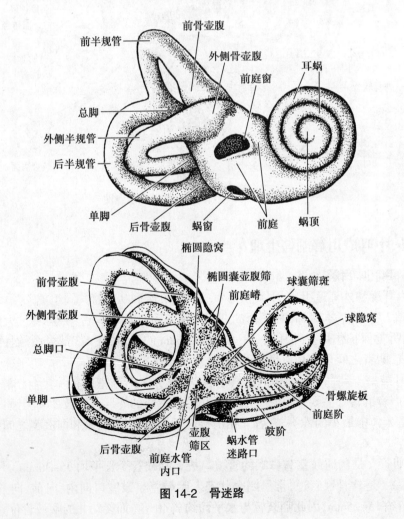

图 14-2　骨迷路

(1) 前庭:后端较宽大与三个半规管的五个开口相接,前下端较窄与耳蜗相接,前庭内容纳有椭圆囊和球囊。

(2) 骨半规管:每侧有三个半圆形环行骨管,相互垂直又相互沟通,依所在位置分别称为外(水平)半规管、上(垂直)半规管和后(垂直)半规管。

(3) 耳蜗:形似蜗牛状的中空螺旋管,盘绕成 $2\frac{1}{2}$~$2\frac{3}{4}$ 周,全长 30~32mm,内有蜗轴,蜗神经沿轴心而上,沿途分布于骨螺旋板中。骨螺旋板的边缘向外张开分出两个膜,分别称为前庭膜和基底膜,两者将蜗管分为三个管腔,即前庭阶、中阶和鼓阶,前庭阶与前庭窗相接,鼓阶的起始部即蜗窗,见图 14-3。

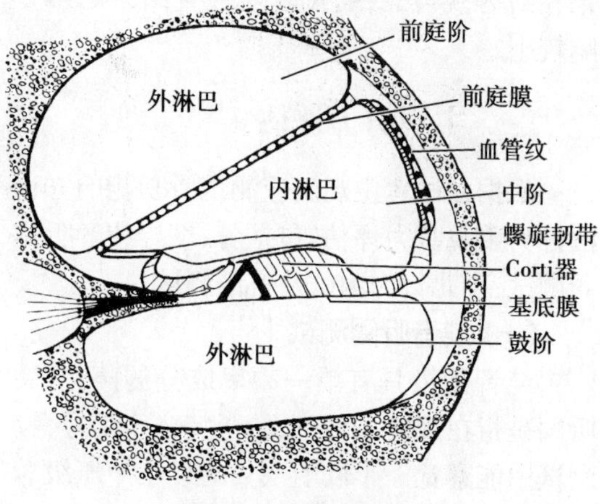

图 14-3　耳蜗横断面
重点显示中阶(充满含钾高的内淋巴),并显示前庭阶及鼓阶(充满含钠高的外淋巴)

2. 膜迷路　膜迷路为包容在骨迷路内的一密闭膜质空腔,含内淋巴液,借一些纤维束固定于骨迷路内。由椭圆囊、球囊和膜半规管及蜗管组成,其内有平衡感受器:位觉斑、壶腹嵴;听觉感受器:柯替代器。

(1) 椭圆囊、球囊:位于前庭内。囊壁内部分增厚处分别称为椭圆囊斑和球囊斑,两斑统称为位觉斑。

(2) 膜半规管:三个膜壶腹内壁均有一隆起的堤坝样结构,称为壶腹嵴。壶腹嵴毛细胞的纤毛相互粘成束状,插入其顶端的终顶内,终顶会随着内淋巴液的流动而活动。

(3) 蜗管又名膜中阶:是一个两端均为盲端的螺旋管,内缘接骨螺旋板,外缘接骨壁内侧,断面成三角状。如蜗顶向上时,分上、下、外壁。

(二) 内耳的生理功能

1. 耳蜗的生理作用　耳蜗将听骨链传入的声音振动信号转换成听神经生物电信号,并对声音频率、强度进行适时的初步分析综合。声波在基底膜上的传播方式是按物理学中的行波原理进行的,亦即行波学说。生物电的形成是由于耳蜗内的盖膜与网状板之间的剪切运动使听毛细胞的纤毛发生弯曲——引起毛细胞兴奋——使蜗神经末梢产生神经冲动——沿听神经上传到听皮层产生听觉。高频声引起的最大振幅部位在蜗底,低频声的最大振幅部位则靠近蜗顶。

2. 球囊和椭圆囊的生理作用　球囊和椭圆囊内的球囊斑和椭圆囊斑分别感受头部在额状面上的静平衡、直线加速度和矢状面上的静平衡和直线加速度。由于两个囊斑排列方式不同,对刺激的反应也不一致,二者协同作用对颈肌张力产生控制。

3. 半规管的生理作用　半规管主要感受角加速度刺激,属于动平衡器官。当人体出现非直线不同速运动时,会引起内淋巴管内的淋巴液流动,使神经末梢感受到的冲动,传入前庭中枢,通过神经反射作用调节人体的姿势平衡。

第三节　听功能的评估

听功能的优劣可通过一系列的临床听力检查方法实现,按照是否需要患者的配合反应,将其分为主观评估和客观评估两大类。主观评估法需要依靠受试者对刺激声信号进行主观判断，并做出某种行为反应；相对来讲，客观测听法不需要受试者的反应，其结果相对客观可靠，受试者对检查结果的影响较小。

一、主观听力评估

根据受试者主观反应测试听功能的方法称为主观听力评估，包括骨、气导纯音听阈测试，小儿行为测试及言语测试。

（一）纯音听阈测试

纯音是指具有单一频率成分的声音；听阈是指在规定条件下，给予特定声信号，测试中能察觉一半以上次数的最小声压级的声音。它反映了受试者在安静环境下，通过气导耳机及骨导振子给声，能听到的各个频率最小声音的听力级。

纯音听阈测试的目的是为了了解单个耳蜗的听敏度，为此需要在测试时阻止非测试耳的参与，得到测试耳单独的听阈。如果在测试中对好耳不加掩蔽，在测试差耳时，好耳就会作出反应。所以在纯音测试时掩蔽的目的就是为了去除非测试耳的参与，获得测试耳的真实阈值。选择是否掩蔽，应根据测试耳的给声强度与耳间衰减的差值是否大于非测试耳的骨导阈值而定。通常采用 Hood 平台法，注意在测试时要避免掩蔽噪声强度太小（不能达到掩蔽的目的）和掩蔽噪声太大（传至测试耳产生过度掩蔽）。

纯音听阈应记录在听力表上制成听力图。横轴表示频率，纵轴表示听力损失的dB 数，0dB 在表格顶部。骨导与气导之间差异大于 10dB 且骨导在正常范围为传导性听力损失（图 14-4）。气导和骨导阈值一致（或差值小于等于 10dB）且都在正常范围之外为感音神经性听力损失（图 14-5）。骨导与气导之间差异大于 10dB，但气导和骨导在正常范围之外为混合性听力损失（图 14-6）。

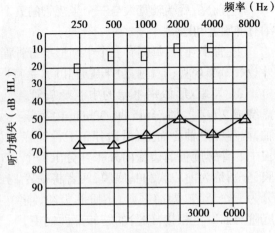

图 14-4　传导性听力损失

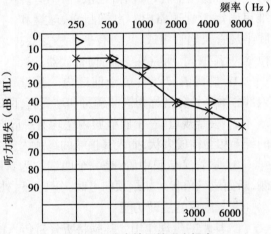

图 14-5　感音神经性听力损失

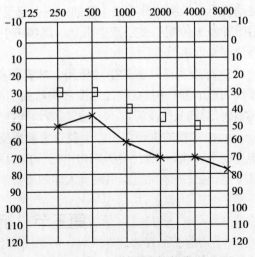

图 14-6　混合性听力损失

(二) 小儿行为测听

正常婴儿在出生后就可对比较大的声音出现一些行为反应,因此可利用不同年龄的发育特点,设计相应的听觉行为测试方法。小儿行为听力测试分为两种:无强化测试技术和基于强化的婴幼儿反应测试技术。其中不依赖于强化原则的方法,称行为观察测听(behavioral observation audiometry,BOA);使用强化训练引出行为重复反应的测试,称条件化测听,按其强化方式可进一步分为视觉强化测听(visual reinforcement audiometry,VRA)和游戏测听(play audiometry,PA)。

1. 行为观察测听法(BOA)　BOA 是指在没有强化刺激条件下完成的测试。测试中最常用的刺激声是由"发声玩具"(noise-making toy)产生,也可使用录音的或电子发生器的刺激声,或使用宽带噪声和言语声作为刺激声。用一经过频率鉴定的发声玩具给声,在观察孩子对声音反应如惊跳反应,吸吮动作变化,眨眼,皱眉,活动减少或增加,呼吸变化,眼睛睁大,寻找或定位声源等的同时,用声级计记录刺激声强度。此结果完全依赖于特定条件下对反应的主观观察,这种测试只能作为听力正常或疑有听力损失的初级指标。当刺激声出现时在时间锁相下观察者决定婴幼儿是否出现可察觉的听觉行为改变,评估婴幼儿听力状况。临床常用于 6 个月以内的婴幼儿听力测试。

2. 视觉强化测听(VRA)　VRA 是将听觉信号与光、声和动物玩具结合起来。测试前需要先建立条件化反应,在给出声刺激的同时,发光玩具开始闪光,作为条件化。要使孩子建立起对刺激声的条件反射,并同时吸引孩子转向奖励的闪光玩具。使用奖励的定向反射,激励孩子即使在刺激声本身不再有趣时,仍继续能将头转向声源方向。测试者的热情鼓励和玩具奖励可以激励孩子很好地完成测试。

测试常用耳机或声场(扬声器)来进行测试。对于早产儿必须待其智力年龄达到 6 个月以上,再进行测试更为合理。正式测试时,当孩子听到声音转向玩具后,立即用发光玩具给出奖励。需要特别指出的是,声场条件下进行 VRA 测试只能获得较好耳的听力水平,如果使用耳机则可获得每只裸耳的听力情况。

此方法适用于 6 个月到两岁半(以一岁半到两岁半为佳)的儿童。刺激音多选择孩子感兴趣的啭音或言语声。VRA 测试成功还需要一些技巧:首先检查者要判断孩子的反应能力而且要具有对孩子注意力的控制,提供摆放准确的能够分散孩子注意力的玩具;对于年龄较小的孩子,观察者手持玩具仅让孩子看,来分散孩子的注意力以防止孩子注意力过度集中于玩具。其次,测试人员之间要具有很好的配合能力,观察者时时处处都要十分谨慎,避免出现各种对孩子反应的暗示,和孩子谈话不要过多,以免影响主测者的工作。而且还要配合主测者判断孩子反应的真实性,注意观察和提示父母避免各种暗示信号的出现,如面部表情的变化、身体的移动等。

3. 游戏测听(PA)　让孩子参与一个简单、有趣的游戏,教会孩子对刺激声做出明确可靠的反应。被测试的孩子必须能理解和执行这个游戏,并且在反应之前可以等待刺激声的出现。临床常用于 2.5~6 岁年龄范围的小儿听力测试。但对于听力损失较重或多发残疾的孩子,无法进行可靠明确的交流方式,即使是 10 岁的孩子仍适用此方法进行听力测试。

测试开始前,要根据小儿的言语发展情况,用简单、明了的话告诉孩子一会儿要做的事,游戏方法应依条件选择。首先要建立条件化反应,在给小儿演示如何做游戏时,不用说太多的话,丰富的面部表情、肢体语言、清楚的演示对于小儿来说都比说话要容易理解,或者可以边演示边对小儿讲解,然后利用听力计给声,评估儿童的听力情况。

若想成功地完成游戏测听,应当充分考虑一些重要环节,例如应当选择一种恰当的、符合受试儿童年龄特点的游戏项目,所选择的游戏项目,对受试儿童应当简单、有趣且容易完成;要考虑到受试儿童的年龄特点和反应能力等。

(三) 言语测听

由于纯音听力图仅表示听力障碍程度和范围,不能反映受试者的日常听力。但生活环境中绝大多数声音是复合音,而且语言是人类特有的高级信号系统,因此言语测听是了解听觉功能的一种符合使用习惯的临床检查常用的方法。常用的言语测听内容包括:

1. 言语接受 / 识别阈(SRT) 言语接受 / 识别阈是当正确重复 50% 扬扬格词所需的最低言语声级,扬扬格词是指每个音节重音相同的双音节词。

2. 言语觉察阈(SDT 或 SAT) 言语觉察阈是指受试者能觉察(听到但听不懂词义)50% 的言语信号所需要的最低言语声级。

3. 最适响度级(MCL) 最适响度级约 65dB SPL,在此范围内聆听声音我们会感到舒适而不费力。

4. 不适阈(UCL) 听力范围的上限是不适阈,常人为 130dB SPL 或 110dB HL 左右。可用听力范围即动态范围(DR)是指不适阈与接受阈间的范围。

5. 言语辨别测试和噪声中言语辨别测试 言语辨别测试多使用取自日常生活中言语样本的单音节词表,前提是这些单词没有冗余度,而且声音要足够响亮。另外,感音神经性听力损失临床表现的重要特征之一就是在噪声中言语辨别能力差,因此,对一些辨别较差的患者进行噪声中言语测试是有意义的。

小儿言语测试有助于判定儿童言语发育年龄和制订儿童听力言语康复、干预计划并进行效果评估。儿童言语测试词表的词汇都选自幼儿园孩子常用的经过音素平衡的口语,结尾为开放式;其他如配合图片的测试以及环境声测试,更适用于词汇量有限的儿童。

二、客观听力评估

客观听力测试是指受试者不需表示听觉反应的听力学检测方法。最常用的临床测试项目包括声导抗、听觉脑干诱发电位、耳声发射检查等。

(一) 声导抗

一种中耳功能检查方法,基本测试包括鼓室声顺图和声反射。

1. 鼓室声顺图 临床观测的静态声顺以 226Hz 为探测音,通过气泵将压力从 +200daPa 逐渐改变到 -200daPa。通过对鼓膜外侧声能传递过程变化的测量,了解中耳功能状态。当正常耳鼓膜两侧压力相等时,中耳的声顺达到最大,出现一峰值。

根据有无峰值及峰值出现时外耳道的压力,可将鼓室声顺图分为 A,B,C 三型(图 14-7)。A 型声顺图峰值多出现在 0daPa(-100~ +100daPa 间均可),幅度为 0.3~1.6cc。此外根据峰值的大小还有 A$_d$ 和 A$_s$ 两个亚型,A$_s$ 型峰值幅度 <0.3cc,多见于镫骨固定;A$_d$ 型峰值幅度 >1.6cc,多见于鼓膜愈合性穿孔和听骨链中断。B 型鼓室声顺图平缓,峰值幅度 <0.3cc,多见于鼓室积液、耵聍堵塞。C 型鼓室声顺图形态正常,但偏负压,幅度在正常范围,多见于咽鼓管功能障碍。

2. 声反射 当人耳受到高强度声音刺激时,出现镫骨肌收缩,镫骨足板离开前庭窗的现象,此即声反射。声反射阈是能引起声反射的最小的声音强度,以 dB HL 表示。正常耳的声反射阈为 70~100dB HL。声反射检查可应用于听力损失的定位诊断、听敏度预估、伪聋鉴

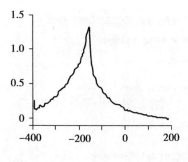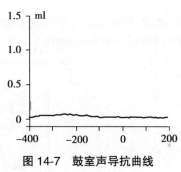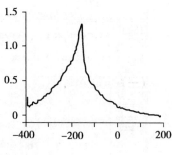

图 14-7　鼓室声导抗曲线

别、面神经功能测试等。

(二) 听性脑干反应

听觉诱发电位就是指听觉系统在接受声刺激后，耳蜗以及各级听觉中枢产生的一系列电活动。其中听性脑干反应(auditory brainstem response，ABR)为声刺激 10~15ms 内出现的短潜伏期反应，此种诱发反应具有五个典型的波峰，见图 14-8，其峰点分别对应于从听神经到下丘脑听觉通路中的反应部位。临床观测指标包括：波幅、各波的潜伏期及波间期的差值(I ~ III、I ~ V、III ~ V)；两耳 I ~ V 波间期的比较和两耳 V 波潜伏期差值。

ABR 在临床主要用于新生儿及婴幼儿的听力筛查、不合作儿童和成人的客观听觉评定、器质性与功能性耳聋的鉴别诊断、蜗后病变的鉴别诊断、术中监测、听觉与脑干病变治疗效果的观察指标等研究领域。婴幼儿检查时，需给予镇静剂，目的是减少杂乱的脑电波和肢体活动的干扰。对于多重

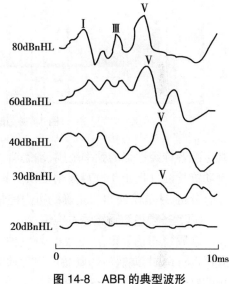

图 14-8　ABR 的典型波形

残疾和不配合检查的婴幼儿来说，ABR 测试常常是可行的、可相对定量评价听功能的基本手段之一。

(三) 耳声发射

耳声发射(otoacoustic emissions，OAE)是一种产生于耳蜗，经听骨链及鼓膜传导，释放入外耳道的音频能量。目前认为耳声发射源于耳蜗外毛细胞，是耳蜗内耗能的主动性机械活动，是正常耳蜗功能一个极其重要的组成部分，是一种客观的听觉反应。依据是否有外界刺激诱发以及由何种刺激诱发的反应，耳声发射可分为自发性耳声发射(spontaneous otoacoustic emission，SOAE)和诱发性耳声发射(evoked otoacoustic emission，EOAE)。在诱发性耳声发射中临床最常用的是瞬态声诱发性耳声发射(transient EOAE，TEOAE)和畸变产物耳声发(distortion products OAE，DPOAE)。

诱发性耳声发射反应强度较低，在人耳多在 –5~20dB SPL 之间，其反应幅度和检出率常随年龄增大而减小；频率范围以 1~4kHz 为主，而 DPOAE 反应则出现在与两个刺激音有关的固定频率上。相对来讲，DPOAE 反应具有良好的频率特性，是了解耳蜗功能的敏感指标，图 14-9 为正常范围的畸变产物耳声发射图。耳声发射的临床应用主要在：新生儿听力筛查、

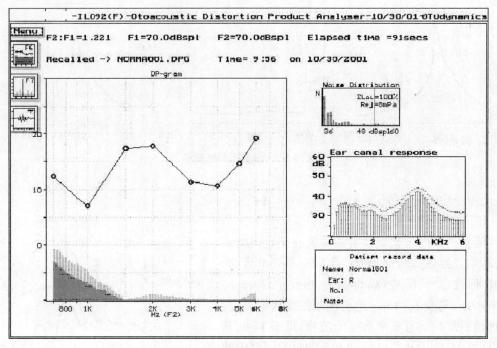

图 14-9　正常的畸变产物耳声发射图

判定感音神经性聋的频率范围、动态听力学监测、定位诊断与鉴别诊断以及听觉传出神经系统功能检测。但由于耳声发射对听力损失的定量性较差,因此要结合其他听力学测试结果综合分析,才能最终得出正确的听力评估。

(四) 多频稳态听觉诱发电位

多频稳态诱发电位(SSEP)是一种中潜伏期反应,其记录的先决条件是:需要首先对刺激声进行调制,调制后的刺激声使听觉中枢神经系统产生诱发电位反应,而与调制音同步变化的脑电活动是构成 SSEP 的基础。由于 SSEP 在很大程度上取决于背景脑电活动的情况,通常要求测试在睡眠下完成。

由于 SSEP 是由确定频率的纯音调制信号诱发产生,因此频率特性比较好;而且 SSEP 听阈与纯音听阈之间高度相关,对于重度、极重度听力损伤的相关性更为明显;同时结果由统计学方法客观获取人为的主观影响因素较少。因此,SSEP 可补充 ABR 与 40Hz-AERP 的不足,尤其对希望选配助听器和实施人工耳蜗手术儿童的术前听力评估更为重要。

第四节　听 力 障 碍

一、听力损失的分类

听力损失(即听力障碍或称耳聋)的分类方法很多,如按解剖学分类,有耳蜗性聋和蜗后性聋;按损伤时间分类,有先天性聋和后天性聋;按损伤程度分类,有轻度耳聋和重度耳聋等。本文主要介绍根据听力损伤的部位和听力检查的特点所划分的分类方法。面对一张听力图应重点看:①各频率气导的听力损失。②骨导的听力损失。③气导与骨导间的关系。从而对听力损失进行定性和定量诊断。

(一) 传导性耳聋

任何外耳和中耳病变影响声波传入内耳而出现听力障碍的病变,均可引起声音传导障碍,导致传导性耳聋发生。常见病因有:

1. 外耳道耵聍栓塞、异物、闭锁或肿瘤等堵塞性病变。

2. 中耳畸形或听骨链缺失。

3. 中耳炎症。

4. 鼓膜外伤性穿孔、听骨链损伤等。

(二) 感音神经性耳聋

由于内耳、听觉神经传导通路或听觉中枢的功能或结构异常而导致的一组疾病。其中常见的病因有:先天性因素、感染性因素、年龄因素、中毒性因素、职业性因素、外伤性因素、肿瘤、梅尼埃病、突发性耳聋、听觉中枢病变以及贫血、糖尿病、心血管疾病等全身性疾病引起的耳聋。

(三) 混合性耳聋

同时存在传导性耳聋和感音神经性耳聋两种致聋因素,兼有传导性耳聋和感音神经性耳聋者为混合性耳聋。常见原因多为慢性化脓性中耳炎、耳硬化症或老年性因素等。

二、听力损伤程度与听力残疾的诊断标准

1. 我国常用的鉴定听力损失的程度分级均以言语频率(0.5,1.2,4kHz)听阈的均值计算。此分级标准和名称为2006年全国残疾人抽样调查时所定,见表14-1。

表 14-1 听力损失程度分级标准(中国,2006)

听力损失分级	听力损失程度(dB HL)
四级	41~60
三级	61~80
二级	81~90
一级	≥91

2. 世界卫生组织(WHO,1997)根据500Hz、1000Hz、2000Hz及4000Hz气导平均阈值,将听力损失分为以下几级,见表14-2:

表 14-2 听力损失程度分级标准(WHO,1997)

听力损伤程度	听阈均值(dB HL)
轻度	26~40
中度	41~60
重度	61~80
极重度	≥81

三、介绍几种临床常见的听力障碍疾病

(一) 常见的传导性听力损失

声波进入外耳道,引起鼓膜振动和听骨链活动,使内耳淋巴液产生波动的过程,为声音

在体内传导的正常途径,称气传导;声波直接经颅骨振动传入内耳的途径,称为骨传导。在声音传导径路上任何结构与功能的障碍,都会导致进入内耳的声能减弱,所造成的听力下降称为传导性聋。

1. 中耳炎 一种临床上非常常见的耳科疾病,纯音听力检查呈传导性听力下降曲线,主要发生于鼓室、乳突或中耳其他部位。

根据发病时间不同可分为急性中耳炎和慢性中耳炎,急性中耳炎常由于急性上呼吸道感染引起,治疗原则以全身和局部应用适当的抗生素为主,多不遗留听力问题。慢性化脓性中耳炎可分为3个类型,单纯型、骨疡型和胆脂瘤型。以单纯型化脓性中耳炎最常见,胆脂瘤型中耳炎最具骨质破坏性。治疗原则因不同的中耳炎类型而有所差异,主要以控制感染、改善引流为主,对严重者应积极采取手术治疗避免并发症出现。

分泌性中耳炎是中耳黏膜的非化脓性炎症,成人及儿童均可发病,尤其是小儿听力损失的常见原因。主要症状是低频耳鸣、耳闷胀感和听力减退。治疗原则是以病因治疗为主,积极清除中耳积液并改善中耳通气引流。

2. 耳畸形 先天性小耳和外耳道闭锁畸形与腮弓和腮沟在胚胎期发育障碍有关,常合并鼓室、听小骨、咽鼓管和乳突的畸形改变。

外耳畸形合并外耳道和鼓室、听小骨等畸形会引起听力障碍,多表现为传导性聋,治疗以手术为主;若同时合并有内耳畸形时,通常表现为混合性聋,应根据病情考虑选配助听器或进行人工耳蜗植入。值得注意的是,如果出现双侧畸形并已经严重影响听力而导致学语障碍者,应尽早实施手术或采取其他干预措施。

(二) 常见的感音神经性耳聋

由于内耳螺旋器毛细胞、听神经、听觉传导径路或各级神经元受损害,致声音的感受与神经冲动传递障碍以及皮层功能缺如者,临床统称感音神经性聋。

先天性聋(congenital deafness)一般将孕期、分娩期及产后最初数日内发生耳聋者均称为先天性聋。接近一半的先天性聋是由遗传因素引起的,遗传性聋分类方法有多种,迄今尚未统一,Konigsmark提出了遗传性聋诊断分类的五个标准,即遗传类型、损害的解剖学特点、发病年龄、听力学特点和有无相关畸形。另外还有非遗传因素导致的先天性聋,包括孕期原因、临产期和产后几天发生的损害,如:妊娠早期母亲患病毒感染性疾病,或梅毒、糖尿病、肾炎等全身疾病或大量应用耳毒性药物均可致胎儿耳聋以及分娩时因素所导致的胎儿缺氧窒息也可致耳聋。

根据出现先天性耳聋时内耳迷路改变的解剖学特征,通常将先天性内耳畸形分为四个基本类型:Michel型(又称为发育不全型)、MondinⅠ型(也称为骨及膜迷路畸形型)、Scheibe型(表现为膜迷路畸形型)和Alexander型(中度膜迷路畸形型)。其中Michel型畸形是最严重的内耳畸形,可累及蜗神经和前庭神经,耳聋程度很重。Scheibe型是临床最常见的遗传性先天性耳聋。一般而言,MondinⅠ型、Scheibe型和Alexander型可存在不同程度的残余听力。

大前庭导水管综合征是一种特殊的先天性内耳畸形。单纯的前庭导水管扩大畸形比较多见,但也可同时合并耳蜗或前庭畸形。患儿出生时听力一般接近正常,多数在儿童期发病,感冒和外伤常是发病的诱因。听力损失呈波动性下降,约有1/3患者出现前庭症状,表现为眩晕。颞骨高分辨CT显示前庭导水管外口直径≥1.5mm即可诊断为前庭导水管扩大。通常本病诊断不难,根据小儿波动性听力下降或发作性眩晕的症状,结合颞骨影像学和基因检查即可确诊。当出现听力急剧下降时要积极治疗,依据突发性聋的治疗原则,通常采用综合的治疗方法可望恢复听力;在语言形成的关键期,尽量保护残余听力,帮助患儿形成一个良好的听觉言语能力;对重度听力损失患者则应选择佩戴助听器或进行人工耳蜗植入。

1. 突发性聋(idiopathic sudden deafness)　简称突聋,是指突然发生的、可在数分钟、数小时或3天以内发生的,原因不明的感音神经性听力下降,至少在相连的2个频率听力下降20dB以上。主要与病毒感染、内耳血液循环障碍和精神紧张等诱因有关。起病突然,听力损失多为一侧,为不同类型的感音神经性聋;70%以上患者伴有不同程度耳鸣;少数患者伴有轻重不等的眩晕。根据病史、临床表现和检查结果可进行诊断。治疗要按急症处理,以改善内耳微循环、增强神经营养为主,配合使用维生素和激素治疗。

2. 梅尼埃病　是一种原因不明、以膜迷路积水为主要病理特征的内耳病。占耳源性眩晕的61%~64%,多见于50岁以下的中、青年人,儿童亦可发病。发作次数与间歇期因人而异,间歇期可长达数月至数年或一周内可发作数次。典型的临床症状是:眩晕、耳鸣、听力减退,许多患者还有患耳的闷胀感或堵塞压迫感。早期为低频下降型感音神经性聋,多次发作后,曲线呈马鞍型或平坦型。患侧前庭功能可正常或减退,多次发作后可出现功能丧失。

依据完整病史,结合必要的检查可对典型病例诊断。治疗应酌情配伍用药,包括镇静药、抗眩晕药、血管扩张剂、脱水剂、止吐剂、糖皮质激素、维生素类药物。同时应向患者耐心解释病情并介绍预后情况,间歇期则鼓励患者加强平衡功能锻炼,晚期重度听力损失患者可选配助听器改善听觉能力。

3. 老年性聋　是人体老化过程在听觉器官的表现。临床表现为高频向语频区缓慢进行的双侧对称性聋,伴高调持续耳鸣。

4. 噪声性聋　由于长期接受噪声刺激产生的一种缓慢而进行性的听觉损伤,是一种感音神经性聋。接触噪声的时间、距噪声源距离、年龄、体质以及是否使用防护器具等对听力损伤的程度均有影响。噪声性聋以耳鸣、听力损失为主,呈渐进性感音神经性聋。早期损伤区域集中在高频区,语言区的听力损伤不明显,此后逐渐发展到其他频率区出现听力损伤。

职业及病史和检查是诊断的主要根据。关键在于预防,早期通过脱离噪声环境,听力可自行恢复。定期检查听力及时发现早期的听力损伤,给予积极、及时、合理的妥善处理是防止噪声性听力损失的有效措施。

5. 自身免疫性聋(autoimmue deafness)多发生于青壮年,双侧同时或先后出现、非对称性、波动性进行性感音神经性聋。耳聋多在数周或数月达到严重程度,有时可有波动。前庭功能多相继逐渐受累。抗内耳组织特异性抗体试验、白细胞移动抑制试验等有助于诊断。患者常合并其他自身免疫性疾病,环磷酰胺、泼尼松等免疫抑制剂和激素疗效较好,停药后可复发,再次用药仍有效。

6. 传染病源性聋(deafness due to infective disease)指由各种急慢性传染病产生或并发的感音神经性聋,发病率逐渐减少。包括流行性脑脊髓膜炎、猩红热、白喉、风疹、流行性感冒与腮腺炎、麻疹、水痘和带状疱疹、梅毒与艾滋病等。临床表现为单侧或双侧进行性聋,伴或不伴前庭受累症状。

7. 全身系统性疾病引起的耳聋　常见于高血压与动脉硬化,可能与内耳供血障碍、血液黏滞性升高、内耳脂质代谢紊乱等有关。临床表现为双侧对称性高频感音神经性聋伴高调耳鸣。其次,糖尿病性微血管病变可波及耳蜗血管使其管腔狭窄而致供血障碍,临床表现为蜗后性聋或耳蜗性与蜗后性聋并存。肾衰竭、透析与肾移植患者均可合并或产生听力障碍。

8. 听神经病　这是一种特殊的神经性听力损失,多表现为中枢性低频感音神经性聋,病因不清。相对于其他感音神经性聋而言,本病青少年多见;听力下降呈双侧对称性,有逐渐加重倾向;发病初期多表现为以低频损失为主的感音神经性听力下降;严重的语言听力障碍,表现为言语接受阈升高、言语辨别率下降;听觉脑干诱发电位与纯音听阈不符;耳声发射反应幅值较正常耳的幅值明显加大。根据症状和检查即可诊断,但由于本病的言语分辨率明显减低,患者对助听器的放大要求较高,但实际效果有限。另外由于本病耳蜗外毛细胞功能多正常,过大的放大功率有可能造成细胞损伤,因此在选配助听器时,医师既要兼顾患者的听觉要求,又要考虑避免使用过大功率助听器导致内耳损伤。

第五节　伴有眼疾的听力障碍疾病

虽然临床上聋和盲多数不会同时发生,但一旦出现则常常引起患者的极度恐慌,因此有必要对临床常见的、可引起复合眼疾和听力障碍的疾病给予介绍,及时地给予患者合理的指导与建议。同时由于视觉和听觉能力的共同下降,无论是对视觉康复还是对听觉康复来说都会带来一定影响。

一、伴有眼科疾病的耳聋综合征

1. Usher综合征　此综合征属常染色体隐性遗传性疾病,约占遗传性耳聋的10%。在盲、聋患者中的发病率高达50%,是耳聋儿童致盲的主要病因。最主要的两个特征为色素沉着视网膜炎和先天性、进行性感音神经性聋。视力损害可发生于任何年龄并可发展到任何程度,但极少于出生时即出现视力损伤,视觉障碍常在儿童早期出现,并进行性加重直至20~30岁导致全盲。多具有Mondini畸形,听力损失自中度至重度,一些病例可见前庭功能失调、白内障、智力低下和精神变态,精神变态的发病率>20%,主要为精神分裂症,原因可能与听力障碍及进行性加重的视力障碍所给人带来的痛苦有关;还有些人表现有运动失调,如步态摇摆不稳,其程度和听力损失的程度有关。

视网膜主要累及视杆细胞和视锥细胞层,有人发现一有趣的现象,引起其退化的基本病变可能与耳蜗受损的原因有关,视网膜依赖于碳水化合物代谢,有一些证据显示在视网膜出现变化前可出现无氧糖酵解。

患此综合征的小儿在教育和管理上很困难,随着年龄的增长行为越难以控制,听力障碍进行性加重,预后很差。

2. Waardenburg综合征(又称白额发综合征)　是先天性耳聋中比较常见而典型的一种,属于显性遗传。基本特点有以下几点:①白额发:常表现为前额中间部分的一缕白发;②因色素缺失,双眼或一眼呈半透明的蓝色,即虹膜异染,;③皮肤上可见缺少色素的区域。患者矮小畸形,内眦间隔较宽,两眉一线相连,鼻根部扁平和局限性白化病。此综合征的面部表现是很具特征性的。

耳聋为先天性、非进行性感音神经耳聋,50%病例有感音神经性聋。可以有三种听力表现类型:单侧较严重耳聋而另一耳听力接近正常、中度耳聋以低频损失为主、双侧重度或极重度耳聋。有的患者可同时具备这些特点,如一耳为重度聋而另一耳为部分的低频感音神经性聋。精神发育不受影响,生长发育也是正常的。父母如有一方患有此综合征,以下几代可出现显性遗传,有的可表现为固定的遗传一种表现形式。

3. Alport 综合征（又名家族遗传性出血性肾炎、耳聋综合征）　约 10 岁或以上发病，占遗传性耳聋的 1%。本病最早期和最常见的症状常是儿童期出现的无痛性血尿和蛋白尿。听力损伤表现为双侧对称性进行性感音神经性耳聋，双侧对称性感音性聋为主要特征。此综合征以男性患者居多，大多数患者表现为血尿、进行性肾功能减退。患者可伴发白内障和眼性眼震，并发有视网膜中心发育不良（黄斑部变性），视力轻度下降。

有人认为，此综合征是和感音神经性聋关联最密切的综合征之一。其病因还不十分清楚，颞骨的解剖显示耳蜗及前庭受损。对于病因有两种说法，一种观点认为与肾脏、听觉系统、前庭等共同有关的酶系统方面存在遗传缺陷，这个理论是推测而来的；另一个观点认为（Beaney1964）当功能受损的肾脏排泄一些药物时会对肾脏产生毒性反应，特别是当排泄较慢时，药物停留时间长，浓度高，和正常情况相比，毒性作用会较持久，毛细胞可能受药物的影响时间更长。对于肾脏和听觉系统异常二者之间的关系，还需进一步的探讨和研究。

4. Marfan 综合征（马方综合征）　耳聋可以是感音性耳聋，也可是传导性耳聋或混合性耳聋。其他表现有：身材瘦高，出现蜘蛛足样指，管状骨细长等骨骼异常和晶状体脱位，视觉功能下降，进一步的严重表现可以出现心血管系统异常，严重者发生死亡。

5. Mocopolysaccharidoses 综合征（黏多糖病）　黏多糖病有许多类型，每型黏多糖病均由一种溶酶体水解酶的缺陷所引起。典型的黏多糖病 I 型有以下表现：角膜变化，呈进行性角膜混浊，约 1 岁左右已能用裂隙灯发现有角膜混浊；，并可有不同程度的感音神经性耳聋。患者体格发育障碍，头部呈不相称增大，面部丑陋，前额及双颞部突出，发际低，眼裂小而眼距增宽；智力障碍程度与神经系统黏多糖的积储量有关；内脏肿大，如肝脾及心脏外形增大。病程为进行性，常因反复呼吸道感染就医，可因感染及心力衰竭死亡。此病较常见的有两种类型：Hurler（隐性）、Hunter（X- 连锁）综合征。

6. Refsom 综合征　主要表现为运动失调、视网膜炎、外周性神经系统疾病和进行性感音神经性聋，一些患者可有皮肤鳞癣。此综合征视网膜色素沉着是不规则的，神经系统疾病表现为进行性加重的肢体远端麻痹和神经反射减弱或缺如、慢性多神经炎、小脑共济失调，脑脊液检查蛋白升高但细胞数正常。

尽管此综合征比较少见，但它是和听力障碍有关的、比较少见的先天性代谢异常导致耳聋的综合征之一。

7. Hallgren 综合征　多为感音神经性耳聋，有视网膜色素变性和前庭小脑共济失调等其他症状，一些病例可出现精神发育迟滞。

8. Cockayne（侏儒、视网膜萎缩，耳聋）综合征　白内障，视网膜变性，视神经萎缩迟发性，进行性感觉神经性耳聋，侏儒，智力低下，运动障碍（紊乱），可见精神障碍。

9. Alstrom 综合征　可有视网膜炎、色素沉着、糖尿病和进行性感音神经性聋，患者常在20 岁发展为全盲。

10. Arthro-ophthalmopathy（关节眼病）综合征　儿童时期进行性近视，视网膜脱离，进行性感觉神经性耳聋，各关节进行性退行性变化，骨骺发育异常致严重关节病。

11. Bone dysplasiaretinal detachment-deafness 综合征（骨发育不良 - 视网膜剥离 - 耳聋综合征）　6 岁出现耳聋，12 岁后听力开始稳定，一岁后出现视网膜剥离、视力损害；双耳聋以高频为主；长骨短缩、髋内翻、脊椎后侧凸、椎骨扁平、骨盆变形。

12. Klippel-Feil（短颈畸形 - 耳聋）综合征　出现眼球震颤、先天性斜视、远视；感觉神经性聋、耳道闭锁、前庭功能障碍；颈椎上段骨质融合形成短颈、颈活动受限、桶状胸、腭裂、胸锁乳突肌发育不全;智力低下。

13. Crouzon(或颅面骨形成不全症)综合征　出生时突眼、眼球脱位、外斜、睑裂歪斜、眼震、视乳头水肿、继发性视神经萎缩;双外耳闭锁、传导聋、混合聋;颅骨缝过早愈合、脑积水、额骨前突、上颌骨发育不良、反颌牙(下兜齿)鹦鹉鼻、高腭骨、上唇短、智力低下、头痛惊厥、并指(趾)、先天性心脏病。

14. Vogt-Kayangi-Harada(佛特 - 小柳 - 原田)综合征　双特发性葡萄膜炎、耳鸣、耳聋、白发、白斑、白癜风、睫毛白,偶见脑膜刺激症状。

15. Wyburn-Mason(脑 - 视网膜动脉瘤)综合征　单眼突发视力丧失,上睑下垂、眼震、眼球突出;耳鸣、耳聋、失语;中脑出血,可见脑膜刺激征,智力低下,面部多发性血管瘤。

16. Pierre Robin(腭裂小颌 - 舌下垂)综合征　高度近视,先天性青光眼、白内障、耳廓畸形、感觉神经性聋、小颌、腭裂、舌下垂、高腭弓、吞咽困难、矮小畸形、智力低下、先天性心血管异常。

17. Flynn-Aiad 综合征　进行性近视眼、白内障、视网膜色素变性;迟发性进行性感觉神经性聋;阵发性共济失调、关节症状。

18. Norrie(假性视网膜肿瘤)综合征　假性视网膜肿瘤,虹膜睫状体炎、虹膜萎缩、角膜晶状体玻璃体混浊,进行性眼球萎缩、迟发进行性感觉神经性聋、精神滞呆、智力低下。

19. Richards-Rundle 综合征　眼球震颤,重度,先天进行性感觉神经性聋,共济失调,婴儿时期肌萎缩,各项深部跟腱反射消失,智力落后,第二性征不发育。

20. Strachar(或 Howes-Pallis-ter-Landor)综合征　弱视,角膜变性;神经性聋,眩晕;手足躯干及局部感觉异常,慢性营养不良体征等。

21. 染色体 13 三体综合征　眼睑缺损耳廓低位,外耳闭锁,唇裂及腭裂,小颌畸形,气管食管瘘,血管瘤,先天性心脏病,智力落后。

二、感染性因素导致伴有眼疾的听力障碍

1. 风疹病毒感染(congenital-rubella)综合征　是最常见的孕期感染性致聋因素之一。在孕期前 3 个月内母体感染风疹后,可引起胎儿发生先天性耳畸形,导致耳聋,可出现前庭神经障碍发生率在 50% 左右。风疹感染时母亲多无典型症状,但新生儿可出现风疹综合征,包括心脏病(先天性心脏病,如房室间隔缺损,动脉导管未闭等)、白内障(青光眼,眼震,视网膜病变,视神经萎缩)和智力缺陷等。

2. 单纯疱疹病毒性感染　单纯疱疹病毒性感染可引起感音神经性耳聋。成人可出现不同的相应感染症状,出现口腔黏膜或生殖器感染。小儿可表现为中枢神经系统的损害,如小头畸形、脑内钙化灶以及视网膜发育不全、小眼球等。

3. 梅毒螺旋体感染　Hutchinson 综合征(先天性梅毒角膜炎综合征,又名先天性梅毒三联征)。Hutchinson 牙齿,双侧耳聋,听神经受损,出现间质性角膜炎。

三、年龄因素导致视、听觉功能障碍

随着年龄的增长,神经感觉系统的退行性改变在引起老年性耳聋的同时也会引起眼花的现象。老年性聋和视力下降虽属生理老化现象,但也与其他因素有关,如高脂血症的内耳动脉阻塞导致听力下降;同时高脂血症也可使血液黏稠度增加、血小板聚集功能亢进而促使老年性聋加重。此外,眼、耳老化过程还与环境、营养、遗传、情绪紧张、健康状况等密切相关。

60 岁以上,出现双耳无诱因进行性感音神经性聋、视力下降均可根据检查结果分别诊断为老年性聋,老花眼或白内障等。其中老年聋的预防极其重要,应注意避免噪声刺激,调节精神心理状况、低脂饮食、积极治疗身体其他疾患。另外注意适当参加体育活动、勤于动脑,可避免过早出现老年性聋或延缓进展速度,尽可能保留较好的听力。使用助听器是康复的重要手段之一。

四、慢性疾病引起的视、听觉功能障碍

全身许多系统和器官的慢性疾病都可间接引起感音神经性耳聋,而且有时听力损害或视觉损害的症状往往被慢性疾病所表现的全身症状所掩盖而被忽视。目前临床上最常引起视觉和听觉障碍的疾病主要有糖尿病和脑血管疾病,其中以糖尿病引起的致聋和致盲比例最高。

糖尿病是因胰岛素分泌不足引起的以糖代谢紊乱、血糖增高和蛋白质、脂肪代谢异常等因素导致的慢性疾病。据 2011 年的调查,我国糖尿病的患病率约为 9.7%,其中伴发听力下降的人数约占患者的 20%~50%,主要表现为以高频听力下降为主、双侧对称的感音神经性耳聋。糖尿病对视觉的损害主要为眼底病变,严重者常会导致患者全盲。关于糖尿病引起耳聋和致盲的机制与多因素有关,包括糖尿病引起的周围神经病变直接引起神经损伤、血管性病变致感觉器官缺血以及年龄因素等。

由于糖尿病引起的耳聋和视觉损害多为不可逆性,所以应以控制糖尿病为主、防止并发症的发生,治疗则应以改善微循环为主,对于耳聋严重者应采用听觉放大装置如助听器或人工耳蜗等。

第六节　听觉康复设备与措施

一般来讲,对于传导性听力损失可通过药物或者手术的方式治疗疾病,改善听力。但是对于感音神经性听力损失,应用药物或手术治疗还存在一定的局限性,对于重度的感音神经性耳聋患者,应及早利用残余听力配戴合适的助听器或使用人工耳蜗有助于提高"听力"。

一、助听器

凡是能帮助声音传入到耳内的装置都是助听器,但狭义上讲的助听器(hearing aids)指的是一种电声放大装置——它可将声音放大,使听力下降者听到原来听不清或听不到的声音言语信号。

(一)助听器的工作原理和选配原则

虽然助听器的种类繁多但构成部件基本一致,主要包括传声器、放大器、受话器、音量控制开关、电源和耳模等六个基本结构,工作原理也基本一致。助听器选配应根据患者听力损失程度、听力曲线特点以及年龄因素选择不同类型和性能的助听器。在允许的条件下尽量建议患者选配双耳助听器,因为这样能有助于分辨声源的方位、提高在噪声环境下的言语分辨率、提高言语清晰度、利用双耳效应增加响度。助听器的选择应依据听力损失程度,以达到验配要求为目的,不能仅仅由使用者根据"试听"的结果作出选择。

(二)助听器使用指导与随访

指导与随访是助听器选配及听力康复成功与否的重要因素,随访是一个长期的听觉康

复过程中的重要环节,需要不断地满足患者的需求及帮助患者更好地使用助听器。在这个过程中专业人员扮演着指导、顾问及技术人员的角色,目的是帮助患者从助听器中获得最大收益。要让患者充分地了解自己的听力情况、掌握助听器的使用和保养的技巧,改变他们的交流行为和信心;辅导患者和家属掌握交流技巧;掌握聆听策略——这是一种帮助患者提高言语理解能力的方法,要点包括:言语阅读、交流的规则、掌握合适的谈话位置、避免谈话场所有噪声和回响、调整发声源的声音特性等。

二、人工耳蜗

人工耳蜗(cochlear implant)是一种为重度、极重度或全聋的成人或小儿听力损失患者恢复或获得听力的一种电子装置。此装置能把声音信号转变为电信号直接刺激听神经纤维,从而产生听觉。

1. 人工耳蜗的组成、工作模式和适应证　人工耳蜗由耳内和耳外两部分组成,包括耳蜗内的植入电极、言语处理器、方向性麦克风及传送装置等。声音由方向性麦克风接收后转换成电信号再传送至言语处理器将信号放大、提取,并由传送器传送到接收器,产生的电脉冲送至相应的电极,从而刺激听神经纤维兴奋并将声音信息传入大脑,产生听觉。

人工耳蜗适应于年龄在12个月以上,双侧重度或极重度感音神经性耳聋,且在选配双耳最佳助听器后无法得到帮助或帮助极小的患者,对于儿童则强调植入年龄越早越好。术前患者需经严格的医学检查和影像学检查,对全麻手术及术后训练无禁忌证,耳蜗对植入电极序列无禁忌证。家属及患者对术后的效果报有切合实际的期望值,术前已有较好的听觉/口语为主的教育计划安排。

2. 人工耳蜗手术及术后调试与随访　人工耳蜗的蜗内电极部分需通过手术植入。术后调试(mapping)是指在人工耳蜗植入术后开机和随后的随诊过程中,听力学家应用特殊的软件和操作系统对人工耳蜗植入部件进行检测和编程的过程。一般在术后一个月左右由听力师为其连接、佩戴体外装置(言语处理器和头件),并开启言语处理器设置程序,此谓开机。以后在人工耳蜗使用过程中,每隔一段时间要进行一次调试,以听得清楚和舒适为目的。调试间隔要依患者的实际情况而定,最终调试程序和参数会逐渐趋向稳定;但如果出现特殊情况应及时给予调整。

由于患者对植入后听到的声音需要一个适应过程,因此要根据个体情况进行听力言语康复训练,最终其听觉能力可接近听力正常人,可辨别环境中不同的声音,可与他人进行交流,结果使他们增强了自信,利于今后的学习、工作和生活。

三、其他听觉辅助装置

辅助听觉装置是帮助听障者更好地感知声音或识别生活中各种声信号和警报信号的设备。设计理念就是将声信号转换成可被患者感知的信号,如将声信号转换成放大的声信号或视觉信号和触觉信号等。

1. 感应线圈系统　主要由麦克风、放大器、线圈和接收器构成。通常此系统应用在聋校、公共建筑和礼堂影剧院等听众众多的场所时,可将线圈布满整个房间或房间的一个部分;若个人使用,可以将线圈做成项链或项圈戴在脖子上,美观而方便。其最大缺点是信号溢出问题,即多个房间均有线圈时会造成相互干扰。另外,该系统易受邻近区域磁场/波源干扰,如荧光灯、变压器等,产生低频嗡嗡声;而且有工作区"死角"。

2. 红外线系统 声音由红外线系统的麦克风拾取,经二极管转换成红外光波,弥散于听环境中,听障者佩戴的耳机再将红外光波接收转换成声信号,并将声音放大,传递给患者。该系统适用于大会议室、剧院、教堂等公众场所时,便于听障者与正常人一道参加活动。主要缺点是由于红外线波长较长,不能绕过障碍物,因此只能在一个房间内使用;而且由于红外光在室外自然光线中会发生散射而破坏传递信号,故该系统不能用于室外。

3. 无线调频(FM)系统 FM调频装置提供了将声源无线传递给听障者的方式。一套完整的FM调频系统主要由FM传送器、FM接收器和放大器组成。由于FM装置通过无线电波传播声信号,因此不仅可用于一对一的交流,还可以用于人员聚集的场所。FM系统的缺点是会被具有相同载波频率的其他信号干扰,而且该系统价格较贵。

4. 触觉助听器 利用麦克风拾取声信号,将重要的声信息提取出来以电信号的方式传递给振荡器,经患者皮肤通过振荡的节律、时间以及幅度来获得声音信息。目前触觉助听器主要应用于极重度聋患者,他们可以借助该设备辨别声音和进行语言训练,特别是在人工耳蜗术前,对聋儿的助听器训练是十分有意义的。

四、导听犬

导听犬是一种可以为听力障碍患者提供服务的特种犬类,其作用与导盲犬类似。它们性情温顺,服从命令,容易控制;经过特殊技能训练的犬类可以与患者建立友谊,并可以识别特殊信号,为听力障碍患者的生活和工作提供帮助。

导听犬的训练核心是要让参加训练的犬类学会识别声音信号以及哪些声音信号对听力障碍患者更为重要,强调的是要让受训犬采取不同的方式将患者引领到发声源或引领主人避开危险。训练内容包括:熟悉主人的名字并能正确反应;能够区别生活中的各种声音,如门铃声、电话声、警报声;有生人来访时对主人发出特殊的反应信号等行为或听辨能力。

使用导听犬的目的是要让患者从导听犬的警告信号中区别出不同的声音,并对家庭生活和工作中环境中发生的事件作出正确反应,使生活环境更加安全。

第七节 康复原则与策略

康复是指应用各种有效的措施减轻残疾的影响和使残障人士重返社会。康复即包括训练残障人士,使其适应周围环境,也包含调整残障人士周围的环境和社会条件有利于他们重返主流社会。

一、听力语言康复策略

听力语言康复的目的是减少听力损失对听力障碍患者本人及其他们的家庭、朋友和相关人员所产生的消极影响,提供给他们必要的交流技巧,帮助他们建立自信心,以便重新顺利地融入社会。听力语言康复成功的关键在于我们的工作应集中在患者本人而不只是在听力障碍本身,因为听力障碍患者除存在有听力问题外,往往还存在交流问题、社会关系问题、心理问题等。这些问题并不是单独存在的而是存在互相交叉和影响的。

1. 确立康复目标 在确立康复目标前需要听力障碍患者进行听功能检查和自我评估(包括交谈和问卷调查),这样有助于我们确定康复的起始点及制订最适合患者需求的康复训练方式,根据调查情况确定康复目标。同时也为我们提供了康复的背景资料以便于在康复训练结束时比较,从而判断康复效果。

2. 训练方法　训练计划要根据患者的需求和目标而设计。一般而言,康复训练可分成分类训练、综合训练和实用训练三部分。其中分类训练要按照由易到难的顺序进行设计,主要培养患者区分音节和音节中音素的能力,占用时间较短;综合训练的目的在于发展和提高患者听觉 - 视觉或听觉交流技能,主要集中在对言语的全貌如语义、句法、上下文提示等内容的训练;实用训练则是要教会患者如何在交流时通过改变交流环境获得交流所必需的信息,这种训练的优点在于能够训练患者使用聆听技巧和交谈技巧,提高使用听觉、视觉和上下文提示的能力,这在实际交流中是非常有用的。

3. 训练技巧　听觉能力的训练形式可依客观条件和不同助听设备有所变化,具体训练方法请参阅有关专著;有关低视力患者的听觉训练内容请见本书其他章节。

二、复合残疾的诊断和处理原则

对于伴有视觉障碍的听力残疾者而言,在诊断和康复过程中一定要充分地依靠家长 / 家属,首先取得他们的信任和支持,共同康复多感觉残疾者的生活,最大限度地减少因多感觉障碍带来的困难,使他们能融入社会。

1. 确定视觉障碍患者伴有听力障碍的技巧　前文已经述及,由于存在可同时引起听力和视力障碍的疾病,因此对视力下降患者的病史询问非常重要,尤其当患者否认自己听力有问题,但又出现下列一些情况时,应该想到患者的听力可能已经存在缺陷或困难了。

(1) 交谈时经常打岔,埋怨别人讲话含糊不清或理解错误;

(2) 患者喜欢坐在椅子的前沿听医师的谈话,或将手掌贴紧耳朵;

(3) 不能准确判断声源方向;

当眼科医师发现患者可能存在听力问题时,最好建议他去找有经验的耳科医师和听力学医师做进一步的耳科检查和听力学测试,明确听力损失程度、分析耳聋的病因和性质、做出可靠的诊断。同时对听力障碍患者提出如何保护听力、减缓听力下降程度、采取相应治疗或康复措施的建议。

2. 复合残疾康复的原则

(1) 明确多感觉障碍者中枢神经系统的功能是否正常,是否具备与正常人交往的可能。

(2) 耳科、眼科医师应与听力学和视光学工作者密切配合,制订康复方案。鼓励患者周边的人员共同参加到患者的康复工作中来。

(3) 积极通过医疗措施治疗可修复性病变,配合康复疗法最大限度地改善残障带来的负面影响。

(4) 树立长期训练的信念,制定具体的进度计划与形成目标,根据具体问题及时调整训练方法和计划。

(5) 调动患者的所有感觉器官,采取多重组合训练的模式,最大程度地优化人体潜能。

3. 对伴有视力障碍患者的听觉治疗与处理原则　首先确定听力障碍的性质,根据疾病性质确定下一步治疗方案。包括内科疗法,即中药、西药治疗和外科手术治疗。一旦药物或手术均不能奏效,应尽早根据患者听力、智力情况,为患者选配助听器或进行人工耳蜗植入以及其他助听放大设备,同时要指导他们借助于残余的视觉能力进行听力康复和语言康复,充分地调动和利用患者的残余听力和视力,达到聋而不哑的目的。

对于罹患视觉和听觉双重问题的患者,会因为这两种最重要的感觉器官功能的下降而影响他们与主流社会的交往,导致生活的不便和情绪心理问题的出现,因此在康复计划中首先是要帮助他们建立战胜疾病的信念,同时要结合每位患者的自身条件,充分利用患者的残余听力和视力设计康复训练计划,最大限度地调动患者的多种知觉潜能,帮助他们增强战胜多重感觉障碍所致困难的决心,科学设计康复计划,协助他们回归主流社会。

第十五章 低视力与遗传

儿童中遗传性眼病在低视力和致盲原因中占据了相当比例,有些致盲或致低视力疾病,虽然在成年或老年期发病,但与遗传因素也是有关系的,如糖尿病可导致白内障、青光眼、视网膜病变等,而大部分糖尿病为多基因遗传病,少数为单基因遗传病。随着人类基因组计划的完成,后基因组时代的深入及分子生物学技术的迅猛发展,必将对很多疾病的遗传基础、致病基因及与环境因素的关系有更新更深入的认识,既往的知识和概念必然得到更新、补充和修正。

一、基因改变、环境因素与疾病的关系

任何疾病的发生和(或)发展都伴随着基因与环境的共同作用,个体健康与否受基因活动的控制或调控,环境因素可通过基因起作用,任何生命(代谢)活动都在基因的调控下进行。

人类所有疾病或病理状态都直接或间接与基因的结构和功能相关,有时基因的序列不一定改变,但基因的表达状态在改变。疾病过程正是这些致病或相关基因与人体内外环境各因素相互作用的结果。

从疾病的发生是否是由于基因的改变或表达改变而引起这个角度出发,可将人类疾病分为基因有关疾病、环境有关疾病。前者包括了单基因遗传病、多基因遗传病及许多先天发育异常或综合征(有些由染色体畸变引起)。这些疾病的发生是由于基因序列的改变或是基因的表达状态异常所致,而多基因病的发生除了基因的改变外还需要环境因素的共同作用。环境有关疾病是指疾病的发生完全由环境因素所致,如感染性疾病、物理化学因素所致疾病、外伤等。这类疾病的发生虽然是由环境因素引起,但在其发展和转归过程中,可伴发基因结构的改变或表达状态(产物)的改变,使不同个体由于遗传(基因)背景不同出现不同的预后。表现为对感染的抵抗力有高有低,损伤愈合也有快慢之差甚至可过度增生导致瘢痕和肿瘤。有些感染性病毒可以将自身基因成分整合到宿主基因组或病毒蛋白与宿主重要抑癌基因蛋白产物结合使其失活,导致肿瘤。许多物理化学因素(射线、致癌物等)能直接损伤 DNA,当某些个体参与 DNA 损伤修复的基因有缺陷或过度暴露时就会发生肿瘤(突变发生在体细胞)或将突变传给下一代(突变发生在生殖细胞)。随着生活水平的提高,生活方式病的发病率大大提高,这些疾病多为多基因病,既有遗传因素又有环境因素,表现为相同生活环境中不是所有个体都发病,发病率的提高与生活方式严重不当明显相关。

二、引起疾病表型的基因改变

(一) 基因突变

基因突变是引起各类遗传性疾病的主要原因。突变是指基因的结构序列即组成 DNA 的 4 种碱基 A、G、C、T 的排列顺序发生了改变,这种改变可引起所编码蛋白质的氨基酸序列发生改变,或者影响 mRNA 的剪切加工或者使蛋白质的合成发生量的变化导致疾病的发生,也称为实质性基因改变。

1. 突变的原因　DNA 自身活动会有自发性错误,细胞内外环境改变可使 DNA 损伤,这些错误和损伤未被修复或修复不完全可使基因组稳定性被破坏导致基因突变。如果基因损伤修复机制不正常或促使 DNA 损伤的有害环境因素(如物理化学损伤)负荷加大都会使突变率增加。

2. 突变的分类　按引起的功能改变(或后果)可分为失功能突变和得功能突变;按发生的位置可分为:编码序列突变和非编码序列突变;按改变的成分或结构分为:点突变(单碱基对置换)、缺失、插入、重复、倒位、动态突变、基因融合、基因扩增等。

(1) 失功能突变(loss of function mutation):顾名思义是基因失去功能或功能降低,基因内各种突变均可引起失功能,大多数基因变化引起失功能,如各类遗传病中的基因改变。另外基因的后修饰和基因产物(蛋白质)的修饰错误也可引起基因的功能降低或丧失。失功能突变在引起疾病的形式上多为隐性遗传,因为一个等位基因功能丧失往往可通过另一等位基因增加转录或增加活性使功能得到部分或全部补偿。但有些基因产物涉及量依赖信号系统、基因产物相互竞争或量依赖的相互作用等,半合子基因产物的量就不能满足功能需要即表现为显性遗传。

(2) 得功能突变(gain of function mutation):即突变使原有功能增强或获得了新的功能并引起特定的疾病表型,多为显性遗传。原癌基因得功能突变成为癌基因在肿瘤中很常见,肿瘤的出现主要是由于抑癌基因发生失功能突变和(或)原癌基因发生得功能突变所致。遗传病相对于肿瘤来说得功能突变要少得多,但近年也不断被发现,常由酶活性增加使不良代谢产物增多或者突变基因产物本身有害导致疾病。

(3) 编码序列突变和非编码序列突变:突变既可以发生在基因的编码序列也可以发生在非编码序列,分别对基因产生不同后果。

编码区突变主要发生在外显子(exon)区,引起决定蛋白质氨基酸的密码子改变,可发生基因缺失、插入、氨基酸替代、翻译提前终止等。缺失和插入均可导致移码突变,严重影响

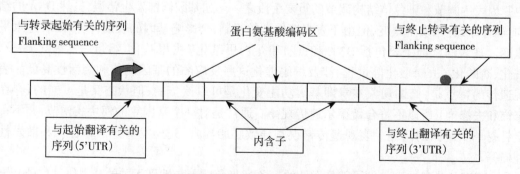

图 15-1　真核细胞基因的模式图,蛋白编码区被内含子分隔
粗箭头为转录起始点,实心圆为转录终止点

基因功能。但有些情况下所熟知的同意突变(不改变氨基酸密码)和错意突变(改变氨基酸密码)在尚未进行翻译时由于碱基改变影响了剪切位点,出现了 mRNA 加工过程的替代剪切,产生丢失一段氨基酸序列这种有些出乎意料的改变。无意突变(产生终止密码)除了形成截断的肽链外,多数情况下往往出现所涉及的 mRNA 提前降解而找不到截断的肽链,这种现象称为 NMD(nonsense-mediated mRNA decay),即无意突变介导的 mRNA 提前降解,为机体存在的一种 RNA 监督形式,避免产生不良后果。无意突变还可以产生外显子跳跃(exon skipping,丢失一段外显子序列),为异常剪切逃过了 NMD,形成缺失一部分序列的蛋白。

非编码区包括基因的启动子区、5' 非翻译区(5'UTR)、内含子(intron)、3' 非翻译区(3'UTR)及与转录终止有关的序列。这些区域突变可导致转录水平下降,mRNA 合成减少,RNA 寿命缩短,影响翻译功能;发生在内含子的突变可致内含子通读(intron retention),外显子跳跃(exon skipping),增加新的剪切点或使隐性剪切点活化,而使基因产物序列发生明显改变。

(4) 线粒体基因突变:线粒体是重要的细胞器,主要功能为进行氧化磷酸化代谢反应。线粒体还含有 DNA,称为线粒体 DNA 或线粒体基因组,为环形分子,编码氧化磷酸化系统的酶,每个线粒体含有多个拷贝的 DNA,人体每个细胞约含 8000 个拷贝的线粒体 DNA。当线粒体 DNA 发生突变可产生线粒体遗传病,表现为骨骼肌、心肌、眼肌及脑神经病,因这些组织氧化磷酸化反应活跃,能量依赖性强。由于每个细胞含有非常多数量的 DNA 分子,突变 DNA 数量达到一定比例(即阈值)将引起疾病,阈值的高低与组织器官对能量的依赖程度相关。细胞内线粒体基因完全突变称为纯质性(homoplasmy),部分突变称为杂质性(heteroplasmy)。线粒体基因全部来自母亲,为母系遗传,又叫细胞质遗传。由于线粒体基因突变率很高,为核基因的 5~10 倍,所以线粒体遗传病常无家族史。

引起低视力的 Leber 遗传性视神经病(Leber's hereditary optic neuropathy,LHON)即为线粒体遗传病。多种线粒体 DNA 突变与 LHON 有关。最常见为 11778 位置的 G→A,多数为纯质性;杂质性个体其不同组织突变比例不同。注射氨基糖苷类抗生素所致的药物性耳聋实际是这些个体线粒体基因已经存在突变,即编码 12SrRNA 的基因 1555A 变成 1555G 或者 1494C 变成 1494T。所以这类药物只是在一部分线粒体基因有突变的个体引起耳聋。

(二) 表观遗传控制错误

表观遗传学(epigenetics)的主要内容为在哺乳动物的生殖、发育或疾病的某些特殊时期,细胞会通过染色质 DNA 甲基化水平改变,组蛋白尾部修饰,非组蛋白的结合,染色质重塑等方式来有序地调节基因表达,其过程不涉及 DNA 碱基序列改变,称为表观遗传修饰,为细胞内基因表达调节和染色体结构调节的重要手段之一。如基因修饰发生错误,虽然 DNA 的结构(碱基序列)未发生改变,但由于表观遗传学的机制,会影响基因的表达,使基因表达水平改变。基因的修饰主要包括 DNA 和(或)组蛋白甲基化 / 去甲基化,组蛋白乙酰化 / 去乙酰化、磷酸化 / 去磷酸化等过程,涉及编码催化这些反应酶的基因功能和酶活性高低。表观遗传的特点是:修饰现象本身即基因功能变化是可以遗传的;但状态又是可逆的(存在修饰和去修饰),所以不符合孟德尔遗传规律。通常是对一个基因簇的模块式调节,并不一定针对单个基因的活性。表观遗传错误常导致胚胎异常、先天发育异常综合征和散发性肿瘤等。

表观遗传学最典型的例子就是女性的一条 X 染色体上与性别无关的基因通过这种修饰失活,以达到与男性同等的基因量。在表达调控方面,人体的每个细胞基因组都来源于最初的受精卵,在形成不同细胞、组织、器官的过程中,不同细胞有不同基因转录,合成不同蛋白质,以满足不同功能。每种细胞只有一小部分基因转录(表达),非表达基因主要通过基因启动子甲基化使其关闭,称为基因沉默(silence),同时与去乙酰化的组蛋白结合形成致密的染色质结构。

(三) RNA 水平和蛋白质水平的调控、加工错误

基因转录形成的 mRNA 需经过一系列的剪切加工(去掉内含子、5' 端加帽,3' 端加 polyA 尾等)才能成熟。一些 mRNA 在转录后即翻译水平还要经非编码 RNA(如 microRNA)进行量的调控。翻译形成的蛋白质也要经不同修饰和折叠等过程才能获得正常功能。如果这些过程出现异常都可能影响基因产物的量和功能。

三、遗传性疾病及其分类

遗传性疾病是指体内某些遗传物质(基因)发生改变而引起的疾病。基因的改变如果发生在生殖细胞,这种改变可以遗传给下一代,并且子代所有细胞都有这种改变,如各类单基因遗传病、多基因遗传病和染色体病。如果是发生在体细胞基因改变而致的疾病,就不遗传给下一代,体细胞突变最常见的例子是肿瘤。正如前所述,基因的作用也不是孤立的,它和体内、体外各种环境因素有着密切的关系。

(一) 单基因遗传病

指由单个基因的改变而引起的疾病,又称孟德尔遗传病(核基因病),种类很多,约 6000 多种,每一种病的发病率又相对很低。由于致病基因单一,致病因素容易确定,大多数致病基因完成了染色体定位。

单基因遗传病有显性遗传和隐性遗传之分,形成之基础为一对等位基因的一个所发生的突变而引起基因产物质和量的改变是否对机体功能产生影响。如果没有明显影响(通过正常等位基因表达增加或活性提高而得到补偿,需一对等位基因都发生突变才引起疾病表型)即表现为隐性;如果功能不足或严重缺陷(机体对基因产物剂量敏感)即表现为显性。

大多数经典遗传病为单基因遗传病,包括许多遗传性眼病。尽管单基因遗传病由一对等位基因的杂合或纯合突变所致,这类疾病普遍存在遗传异质性(genetic heterogeneity),意思是:具有相同临床表型的疾病可由不同的基因改变引起(locus heterogeneity);或者同一基因的不同改变引起(allele heterogeneity)。表现为一种遗传病在不同家系中,遗传改变不同,是形成一些疾病亚型的遗传基础,临床医生应充分认识到疾病发生的种种复杂性。单基因遗传病不同外显率及不同严重程度的出现可能由基因多态性所致的剪切效率及基因修饰改变而引起。

(二) 多基因遗传病

多基因遗传病(又称多因素疾病,复杂遗传病)的发生与两对或两对以上的基因发生突变有关,这些基因彼此间没有显性和隐性的关系,为共显性。每一对基因的作用是微小的,但它们的作用可以积累起来,形成一个总的效应。多基因遗传病除了与遗传基础有关外,还与环境因素有关,即基因和环境共同起作用,决定一个个体是否易于患病,称易患性(liability)。当这种易患性达到一定阈值时即可发病,其中遗传因素所占的比重称为遗传度,一般用百分比表示。遗传度越高,表示遗传基础在决定易患性上的作用越大;相反,则表示环境因素起重要作用。

临床医生接触到的大部分发病率较高的疾病为多基因病,如心血管疾病(高血压、高血

脂、冠心病)、糖尿病、肿瘤、神经退行性疾病(Parkinson 病、Alzheimer 病)等。这些疾病有更明显的遗传异质性,表现为有些家系是单基因决定的,有些家系是多基因决定的。即使是单基因决定的,不同家系往往涉及不同的单基因改变。比如 Parkinson 病的病因包括:环境危险因素、病毒感染、神经毒素,遗传因素,遗传度达 80%。有些家系由单基因改变引起,涉及常染色体显性(AD)、常染色体隐性(AR)、线粒体遗传等方式,发病早,发现至少存在 10 个位点基因改变,涉及的染色体有 1、2、4、6、5、12 号染色体。

导致多基因遗传病的基因改变包含正常群体存在的遗传多态,主要为单个碱基多态性(single nucleotide polymorphism,SNP),为不同个体基因组存在的对基因功能无明显影响的单个碱基改变。这些多态本属正常变异,现在发现约 30% 多态与疾病有关,涉及多数多基因遗传病及肿瘤,表现出疾病易感性(即对环境反应)的差异。这些变异可以使编码氨基酸发生改变,或者使 mRNA 发生替代剪切及其他多种基因结构或修饰改变,但这些改变对基因功能影响小(主要是影响蛋白质构型),不单独引起疾病。当遇到不利的环境因素,由于存在对环境刺激反应的差异(缺陷或不足)而导致疾病。往往由多个基因的 SNP 引起的多个蛋白质的构型改变、稳定性降低再加上特定环境因素所致。

(三) 染色体病

由染色体异常引起的表型改变称为染色体病,发生率约占遗传病的 3%。染色体异常(又称染色体畸变)为光学显微镜下可见的染色体数目或结构异常,异常范围需达到 1000Kb 以上才能观察到,往往累及多个基因,表型复杂,涉及多器官,多系统改变。

1. 数目异常　三体、单体多见,如 21 三体、18 三体、13 三体、47,XXY、45,XO 等,分别有特殊的表型。

2. 结构异常　常见的结构异常有缺失、重复、倒位、易位(单方易位、相互易位、融合易位)。有些人带有染色体相互易位或融合易位,但表型正常,不论男女往往在生育下一代时发生习惯性流产而被检查发现,他们为平衡易位携带者(遗传物质平衡,表型正常),但可形成非平衡配子致胚胎异常。除此之外的结构异常均产生异常表型。

大多数白血病、淋巴瘤、实体瘤存在染色体畸变,由此发现许多癌基因、抑癌基因。这些异常可能是个体在生后接触的各种生物、物理、化学等因素导致发生,也可能是肿瘤发生发展过程中继发形成的,反映了肿瘤发生发展的复杂性。

四、一些遗传性眼病的分子基础

由于近 30 年分子生物学的飞速发展,对许多疾病的致病因素在分子水平上有了认识,一些组织器官的病变物质进一步明确,许多致病基因完成了染色体定位或克隆。但多数疾病的致病因素不是单一的,尤其像眼睛这样结构和功能都非常复杂的器官,其病变的机制是多种的,每一种病所涉及的基因也是多种的,即存在明显的遗传异质性。在这里介绍几种常见的可导致低视力和盲的眼科疾病的一些致病基因,随着医学科学和分子生物学的进一步发展,会有新的认识和新的发现来对现有知识进行补充和修正。

(一) 白内障(cataract)

1. 先天性白内障　初步证实 30 多个基因的特定突变与先天性白内障有关,涉及多种蛋白。有 1/2 是晶状体蛋白(crystallin)基因的突变,连接蛋白(connexin)基因突变占 1/4,其余为热休克转录因子 4(heat shock transcription factor-4,HSF-4)基因、念珠状纤维蛋白(beaded filament structural protein-2,BFSP2)基因、水通道蛋白基因等的突变。

(1) 晶状体蛋白基因突变：晶状体蛋白是构成人类晶状体的主要成分，根据分子量大小可分为 α、β、γ，具有超家族特点。已发现的突变涉及 21 号，11 号，17 号，22 号，2 号，3 号多条染色体的 30 多种突变，突变类型以氨基酸替代最多（约 60%），其余为无意突变、缺失、插入等。

(2) 晶状体相关缝隙连接蛋白基因突变：缝隙连接蛋白是构成缝隙连接的主要成分，对维持晶状体内代谢平衡和晶状体纤维透明性起主要作用，其功能紊乱除引发白内障外还可导致遗传性耳聋、皮肤病、周围神经病变、心脏缺陷等。缝隙连接蛋白家族有 20 多个成员，晶状体高表达的有 Cx43、Cx46、Cx50，分别由 *GJA1*(6q14-qter)、*GJA3*(13q11-13)、*GJA8*(1q21.1) 编码。已发现 *GJA8* 突变至少 14 种，均引起氨基酸替代（错意突变）。*GJA3* 突变有 16 种（主要为错意突变）。

(3) 水通道蛋白家族的主要内源性蛋白(major intrinsic protein，MIP)：MIP 是水通道蛋白家族中的一员，在晶状体内高表达，基因定位于 12q13，已发现至少 5 种错意突变。

另一种晶状体高表达内源性蛋白是 MP19，其编码基因为 lens integral membrane protein2 (*LIM2*)，定位于 19q13，其突变可导致常染色体隐性遗传性白内障。

(4) 念珠状纤维蛋白基因突变：念珠状纤维蛋白是唯一在眼内表达的细胞骨架蛋白，编码蛋白有两个，分别定位于 20 号和 3 号染色体。突变类型包括错意突变和缺失导致的移码突变。

(5) 转录调节因子基因突变：目前已知成对同源结构域转录因子 3 (paired-like homeodomain transcription factor 3，*PITX3*)、*MAF* (avian musculoaponeurotic fibrosarcoma)、*HSF4* 基因突变与白内障有关。*PITX3* 基因位于 10q25，发现的突变有 665-657ins17bp 形成的移码突变，外显子 2 的错意突变(S13A)。*MAF* 的作用是调控晶状体蛋白表达，基因位于 16q23.2，主要突变为错意突变(R288P、K297R)。热休克转录因子 4 (*HSF4*) 位于 16q22.1，通过调节热休克蛋白(HSP)的表达调控胚胎期晶状体发育。*HSF4* 突变引起下游基因表达降低而致白内障。

2. 年龄相关性白内障　目前已知的相关基因，*EphA2* 编码一种酶，对眼内受损蛋白质的修复发挥作用，*EphA2* 基因的表达水平随年龄递减。另外，有人发现，年龄相关性白内障患者的 *IGFBP-5*(胰岛素样生长因子结合蛋白)表达水平低于正常对照，*LAMP-2*(溶酶体相关膜蛋白 2)表达水平高于正常对照。

3. 代谢性及非眼科遗传性疾病所伴发的白内障　糖尿病性白内障占有相当高的比例。糖尿病的患病本身与遗传因素有着密切关系，有些为单基因遗传，多数为多基因遗传，有明显的遗传异质性。其他引起白内障的遗传代谢性疾病包括半乳糖血症(AR)、半乳糖激酶缺乏症(AR)、葡萄糖 -6- 磷酸脱氢酶缺乏症(XR)等 10 几种。许多染色体畸变(21 三体，13 三体，18 三体等)和以 Marfan 综合征为代表的 20 多种遗传性疾病均伴有白内障。

(二) 青光眼 (glaucoma)

基因 *CYP1B1* 编码细胞色素 P450 1B1，基因 *LTBP2* 编码 latent-transforming growth factor beta-binding protein 2，已经证实这两个基因的突变可引起原发性青光眼。另外两个位点 *GLC3B*(1p36) 和 *GLC3C*(14q24.3) 的多态与原发性青光眼相关，但其主要致病基因未知。在美国，估计有 10 万个青光眼患者与位于 1 号染色体上的 *GLC1A* (*TIGR*) 基因突变有关，基因产物参与调节眼内压力，突变可阻止眼房水流出致眼压升高。

大部分原发性青光眼属多基因遗传，致病基因或相关基因往往是多个，包括一些多态位点，已发现 20 多个基因位点与开角型青光眼相关，随着检测技术及对疾病认识的提高，还会发现更多的相关位点。

(三) 视网膜色素变性 (retinitis pigmentosa, RP)

已知至少 35 个不同基因或位点突变可引起非综合征性 RP。以下基因 DNA 突变检测已应用于临床: *RLBP1*（AR, Bothnia type RP）、*RP1*（AD, RP1）、*RHO*（AD, RP4）、*RDS*（AD, RP7）、*PRPF8*（AD, RP13），*PRPF3*（AD, RP18），*CRB1*（AR, RP12），*ABCA4*（AR, RP19），and *RPE65*（AR, RP20）。其余基因检测还仅限于基础研究领域。

还有少见的二基因型 (digenic) 的 RP，为 *ROM* 突变和 *RDS* 突变的双杂合子。

(四) 卵黄状黄斑营养不良 (vitelliform macular dystrophy)

本病又称 Best 病或 2 型卵黄状黄斑营养不良（VMD2）。*VMD2*（定位于 11 号染色体），编码产物功能尚不清楚，功能似乎限于眼内区域的视网膜色素上皮，推测可能参与清除和（或）加工光感受器内代谢成分。

(五) 视网膜母细胞瘤 (retinoblastoma, RB)

视网膜母细胞瘤的发生不管是遗传型的还是非遗传型的，也不论是否为家族性，几乎视网膜母细胞都存在 RB 基因的突变。RB 基因是人类发现的第一个肿瘤抑制基因，定位于 13q14，基因产物 RB 蛋白的功能主要是通过调控下游促进转录的基因 E2F 的活性来控制细胞周期，基因突变导致细胞失控制增生，形成肿瘤。

RB 基因突变属于失功能突变，即功能降低或完全消失，通常需一对等位基因都发生突变才致病。遗传型（可为家族性）视网膜母细胞瘤为从父母一方得到突变的 RB，或者生殖细胞发生突变，随后如另一等位基因也发生突变或缺失（发生在体细胞），即纯合性突变才致病，非遗传型为两次突变均为体细胞突变。这就是著名的"二次突变"或"二次打击"假说内容。可以解释遗传型的发病早，常双侧，伴多个病灶，易发生第二恶性肿瘤；非遗传型的发病晚，多单侧单个病灶，不易发生第二恶性肿瘤。但临床上所见到的该疾病遗传方式为常染色体显性遗传，与纯合突变机制似乎不符，如何解释？在其他抑癌基因突变导致的肿瘤中也存在这种现象（如遗传有 BRCA1 和 BRCA2 突变所导致的乳腺癌和卵巢癌）。如何解释一个基因突变或缺失其等位基因也容易发生突变（通常为缺失）？遗传学术语"杂合性丢失（Loss of Heterozygosity, LOH）"就是指这种现象。具体发生机制尚不十分清楚，涉及复杂的遗传学内容（包括同源重组）。非抑癌基因的突变是否有此现象？由于单个细胞的失功能突变往往对机体无影响，也就显得没什么意义，即使有也不容易被发现。

五、遗传咨询

当家庭中发生遗传病患者或生育过遗传病的孩子，很希望对遗传病的发病原因、诊断、预后及再生育子女患病风险等有所了解。遗传咨询就是根据遗传学的原理，结合疾病的严重程度、生活质量、治疗效果、能否进行产前诊断等状况给予解答，并提出建议和指导，供患者或家属参考。主要包括遗传性疾病的准确诊断、确定每一家系的遗传方式、判断是否为新生突变，能否进行致病基因的分子检测等。

对遗传性疾病进行明确诊断有时会比较困难，有些家庭的患病个体可能已经死亡或不愿意来医院就诊检查，还有很多患儿家长往往欲再生育时才到医院咨询，这时患儿有可能已不在，无法对先证者进行明确诊断。由于遗传性疾病表型复杂，存在明显异质性，每个家系及每个个体的临床表现可能都不完全相同，不同种族不同家系突变基因或位点很可能不同。是否有存活的先证者或患者对疾病的临床诊断和分子诊断都是至关重要的。另外，每个医生的知识面、经验和所获得的当下信息都是相对有限的,遗传咨询医生需要在工作中查阅大量文献,必要时需多个医生会诊并与基础医学研究诊断机构保持良好的沟通及合作。

如能确定遗传方式,根据常染色体显性(AD)、常染色体隐性(AR)、X连锁显性(XD)或隐性(XR)、线粒体遗传、多基因遗传等,可估计再发风险。由于目前中国很少有大家系,对存在多种遗传方式的遗传性疾病,确定遗传方式不是一件容易的事情。可根据临床诊断,有限的家族史信息,推断遗传方式。对于突变率高的基因,往往没有家族史可参考。常见遗传性眼病及遗传方式见表15-1。

表 15-1　常见遗传性眼病及遗传方式

病名	遗传方式
角膜营养不良	常染色体显性
先天性无虹膜	常染色体显性,常染色体隐性,X连锁
先天性白内障	常染色体显性,常染色体隐性,X连锁隐性,线粒体遗传等
先天性晶状体异位	常染色体显性,常染色体隐性
原发性青光眼	多基因遗传,常染色体隐性
高度近视	多基因遗传,常染色体隐性
高度远视	常染色体隐性或多基因遗传
先天性小眼球	常染色体显性(外显率低),常染色体隐性
视网膜色素变性	常染色体隐性,常染色体显性,X连锁
视网膜母细胞瘤	常染色体显性
家族性黄斑变性(营养不良)	常染色体隐性,常染色体显性,X连锁
家族性遗传性视神经萎缩	常染色体隐性,线粒体遗传
小口病	常染色体隐性
全色盲	常染色体隐性

由于许多单基因病的致病基因和分子基础已明确,单纯发病风险估算已不能满足需要。除了临床诊断,最重要的是能否给予明确的基因诊断和产前诊断。这就要求遗传咨询医生了解各类疾病的发病机制,最新诊断技术,治疗效果,当下哪些医院或研究诊断机构能够做相关检查诊断等。一些遗传性疾病虽然确定了致病基因,但可能还没有能应用于临床的成熟的诊断方法。对于想再生育子女的夫妇,有条件的情况下,夫妇本身必须预先做相关疾病的基因检查(确定突变类型以便与胎儿对比),一定让他们明确哪些实验室诊断是明确诊断,哪些只是排除性诊断。一定在妊娠前就与有关医院和机构联系好,以免错过最佳诊断时机,因为每种标本取材方法途径都有严格的孕期限制。目前,可以采用的胎儿材料有:绒毛、羊水、胎儿血、母体外周血和少量的胎儿细胞等。

发生在父母生殖细胞的新生突变,往往与基因的大小和结构序列特殊性有关,还与个体基因损伤修复系统功能状态有关,更与环境因素有关。人们争取能做到的是避免有害环境因素的过度暴露,减少基因突变率。高龄夫妻不论男方还是女方都比非高龄易生出患染色体畸变和基因突变的孩子,是因为他们体内积累的遗传物质损伤多,各类突变发生的多。避免环境污染,最佳年龄生育也是减少遗传性及先天性疾病,提高人口素质的重要保证。

(马丽萍　郑妹颖)

第十六章　低视力与智力残疾

一、概述

智力残疾(mental retardation),又称智力落后、智力低下、智力障碍、精神发育迟滞、弱智等。2006 年,在中国残疾人联合会发布的第二次全国残疾人抽样调查残疾标准中,将智力残疾定义为,智力显著低于一般人水平,并伴有适应行为的障碍。此类残疾是由于神经系统结构、功能障碍,使个体活动和参与受到限制,需要环境提供全面、广泛、有限和间歇的支持。智力残疾包括:在智力发育期间(18 岁之前),由于各种有害因素导致的精神发育不全或智力迟滞;或者智力发育成熟以后,由于各种有害因素导致有智力损害或智力明显衰退。智力残疾的称谓同样出现在《中华人民共和国义务教育法》和《中华人民共和国残疾人保障法》中,因此本章使用智力残疾这一概念来描述此类人群。

根据 2006 年第二次全国残疾人抽样调查数据推算,全国各类残疾人总数为 8296 万人,其中智力残疾 554 万人,该数据不含伴有智力残疾的多重残疾人群,智力残疾占残疾人的比例为 6.68%。相比较于健康儿童,智力残疾儿童更容易患有各种疾病,其中视觉损伤(屈光不正、斜视、弱视、白内障、视网膜色素、大脑皮层失明)是其中一种。轻度智力残疾儿童的视感受性降低,一般很难或不能辨别物体的形状、大小、颜色的微小差异,而严重程度的智力落后儿童根本不能辨别多种颜色。关于智力残疾儿童视觉问题的出现率,不同的调查数据有所差异。美国一项调查显示,智力残疾儿童视觉问题的出现率为 72%,普通儿童视觉问题的出现率为 25%;日本的调查显示,超过 80% 的智力残疾儿童有屈光不正的问题;中国台湾的研究表明,智力残疾伴有视力障碍的比例为 26.8%。调查数据所表现出的差异可能在于对视觉问题的考察类型或标准不同。

常见的视觉问题因智力残疾个体的病因不同而有一定的差异,其中,唐氏综合征儿童的视觉问题较突出。有研究表明,70% 的唐氏综合征儿童有视力低下的问题,非唐氏综合征的智力残疾儿童视力低下的比例为 30%,超过 40% 的唐氏综合征儿童患有屈光不正。6% 的唐氏综合征儿童有严重的近视,26% 有中度近视,10% 有严重的远视,58% 有轻度远视。唐氏综合征儿童还常出现斜视、眼震、睑缘炎、泪管阻塞、白内障、上睑下垂等问题。另外,伴有脑性瘫痪的智力残疾儿童可能会出现视神经萎缩,风疹综合征儿童可能会出现先天性白内障,脆性 X 综合征儿童可能会出现远视及斜视等。基于智力残疾个体所伴随的较高的视力问题出现率,以及不同智力残疾类型所呈现的视力问题的差异,对有视力问题的智力残疾个体开展视力保健及康复工作,不仅能及时遏制视力问题的进一步加重,还能减轻整体的残障程度,以使其得到更好的发展。因此,应引起医务工作者、教师及家长等的高度重视。

二、智力残疾的分类与鉴定

(一)智力残疾的分级及特征

导致智力残疾的原因纷繁复杂。为了便于研究及信息交流,人们将智力残疾进行了分级。世界卫生组织和联合国统计署将 2001 年 5 月第 54 届世界卫生大会通过的《国际功能、残疾和健康分类》(International Classification of Functioning, Disability and Health,简称 ICF)推荐为国际社会残疾调查与统计的标准。中国残疾人联合会第二次全国残疾人抽样调查残疾标准参考 ICF,建立了我国新的智力残疾分级标准(表 16-1)。

表 16-1　我国智力残疾的分级标准

级别	分级标准			
	发展商(DQ)0-6 岁	智商(IQ)7 岁以上	适应行为(AB)	WHO-DAS 分值
一级	≤25	<20	极重度	≥116 分
二级	26~39	20~34	重度	106~115 分
三级	40~54	35~49	中度	96~105 分
四级	55~75	50~69	轻度	52~95 分

注:WHO-DAS(WHO Disability Assessment Schedule,世界卫生组织残疾评定项目)只用于残疾人互动与参与评定,不作为智力残疾分级的依据

从智商和适应行为两个方面对智力残疾进行分级是世界范围内通常的做法,但此种分级方式并非充分考虑到智力残疾个体的功能性特征以及对环境支持的需要。《国际功能、残疾和健康分类》(ICF)弥补了这种不足,充分考虑了分级过程中的功能性和生态性,从身体结构和功能、活动和参与、环境和支持三个方面对智力残疾进行了分级(见表 16-2),更全面地描述了各级智力残疾个体的身心、行为、环境支持特征。

(二)智力残疾的鉴定

儿童的发展是整体的,每一个领域的发展又息息相关,因此对于疑似智力残疾儿童的鉴定最好能在各个领域进行评量。一般来说,智力残疾的鉴定是按照智力残疾的定义进行判断的,其标准包括,在个别施测的标准化智力测验中,智商低于平均分两个标准差以下;在标准化社会适应行为测验中,社会适应能力低于平均分两个标准差以下;发病在 18 岁之前。除了标准化的测验工具外,非标准化的测验工具和方法如观察、谈话、学科考试成绩、分析学生的作品、过去的记录或表现等都可以作为反映个体身心发展状况的手段。

1. 智力测验　智力测验是指使用标准化的智力测验量表,对人的智力活动进行测量,通过测量来判断人的智力发展水平以及心理功能缺陷的程度。在对个体智力残疾鉴定过程中,一般采用个别施测的方式,即一个主试在同一时间内只对一个受测者实施智力测验。世界上影响较深、使用较广泛的适用于个别施测的智力测验包括斯坦福-比奈智力量表和韦克斯勒智力量表。

(1)斯坦福-比奈智力量表:斯坦福-比奈智力量表是由美国斯坦福大学的心理学家推孟(Terman)在 1916 年根据比奈-西蒙量表修订而成。后来,在 1937 年、1960 年、1973 年、1986 年和 2003 年又进行了修订。斯坦福-比奈量表一直被视为标准化测验的典范。20 世纪初,该量表被介绍到我国。1979 年,吴天敏对该量表做了第三次修订,取名为中国比内测

表 16-2　ICF 智力残疾分级标准

	身体结构和功能	活动和参与	环境和支持
智力残疾一级	结构:有严重的神经系统损伤。功能:几乎没有智力功能和计算与推理能力,注意力、记忆力和方向定位能力极度丧失	自理和家庭生活:不能洗漱、穿衣、上厕所、独立生活数日、购物和家务劳动,进食困难,需有人长期照料与监护。活动:不能外出、使用交通工具,在家里移动有困难,手的灵活性极度丧失,举起和移动物体极度困难。理解和交流:不能与人交谈,在接受语言、非语言信息上极度困难,说话和表达非语言信息极度困难。人际交往和人际关系:不能与关系亲密的人或陌生人相处,无法保持友谊,不能结交新朋友。教育、就业和社区活动:不能进行学校教育,在经济上无法实现自我供给,无社区活动和娱乐休闲	需要环境在自理、学习和社会参与等方面提供全面的支持,即所需要的支持服务是持久的而且需求度高,在各种环境中都需提供,而且可能为终身需要,这种支持服务通常比广泛的或有限的更有强制性,需要更多的人力来参与
智力残疾二级	结构:有重度的神经系统损伤。功能:智力功能和计算与推理能力很差,注意力和记忆力大部分丧失,方向定位很差	自理和家庭生活:不能独立生活数日和购物,洗漱和上厕所很困难,穿衣、家务劳动、进食困难,大多数人需他人照顾。活动:不能外出、使用交通工具,在家里移动有困难,手的灵活性很差,举起和移动物体困难。理解和交流:与人交谈困难,在接受语言、非语言信息上困难,说话和表达非语言信息困难。人际交往和人际关系:不能与陌生人相处,无法保持友谊,不能结交新朋友,与关系亲密的人相处有困难。教育、就业和社区活动:进行学校教育困难,在经济上不能自我供给,无社区活动和娱乐休闲	需要环境在自理、学习和社会参与等方面提供广泛的支持,至少在某种环境(如在家中)有持续性、经常性(如每天)的需要,并且没有时间的限制。例如在居家生活中,在自理、活动、交流等方面都需他人的照顾或看护,很少能独立完成某项活动
智力残疾三级	结构:有中度的神经系统损伤。功能:智力功能和计算与推理能力差,注意力和记忆力中度丧失,方向定位差	自理和家庭生活:独立生活数日、购物和家务劳动有困难,洗漱、上厕所、穿衣比较困难,进食无明显困难,在适当监护下可自理生活。活动:外出、使用交通工具比较困难,在家里移动和举起和移动物体无明显困难,手的灵活性比较差。理解和交流:与人交谈比较困难,在接受语言、非语言信息上比较困难,说话和表达非语言信息比较困难。人际交往和人际关系:与陌生人相处和保持友谊有困难,不能结交新朋友,与关系亲密的人相处无明显困难。教育、就业和社区活动:进行学校教育比较困难,在经济上自我供给有困难,有简单的社区活动和娱乐休闲	需要环境在自理、学习和社会参与等方面提供有限的支持,即所需要的支持服务是经常性的、短时间的需求,但不是间歇性的(如短期的就业训练或是从学校到成人就业阶段衔接的支持)
智力残疾四级	结构:有轻度的神经系统损伤。功能:智力功能和计算与推理能力比较差,注意力、记忆力和方向定位轻度丧失	自理和家庭生活:洗漱、进食、穿衣、上厕所正常,独立生活数日、购物和家务劳动无明显困难,个人生活自理上可以达到完全的独立。活动:能正常外出、在家里移动、举起和移动物体,手的灵活性比较正常,使用交通工具无明显困难。理解和交流:与人交谈无明显困难,在接受语言、非语言信息上无明显困难,说话和表达非语言信息无明显困难。人际交往和人际关系:与陌生人相处、保持友谊、结交新朋友无明显困难,与关系亲密的人相处正常。教育、就业和社区活动:进行学校教育有一定困难,在经济上自我供给、社区活动和娱乐休闲无明显困难	需要环境在自理、学习和社会参与等方面提供间歇的支持,即以一种零星的,视需要而定的方式提供支持服务。如在进行活动、与他人进行交往和交流、自理、家庭生活以及工作中,遇到特定困难时需要他人帮助,一般情况下都能独立完成

验,并于 1982 年将此修订本发表。

中国比内测验适用于 2~18 岁的儿童,由 51 道题目构成,每一岁有 3 道题。这些题目按由易到难的顺序排列。施测时,首先要计算受测者的实足年龄,然后根据他的实足年龄从测验手册的附表一中查找开始作答的题号。然后根据指导语逐题地进行测试。每通过一题记 1 分,未通过记 0 分,通过的题目数即为测验的原始分数。根据受测者的实足年龄和原始分数查测验手册后面的附表三,就可以获得受测者的离差智商。受测者完成整个测验大约需要 30 分钟至 1 个小时。

(2) 韦克斯勒儿童智力量表:继斯坦福 - 比奈智力量表后,美国著名临床心理学家韦克斯勒(Wechsler)于 1939 年编制了适用于成人的韦克斯勒 - 贝勒维智力量表,并在此基础上于 1949 年发展出韦克斯勒儿童智力量表(Wechsler intelligence scale for children,WISC)。WISC 经 1974、1991 年后,于 2003 年完成了第 4 版的修订。1979 年,我国的林传鼎、张厚粲教授将韦克斯勒儿童智力量表修订版(WISC-R)译成中文,并组织全国 22 家协作单位对该量表进行了修订,制定了中国常规。

WISC-R 将形式相同的测题分别组成分测验,每一项分测验内测题按难度的递增依次排列。WISC-R 共有 12 项分测验。语言量表由常识、类同、算术、词汇、理解、背数 6 个分测验组成,操作量表由填图、排列、积木、拼图、译码、迷津 6 个分测验组成,其中背数和迷津是补充测验。WISC-R 的每项分测验均单独记分,并可在 WISC-R 个人能力分布图上标绘出来。这张图有利于形象直观地显示儿童在测验中哪些方面较强,哪些方面较弱。这样,12 项分测验、语言智商、操作智商和全量表智商均可分别求得。1986 年韦克斯勒儿童智力量表的中国修订版(WISC-CR)发表,保持了原量表的结构和测验形式,适用年龄范围也是 6 岁至 16 岁 11 个月。20 多年来,该测验在我国的特殊儿童诊断及教育研究中发挥了积极的作用。

2. 适应行为评定　在鉴定智力残疾个体时,专业人员之所以在智力测验的基础上加入适应行为测验,是因为人们认识到一些学生智商测验的分可能不高,但仍然具有生存能力和正常的社会生活,如乘坐地铁、参加工作以及与同伴交往等。目前尚未有为大家所普遍认可的适应行为的定义。许多专家认为理论上可靠的定义应以下述观念为基础,即适应行为应包括社会性智力和实践性智力。社会性智力是指理解和解释他人情感和行为以及社会互动的能力;实践性智力是指解决日常问题的能力,如备餐、使用交通系统、找零钱、使用网络以及解决与特定工作情境相关的问题。

(1) 婴儿 - 初中生社会生活能力量表:1935 年,道尔(Doll)编制了世界上第一个标准化的适应行为量表,文兰社会成熟量表(Vineland social maturity scale)。1984 年,斯帕罗(Sparrow)将其修订为文兰适应行为量表(Vineland adaptive behavior scales)。

1980 年日本学者三水安下把文兰社会成熟量表引进日本,对其进行修订并取名为"S-M 社会生活能力检查表"。1988 年,北京医科大学的左启华教授将三水安下的修订版引进我国,并将修订后的版本命名为婴儿 - 初中生社会生活能力量表。该量表包括 132 题,适用于 6 个月至 14 岁的儿童,包括独立生活能力、运动能力、作业、交往、参加集体活动和自我管理 6 大领域。本量表的回答者可以是受测者的父母、每天照顾受测者的人或经常与受测者接触的老师。检查时,从第一项开始提问,如有连续数项通过,可继续进行,直至有连续部分项目不能通过,即可结束。总分转换成标准分数后,小于等于 8 分者视为智力低下。该量表于 1995 年进行了再标准化,对原有项目进行了调整,删除 1 项,增加 3 项,修改项目内容 13 项。

（2）儿童适应行为量表：1969年美国智力落后协会（American Association on Mental Disability，AAMD）研制了适应量表（adaptive behavior scale，ABS），用于描述个体在日常生活中如何保持个人的独立以及如何实现环境对他的社会期望。1981年兰伯特等人对其进行了重大修订，取名适应行为量表 - 学校版（ABS-SE），1993年兰伯特等人再次修订此量表，简称 ABS-SE2。1996年，北京师范大学韦小满对 ABS-SE 进行修订，编制了适用于 3~16 岁的儿童适应行为量表。

儿童适应行为量表由两部分组成，第一部分评估受测者的一般适应能力，包括动作发展、语言发展、生活自理能力、居家与工作能力、自我管理和社会化；第二部分评估受测者的适应不良行为，包括攻击性行为、反社会行为、对抗性行为、不可信赖行为、退缩、刻板与自伤行为、不适当的人际交往方式、不良的说话习惯、不良的口腔习惯、古怪的行为、多动、情绪不稳定和服用药物的情况。施测时，主试将题目逐条念给熟悉受测者的父母和老师听，在他们报告有关情况之后，对受测者的行为表现作出评定。在解释测试结果时，评估人员需将总分及各领域的原始分数转换成百分等级和标准分数，以便判断受测者在各领域能力的高低。

3. 病因诊断　以标准化测验为工具来评定个体的智力发展水平是通常的做法，但分娩史、发育史以及其他医学检查也是重要的诊断依据。

（1）病史：妊娠史，母亲受孕的年龄；母亲患病的情况；孕期是否感染、服药、受过放射线照射、接触毒物或受过外伤；是否有不明原因的流产、死胎等。生产史，是否足月产；是否难产以及有无产伤、窒息、颅内出血、病理性黄疸、脑积水等。发育健康史，各年龄段的发育指标是否正常；是否患过高热、惊厥、外伤等类的疾病。预防接种史，是否按计划免疫程序进行预防接种。家族史，家族中有无出生过先天畸形或智力残疾儿童史等；父母是否是近亲婚配。

（2）体格检查：除了一般的体格检查外，需增加神志、表情、肌紧张、语言、行为、视听反应、头围及面容、气味、皮肤纹理等方面的检查。

（3）特殊检查：根据不同的需要，选做头颅 X 线拍片、磁共振、脑超声、脑干诱发电位、脑电图等特殊检查。

（4）实验室检查：染色体检查，通过分析染色体的核型、带型，发现染色体的异常。基因分析，通过对致病基因的分析，发现由基因突变导致的遗传病。生化检查，通过测定血、尿中酶的活性，或者对各种代谢中间产物、底物、前体进行定量的分析以及结构的分析，对先天性代谢病做出诊断。

三、智力残疾的成因

如今，人们以生物 - 心理 - 社会模式来审视智力残疾的病因，发现导致智力残疾的病因多种多样，有的是单一病因引起，有的则是多种病因综合作用的结果。1987年麦克莱恩和布瑞森根据他们对智力残疾流行病学的研究指出，有 50% 的智力残疾由至少两种以上的可能因素导致，此外，智力残疾常常是多种因素累积和相互作用的结果。遗憾的是仍然有一部分智力残疾的病因人们并不了解，这就为智力残疾的预防、康复带来了困难。一般而言，重度智力残疾以生物因素为主，心理和社会因素次之；而轻度的智力残疾以心理和社会因素为主，生物因素次之。在分析和说明智力残疾的成因时，往往从智力残疾发生的时间角度出发，将导致智力残疾的成因分为产前（出生前）因素、产程（出生过程中）因素及产后（出生后）因素三类（表 16-3）。

表 16-3　智力残疾的成因

产前		产程		产后
遗传	染色体异常	新生儿窒息	新生儿疾病	胎儿颅缝早闭
	单基因病	新生儿产伤		新生儿黄疸
	多基因病			新生儿低血糖
孕母不良环境	感染疾病		不良生理环境	感染疾病
	药物毒性损伤			中毒
	放射线照射			脑外伤
	化学毒物		不良心理环境	早期环境剥夺
	烟和酒			
	营养不良			

(一) 产前因素

1. 遗传

(1) 染色体异常：染色体异常包括常染色体异常和性染色体异常。常染色体异常包括21-三体综合征(唐氏综合征)、18-三体综合征(爱德华综合征)、13-三体综合征(帕套综合征)、猫叫综合征(第 5 号染色体片段缺失)、威廉姆斯综合征(第 7 号染色体微小缺失)等，其中以21-三体综合征最为多见。

21-三体综合征的细胞染色体表现异常，绝大多数病例为第 21 对染色体为三体，即比正常个体多出 1 条染色体，共 47 条染色体。无性别差异。该类患者具有相似外貌特征，头颅小而圆，眼裂小，眼距宽，外眼角上斜，面部较宽，鼻梁低平，外耳小，舌常伸出口外等。高龄初产妇会加剧婴儿患有唐氏综合征的风险，原因是随着产妇年龄的增加，卵子形成过程中会引起染色体不分离现象增加。据估计，每 660 个新生儿中就有一个患有唐氏综合征。

性染色体畸变包括先天性睾丸发育不全综合征(47 条染色体，性染色体为 XXY)、先天性卵巢发育不全综合征(45 条染色体，性染色体为 X)、双 Y 染色体综合征(47 条染色体，性染色体为 XYY)、脆性 X 染色体综合征(X 染色体末端有一脆性位点)等。

(2) 单基因病：指各种遗传代谢病，如糖代谢异常的半乳糖血症，氨基酸代谢异常的苯丙酮尿症和铜代谢异常的 Wilson 疾病等。其中苯丙酮尿症的发生率较高。苯丙酮尿症(简称PKU)是一种隐性遗传疾病，患者由于肝脏内缺乏苯丙氨酸羟化酶，使得苯丙氨酸羟化过程受阻，苯丙氨酸和它的代谢产物苯丙酮酸在血液中积聚，损伤神经系统，引发智力残疾。我国苯丙酮尿症的发病率约为 1/16 500。该病可以通过限制苯丙氨酸食物摄取的方式进行干预，患儿可以有正常的智力发展。

(3) 多基因遗传病：是指由多对基因控制的遗传病，其中每对基因对疾病发生所起的作用很微小，故称微效基因，微效基因有积累效应。多基因遗传病的发病受遗传因素和环境因素共同作用，因此多基因的遗传缺陷会结合社会、文化缺乏共同影响患者智力发育，并导致智力残疾的发生。如先天性脑积水、小头畸形、神经管畸形等。

先天性脑积水是由脑脊液循环与分泌吸收障碍引起。正常状态下，脑脊液的生成与吸收是平衡的，如果生成过快、吸收障碍或循环受阻均可引起脑脊液在脑室潴留，使脑室增大，压迫脑组织，影响大脑的发育。脑积水患者脑组织受损程度由脑组织受到压制而损伤的程度而定。如果在颅缝闭合之前发生脑积水，头部增大非常明显。

2. 妊娠妇女受不良外部环境的影响 妊娠妇女所在环境中的各种有害物质、病菌等都可能对妊娠妇女体内的胎儿产生影响，导致胎儿发育异常，引起智力发育迟缓。

(1) 感染及躯体疾病：母亲患感染性疾病、病菌等，或直接通过胎盘达到胎儿体内影响胎儿发育，或是引起妊娠妇女高热，进而影响胎儿的血液供应，从而对智力发育产生影响。这类疾病包括感染风疹病毒、巨细胞病毒、单纯疱疹病毒、弓形虫及梅毒螺旋体等，均能导致胎儿智力发育迟缓。

(2) 药物毒性损伤：如果妊娠妇女在妊娠期间患高血压、糖尿病、心脏病、肾病、高热惊厥、癫痫等，大量服用四环素、降压灵等药物，这些药物会透过胎盘影响胎儿。另外，妊娠妇女若服用一些激素类药物(如肾上腺皮质激素)、安眠类药物(如利眠宁)、抗癌药以及农药等也会导致神经系统发育的异常。

(3) 放射线照射：放射线包括 X 线、α、β、γ 射线以及电子、中子等粒子的放射线。一定剂量的放射线照射，能引起基因突变或染色体畸变。胚胎或胎儿受放射线影响的程度取决于放射线种类和剂量、受照射时的发育阶段以及胚胎对放射线的敏感性。在胎儿发育的敏感期，妊娠妇女若接受放射线的照射，会导致体内胎儿死亡或各种发育缺陷，如周身发育迟缓、小头、精神发育迟滞等。

(4) 化学毒物：铅、汞可以通过呼吸道、消化道等被妊娠妇女吸收，进而通过胎盘在胎儿体内蓄积。铅具有亲神经毒性，汞极易通过血 - 脑屏障，影响胎儿神经系统的发育。

(5) 烟和酒：妊娠妇女过度吸烟可导致早产及低体重儿。香烟中的烟碱可使血管挛缩，影响胎儿氧气的供应，进而影响大脑的发育。有研究报道，妊娠妇女吸烟会导致胎儿体重低、身材矮小、阅读能力差、婴儿出生时死亡率较正常人高 28%。酒精可以通过胎盘进入胎儿体内，对胎儿造成直接损害。研究发现，孕期大量饮酒，围生期(从妊娠满 28 周开始到出生后 7 天为止)婴儿死亡率增加 1~10 倍，低体重儿、早产和足月小样儿分别增加 8.3~12 倍。这些患儿出生后有 58% 智商低于 85，有 19% 智商低于 70。

(6) 营养不良：现如今，严重营养不良往往发生在贫穷落后地区。妊娠妇女严重营养不良，会影响到胎儿大脑神经细胞的数量及神经细胞的体积，以致智力低下。有的妊娠妇女是单项缺乏某种影响物质，而影响了胎儿大脑发育。如在甲状腺肿流行地区，因母亲孕期饮食中碘摄取不足，使胎儿体内缺乏甲状腺激素，导致呆小病的发生。也有的妊娠妇女摄取某些物质过多，而影响了大脑的发育。如妊娠期维生素 D 摄取过多，有可能导致婴儿高钙血症的发生，重者可使大脑发育受阻。

另外，妊娠妇女内分泌失调、妊娠剧吐、情绪不佳等因素也会对胎儿造成伤害。

(二) 产程因素

在生产过程中，胎儿由于本身存在较高的脆弱性，容易因不良环境因素的影响而发生死胎、脑损伤，导致智力低下及其他残疾的发生。

1. 新生儿窒息 母体血氧含量不足、胎盘早剥、脐带打结、产程过长等都可造成生产过程中缺氧，导致新生儿窒息。胎儿及新生儿的脑细胞正处于快速分化和发育期，对缺氧特别敏感，其中脑干比脑皮质对缺氧更为敏感，严重缺氧的时间越长，对胎儿、新生儿越不利，常常会留下脑瘫、抽搐、智力低下等后遗症。研究发现有 20%~40% 的脑瘫及 10% 的智力残疾是由子宫内缺氧因素造成的。因此，及早发现缺氧问题并及时处理是提高新生儿质量的重要环节。

2. 新生儿产伤 当骨盆狭窄、胎儿过大或胎位不正使胎儿不能顺利娩出，医护人员往往采取挤拉、吸产或钳助产方式协助分娩。产伤可发生在新生儿身体的任何部位,可能是轻微的皮肤损伤,也可能出现严重的内出血,甚至导致新生儿立即死亡。产伤也有可能造成颅脑损伤或颅内出血,脑组织受损后,容易造成智力残疾。

(三) 出生后因素

1. 新生儿疾病

(1) 胎儿颅缝早闭:刚出生新生儿的颅骨还没有发育完全,骨与骨之间的缝隙较大,并由结缔组织膜所填充,称为囟门。额骨与顶骨之间称为前囟,顶骨与枕骨之间称为后囟。随着小儿的发育,囟门逐渐闭合,如果因某些原因导致在胎儿期颅缝闭合,就会阻碍颅脑的发育,影响智力的正常发展,引发智力残疾。

(2) 新生儿核黄疸:新生儿母子血型不合、红细胞酶缺乏导致的溶血、新生儿肝炎综合征、败血症等,可以使新生儿血液中胆红素浓度过高,进而将中枢神经细胞核黄染,导致神经细胞的功能发生障碍,引起智力残疾。

(3) 新生儿低血糖:葡萄糖对神经细胞的发育及功能的维持是必需的。神经细胞不能储存葡萄糖,也不能如其他组织一样利用脂肪及蛋白质供能,葡萄糖是它唯一的能量来源。因此,大脑对葡萄糖的变化非常敏感。新生儿低血糖是新生儿期常见病,多发生于早产儿、足月小样儿、糖尿病母亲婴儿及新生儿缺氧窒息、硬肿症、败血症等。如果新生儿低血糖的持续时间过长,则脑细胞受损,可导致智力低下、惊厥及运动障碍等。

2. 感染性疾病

(1) 乙型脑炎:简称乙脑,是一种病毒性传染病,由病毒侵犯神经系统,造成脑部神经细胞水肿,神经元变性、破坏。少数严重的病儿在患病半年之后留有后遗症,表现为智力减退、癫痫、语言障碍、吞咽困难、肢体运动功能障碍及性格改变等。

(2) 流行性脑脊髓膜炎:简称流脑,是一种脑膜炎双球菌所致的急性流行性传染病。较乙脑的后遗症发生率低,但病儿如果未能及时诊断而延误治疗,或者用药不当者,仍会出现并发症和后遗症,表现为耳聋、肢体瘫痪、脑积水、脑萎缩、智力发育落后等。

(3) 结核性脑膜炎:简称结脑,是全身结核病的严重并发症。常在原发感染后 6 个月至 1 年以内发生。表现为头痛、呕吐、嗜睡、性格改变等,晚期出现抽搐、昏迷。治疗结脑已有特效的抗结核药,但如果过晚或没能有效治疗,还是会留下脑积水、智力低下、肢体瘫痪、行为异常等后遗症。

3. 脑外伤　交通事故、高处坠落、失足跌倒等意外事故是小儿产生脑外伤的常见原因。在美国每年约有 100 万起意外事故,造成永久性神经伤害者约为 0.5%~5.9%。脑外伤不仅可直接损伤脑组织,而且往往因一些并发症和由于伤后处理不当而发生对大脑的二次损伤,引发意识丧失、智力低下、精神障碍、运动障碍、语言障碍及视、听功能障碍等。脑外伤引起的智力障碍与外伤后意识丧失时间的长短有关。如果是贯通伤引起智力障碍,其程度与贯通伤的深度及脑组织丧失的多少有关。

(1) 脑震荡:指头部遭撞击后即刻发生的一过性脑功能障碍。脑震荡最突出的症状是伤后立即发生的短暂意识障碍。

(2) 脑挫裂伤:是暴力作用于头部造成的脑器质性损害。脑震荡的临床表现在脑挫裂伤时都有,而且程度严重。此外还可出现如偏瘫、失语等与损伤部位相应的局灶性功能障碍和体征。

(3) 颅内血肿:是脑损伤后常见的继发性病变,如果出血在颅腔内某一部位积聚,达到一定体积,形成占位性病变,即为颅内血肿。血肿可以压迫脑组织,产生相应的临床症状,并进行性加重。

4. 中毒

(1) 一氧化碳中毒:俗称煤气中毒,是含碳物质燃烧不完全时的产物经呼吸道吸入体内而引起的中毒。一氧化碳与血红蛋白的亲和力比氧与血红蛋白的亲和力高 200~300 倍,所以当一氧化碳与血红蛋白结合后,氧便无法与血红蛋白结合,使血红蛋白丧失携氧的能力和作用,造成全身组织窒息,而其中对大脑的影响尤为严重。人的脑组织是全身需氧最多的组织,一旦缺氧就会出现脑水肿、脑坏死、脑软化等,脑组织受损后必然对智力发展造成影响。

(2) 铅中毒:血铅水平与智商之间存在负相关,高血铅水平儿童的智商低于低血铅水平的儿童,血铅浓度在 100μg/L 左右时即能对发育产生危害。儿童主要通过接触玩具上的含铅油漆或颜料、吸入含铅量高的灰尘和废气以及食用含铅量高的食品而摄入铅。研究发现,铅到达消化道后,如果成人能吸收 10%,那么儿童就可能吸收 30%~75%,铅中毒对神经系统、肾脏及造血系统都有严重的影响,其中对中枢神经系统的影响最大。严重的铅中毒患者可导致智力残疾。

5. 早期环境剥夺 早期环境剥夺导致的智力残疾又称为社会心理性智力残疾,与小儿早期所处的环境、学习、教养条件有关。这是为数最多的一类智力残疾,据估计,全球 2/3 以上的轻度智力残疾是由不良的社会心理因素所致。大脑神经细胞的发育不仅需要充足的营养物质,还需要丰富的视、听、触等感知刺激。大脑通过不断接受和储存信息进行分析、综合形成智力。如果早期给予良好的教育,神经细胞会茁壮成长、根深叶茂,并使神经细胞之间连接通路广泛而完善。如果一个人生来不接触任何事物和任何人,他也就不会发展出智力。如印度的狼孩、英国的猴孩等。

在我国,有研究发现,秦巴山区智力低下患病率高于全国平均水平,而导致该地区儿童智力残疾的社会文化因素包括,母亲文盲;父亲文盲;与儿童交往少;母孕期、婴幼儿期家庭经济条件差;家庭文化条件差;婴儿期住室光线差;语言刺激少;缺乏家庭教育;家庭不良社会心理因素。因此,在贫困、边远地区,尽快发展当地经济,加强医疗卫生工作,提高群众生活水平,提高教育质量,尤其要加强妇女的文化教育,创造良好的心理卫生环境对降低智力残疾患病率会起到积极性作用。

四、智力残疾儿童的生理、心理特点

智力发育迟缓及适应不良是智力残疾儿童的共同特点,除此之外,与普通儿童相比还表现出其他的特点。但由于导致智力残疾的原因千差万别,再加之智力残疾的程度也不一致,从而造成智力残疾儿童之间的个体差异明显,因此很难详尽描述智力残疾儿童的特点,以下仅就智力残疾儿童的一般特点进行描述。

(一) 智力残疾儿童的生理发育特点

智力残疾儿童的身体发育与正常儿童有着相同的顺序,但发育的程度却比正常儿童的低,而且智力残疾程度越严重,这种差异表现得越明显。

在身体、体重及骨骼的成熟方面,智力残疾儿童与同龄的正常儿童相比发展的速度慢、水平低。在身体素质方面,智力残疾儿童劣于同龄的正常儿童。如我国的研究发现,智力残疾儿童的仰卧起坐、曲臂悬垂、立定跳远的指标明显低于正常儿童的指标。又如日本的研究发现,智力残疾儿童在50m跑和投手球的运动能力低于正常儿童。另外,随着智力残疾儿童残疾程度的加重,其动作的协调、步态、精细动作的技能等方面的问题会更加突出。

(二)智力残疾儿童的心理发展特点

1. **注意力特点** 智力残疾儿童存在注意力缺陷。具体表现为,智力残疾儿童很难像正常儿童一样将自己的心理活动集中在一个对象上,即注意力难以集中,且注意维持的时间短,常常会随刺激或情境的不同而发生注意转移,即很容易分心;同时注意广度狭窄,分配能力差;另外,注意分配能力也较差,很难像正常儿童一样,完成一边听、一边写的任务。根据智力残疾儿童的注意特点,在临床中,要减少视力检查和治疗过程无关刺激,提高中心事件的明显度,让他们在一段时间内将注意力集中在中心事件上。

2. **记忆特点** 记忆是一种比较复杂的心理过程,是过去经验在人脑中的反映,包括识记、保持和再认三个基本环节。记忆障碍是智力残疾个体认知活动主要缺陷之一。主要表现为:①识记缓慢、记忆容量小;保持差、易遗忘;再现困难、不完整;②对信息的组织、编码、加工过程不完善,无法将信息系统化已有知识体系;③记忆目的性欠缺,有意识记差;④机械识记较好。从信息加工的观点分析,智力残疾个体无论是短时记忆还是长时记忆,无论是信息的存储还是信息的提取都有一定的困难。

3. **言语特点** 由于语言发展与智力发展有极密切的关系,因而语言发展迟缓也是智力残疾儿童的共同特征,这种迟缓不仅表现在语言出现的年龄上,也表现在语言出现后的发展速度和语言运用的品质上,而且智力损伤程度越严重,语言发展的落后现象越明显。国内有研究发现,智力残疾儿童的语言障碍主要表现在以下方面:不能掌握日常事务的词汇;对字形不能精确掌握;错、白字以及近似音代替现象严重;以拼音带汉字;自造词;句子缺成分;单词句多;言语单调无变化。

4. **行为特点** 智力残疾儿童的适应行为或社会认可行为出现较晚,但缺陷行为较多。国内有研究者把智力残疾儿童的缺陷行为问题总结为10个方面,分别是:多动行为;退缩行为;强迫行为;恐怖行为;习惯性抽动;吸吮手指、衣物等行为;手淫行为;大小便失控;攻击行为;自伤行为。上述的缺陷行为并不是所有的智力残疾都有,有的可能有一项,有的可能有多项,总体说来,缺陷行为的发生率高于正常儿童,并且随着智力残疾程度的加深,缺陷行为的发生数量越多、程度越重。

5. **个性特点** 智力残疾儿童意志品质薄弱。他们往往主动性不足,很难积极主动而有意识地去做某件事情;同时,意志薄弱,对于一些较复杂的任务,往往不能坚持完成,很难主动克服困难;另外,自控力较差,当某一低层次的需要产生时,往往难以遏制其冲动性。智力残疾儿童在处理问题时其方式较为固执,缺乏变通能力,常常倾向于采用以往经验中成功的方式并重复使用,不会因为情境、事件的不同而随机应变,反应刻板、缺乏弹性。

智力残疾儿童缺乏自信心。由于智力残疾儿童在以往生活、学习上的经验大多是失败的,因此智力残疾儿童不管在任何情况下,大多都不敢尝试,对任何事物失败的期望要比成功的期望高。这种自信心的缺乏,形成了消极的自我评价,进而影响自我能力的发挥,同时也使得他人对智力残疾个体的能力做出过低评价,进而更加深了"我不行"的印象,形成恶性循环。

智力残疾儿童情绪波动大,容易受情境的影响,不会用理智来调节自己的情绪,一旦低层次的需要没能够满足,就会毫不掩饰地表达出来。他们的情感体验比较简单,大多局限于满意或不满意,对于一些微妙的情感体验很少,难以有较高级的情感体验。

五、智力残疾的预防

随着对智力残疾病因研究的日渐深入,从病因入手预防智力残疾已成为降低智力残疾出现率的重要途径。现如今,人们不仅重视因生物因素导致的智力残疾,也重视心理、社会因素对智力发展的影响,使得智力残疾预防的途径越来越广,方法越来越多。

智力残疾的预防体系分为三个级别。

一级预防又称智力残疾的初级预防或病因预防,是指预防导致智力残疾伤害和疾病的发生。这是预防智力残疾的关键环节。进行一级预防主要有两条途径:其一是大力开展调查研究,搞清楚造成智力残疾的病因;其二是针对病因采取相应的措施。如育龄妇女接种风疹疫苗,防止妊娠期间感染风疹而导致胎儿患风疹病毒综合征。风疹病毒综合征的典型临床症状为智力残疾、白内障及先天性耳聋。又如加强围生期保健,保障小儿顺利出生,避免缺氧,因缺氧常常造成脑细胞受损,导致智力残疾。但一级预防有其自身的局限性,表现在有的导致智力残疾的病因并没有搞清楚,无法开展一级预防工作;有的病因即使搞清楚,也不一定很快有相应的预防措施。

二级预防是指发生伤病后防止出现智力残疾。二级预防的主要措施有早发现、早诊断、早治疗。具体可通过产前诊断、健康普查或定期健康检查等,一旦确诊就采取措施。如苯丙酮尿症是一种先天性代谢病,如果对新生儿进行苯丙酮尿的筛检,早诊断该病,并开展饮食治疗(低苯丙氨酸饮食),则可避免对智力发展的影响,避免智力残疾的出现。又如21-三体综合征,虽目前还不能预防21-三体的形成,但可在妊娠年龄及产前羊水检查上做工作。

三级预防是指智力残疾出现后采取措施,预防并发症及智力残疾程度的进一步加重。主要采取教育训练、康复训练及支持性医疗等措施,以达到改善技能,减轻智力残疾的程度,防止智力残疾的进一步加重的目的。

预防智力残疾的具体措施如下:

(一) 开展遗传咨询

遗传咨询是应用遗传学和临床医学的基本原理和技术,确诊并解答遗传病患者及其亲属,以及有关的社会服务人员所提出的关于遗传学方面的问题,并在权衡现在与未来、个人与家庭、社会利弊的基础上,给予婚姻、生育、防治、预后、教育、就业等方面的医学指导。从而,降低遗传病患儿的出生率,促进家庭幸福、社会安定,提高民族素质。遗传咨询必须建立在综合采用染色体、基因和临床检测技术对疾病作出诊断的前提下,由遗传学专家、临床医学专家及实验技术专家组成的群体共同完成,在预防智力残疾出生方面,遗传咨询功不可没。

根据我国《卫生部关于印发〈产前诊断技术管理办法〉相关配套文件的通知》,常见的遗传咨询对象包括:

夫妇双方或家系成员患有某些遗传病或先天畸形者;

曾生育过遗传病患儿的夫妇;

不明原因智力低下或先天畸形儿的父母;

不明原因的反复流产或有死胎死产等情况的夫妇;

婚后多年不育的夫妇;

35岁以上的高龄妊娠妇女;

长期接触不良环境因素的育龄青年男女;

孕期接触不良环境因素以及患有某些慢性病的妊娠妇女；

常规检查或常见遗传病筛查发现异常者。

(二) 提倡婚前检查

对想结婚的青年男女双方进行全身体格检查、生殖器官检查、常规辅助检查和其他特殊检查，重点在于发现影响结婚与生育的严重疾病，并对患影响婚育疾病的对象明确提出医学指导意见及帮助其解决治疗问题。

我国在 2002 年 6 月 17 日印发的《婚前保健工作规范(修订)》中规定，婚前医学检查的主要疾病有：严重遗传性疾病，即由于遗传因素先天形成，患者全部或部分丧失自主生活能力，子代再现风险高，医学上认为不宜生育的疾病；指定传染病，即《中华人民共和国传染病防治法》中规定艾滋病、淋病、梅毒以及医学上认为影响结婚和生育的其他传染病；有关精神病，即精神分裂症、躁狂抑郁型精神病以及其他重型精神病；其他与婚育有关的疾病，如重度脏器疾病和生殖系统疾病等。

婚前检查是保证母婴健康，提高出生人口素质的重要措施。《中华人民共和国母婴保健法》第十条规定：经婚前医学检查，对诊断患医学上认为不宜生育的严重遗传性疾病的，医生应当向男女双方说明情况，提出医学意见；经男女双方同意，采取长效避孕措施或者施行结扎手术。第九条规定：经婚前医学检查，对患指定传染病在传染期内或者有关精神病在发病期内，医生应当提出医学意见；准备结婚的男女双方应当暂缓结婚。

具体而言，以下情况建议不宜结婚：双方为直系血亲、三代以内旁系血亲关系，以及医学上认为不宜结婚的疾病，如发现一方或双方患有重度、极重度智力低下，不具有婚姻意识能力；重型精神病，在病情发作期有攻击危害行为。以下情况建议不宜生育：发现医学上认为不宜生育的严重遗传性疾病或其他重要脏器疾病，以及医学上认为不宜生育的疾病。以下情况建议暂缓结婚：发现指定传染病在传染期内、有关精神病在发病期内或其他医学上认为应暂缓结婚的疾病。

另外，在《婚前保健工作规范(修订)》中还明确规定，对于婚检发现的可能会终生传染的不在发病期的传染病患者或病原体携带者，在出具婚前检查医学意见时，应向受检者说明情况，提出预防、治疗及采取其他医学措施的意见。若受检者坚持结婚，应充分尊重受检者双方的意愿，注明建议采取医学措施，尊重受检者意愿。

(三) 加强孕期及围生期保健

1. 孕期保健　孕期是胎儿在母体内生活的时期，如前文所述，母亲的营养、用药、患病等都会影响体内胎儿的智力发育。有的智力残疾是因母亲妊娠时缺乏某种营养造成的，是完全可以通过补充营养的方式避免；有的是因遗传因素导致的智力残疾，也可以通过产前诊断技术而中断妊娠；还有的是母亲感染病毒而使胎儿脑发育受损，同样可通过注射疫苗而预防，因此加强孕期保健可以预防智力残疾的发生。

(1) 合理营养：妊娠妇女摄入的营养即要能满足自身代谢的需要，还要能满足胎儿生长发育的需要，要做到合理营养、平衡膳食。妊娠妇女如果长期缺乏某种营养物质，就可能影响胎儿的发育。如当妊娠妇女蛋白质供给严重不足时，且蛋白质的缺乏恰恰是在胎儿脑细胞快速增殖的时期，对大脑的发育会造成以后无法弥补的损失，导致胎儿脑发育障碍，出生后智力发育迟滞。又如当妊娠妇女妊娠期间缺碘，可影响胎儿脑的发育，出生后将可能是呆小症患者等。

(2) 加强产前诊断：产前诊断又称宫内诊断，是对宫内胎儿的性别及健康状况所进行的检测,其目的在于预测胎儿在出生前是否患有某些遗传疾病或先天畸形,若发现胎儿为严重遗传病或畸形儿,则终止妊娠,防止病患儿的出生。年龄在 35 岁以上的高龄妊娠妇女,有家族遗传史、估计发病率高者,及有不明原因流产、死胎史、出生过唐氏综合征和遗传代谢病的妇女都应作为产前诊断的重点对象。

产前诊断常用的方法包括:①羊膜腔穿刺抽取羊水检查,羊水是胎儿的附属物之一,利用胎儿脱落至羊水中的细胞或培养出更多的细胞进行染色体核型分析,以诊断染色体疾病;测定羊水内甲胎蛋白以诊断胎儿开放性神经管畸形及其他先天畸形等。一般是在妊娠 15~20 周后进行。诊断染色体异常的准确性大约是 99.5%。②绒毛取样法,绒毛为胎儿的附属物,能反映胎儿的遗传学特征,经子宫颈吸取绒毛进行染色体核型分析或酶的测定等,可诊断染色体疾病、性连锁遗传病、基因病及先天性代谢病。一般在妊娠 10~12 周进行。准确性大约为 96%~98%。③胎儿镜,是一种带有羊膜腔穿刺的双套管的光导纤维内镜。它可以自宫口或腹壁插入羊膜腔,直接观察胎儿是否有形态上的畸形,如唇裂、神经管畸形、肢体畸形等;可以直接观察性别;也可以直接取得胎儿血液、皮肤及其他组织活检标本进行染色体、基因、酶的分析等,以诊断各种遗传性疾病和先天畸形。

(3) 谨慎用药:自妊娠始到分娩,妊娠妇女可能需要处方或非处方的药物治疗一些疾病。而某些药物或药物的代谢产物在胎儿器官的形成期,对敏感器官可能产生不可逆的毒性,导致出生缺陷儿的诞生,因此妊娠妇女应谨慎用药。在妊娠过程中因病必需用药时,应选择那些安全度大、毒性低和无致畸作用的药物。尤其是在妊娠头三个月,能避免或可暂时停用的药,可考虑不用或暂时停用。分娩时用药亦要考虑对新生儿的影响,能不用的药物不用。

(4) 预防病毒性传染病:妊娠妇女在妊娠期间被某些病毒感染,如风疹病毒、单纯疱疹病毒等,病毒可以直接侵犯胎儿,尤其是在胎儿发育的早期,可以导致胎儿发育异常。其中风疹病毒因 1940 年在澳大利亚及 1964 年在美国大规模流行后导致数万名畸形儿的诞生而备受关注。1969 年风疹疫苗问世,并被用于风疹的预防工作。根据《国家人口与计划生育委员会关于开展出生缺陷一级预防工作的指导意见》中附件 2 的"孕前常见病原体抗体实验室筛查技术指导",建议育龄妇女进行风疹病毒抗体筛查、巨细胞病毒抗体筛查和梅毒螺旋体抗体筛查,建议有动物接触史或生食习惯的待妊娠妇女女孕前进行弓形虫抗体筛查,若孕期有生殖道单纯疱疹病毒感染体征者,经实验室检测确认感染者,建议行剖宫产术。

(5) 防治内科产科并发症:妊娠过程要对胎儿的发育情况进行监护,如果发现胎儿发育迟缓,应分析原因,尽早治疗。在妊娠晚期,应重视预防低体重儿出生,及时治疗妊娠中毒症、胎膜早破、胎盘早剥,以及其他内科产科并发症。孕 37 周应作孕期诊断,制订分娩计划,并通过胎动次数、胎心监护等及时发现胎儿窘迫并实施治疗。

另外,妊娠妇女要保持心情舒畅,避免过度劳累,保证休息。避开有毒有害的作业,如接触农药、化肥、化学制剂、X 线以及高温等工作。不接触猫、狗等,不吃未经煮熟有可能被弓形虫污染的肉食。不吸烟,并避开吸烟污染的环境,另外,避免饮酒。

2. 围生期保健:围生期保健是指围绕分娩前后一定时期内对妊娠妇女和胎中婴儿所进行的保健工作。因妊娠妇女方面的保健已述及,在此只着重胎儿的监护。

(1) 预防产程中胎儿缺氧:胎儿娩出困难、时间延长、头颅受压均可造成胎儿缺氧。胎儿缺氧会引起一系列的变化,如血氧含量降低、代谢性酸中毒,而对中枢神经系统影响则更大,常致脑瘫、抽搐和智力残疾等。

(2) 防止产伤:因胎位不正、胎头过大或盆腔过窄、臀位分娩、产力或胎儿异常,都有可能造成胎头在产道受压的时间过长或因器械助产而损伤。产伤是智力残疾和脑瘫常见的原因。因此,应尽早发现不利因素并采取相应措施。

(四) 保证新生儿的教育与训练

从出生后脐带结扎开始到 28 天前的一段时间称为新生儿期。新生儿期是生命中重大的转折期,生活方式发生了巨大的改变:从寄生到独立生存,从宫内环境到逐渐适应外界环境。新生儿的生理功能还不完善,具有特殊的脆弱性,因而需要精心地护理。然而看似弱小的新生儿,不仅具备了感知外部世界的能力,而且也具有学习的能力,因此对新生儿的教育与训练就是从提供适当的刺激开始,在刺激与反应中,锻炼新生儿适应环境的能力,促进其智力的发展。

1. 体验愉快 新生儿最基本的情绪是愉快和不愉快。饥饿、寒冷、尿布潮湿、陌生的环境等,能使新生儿感到不安,可使他产生不愉快的心情。相反母亲肌肤的温暖、充足的乳汁、温暖舒适的环境等,对新生儿来说都是愉快的刺激。如果在照料新生儿时,让他吃饱、睡足,保持清洁卫生,对新生儿来说就是愉快的刺激。如果在护理时,不注意孩子的需要,让孩子体验过多的不愉快,就不利于孩子身心健康发展。因此在照料小儿时,应当使其感到舒适、愉快。

2. 学会与新生儿交往 新生儿不会说话,哭就是表达需求、与父母交往的重要方式。细心的父母要学会分辨孩子的哭声所表达的需求,是渴了,还是饿了? 是尿湿了,还是不舒服了? 是醒了,还是需要母亲抱了? 并尽可能地给予满足。过去曾有一种观点认为,孩子哭了不用抱,抱习惯了就不愿意躺在床上,总需要大人抱着,浪费大人的时间。其实这种观点是不正确的。当孩子依偎在妈妈怀抱中的时候,亲密的肌肤接触,让孩子感到温暖、安全,与此同时,与孩子目光的接触、同孩子说话、对孩子的抚摸等都会使孩子愉悦、满足,并从中学习辨别不同的人声、语意,辨认不同人脸、不同的表情,促进孩子的发育。

3. 行为能力的训练 新生儿已经具备了一定的视、听、触、味、嗅觉的能力,他们不仅喜欢接受新鲜的刺激,而且对大脑的发育来说,这些刺激的传入是大脑发育完善不可缺少的条件之一。因此,要有意识地给新生儿各种感觉刺激。如在新生儿的床上挂 2~3 个色彩鲜艳的塑料玩具等,在新生儿觉醒的时候,逗引他看玩具,以训练其视觉感受能力。又如在喂奶时或照料他时,用温和的声音与他说话,尽管他还不能用语言交流,但他会听声音、辨语意,也可以用发声的玩具逗引他,或播放音乐给他听,不断促进他的听觉感受力。再如对孩子的抚摸、拥抱,在与孩子说话时让他摸摸你的脸,在他的手中放置各种不同质地的玩具等,都能促进孩子触觉的发展。

新生儿也具备了一定的运动能力,如当打开襁褓时的"手舞足蹈"。因此,不要总是把新生儿包的紧紧的,当孩子在觉醒状态时,可以松开襁褓,使其手脚能自由活动;在洗澡或换尿布时,只要室内够温和,可以让他光着身体活动。小儿的颈部肌肉最早发育,可以将新生儿的头竖起来抱短暂的时间,使新生儿练习头竖立的动作等。

(五) 早发现智力残疾儿童

如果能早发现智力残疾儿童,不仅可针对病因进行医学上的治疗,也可以针对其特点进行护理及相应的训练,为治疗及教育干预争取时间,使病损降低到最小程度。有的中、重度智力残疾儿童临床特征较为明显,一出生就很容易被发现,但也有的智力残疾儿童,尤其是轻度智力残疾儿童,很难在一出生时被识别,常常要等到发育一段时间,表现出与正常同龄儿童的明显差异后才被发现,有的甚至要等到进入学校学习后,由于缺乏抽象概括能力及推理能力,严重影响学习活动后才被发现。

早发现智力残疾儿童可以根据以下几个方面的信息:详细了解父母的健康状况,母亲妊娠的年龄和健康以及孕期是否存在危险因素,足月与否和分娩经过,新生儿保健,婴幼儿发育,健康史和家族史;婴幼儿发育与健康检查;各感官和神经、心理和行为检查。尤其是借助《盖赛尔发育诊断量表》、《婴儿-初中学生生活能力量表》等评量工具,观察小儿在动作、语言、适应能力和社会交往等功能上与正常小儿相比是否存在明显差异,是早发现智力残疾儿童的重要依据。另外,我国已于2009年颁布《新生儿疾病管理筛查办法》,并于2010年重新修订了《新生儿疾病筛查技术规范》,制定了"苯丙酮尿症和先天性甲状腺功能减低症诊治技术规范"。目前,我国大部分地区开展了先天性甲状腺功能减低症和苯丙酮尿症的筛查。

(六) 开展积极的治疗及教育训练

一旦发现小儿的智力发育迟缓,就应开展积极的治疗及教育训练。随着现代医学的进步,人类对于智力残疾的治疗途径也有了一定的突破。早期发现后,部分患者可通过治疗得到改善,目前已经成熟的治疗技术如对苯丙酮尿症和先天性甲状腺功能减低症的治疗已经被广泛用于临床。而对智力残疾儿童的训练主要有以下几个方面:

1. 动作训练 婴幼儿的动作发育实质上是神经系统发育的一个重要标志,虽说有许多智力残疾儿童的动作发育顺序与正常儿童一样,但智力残疾的直接后果是四肢肌肉无力,动作发育在一定的程度上也受到影响,难以正常发展。因此不仅要对智力残疾儿童进行大动作训练,如抬头、翻身、坐、爬、站立、行走等全身活动的训练,也要进行精细运动的训练,如大把抓物、抓捏玩具及用笔画图等。

2. 丰富的感觉刺激 要给予智力残疾儿童各种丰富的刺激,使各种感官不断向大脑相应的中枢传送信息,以促进大脑相应中枢的发育。如让小儿注视并追随他感兴趣的玩具,以训练他的视觉通道,并促进视觉中枢的发育;又如母亲边给小儿按摩边同其说话,不仅促进了小儿大脑感觉中枢的发育,也有利于听觉中枢的发育。

3. 语言训练 智力残疾往往伴随语言发展迟缓,因此更应注意在小儿发育的各个时期与小儿用语言进行交流,这对于智力残疾儿童语言的发展格外重要。如与新生儿面对面地说话,可以让他听你的说话声,观察你的面部的变化,锻炼其视、听能力;又如多与8~9个月的小儿说话,让他在感知某事物或在做某动作时都能听到成人说出关于这个事物或动作的词,在他的大脑中会逐步建立起关于这个事物或动作的形象和词之间的暂时联系,从而促进小儿语言的发展。

4. 生活自理能力的训练 生活自理能力是指自理生活所需要的进食、盥洗、穿衣、起居等各种基本能力的总称,是适应社会的第一步。

(1) 进食:训练他们抓握或使用各种餐具,能用勺或筷子及碗吃饭,用杯子喝水,用筷子夹菜,用勺盛汤、盛饭、盛菜;教给他们良好的进餐习惯,不呷嘴、不挑食、不抓食、不说话、不狼吞虎咽等。

(2) 穿脱衣服:穿脱上衣、衬衣,会系、解衣服上的纽扣、拉链、暗扣、袋子、尼龙搭扣等;穿上或脱下下装,包括长、短裤的穿脱,短裙、连衣裙的穿脱;鞋袜的穿脱,包括鞋带、鞋扣的解、系练习,各式鞋的穿脱训练,袜子的穿脱训练。

(3) 起居:开关水龙头、电灯,旋转门钮,铺床叠被,上下楼梯,过马路,上下公共汽车等。

(4) 个人卫生:用毛巾洗脸,洗手,刷牙,梳头,洗头,洗澡,上厕所,使用手帕。

5. 特殊关注 由于智力残疾儿童判断能力较差,对环境的变化缺乏应变能力,因此易发生意外伤害事故。应培养他们躲避危险的技能,并加强对他们的保护。有的智力残疾儿童还伴有其他一些疾病,身体较为脆弱,因此在生活环境、饮食着装上都应给予他们很好的照顾,以减少他们发病的机会。

（王 雁）

六、智力残疾与视力损害

(一) 智力残疾的患病率

1987 年在全国残疾人抽样调查中,我国智力残疾的平均水平现残率为 12.7‰（含综合残疾中的智残者),其中,城市为 6.6‰,镇为 11.1‰,乡为 14.1‰,农村致残率远高出城市。

我国 1017 万智力残疾人（未含综合残疾)中,14 岁以下智残儿童 539 万,占智残人总数 53%。如果把综合残疾中的智力残疾计算在内,则智残儿童为 615.8 万,占智力残疾总数 1336.5 万的 46.1%;15~59 岁智残人约 632 万,占总数 47.3%;60 岁以上老年智残人约 89 万人,占 6.7%。我国 2006 年第 2 次进行全国残疾人抽样调查,全国智力残疾患病率（不含多重残疾)为 0.43%,全国智力残疾人数为 554 万,如智力残疾患病率（加多重残疾)则为 0.76%,智力残疾人数为:554 万 +430 万 =984 万。

Van Schrojenstein 等 (2006,荷兰) 报告智残患病率为 0.64%~0.70%,芬兰 Westerinen 等 (2007) 报告智残患病率为 0.6%~1.1%,另外 Soltani Banavandi 等 (2012) 指出全球范围内智残患病率为 1%~3%。

(二) 在智力残疾患者中视力损害的病因及患病率

1. 关于儿童 McBrien (2009) 曾报告 97 名智残儿童眼部及全身疾病情况:视力损害占 32%,听力损害 31%,全身系统疾病包括:癫痫为 36%,胃 - 肠道疾病 35%,呼吸道疾病 25% 及先天性疾病占 15%。另外在唐氏综合征(Down syndrome, DS)经常出现眼部问题,如屈光不正,斜视,调节及白内障等。Kranjc (2012) 报告在斯洛文尼亚 65 例患有唐氏综合征的儿童,年龄 2 个月 ~13 岁,眼科检查发现:眼球震颤占 29.2%,内斜 26.1%,泪溢 21.5%,视乳头苍白 7.6%,Brush 视野盲点 16.9%,晶状体混浊 12.3%,各种视网膜,黄斑部病变占 32.2%。在患者中屈光不正情况如下:远视占 36.9%,散光占 29.2%,近视 24.6%。Ljubic A 等 (2011) 报告儿童及青年人 170 例,1~34 岁的唐氏综合征的患者,其中 45 例(占 26.5%)为斜视,在斜视中最常见的是内斜视(20%),其次是外斜视及垂直性斜视。在内斜视中主要伴随有远视眼 31%,近视 28%,正视 16%。Paudel 等 (2010) 报告在尼泊尔 4 个月 ~18 岁 36 例患有唐氏综合征的患儿,有 80% 患儿有明显的屈光不正,其中 55% 为远视,散光 44%,眼球震颤为 28%。

2. 关于成人 Warburg 等 (2001) 报告在丹麦葛洛斯绰普市人有 492 115 名居民,385 483 人,20~97 岁,平均 45 岁,961 人包括轻,重及严重的 ID,患病率为 2.49‰,男性 455 人,女性 382 人,染色体在 170 个已完成分析例,54 例有确定的 21 三体综合征,有两个易位染色体三体 21,唐氏综合征被确定临床共有 126 例。其他染色体异常共发现 19 例。961 例中 837 例进行观察,594 例行视力检查,视力 1.0~≥0.3 的有 454 例 (76.4%),低视力 + 盲 =140 例 (23.6%)。眼部疾病在 837 例智残中有 205 例,占 24%,最多见的是脑部视力损害(cerebral visual impairment, CVI),其次分别多视神经萎缩,近视,白内障,圆锥角膜,眼球震颤,视网膜色素变性,黄斑变性及青光眼等。

更值得关注的是 C E D van Isterdael 等 (2006) 对全年龄组 10 年智残患者视力损害病因的观察,他们报告在荷兰从 1993 年 1 月 ~2003 年 12 月,10 年间对无间断 6220 例"被管理人员（institutionalised people）"智残患者进行观察研究,年龄从 1.6 月~92.2 岁,平均 38.5 岁,≥50 岁者占 23.5%,有 5205 例进行了眼部检查,视力损害的病因如下:（表 16-4）

表 16-4 　5205 例智残患者眼部病因

眼部病因	本研究人数（%）	在智残人中的 %	全人口的 %
无眼部病	10 488（20.1）	32.5~69.4	—
斜视	2189（42.1）	0.5~44.1	1.1~4.0
近视	1186（22.8）	6~37	1.4~48.1
中度	629（12.1）	10~25	4.3~33
重度	557（10.7）	3.6~27	1.3~7
远视	672（12.9）	8~52	1.3~57.0
中度	556（10.7）	24~45	30.6~42.2
重度	116（2.2）	1~7	0.13~3
白内障	1270（24.4）	2~86	0.005~57.6
眼球震颤	1002（19.3）	0.3~20	<0.001~0.083
脑部视觉损害	994（19.1）	0.7~12.6	0.008~0.058
圆锥角膜	309（5.9）	0.1~15	0.05~<0.1
视神经萎缩	203（3.9）	2.3~24	0.019~0.13
网膜脱离	107（2.1）	0.7~1.3	<0.001~0.012
无眼球或眼球摘除	79（1.5）	—	—
青光眼	47（0.9）	1.1~9	<0.001~8.6
小眼球	45（0.9）	0.7~5	0.002~0.014
毯层视网膜变性	45（0.9）	0.7~4	0.003~0.027
缺损	35（0.7）	0.8~3	0.001
小角膜	29（0.6）	2.3	—
黄斑变性	19（0.4）	0.7~11	0.01~40.6
水眼	8（0.2）	—	—
眼球挫伤	6（0.1）	—	—
无虹膜	3（0.1）		0.001~0.002
总计		5205	

　　从上表得知智残患者有眼病者高达 80%（无眼病患者构成比为 20.1%）,眼病的分类上,第一位是斜视,构成比占患者近 1/2（42%）,第 2 位是白内障为 24.4%,以下依次为近视为 22.8%,眼球震颤 19.3%,脑部视觉损害 19.1%,远视 12.9%,及圆锥角膜 5.9% 等。

　　3. 视力残疾是智残的危险因素　根据上述病因分析,自然会提出,视觉损害是否是智残患者的危险因素? 自 20 世纪以来许多学者已经认识到对智力残疾（Intellectual disabilities, ID）而言视力损害具有较高的危险性,但对以人群为基础的大量智残患者的流行病学调查或研究不多。有鉴于此,Splunder 等（2006）对有视力损害的智残患者（荷兰）进行了流行病学调查,目的是了解在智残患者中视力损害的患病率及危险性。在智残的 1539 例患者中的 1358 例（88.2%）患者进行了视功能检查,视力 <0.3~0.05,或视野半经 <30° 者为视力损害（按 WHO 标准基本属于低视力）,183/1358,而视力 <0.05,或视野半经 <10 者为盲 78/1358。年龄为 20.2 岁~88.7 岁,平均 45.7 岁,在 1539 智残患者中,<50 岁的智残患者中 710 例无唐氏综

合征,有唐氏综合征者为 251 例,共计 961,≥50 岁者分别为 420 例及 158 例,共计 578 例,全年龄组总计智残患者为 961+578=1539 例。

关于视力损害及盲患病率与智残分级之间的关系可见表 16-5 及表 16-6。

表 16-5 低视力患病率(%)与智残关系(N=1358)

年龄	无唐氏综合征(N=623) 患病率(%)	有唐氏综合征(N=227) 患病率(%)
<50 岁		
轻度智商	2.2	4.8
中度智商	3.9	6.2
重度智商	19.4	22.9
极重度智商	28.8	28.6
未知	1.9	14.3
总计	9.6	11.5
≥50 岁	N=373	N=135
轻度智商	8.3	20.0
中度智商	10.8	25.0
重度智商	22.7	36.1
极重度智商	39.3	66.7
未知	2.4	25.0
总计	14.2	33.3

注:轻度智商 50~60 中度智商 35~49 重度智商 20~34 极重度智商 <25

表 16-6 盲患病率(%)与智残关系(N=1358)

年龄	无唐氏综合征(N=623) 患病率(%)	有唐氏综合征(N=227) 患病率(%)
<50 岁		
轻度智商	0.7	0.0
中度智商	2.2	0.0
重度智商	4.0	4.2
极重度智商	38.9	28.6
未知	5.7	0.0
总计	7.2	2.6
≥50 岁	N=373	N=135
轻度智商	2.8	0.0
中度智商	2.5	3.1
重度智商	6.7	13.9
极重度智商	17.9	16.7
未知	2.4	0.0
总计	4.6	7.4

注:轻度智商 50~60 中度智商 35~49 重度智商 20~34 极重度智商 <25

表 16-7 低视力与盲多重逻辑回归分析

参数	比值比（Odds radio）	95% 可信限		P 值
无唐氏综合征				
轻度智商				
中度智商	1.57	0.80	3.10	0.27
重度智商	5.58	2.87	10.85	<0.0005
极重度智商	32.10	15.77	65.36	<0.0005
50+ 岁	1.60	1.07	2.38	0.010
有唐氏综合征				
轻度智商				
中度智商	1.51	0.33	6.98	0.600
重度智商	5.52	1.18	25.86	0.030
极重度智商	23.55	4.40	126.10	<0.0005
50+ 岁	4.08	2.28	7.29	<0.0005

注：轻度智商 50~60　中度智商 35~49　重度智商 20~34　极重度智商 <25

从表 16-5 得知低视力无唐氏综合征（<50 岁）轻度智残（Mild ID）患者患病率为 2.2%，而有唐氏综合征（≥50 岁）极重度智残（Profound ID）低视力患病率高达 66.7%。<50 岁的年轻无唐氏综合征轻度智残患者的盲的患病率从 0.7% 到 38.9%（表 16-6）。从表 16-7 得知在无唐氏综合征中，在重度及极重度及有唐氏综合征中的极重度患者中，与视力残疾明显相关。所以 Splunder 等认为低视力及盲是重度及极重度智残的重要的危险因素。事实上，在成年人智残患者应考虑可能是视力损害所致。在年轻成年组的智残患者因为视力损害的风险在增加，所以在先天性及早期幼儿视力损害中应考虑智残的可能，也可以认为智残是视力检查中另一个部分。Mervis 等（2002）发现儿童视力损害的患病率为 1.07‰，最常见伴随残疾是智残 占 58%，因此，这对老年视力损害而言，可能产生叠加效果。

（三）智力残疾与视觉康复

多年来许多眼科医生或低视力专家都有意或无意地避免处理智力残疾合并有视力障碍患者。当然有许多理由，例如缺乏应有的知识，工作太忙，处理这类患者实在太"麻烦"等。但这些患者确实需要我们的帮助。文献报道及临床经验都表明：在这些有智残患者中，视觉功能异常的发病率较一般正常人为高。因此，对智残合并有眼部损害的患者作出眼科早期诊断及处理是极为重要的。但是遗憾的是眼科医生或低视力专家们常常没有做到这一点。

1. 眼科检查

（1）视力检查及评价：在智残患者中常合并有严重的视觉损害，并可合并有高度屈光不正、斜视、弱视、调节力低下、眼球运动功能差及其他眼部异常等。视力检查可以用作者等设计的"学龄前儿童图形视力表"，以及前些章节中介绍的各种国外常用的测试儿童视力的图形视力表。但不能不承认在智残患儿中进行视力检查或评价常常是非常困难的。

（2）眼肌平衡运动检查：在上述本文已述及智残儿童斜视发生率较高，因此眼肌平衡运动的检查十分必要。

（3）视野检查：

中心视野：可将一手电光置患儿眼前 30cm 处，然后稍向上、下、左及右移动亮光，观察患儿有无反应。如患儿无反应，可以将手电亮光向患儿眼前移近一些，再行检查，或用带色亮光（如在手电筒上加各种颜色的塑料片）进行上述检查。如果对亮光发生反应，则可用小目标重复上述中心视野检查。

周边视野检查：检查方法是将手电光放在患儿的背后，然后将手电徐徐向前移动，慢慢进入患儿的周边视野。方向应包括上、下、左、右、颞上、颞下、鼻上及鼻下等。如能看到亮光再用小目标测试。检查中必须注意，有时患儿不是对亮光发生反应，而是对检查者持手电的手臂发生反应。

（4）屈光不正的处理：智残患者中的视力损害患者常有高度屈光不正，例如高度远视及散光，应仔细验光予以矫正。在唐氏综合征的年幼及青年人中常有调节不足，因此 Haugen 等（2004）建议为该类患者配戴双焦点或渐近性眼镜。

智残儿童在学校学习时，一般教室都不大，黑板距离学生也比较近，常常只有 2~3m。教师写在黑板上的字比较大，课本也可以在近距离阅读，这对远视力差些的患童，上述条件是比较有利于学习的。

2. 助视器的应用　应知道，对智力低下患者配助视器是很困难的，教会他们正确使用助视器也相当不容易。一般低视力专家认为，对该类患者最容易使用的光学助视器是近用普通眼镜助视器。比较适宜的是单筒手持望远镜，但望远镜应有链带，将其套在患者的颈部，以免失手将其摔坏。

3. 眼球运动训练

训练方法：

① 管子转动训练法：让接受训练的患儿仰卧在垫子上或床上，房间应该是暗室，用纸卷一圆筒或圆管。训练时盖住一眼，另一眼前放此中空的纸管，纸管末端抵住患儿眼部，在管的另一端放一手电亮光，然后慢慢转动此纸管。转动时纸筒末端不离开眼部，让纸筒呈环形运动。如纸筒末端不离开眼部，患者眼球只能接收手电光的刺激，则当纸筒运动时，眼球便随目标（亮光）运动。如果在手电上加带色透明的塑料片，则更能引起患儿的兴趣。如在训练中发现患儿可以追随目标——亮光，则可以将纸筒慢慢离开眼部进行练习，最终完全不用纸筒。然后在暗室内，不用纸筒继续进行眼球追踪训练。在训练过程中，室内的亮度要逐渐增加，最终使亮度达到正常水平。训练工作结束时，患儿能在"正常"房间内（亮度、陈设等均与一般房间无差别）注视追随目标，即表示训练成功。

在用纸筒训练及不用纸筒训练时，尤其是后者，开始时目标运动是有规律的环形运动，逐渐变成不规则的运动。运动的速度逐渐加快。开始用的目标是亮光，以后可变为数码及文字。

② 镜子转动训练法：患儿在此项训练中可以取坐位或卧位。训练用的目标是自己的眼。将一面小镜子放在患儿一只眼前面，距离为 30~40cm，让患儿注视小镜中自己的眼，此时训练者慢慢移动小镜子，患儿眼随镜子中的眼而运动，此时训练者要观察患儿眼的运动，如果患儿没有注视小镜子中的眼睛，训练者可以及时发现。

③ 摆动纱线球训练法：在患儿眼部水平距离 1m 处，用绳吊一纱线球，然后让线球摆动，让患儿练习注视并追踪此目标，同时可以练习手眼协调运动，即让患儿用手击打此纱线球。

④ 用手电写字:训练者与患儿都注视同一白色的墙壁,训练者用手电在墙上"写字",当然开始时要简单些,或写数字,如 1、2、3、4 等。患儿眼注视并随手电光移动,最终患儿可以讲出训练者写的是 1 还是 2 等。当然,这不仅取决于患儿注视及追踪能力,同时还与患者智力低下程度有关。

⑤ 跑道运动法:这是一种追随固定及眼手协调运动的练习。这取决于患儿的运动能力水平。在黑板上画一个跑道,可以是一个简单的图,如图 16-1,也可以是一个复杂的跑道,如图 16-2。

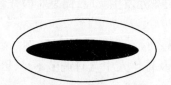

图 16-1　简单跑道运动训练

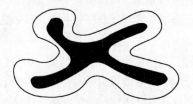

图 16-2　复杂跑道运动训练

可由训练者或由患儿手持一个手电筒,如果训练者持此手电筒时,患儿的"工作"是假设此手电筒亮光是自行车,患者骑在此"自行车"上沿着跑道跑,即患儿的眼球沿着跑道追随手电亮光;如果患儿手拿此手电筒,则患儿手中的手电光不能离开此"跑道",眼必须追随照在跑道上的亮光。

⑥ 追随指挥者:只有在患儿掌握了使用手电的技术之后才能进行这种训练。训练者及患儿每人都持一手电筒,当训练者用手电亮光在白墙上运动时,患儿手电的亮光也照在墙上,而且设法保持在训练者亮光的上方,最好将手电筒罩上一带色塑料片,以将患儿和训练者的手电亮光区分开来。这种训练比简单的注视追踪训练更为复杂一些。

⑦ 追踪训练:训练者在黑板的右侧用白色粉笔写上 1、2、3、4、5,在黑板的左侧用红色或其他颜色粉笔写上 A、B、C、D、E(图 16-3),然后让患者按图顺序从右侧的 1 开始追踪两端数字之间的连线,看此线末端到达哪里(白色的 1 的末端是红色的 E),依次从 1 追踪到 5。这种追踪训练的难易程度取决于目标的复杂程度。简单的目标如上述的数码也可以,或者图形或儿童熟悉的动物等。同时复杂的程度也取决于两个目标之间连线的方向。

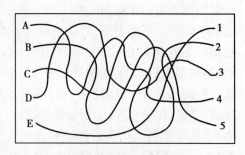

图 16-3　追踪训练

⑧ 电唱机追踪(record player pursuits)法:此种训练需有一个具有不同转速的电唱机,在训练开始时使用最低速度,用硬一些的纸片做成"唱片",在唱片上画一个圆圈,大小约为"唱片"的 1/4,再将"唱片"放在唱机上,开动唱机,"唱片"开始转动,让患儿注视唱片上的圆圈,训练者可以观察患儿眼球的运动;患儿手拿一个手电。让手电亮光始终位于转动着的唱片的圆圈内;训练者手拿一手电筒照到圆圈内或圆圈外,让患儿说出何时手电光在圈内或圈外;让患儿手拿一铅笔或有色笔,令他用笔击中圆圈等。当上述技术熟练后,训练者可以在"唱片"上再画几个圆圈。继续上述训练,掌握后再在"唱片"上画更多的圆圈进行训练。然后可在圆圈中写上字或数码,让患儿用笔指着某一个圆圈并念出其中为何字或数码;还可

让患儿找出唱片上哪两个圆圈的数码相加等于 10 等。如无电唱机,使用其他有较均匀转速的圆盘即可。这种训练不仅仅是追踪,而且还可达到教学的目的。当然,这种训练的效果取决于患儿智力低下及视觉损害的程度。

训练注意事项:必须充分认识到,智残合并视力损害儿童的各种训练计划,执行起来十分困难。例如训练工作可能很简单,同时也十分单调,该类患儿在接受训练中常常不是有意识地努力去做,经常是"无意识"的接受训练。因此,训练费时长,又难以获得所希望的效果。有时由于患儿拒绝或放弃训练,而使训练工作难以进行或中断。所以在开始训练时要考虑患儿的智力水平,训练计划要符合患儿的智力状态,设法使儿童对训练产生兴趣,要使患儿有意识地接受训练,这样才会取得成果。训练应循序渐进,不能操之过急。因此,负责训练工作的职业治疗家及其他康复专业工作者制订计划的目标应该是有限的、实际的及短期的。在必要时,为了强化训练效果,可以重复同一训练计划。

眼球运动训练适合于智残儿童注视能力差,或搜寻目标技能低下者。这些技术或技能在受教育、阅读、适应环境等方面是非常重要的,也是最基本的技能。为了使训练获得成功,训练以前应该注意以下诸因素:

体位:如果患儿在坐位时不能追随目标,在仰卧位时可能有追随目标的能力。因为在坐位时患儿眼球向上或向下运动,必须用相当大的力量来克服重力作用。但在仰卧位时面部对着天花板,眼球向各方向运动作用力量相同。如患儿取坐位,要防止他们的头部向后仰、肩部向前倾,且应保持臀部在正确位置上,以便维持正确的坐位姿势。

环境:训练时的环境应尽量减少对患儿产生刺激,这样可以避免他们注意力的分散,使患儿更易于进行固定及追随目标的练习。一个大的光线充足明亮的房间,而且房间内有许多陈设、图片、饰物等,远不如一个较小的光线较暗而且陈设比较简单的房间,后者更容易进行训练。

头部运动:进行训练的目的是让患儿能用眼球自如地追随目标,但在开始时我们可以允许患儿利用转动头部来追随目标,设法使黄斑部的中心凹能对准运动着的目标。但当这种注视能力或技术提高以后,则在注视及追随目标时应尽量减少头部的运动。在取坐位进行训练时,训练者可用手固定住患儿的头部。如在仰卧位时,可用沙袋固定患儿的头部。

目标运动的速度:在不断的训练中,可以掌握目标合适的运动速度。一般眼球追踪目标的最快速度为 30°/ 秒。但是对于智力低下、眼肌运动异常的儿童,由于缺乏追随技术,因此比上述速度要慢得多。一般而言,在训练时目标运动慢一些比快更合适。目标应该能引起患儿的注意及兴趣。在训练中一旦发现目标单调或对患儿无吸引力,则应即刻更换新的目标。

单及双眼追踪练习:在开始训练时,应该先单眼训练,应该注意在一般情况下,左右眼的"训练量"应大致一样或相等。但如在训练中发现某眼例如右眼训练效果更好一些,左眼的训练时间应该加长。在左右眼获得同样的效果以后,再逐渐增加训练难度,最后变单眼为双眼训练。

4. 眼球快速扫描阅读训练方法　眼球快速扫描阅读对于患儿阅读及在学校学习非常重要,以下为具体的训练方法:

(1) 寻找目标:在室内放各种不同的物体即目标,患儿取坐位,设法将头固定,然后告诉患儿某一物体的名称,让患儿找到。当患儿搜寻到指定目标物体时,训练者要注意观察患儿的眼球运动情况,最好的办法是在患儿前面 1m 左右放一面较大的镜子,训练者在患儿身后,则训练者既可看到目标,也可以清楚地观察到患儿眼球运动的情况。

(2) 黑板快速扫描阅读:患儿取坐位,离黑板约 1m,高度相当于患儿眼球水平。在黑板上四个角分别挂上或画上患儿所熟悉的目标如图或画片,训练者取坐位,面对患儿,且位于患儿与黑板之间。然后训练者说出图或物的名称让患儿寻找,训练者说目标名称的顺序可以是随机的,例如可以先讲左上图、右下图等。如果患儿寻找黑板四个角的目标无困难,则可在黑板四周再加多种图或画片。训练者应该有一个草图以标明黑板上各种图片或目标的位置,当患儿讲对或错时,训练者看看手中的草图便能知道,不检查黑板上的图来核对患儿讲得是否正确,这样可节省时间。上述训练过程获得成功之后,再增加该项目训练的难度(图16-4)。例如在黑板四周画 8 个图,在图上方或下方标明号码,在黑板的中央部也写上号码,先让患儿找到黑板中央的号码,让他读出其中的一个号码。例如,儿童读 2,然后再在黑板的周边部找出 2 号及其所代表的目标(2 为三角形——△),此时训练者要站在患儿前面,观察患儿的眼球运动以保证训练的准确性。

(3) 方格图形扫描阅读:在黑板上画正方形的方格(图 16-5),每个方格内的图形均为患儿所熟知的,上方横排标有 1、2、3,而左侧竖行标有一、二、三,当训练者说出方格内图形的名称,例如小人时,则患儿先找到小人,以后再讲出该图形的位置。逐步将方格加多,号码及图形数也增加,增加训练难度,并反复进行训练,逐步提高方格扫描阅读技术。

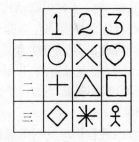

图 16-4 黑板快速扫描训练   图 16-5 方格图形扫描训练

(4) 追踪训练:此训练又称"警察与强盗"的训练。训练中患儿需具有用手操作手电筒光的能力,在全或部分暗室中进行。训练者与患儿各持一手电筒,同时面对白色墙壁,训练者扮演"强盗",患儿扮演"警察",这样作为的是引起患儿的兴趣,特别是男性患儿,训练者(强盗)把手电筒亮光打在墙上,初时慢慢移动,然后患儿(警察)用自己的手电光追踪训练者的手电光(两手电为不同颜色)。两个亮光重叠表明"警察"抓到了"强盗"。开始时训练者的手电光在墙上的运动速度比较慢,路线也较规则(如从上到下或从右到左),然后逐渐加快速度,路线由规则变为不规则,一旦两个亮光重叠,训练者的手电光便迅速离开,让患儿继续追踪。有些计算机的游戏很适于进行这种训练,有条件的地方可以用计算机游戏对患儿眼球运动追踪等进行训练。患儿对于这种训练很有兴趣,因而常可获得更佳的训练效果。

5. 调节 智残患儿常有明显的调节力不足。但是这种调节能力不足是能够通过训练得到提高的。

(1) 单眼调节训练:训练先从单眼开始,训练方法是在患者眼前离眼较近处放一目标,让患儿注视。开始目标模糊,而后训练者将目标慢慢向远处移,使患儿看到的目标由模糊变为清晰,再将目标取走,让患儿说明他看到的是什么东西,即讲出该目标的名称。要反复进行训练,如患儿看清目标的距离逐渐缩短,表示调节力增强,即训练获得效果。

(2) 单眼负镜片调节训练:本训练包括用适当屈光度的负镜片作为训练用的目标。把目标置离患儿约 40cm 处,等待患儿看清此目标,然后去掉镜片及目标,让患儿说明他刚才看清目标的名称。所用的镜片屈光度数,必须通过测试,即患儿戴此镜片后用最大的调节力才能看清目标为最恰当。这种训练要缓慢进行,可以逐渐使调节力增强,并能保持稳定状态。

(3) 近 - 远单眼调节训练:置目标于患儿前面约 3m 处,高度与患儿眼保持水平,让患儿看清此目标。近用目标离眼有一定距离,此距离要求患儿眼用很大调节才能看清为度,在看清远处目标后,再看近处目标,要看清楚,即先看清远处目标,再看近处目标,这便是远 - 近调节练习。但近处目标在练习中要逐渐向眼前移动,如此反复进行练习。

6. 知觉运动功能训练 眼科康复工作者对知觉功能甚感兴趣,尤其是特殊教育工作者、职业治疗家、心理学家及眼科医生。以下是提高知觉能力的具体方法:

(1) 知觉运动功能:在人体的知觉方面,最重要的是空间感觉。人体在进行各种运动时,身体的各部分都参与活动。如果患儿要对身体各部有良好的控制及保持平衡,则进行训练极为重要。例如患儿躺在垫子上或床上,训练者碰患儿身体某一部分例如上臂,患儿便举起上臂,如果碰腿部则患儿就把腿抬起来等。开始训练如同上述,之后,可以逐渐增加训练难度,如同时举起双臂或抬起双腿等。大多数脑麻痹患儿常常不能独立完成上述动作,开始时往往需要训练者的帮助。

(2) 定向:

① 记住左右方向:例如,在患儿的手上、鞋上作标记以帮助患儿记住左或右,但仅仅记住自己"左"手或"右"手是不够的,训练目的是让患儿知道左右方向。可按如下训练:患儿的右手与窗户口同侧,即右边是窗户,等患儿到另外一个房间时或处于另外一个位置时,仍能认出右边是什么目标,左边是什么目标等。另外,可以让患儿回答训练者的问题:如"这是右眼","这是左耳",患儿一边讲一边用手指右眼、左耳(像 1~2 岁小儿开始学话那样)。

② 方向标志:在黑板上画出箭头,可画四排箭头,每排有 4 个。这 16 个箭头可以指向任意方向,让患儿从左上第一排开始逐个说出箭头所指示的方向。当然箭头方向可以是上、下、左、右、左上、右下等。让患儿反复练习熟记各种不同方向。

③ 方向性地图:在黑板上用粉笔画出线条状地图,如某城市的街道、商店、公园,然后在开始位置如患儿所在地出发,到患儿想去的某一公园,可在此图上画出他行走的路线。开始只走水平、垂直路线,以后再练习拐弯,以到达目的地。训练者要随时纠正患儿在"走路"、尤其在"拐弯"时所出现的错误,同时告知患儿方向的概念。

(3) 形态概念(形状及大小):主要让患儿学习辨认目标的形状或大小,例如在患儿面前放两个正方形木块,一红一绿。患儿可以讲红方块在绿方块的左边或绿方块在红方块的右边,这样既辨别了目标的形状,也练习了辨认方向。逐渐增加各种形状及大小的目标,以增加训练难度。

最后我们应该记住的是,上述训练对智力低下患者进展是很慢的,训练者、患儿及家长不能操之过急,不能因为急于求成而使患儿感到沮丧失望,因而对训练失去兴趣和积极性。

在智残患者保健及康复工作中,应该包括各种专业人员,如神经科、小儿科、心理专家、特殊教育工作者、眼科医生、验光师、定向及活动指导员、职业治疗家、社会工作者等。只有这样才能对患者作出较为正确及全面的诊断与处理,才能对患者作出全面的评价。只有这些专业工作者密切合作,才能制定出更完整及密切结合实际的康复计划,获得更为有效的结果。

(孙葆忱)

第十七章 低视力与临床心理学

一、心理学的基本概念

心理学是研究人类心理现象及其规律的科学,对各种心理现象作出科学的解释和说明。临床心理学是心理学的应用领域之一。它涉及心理异常的具体问题,以心理学的方法和技术,协助来访者了解自己,进而解决心理问题或精神障碍。

二、心理现象的概念与构成

(一) 心理现象的概念

心理现象是人类头脑中进行的精神活动。它虽然复杂,却是有层次、有结构的,是一个多测度、多水平的反映系统。它既包括有意识的反映形式,又包括无意识的自发反映形式。

(二) 心理现象的构成

按性质、形态和特征的不同,心理现象可以分为心理过程和个性心理。其结构如下:

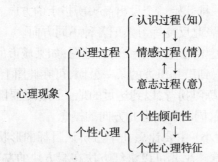

1. **心理过程** 心理过程是心理活动的基本形式。它由认识过程、情感过程和意志过程三种既相区别,又相联系的过程构成。

(1) **认识过程**:认识过程是人脑对客观事物的现象、特性、意义及本质的反映过程,包括感觉、知觉、记忆、表象、思维、想象、言语等心理活动。

感觉:包括视觉、听觉、嗅觉、味觉、触觉等,是对事物个别属性的反映,是一切高级复杂心理活动的基础。

知觉:是人脑对客观事物整体全貌的反映。

记忆:是人脑对信息的获得、储存和提取的过程,将感知到的经验储存到头脑中,对其产生再认和回忆。

表象:在记忆中保存的事物形象叫做表象。

思维:是人脑对事物的间接、概括的反映,是对事物之间内在联系及规律的反映。

想象:人们可想象自己从未经历过的事物和情景。

言语:人们在各种交际和活动中应用语言的过程。

各种感知觉的相互影响、相互作用,还可以相互补偿。在震耳的马达声中,听觉的感受性大为下降。而长期工作在这种环境中的人,视觉、触觉可增加其能力。许多低视力的患者虽然丧失了视觉,为适应生产的需要,其听觉和其他感觉却得到了特别的发展。例如:盲聋人虽又聋又瞎,却可凭嗅觉分辨出室内的人数。还可根据印刷用的油墨成分的不同,分辨出报纸的种类。

(2)情感过程:情感过程是客观事物是否符合或满足人们的需要而产生的主观体验,是人对客观事物的态度的一种带有独特色彩的反映。既有主观体验,如:喜、怒、哀、乐;又有丰富多彩的表现形式,如:笑、哭;同时伴随机体的生理变化,如:心跳、呼吸加快。在一定程度上,观察人的情感过程,可以了解到人的内心世界。例如:观察到某人对某事表现的是喜形于色,可以知道此人对此事持有肯定态度。

(3)意志过程:意志过程是人在变革现实的生活中,自觉提出目的,支配自己的行为,坚持实现预定目标的心理现象。

知、情、意三种心理过程是融合在统一的心理活动之中。人们的认知对情感产生决定性的作用,而情感又推动认知。理智的认知成分是构成意志行为的基础,而意志对认知起着动力和过滤的作用。人的心理活动协调统一,相互联系又相互制约。

例如:清晨,我们站在路边急着上班,在车站焦急地等着公共汽车到来。这时,一辆汽车进入视野,我们看见一辆大型、红色的汽车驶来。我们可以闻到汽油的味道;如果能摸到汽车,可以知道它是由冷、硬的金属做成的;听到了汽车的鸣笛声。通过眼、耳、鼻、触觉等感官,我们得到许多信息。这些信息传进大脑,分析着:来的究竟是一辆公共汽车,还是别的什么车,它的到来能否能满足搭载上班的需要。如果能满足,我们就很高兴,并坐上公交车上班;如果不能满足,我们会失望,并想办法找出租车或继续等待。这个等车坐车的过程是为上班这一目的而产生的一系列知、情、意三种心理过程相协调统一的心理活动。

2. 个性心理 心理现象还包括个性心理。

个性是人们在社会化中所形成的意识倾向性和稳定的心理特征的总和,属于本人完整的精神面貌。

个性心理包括:个性倾向性、个性心理特征。

(1)个性倾向性:又称个性的动力性。它制约人的心理活动的方向和行为的社会价值,是个性的本质与核心,决定人与人之间在整个精神面貌上的本质差异,决定一个人的态度的选择性和积极性的表现。

(2)个性心理特征:个性心理特征包括人的能力、气质和性格,表现个体差异的具体内容。

1)能力:顺利有效地完成某种活动所必需的心理特征。例如:有人能歌善舞,有人足智多谋。

2)气质:是与生俱来的,由生物遗传因素决定的、相当稳定的心理活动的动力特点。例如:有人活泼热情,有人稳健持重。气质总是在人的性格中体现出,使性格带有独特的色彩。

3)性格:指人对现实的态度和行为方式的、具有核心意义的个性心理特征,包括:对现实和自己态度的特征、意志特征、情绪特征、理智特征。它是在后天环境中逐渐形成的。描述性格的词汇常有肯定或否定的性质,如诚实、善良、虚伪、胆怯等。有人轻浮傲慢,有人诚恳朴实。

人们的个体心理也融进了某些共性的东西,但共性是相对的,差异是绝对的。个性心理和心理过程是密切联系的。心理过程是个性形成的条件和表现,个性的形成又会制约、影响心理过程的进行。

心理状态:是人的心理活动在某一段时间内所呈现的相对稳定的状态。

心理过程、心理状态与个性心理三者既相互联系,又相互区别。心理过程体现心理活动的动态性,心理状态体现心理活动的稳定性,个性心理突出个性心理特征的恒定性、持久性。

心理是人脑的功能,是人脑对世界能动的反映,是客观世界在人脑中的主观映象。客观现实是人类心理的源泉。

三、应激与低视力

(一) 应激的概念

应激又称为紧张状态,由三个方面组成:①造成紧张状态的刺激物,即应激源;②应激本身,即特殊的身心紧张状态;③对应激的生理和心理的整体反映。

(二) 应激反应

由各种充满紧张性的刺激物(应激源)所引起的人体非特异性反应。介于刺激物和非特异性反应之间起到调解作用的为中介因素,至少包括以下方法:①刺激物或心理社会性事件对当事人的意义,这取决于个体对事件的认识和评价;②个体对事件的应对能力;③环境和社会的支持;④个体的个性特点、心理和身体素质。

适当强度的应激反应有积极作用;应激反应过于强烈有害,可以引起包括视力损害等各种疾病。

(三) 应激源和应激状态的概念

心理活动是人脑对客观世界的反映。一个由自然和社会组成的环境时刻影响着我们,引起相应的变化。那些能引起个体产生不良反应,导致应激反应的环境条件刺激,称为应激因素或应激源。个体在应激源作用下产生的一系列生理心理反应称为应激状态。

(四) 应激源的分类

(1) 自然性:如天灾:洪水、地震等。

(2) 社会性:如环境变迁、社会经济变化、个人的遭遇:如亲人分离、夫妻或父母离婚、失业、重大考试不及格等。

(3) 生物性:如疾病的流行,患病造成躯体损伤。

(4) 心理性:自然和社会应激源对个体心理状态的影响,个体对环境认知误差等原因造成心理负荷加重,情绪长期恶劣等。

以上讲的为高负荷应激源,因为它们的强度超过了人们所能承受的能力范围。但低负荷应激源,例如:外界刺激太少、一天到晚无所事事也可引起人体损害,产生的心理体验:如孤独、悲观、失去信心、对自身存在的价值产生怀疑等不良反应。

在各种应激源中,有急性的、慢性持久的;有可以避免却因各种原因没有避免的,如夫妻及时调整关系本可避免离异;也有目前不可避免的,如地震。

(五) 应激源的作用

内外应激源的信号通过人体的感官:眼、耳、鼻、触觉、躯体和内脏感觉向大脑发出各种信息,经过大脑分析器的思维、判断,发出信号给外周神经系统及效应器。如洪水来临,我们的肌肉充血,准备应付洪水的到来。随着肌肉得到信息外,自主神经系统也得到信息。此时,交感神经系统兴奋,肾上腺素分泌增加,血糖升高,心跳加快,情绪同时处于紧张之中。但人类抵御外部伤害性刺激的能力是有限的。如果应激源及时消除,机体得到重新调整,机体不致崩溃和衰竭;如果应激源持续发展,机体得不到调整,则衰竭不可避免,出现肾上腺增大,色深;脾脏、胸腺、淋巴结等免疫器官出现病理性反应和功能紊乱。

由心理社会因素为重要致病因素的疾病如今比较肯定的有:糖尿病、高血压病、肿瘤、青光眼等。造成视神经病变、视力减退的许多疾病都与应激等心理社会因素有关。有的人在强大的心理因素作用下,看东西出现双影,或出现一过性的视物模糊。癔症患者会出现癔症性失明。遭遇严重应激反应者会出现眼部的器质性病变。过去视力良好的人,突然患上低视力疾病,同样是遭遇强大应激源的侵袭,会出现一系列身体和心理的不良反应。

(六) 应激的缓解原则

人们永远生活在自然、社会环境之中,有害的应激源经常存在并影响到每一个人。人对应激源的影响并非束手无策,对有害刺激有抵抗能力。人们有主观能动性。在应付应激源时,人们有自己的化解系统,会将应激源的作用减至最小,并及时调整自己的机体功能,使之不致衰竭而产生疾病。这种化解应激源的能力与个人的遗传素质、生活经验、认识水平等有关。自身防御机制作为应激源与健康的中介因素,回避和否认是一些对待严重威胁个体事件的应对方式。"利他作用"、"升华作用"、"幽默作用"是对待困难的重要方法。

人们的认识水平直接影响个体对有害刺激做出的反应。当面临同样外部情景时,有人认为是"小菜一碟",也有人却认为是"大祸临头"而惊恐不已。在应对应激源的反应时,正确的认知非常重要。

富有经验的老年患者在应对患病、不能独立生活等应激事件中,似乎比年轻人更能适应,这说明社会经验与应对能力有关。

情绪障碍往往造成应激的不良反应加重,当外界刺激来时,不能适当倾诉、宣泄,往往是造成疾病加重的原因。没有及时调整心态,则患者无法顺利执行低视力的康复计划。因此,及时调整心态和消除情绪障碍也十分必要。

人们还能利用社会支持系统化解应激源。"家和万事兴",亲友们帮助渡过难关。"远亲不如近邻",邻里、同事都是化解困难的支持。社会机构、医院、福利设施都是遇到应激源时可依靠的对象。社会支持系统缓冲了应激源的强度,减轻了心理负担,帮助解决了实际困难。

心理社会因素致病机制越来越受到重视,深入研究致病原因及防范措施已成为当务之急。

四、社会心理学与低视力

(一) 社会心理学的定义

社会心理学是涵盖心理学和社会学的边缘学科,是研究个体和群体的社会心理现象的心理学分支。个体社会心理现象指受他人和群体制约的个人的思想、感情和行为,如人际知觉、人际吸引、社会促进和社会抑制、顺从等。群体社会心理现象指群体本身特有的心理特征,如群体凝聚力、社会心理气氛、群体决策等。社会心理学的理论价值在于提高人认识自身的能力,提高人的生存质量。

"老年社会心理学"是对老年人个体或群体的社会心理和社会行为规律进行系统研究的科学。这里所说的社会心理和社会行为则是指老年人个体或群体在特定的社会文化环境中对于来自社会规范、家庭关系、自我暗示、他人要求等社会影响所做的内隐和外显的反应。

(二)与视力损害相关的社会心理因素

低视力患者受到各种不同的社会心理学方面因素的影响,例如:视力损害的发病年龄、严重程度与进展情况、家庭及公众的反应、个体属性与能力等。提示在低视力康复过程中必须考虑到上述因素,进行评估及干预。

1. 视力损害的原因,发生时间,程度及调整 视力损害的原因、发生时间和程度的不同对视力损害个体的身心发展影响存在很大的差异。因白内障、青光眼、角膜病、视网膜疾病等眼部疾病造成视力残疾的个体,由于其脑和神经系统未受到损伤,他们的智力、体力,社会交往都能得到正常的发展。如合并脑和神经系统疾病,其智力、体力及社会交往的发展均会受到一定的影响。

先天性或后天早期视力损害的个体,大多数动作缓慢,他们主要依靠听觉和触觉去感知周围环境,其认知能力和空间定向能力差,他们的情感、意志、性格的发展也受到压抑。后天晚期视觉损害的个体,则容易缩手缩脚、动作反应迟钝、适应能力差,性格往往不够开朗、自卑、孤僻、情绪急躁,社会交往也受到限制。

2. 对自身视力损害的接纳程度 视力损害的个体对自身视力损害的接纳程度是影响其人格构建的内部因素。视力损害个体应该建立对视力残疾的客观正确认识,意识到自己与非视力损害者的不同,视力残疾对各方面的限制和影响,能做什么、不能做什么,视力残疾的补偿、康复、建立恰当的自我概念等。在人际交流中逐渐适应社会,以更好的完善人格发展。

如果视力损害的个体不能正确对待自己的缺陷,受客观活动不便,活动范围有限的影响而封闭自我,主观上不积极地与人交往,这种隔离于社会的生活方式将会制约健康的人格的形成。

附:失明的7个调整阶段或时期(Tedrick介绍了Tuttle's失明的7个调整阶段或时期):

第1阶段——创伤。患者受到身体的或社会的创伤。

第2阶段——震惊及否认。患者在失明后感到震惊,否认已经患上眼部疾病。有3个因素影响震惊的强度或严重程度,①视力损害对患者的重要性;②视力损害的突然性或意外性;③视力丧失的程度。

第3阶段——哀伤及回避。此阶段的主要特点是:患者失明后出现自我怜悯,停止参与以往喜爱的活动和各种社会活动。

第4阶段——屈服与抑郁。患者逐渐或突然出现:绝望、意志消沉、无兴趣、烦躁不安等抑郁、焦虑负面情绪。

第5阶段——重新评估与再确认,这是重新评估及再确认的调整过程,在此阶段,患者自我审查生活及生存目的和意义。

第6阶段——应对与动员,患者将走出去,寻找信息与新的技能,开始新的生活,重新参加各种社会活动。

第7阶段——自我接纳与自尊,当患者从应对与动员阶段转移到最后阶段时,患者获得了自信及自我价值的增长,在社会活动中获得自尊,开始终止视力损害对他们的影响。

3. 家庭与视力损害　家庭的反应对视力丧失患者的康复起到重要作用。亲友们及低视力患者之间的相互影响依赖于各自的看法与价值观。当患者被诊断为视力丧失时,家庭成员们会感到惧怕及震惊,认为是灾难。而有人则认为低视力的儿童或成年人仍然有能力对家庭和社会做出贡献。如果家庭成员向患者提供强有力的支持,对患者的康复极其有利。

家人对待视力残疾个体的态度是接纳、还是厌弃,是积极帮助他们自强自立、还是怨天尤人,对视力残疾个体的身心发展起到重要的作用。视力残疾个体如果教育不力,常常因为活动范围有限、活动欠量或家庭环境过于保护等因素,导致他们在对外交往、接触同伴、社会活动等方面产生障碍。

(1) 0~6 岁儿童:对家庭来说,婴幼儿时期便诊断有视力损害,简直是灾难性的。家长及家庭成员可能不清楚小儿的诊断,可能也不了解小儿残疾所带来的影响。家长应该接受对低视力儿童加强视觉能力治疗措施的建议。尤其在 1 岁以前。在自然环境中(家庭、幼儿园及社区等)应用各种机会,使儿童在生长及发育过程中得到视功能的改善。在儿童早期,家长对孩子将来的视力如何发展并不清楚,但家长仍然可以帮助及培养他们孩子的独立性,对孩子抱有较高希望。

(2) 中小学生:低视力儿童及青少年及其家庭会面新的挑战,例如:他们与教学人员的相互关系、决定适当的教学安置与需求。学生在适应过程中,家庭扮演了关键性的角色,如果家庭成员与视力损害的孩子之间有良好的信息沟通与分享,增进信息沟通能力,这对低视力孩子与同学们的交流很有帮助。

(3) 成年期:成年人在怀疑丧失视力时,往往否认有严重的视力损害。他们可能延误就医,即便是家人已怀疑其视力可能出现问题。在被确认为视力损害的初步阶段,他们即开始担心损害对谋生能力、重大事件的影响。此时,可能隐藏他们的诊断,甚至说服自己,他并没有严重的视力损害。当患者的视力损害进一步发展,家人会感到巨大的悲伤。家庭成员应该帮助患者了解视力障碍的复杂性和解决方法。患者在调整过程中,家庭可以通过下列活动帮助患者:

1) 患者与家庭成员交流通畅,以使患者因视力丧失引起的受挫感、恐惧及其他心理问题得到及时帮助。

2) 尽可能给予患者保持独立性的机会,满足其家庭劳动、独立生活、工作等方面的活动愿望。

3) 寻找资源,予以适当的设备,帮助患者,使其在家中及工作中变得更容易一些。例如:使用电脑时,帮助他们安装大字印刷品或能讲话的软件等。

4) 家人与低视力门诊及康复中心人员建立联系,帮助患者解决困难。

(4) 老年人:老年人发生视力损害时,经常充满恐惧、愤怒、沮丧。因为他们还要应对生活中其他巨大改变(医疗条件、经济变化、丧偶等),以及帮助解决其他亲友的诸多问题,这些都会影响老人对视力损害的适应。在某些家庭中,孩子与配偶等家庭成员不了解老人视损害的进展过程,认为老人需要持久性照顾与支持,并认为老人困境是难以解决、无望、无法照顾自己的。当家庭成员对老人视力损害的诊断、预后等有所了解,才能正确对待低视力老人面对的调整问题。

家庭成员及专业人员可向老年低视力患者采取的步骤如下:

1) 向低视力老人提供信息,帮助他们解决生活困难,有较好的独立性、适应性(例如:玩大字扑克牌,在烹饪时用大字计时器看时间及量杯等)。

2)鼓励参与家庭及社会活动(例如:参与体育活动、瑜伽活动及有氧运动等)。

3)鼓励低视力老年人们相聚,共同学习适应身体及社会环境的方法,参与讨论如何应对低视力疾病。

4. 社会文化背景与视力损害 社会文化及价值观会影响低视力患者的调整,对其可造成严重的影响,例如某些文化认为:失明是一种困窘和失望,只认为对低视力患者应负有责任,而不是培养患者的独立性和自力更生。有些文化认为:不管低视力儿童或成年人与他人有何不同,都是社会可被接受、有能力并可做出贡献的成员。在文化背景的差异下,对视力丧失老年人的态度也不同,许多文化如亚洲、东印度及美国本土对老人非常尊敬,认为视力丧失的老人必须得到治疗。社区人员对失明老人进行照顾,并在生活方式选择及可行性方面,支持老人的独立性。

五、低视力患者常见的心理问题和障碍

错觉是歪曲的知觉,是实际存在的事物被歪曲地感知为与实际不相符的事物,杯弓蛇影等成语就是错觉的例子。许多低视力患者可出现视力的错觉,造成情绪沮丧与行动困难,感知综合分析中产生错误的判断,对人物、环境、时间的定向力产生障碍。难以清晰地辨认自己所处的环境,对立体物的辨认产生困难。

儿童低视力患者在教室中看不清老师的板书;在家里看不清作业本上的字。中老年低视力患者在生活与工作中产生视力障碍。患者难以接受大量有用的视觉信息,传至大脑分析器的信息有误,造成错误的分析和判断,大脑发出的指令不可能正确。

低视力患者因视力下降,肯定会产生情绪障碍,尤其以前视力良好的人在突然产生视力下降时,对视力的变化倍感不安。对疾病原因的猜测,对未来生活工作后果的担心,成为患者情绪障碍产生的原因。随着视力的迅速下降,情绪恶劣也随之加强。多数患者产生焦虑和抑郁,对未来感到悲观。由于生活、学习、工作的效率下降。家庭和社会对患者产生的偏见,患者的自信力普遍下降。自尊受到冲击和压抑,部分患者的自尊损失殆尽,甚至想到自杀。

低视力患者的行为障碍也是明显的,患者行动生活有困难,严重抑郁的患者行动缓慢,甚至呆滞不动。严重焦虑的患者躁动不安,甚至伤人毁物。

由于患者分辨不出周围的人物,因此影响人际交流和沟通,使其脱离社会,出现社会适应障碍。

低视力患者的心理问题长期得不到解决,患者的性格也会发生改变。患者孤僻离群、自卑;出现对他人的严重依赖性,处处需要别人照顾;有的患者多疑、敏感。

(一)视力损害与抑郁障碍

1. 抑郁障碍的概念 抑郁障碍是由各种原因引起的,以抑郁心境这种自我体验为中心的临床综合征或状态。包括:原发性抑郁障碍,它是指除外脑和躯体病、其他心理疾病如精神分裂症等所引起,未找出确切病因的一种抑郁综合征;继发性抑郁障碍,即由脑和躯体病等所引起的抑郁综合征。

我国抑郁障碍的发病率约为3%~5%,令人遗憾的是与高发病率形成鲜明反差的是,目前全国地市级以上医院对抑郁症的识别率不到20%。

2. 视力损害与抑郁障碍 长期患有低视力疾病可引发继发性抑郁障碍。低视力患者并发抑郁障碍,不但使患者情绪严重低下,还能使日常生活明显受损,无法承担工作和家庭

责任,增加患其他躯体、心理疾病的后果,最严重为患者出现自残、自杀。

文献报道,老年视力损害与抑郁症明显相关。

3. 老年视力损害与抑郁 在大量的文献报道中,抑郁症与老年视力损害明显相关。在大量的文献报道中,抑郁症与老年视力损害明显相关。在老年人群中抑郁症的患病率为14%~20%,或2.5%~15%。而视力损害的老年人抑郁症的患病率为32%~40%(Horwit,1999)。女性高于男性。Shmuely-Dulitzki等报告(1997)在低视力门诊中≥65岁70例患者,重症抑郁的发病率为38.6%。我国台湾学者Tsai等(2003)报告对1352名年龄在≥65岁社区老人,用"老年抑郁短量表(geriatric depression scale-short form,GDS-S)"进行观察,通过多元变量logistic回归分析发现,包括年龄、性别及视力损害与抑郁呈明显正相关,视力损害与无损害相此,比值比(odds ratio)=2.11,说明视力损害发生抑郁的危险性是无视力损害者的2.11倍。Mogk等(1999)曾说过,在美国绝大多数家庭医师或老年医学专家只注意全身而不注意眼部,而眼科医师只注意眼部,不注意抑郁症。

4. 常见致盲眼病与抑郁

(1) 年龄相关性黄斑变性(AMD):是主要的老年性致盲眼病,也是老年人生存质量下降的主要病因之一,且是抑郁症发生的重要危险因素,抑郁发生率明显高于一般的老年人群。

1) 抑郁发生率:在AMD患者中抑郁发生率惊人的高,Brody报告(2001),Brody(2001)及Rovner(2002)等报告在AMD患者中近1/3有抑郁症。Crews and Campbell(2004)通过近10 000老年人流行病调查发现与无视觉性损害患者相比较,视觉损害患者报告抑郁是前者的2倍。Bandello等报告(2007)视力<0.1的AMD患者有15%可能发生抑郁。Augustin et al.(2007)发现当视力恶化时抑郁患病率也随之增高。视力损害较轻患者患病率为14.3%,随着视力恶化可达25%,远远高于一般老年人群。

2) 抑郁与视功能:许多学者报告AMD患者对其生存质量的影响较其他全身慢性病更为严重,对日常生活中的各种活动的受限更为明显。视觉损害引起的功能性受限可造成生活中缺乏独立性,失去控制生活能力,感到无助。社交孤立(Social isolation)或"与世隔绝"使患者社交活动明显受限。

Rovner(2002)追踪观察51名AMD患者6个月,发现由于抑郁使患者丧失业余爱好及社交的兴趣。Rovner(2007)又追踪观察206名AMD患者,开始时无抑郁,后出现抑郁,后者对视觉工作表现不满为前者的2.5倍,且更易变得沮丧。另外,在AMD有抑郁时是一种相当严重的问题,因其残疾的原因是"复合"性的,远远超出因AMD视力丧失所引起的后果。

Rovner及Casten等(2001)研究证明AMD患者在追踪观察6个月以后由于抑郁引起的功能的下降比单纯视力恶化引起的功能下降更为明。在AMD患者6个月追踪观察后,对出现抑郁或未出现抑郁症者进行比较发视,前者功能下降超过后者的8.3倍,虽然AMD患者在此期间视力并无恶化。说明患者在开始时的功能下降是由视力丧失所致,而功能继续下降是由抑郁引起的。

在AMD患者中应该对阈下抑郁(subthreshold depression)更多的关注,因为它也可使与视觉功能性工作下降,并且是重症抑郁(major depression)的危险因素,在AMD中抑郁筛查中尤为重要。在AMD如发现以下四个抑郁症的症状,将是未来的抑郁症的危险因素:悲伤或沮丧的心情($OR=16.7$),疑病症(hypochondria)($OR=3.3$),失眠($OR=2.5$),内疚($OR=6.7$)。他们进一步发现,与无阈下抑郁症的人相比,在6个月后,前者更易患上抑郁症,比后者高6.3倍。事实上,在老年人视力损害患者患有抑郁症(包括重症和阈下值抑郁),均能出现如此严重的后果(包括自杀和功能障碍),因而需要有一个关于如何最好地处理与抑郁症与AMD的指导纲领。抑郁症在AMD方面,需要考虑两个层面上:急性发作的治疗和预防未来。

(2)白内障:Freeman等(2009)曾对应该接受白内障手术患者,因为不及时手术可导致抑郁症出现的危险因素进行了研究。对672例等候白内障手术的患者进行了术前的2周,术后4个月的观察,用"视功能-14调查问卷(vision function-14 questionnaire)"及用有30个项目的"老年人抑郁量表(geriatric depression scale)"来测量患者在完成视觉工作方面的困难。结果显示,41%患者手术眼视力≤0.3,这些患者术前有26%有抑郁症状的出现(老年人抑郁量表-30得分≥10),经统计学逻辑回归分析,此类患者比值比(odds ratio)较高,为1.59。VF-14也证明视力差者有抑郁症状者完成视觉工作更困难。因此作者认为:视力较差患者不及时手术,在等候手术期间更易出现抑郁症状,所以应缩短等候手术时间,特别是那些视力较差者,缩短手术等候时间可消除出现抑郁症状的潜在危险。

Gimbel等(2011)报告:在白内障患者等候手术超过6个月时,不但能使患者视力及生存质量进一步下降,可失掉驾驶执照,并能出现抑郁及因跌倒而发生髋部骨折等。

根据Ishii等报告(2008)对102例双侧白内障超乳人工晶状体植入术患者,通过美国眼科研究所视功能调查问卷-25(National Eye Institute visual function questionnaire,NEI-VFQ-25),微-精神态(mini-mental state examination MMSE),及Beck抑郁详实目录(Beck depression inventory BDI),3种调查问卷或量表去检测患者与视觉有关的生存质量、认知障碍及抑郁精神状态。结果显示,最佳视力矫正术后的改变与NEI VFQ-25得分明显相关(Pearson相关系数,$r=-0.310$;$P=.031$)。术后NEI VFQ-25得分与MMSE得分($r=0.316$;$P=.035$)及BDI得分($r=-0.414$;$P<.001$)明显相关。MMSE得分显示与BDI得分的改变有显著的相关性($r=-0.434$;$P<.001$)。因此Ishii等认为,"与视觉相关的生存质量",认知障碍及抑郁精神状态彼此均有极强的相关性。在老年人白内障术后生存质量、认知障碍及抑郁精神状态在有关视觉生存质量得到改善后,同时也得到显著的改善。这充分说明白内障术后视力的提高与抑郁症明显相关。

(3)青光眼:Tastan等(2010)报告121例青光眼患者,64例为对照年龄≥65岁,应用"医院焦虑及抑郁量表(hospital anxiety and depression scale,HADS)"及"美国眼科研究所视功能调查问卷(national eye Institute visual function questionnaire,NEI-VFQ)"进行检测,发现青光眼患者临床焦虑发生率为14.0%,抑郁发生率为57.0%。焦虑及抑郁发生率女性均高于男性。抑郁及焦虑发生率的增高伴随着的是生存质量得分的下降,说明老年人青光眼患者因焦虑及抑郁可对生存质量造成负面影响。

Mabuchi等报告(2005)开角型青光眼230例,对照组230例无慢性眼部疾病(白内障除外),用"医院焦虑及抑郁量表(HADS)"检测发现开角型青光眼焦虑发生率(13.0%)明显高于($P=.030$)对照组的7.0%。开角型青光眼的抑郁与焦虑发生率(10.9%)明显高于($P=.026$)对照组的5.2%。说明青光眼患者焦虑及抑郁发生率均高于无青光眼患者。

附1:低视力疾病引起继发性抑郁障碍的患病信号

(1)患有低视力疾病的证据。

(2)抑郁症状随着低视力疾病的病情变化而波动。

(3)抑郁综合征的患病信号:

①长时间高兴不起来,感到沮丧,看见别人高兴,自己会生气。

② 全身无力,不想工作或干家务。

③ 感到脑子不灵活,经常一片空白,记忆力差,注意力不集中。

④ 没有食欲或总想吃东西;对性的无兴趣,阳痿或性冷。

⑤ 凌晨就睡不着了,总想不开心的事,或睡的太多,总发困。

⑥ 心情烦躁、坐立不安,脾气变坏,常因一些小事与人发生争执,使得家属、邻里无法忍受。

⑦ 做事没有兴趣,社交减少甚至闭门索居。

⑧ 能力强的人变得犹豫不决,感到能力下降。

⑨ 总觉得自卑,感到谁都比自己强;感到自己有罪,或是失败者。

⑩ 感到人生没前途,无生存价值,生不如死。

患病信号仅为患者及家属提醒之用。注意:家属不能根据有这些信号就私下去为患者做诊断,因为许多心理障碍、躯体疾病都有这些症状,未经医学、心理学训练的人难以做鉴别诊断。患病信号也不是诊断标准,诊断患者是否患了抑郁障碍应由专科医生进行。

附2:抑郁障碍的诊断标准

中国精神障碍分类方案与诊断标准(第3版)

CCMD-3 中有关抑郁发作的诊断标准:

抑郁发作以心境低落为主,与其处境不相称,可以从闷闷不乐到悲痛欲绝,甚至发生木僵。严重者可出现幻觉、妄想等精神病性症状,某些病例的焦虑与运动性激越很显著。

【症状标准】

以心境低落为主,并至少有下列 4 项:

(1) 兴趣丧失、无愉快感;

(2) 精力减退或疲乏感;

(3) 精神运动性迟滞或激越;

(4) 自我评价过低、自责,或有内疚感;

(5) 联想困难或自觉思考能力下降;

(6) 反复出现想死的念头或有自杀、自伤行为;

(7) 睡眠障碍,如失眠、早醒或睡眠过多;

(8) 食欲降低或体重明显减轻;

(9) 性欲减退。

【严重标准】

社会功能受损,给本人造成痛苦或不良后果。

【病程标准】

(1) 符合症状标准和严重标准至少已持续 2 周。

(2) 可存在某些分裂性症状,但不符合分裂症的诊断。若同时符合分裂症的症状标准,在分裂症状缓解后,满足抑郁发作标准至少 2 周。

【排除标准】

排除器质性精神障碍,或精神活性物质和非成瘾物质所致抑郁。

【作者注释】

眼科患者患有的继发性抑郁障碍是由眼科疾病引起的抑郁综合征。

附3:老年抑郁量表(geriatric depression scale,GDS,short form GDS-S)

以下问题是人们对一些问题的感受,在过去一周内,您是否有以下感受,如有的话,在"是"上划○,如无在"否"上划○

1. 您对自己的生活基本上满意吗? 是 / 否
2. 您是否已放弃了许多活动与爱好? 是 / 否
3. 您是否觉得生活空虚? 是 / 否
4. 您是否经常感到厌倦? 是 / 否
5. 您觉得将来有希望吗? 是 / 否
6. 您是否因为脑子里有一些想法摆脱不掉而烦恼? 是 / 否
7. 您是否在大部分时间精力充沛? 是 / 否
8. 您是否害怕会有不幸的事情发生在您身上? 是 / 否
9. 您是否在大部分时间里感到幸福? 是 / 否
10. 您是否感到孤立无援? 是 / 否
11. 您是否经常坐立不安、心烦意乱? 是 / 否
12. 您是否希望待在家里,而不愿去做些有新意的事情? 是 / 否
13. 您是否常常担心未来? 是 / 否
14. 您是否觉得记忆力比以前差? 是 / 否
15. 您觉得现在活着很惬意? 是 / 否
16. 您是否常感到情绪低落? 是 / 否
17. 您是否觉得像现在这样活着毫无意义? 是 / 否
18. 您是否总为往事十分忧虑? 是 / 否
19. 您觉得生活很令人兴奋吗? 是 / 否
20. 您是否觉得要开始做新的工作是一件困难的事情? 是 / 否
21. 您是否感到精力充足? 是 / 否
22. 您是否觉得自己的处境毫无希望? 是 / 否
23. 您是否觉得大多数人的情况比自己好? 是 / 否
24. 您常为小事感到不快吗? 是 / 否
25. 您时常想哭吗? 是 / 否
26. 您在集中精力上有困难吗? 是 / 否
27. 您早上起来很快活吗? 是 / 否
28. 您希望避免参加社交聚会吗? 是 / 否
29. 要您做出决定是一件容易的事情吗? 是 / 否
30. 您的头脑是否跟以前一样清醒? 是 / 否

得分如下:每回答正确一个问题记1点,分界点:0~10点为正常;11~20点为轻度抑郁;21~30点为中、重度抑郁。

(以上结论仅供参考之用)

以上30个问题的答案如下:

问题:1否,2是,3是,4是,5否,6是,7否,8是,9否,10是,11是,12是,13是,14是,15否,16是,17是,18是,19否,20是,21否,22是,23是,24是,25是,26是,27否,28是,29否,30否。

(二) 视力损害与广泛焦虑障碍

1. 广泛焦虑症的概念与危害 广泛焦虑症,又称:广泛焦虑障碍,是以持续显著紧张不安、过分担忧,伴有心跳、脉搏加快,感到透不过气,呼吸急促,出虚汗,面部发红或苍白等自主神经症状;以及过分警觉,如入睡困难,常为一些小动静所惊吓,对周围事物的出现过度警惕,也容易为一些小事与家人、同事们争吵等症状为特征的一种慢性焦虑障碍。

长期患有广泛焦虑症可引发低视力疾病;长期患有低视力疾病可引发广泛焦虑症。

低视力患者并发广泛焦虑症,不但使患者情绪烦躁、紧张、惶惶不可终日,还能使日常生活明显受损,无法承担工作和家庭责任,增加患上其他躯体、心理疾病的后果。如并发抑郁障碍,更是雪上加霜,患者容易出现自残、自杀。

2. 广泛焦虑症的患病信号

(1) 经常、持续出现过分的担忧、烦恼、紧张不安。

(2) 不只对某一个固定、明确的对象,而是对一系列生活中的事件或活动感到过分担忧。

(3) 整天出现提心吊胆、惶惶不可终日的感觉。

(4) 无法控制这种经常的,甚至随时随地出现的烦恼、紧张和担忧。

(5) 担忧的强烈程度超过正常担心的程度,又无法摆脱,使人难以忍受,感到非常痛苦。

(6) 担忧的时间过长,甚至占据了除睡觉以外的大部分时间。

(7) 当过分担忧时,出现紧张不安地来回走动、搓手顿足。

(8) 当过分担忧时,常出现双眉紧锁,脸上、双手、胳膊、腿脚肌肉的紧绷,甚至因为紧张过分而感到肌肉疼痛。

(9) 经常、持续地,而不是一阵发作性地出现心跳、脉搏加快(比平时心跳快 10~20 次分以上);或感到透不过气、呼吸急促、憋闷的感受;头疼,头晕,或出虚汗,面部发红或苍白,尿频等。

(10) 由于终日心烦意乱,忧心忡忡,以至于做事情难以集中注意力,常感到脑子里一片空白,什么都想不起来了。

(11) 晚上总是睡不着,躺在床上辗转反侧、汗流浃背的,感到非常痛苦;就是勉强睡着了,也容易被周围的小事所惊醒。

(12) 常为一些小动静所惊吓,对周围事物的出现过度警惕,也容易为一些小事与家人、同事们争吵不休。

(13) 以上症状对生活造成影响,也使工作和学习受到损害。

知道患病信号有何意义?

(1) 知道患病信号,可以迅速帮助你知道是否患有广泛焦虑症的线索,但它不是诊断标准,只是参考是否患病的信息。

(2) 因为许多躯体和心理疾病都会出现以上症状,如你认为自己可能患有广泛焦虑症时,切不可自己买药给自己治病,而应及时去临床心理科或精神科就诊,早期诊断和治疗。

(3) 知道患病信号,可以提高心理健康意识。

六、如何治疗低视力患者的心理问题

(一) 低视力患者的自我心理调整

引导患者以"顺其自然"的心态来对待疾病带来的苦恼。"顺其自然"是指心情能坦然相对,认识到没有痛苦,永远快乐舒适的人生是没有的。这和积极治疗的行动是一致的,并不是指任凭疾病的发展。同时,还要认识到"日日是好日",低视力患者生活的日日夜夜仍是其人生的一部分,也值得珍惜和爱护。

另外,运用积极的心理防卫机制。在产生低视力时通过"升华"、"幽默"、"利他"作用帮助低视力患者战胜心理障碍。如保尔·柯察金在《钢铁是怎样炼成的》一书结束时,在又瞎又残的情况下,并没有悲伤和沮丧,而是将自己的亲身经历写成不朽的小说,至今仍鼓励着千百万人。这是伤残者利用"升华"、"利他"机制战胜疾病的典型例子。

(二) 低视力患者的社会支持

在积极治疗低视力患者原发病的同时,注意解决患者的心理社会问题。全社会都应该帮助低视力患者和其他残疾人,尤其是患者的组织和家属更要给予同情和帮助。

(三) 低视力患者的治疗

当患者出现心理社会问题时,如患者出现抑郁时,往往表现沮丧,往常爱说笑的人整日愁眉苦脸,不说不笑,为一点小事对别人发火,变得难以相处。而许多人往往认为这不过是患者的日常生活问题,没有认识到在这些症状后面隐藏着患者严重的情绪问题及认知问题,是需要积极诊治的。当然,能够认识患者出现的心理社会问题很多时候并不是容易的。视力损害并发焦虑症、抑郁症等心理障碍患者的确认与处理非常重要。

当患者出现视力问题时,最初接触的是眼科医师或视力检查医师,在对患者进行视觉评估时,还应对其进行是否患有心理障碍的评估。要对从事视力丧失的防治专业人员进行心理卫生的宣传。通过宣传,能够帮助专业人士确认视力损害者的心理障碍,及时予以转诊干预,并能使患者得到身体和心理两方面康复服务。

为了尽量减少视力丧失者心理方面的负面影响,视觉康复专业人员与临床心理医生可以组成一个团队,相互协助,以增加必要的诊断和治疗。

因为患者的病情有相当大的差异,可根据不同患者的需求,采用抗抑郁剂、抗焦虑剂等药物治疗、心理治疗或综合治疗。在药物治疗时,特别应注意药物对视力的不良反应。

在应用心理治疗时,可应用认知疗法、支持性心理治疗、森田疗法、音乐疗法和生物反馈等疗法,以消除患者焦虑紧张的情绪,改善患者对疾病和人生的看法。帮助患者提高与疾病作斗争的信心,提高患者的生活和工作质量,同时对治疗原发病起到积极的作用。

在治疗低视力患者心理障碍时,充分训练患者的代偿能力。如听觉、触觉、味觉和嗅觉。患者有很大的代偿潜能,在训练中,不断鼓励患者的积极心态,以逐步适应低视力状况下的生活和工作。

积极解决患者家属的心理障碍也非常重要。他们往往也存在焦虑症和抑郁症等情绪障碍,有的患者家属对治疗失去信心;有的家属对患者产生厌恶心理,如不及时解决,势必加重患者病情。心理工作者运用心理疗法治疗患者的同时,也帮助其家属排除心理障碍。

认识心理社会因素对低视力患者的影响,了解低视力患者产生的心理社会问题和危害,积极解决患者的心理障碍,是临床眼科和心理医生的共同责任。

(许天红　孙葆忱)

第十八章　低视力患者的康复

一、康复的定义

在古代"康复"的原文是"rehabilitation"其中词头 re 是重新之意,词干 abilis 是适应,得到能力的意思,action 是行为或状态之意。所以康复的原意是"重新得到能力或适应正常的社会生活"的意思。另外,rehabilitation 或 habilitation 虽都译成"康复"但它们的含义不尽相同,前者含义是已丧失或减少能力的恢复,后者是能力的开发。

1942年在美国纽约召开了全美康复研讨会,在此会议上第一次为康复下了明确的定义,所谓康复,即是使残疾者最大限度地恢复其肉体、精神、社会、职业和经济能力。1969年世界卫生组织(WHO)医疗专家委员会首次给康复下的定义是:康复是指综合地,协调地应用医学的、社会教育的和职业的措施对患者训练和再训练,使其能力达到尽可能高的水平。在1981年 WHO 又给康复下了一个简明的定义:康复是借用各种有用的措施,以减轻残疾的影响和使残疾人重返社会。

二、低视力康复

根据西班牙国家防盲组织(National Organization of the Blind, ONCE.)Oliver Marzo M.C. 的见解是低视力康复包含有两项内容即基本康复(basic rehabilitation)与视觉康复(visual rehabilitation),现分述如下:

(一)基本康复

基本康复的主内容是定向与行动(orientation and mobility, O&M)技术及日常生活的技巧(daily living skills, DLS)。详见第 12 章低视力定向与行走,及第 11 章,老年低视力患者的康复。

(二)视觉康复

视觉康复的含义是最大可能地去利用患者的残余视力,就是将视觉损害的影响降低到最小程度,使患者能够更好地、更有效地使用其可利用的视力。而残余视力的利用最基本的内容是功能性视力的训练与应用。而 Johansson 及 Lund 指出:视觉损害的康复是患者对残疾代偿的过程,而残疾影响患者的生活的各个方面。因此,康复的目的是帮助视力损害患者在功能、心理、身体、社会、职业及日常生活活动中达到预期的水平,这样患者能够积扱和独立地生活。总的康复计划至少应包括:医疗康复、心理康复、功能性康复、技术性康复、社会性康复及教育/职业康复。简单地说,视觉康复是低视力患者需要特殊的培训或设备,以便使他们能在家庭,学校和社区中进行各种活动。

三、低视力康复人员团队组成及其职责

低视力的康复目的是帮助患者能最大及最有效地利用其视力,去完成他们需要或希望所执行的工作或任务,最终的目的是支持患者能独立及满意地生活。低视力康复应包括许多内容,如患者的视力评估,确定所需要执行的各种任务或工作,并对完成上述任务或工作的设备及技术提供支持与帮助。

(1) 患者与家庭成员:作为团队的关键成员低视力患者本人,应将个人目标、需求和欲望与眼保健专家和其他专业人士进行沟通,使专业人员能得到需要的信息,因而选择特定的治疗方案,这将会满足患者的真正需求。在婴儿或年龄较小的儿童,这个过程主要由家长或教师引导,如在青春期常由他们自己负责。

(2) 眼科医师(ophthalmologists):眼科医师是对眼部屈光,药物及手术治疗及诊断,预防各种眼病及外伤方面的专家。眼科医师需受到医学教育并有执业资格。考虑到低视力最常见的病因,如白内障,眼底病及青光眼等,眼科医师在这些方面要有更多的知识及实践经验,也需要对眼科流行病学有足够的学习与实践。在进行低视力康复工作前,应接受有关低视力康复方面的培训。在现实生活中,眼科医师是最先遇到眼病患者及需要低视力康复的患者,因此不仅对患者进行正确的诊断与治疗,同时对视力难于恢复或永久性视力丧失的患者应及时转诊到其他视觉康复专业人员处,进行进一步评估与视觉康复。

(3) 视光学师(optometrists):在我国视光学师像眼科医师一样能对眼病进行诊断,药物及手术治疗及预防等业务,学习的重点主要针对视觉方面的知识,如近视、远视、散光、弱视、低视力、光学眼镜、角膜接触镜、屈光手术及其他视觉方面知识等。在我国视光学师在低视力康复工作中与眼科医生有相同或相似的任务与责任。在美国要想成为合格的低视力视光学师并不容易,因为视光专业常不会承认这种资格。因此如果视光学师有兴趣成为低视力视光学师便应参加"美国科学院视光学低视力部的学位证书持有者计划"(the American academy of optometry low vision section diplomate program)。因此要想成为一个有学位证书的低视力专家,视光学师必须通过书面测试,口试和一个实践性的低视力测试。到 2006 年为止,在全球大约只有 45 个有低视力合格证书视光学师。在美国"美国视光协会"也有"低视力科",要想成为其中一员,视光学师只要有兴趣便可参加,没有测验程序。有一些低视力视光学师已经完成了一个住院医项目和(或)低视力康复的硕士学位。目前在美国 36 000 视光学师,有 1000 人是美国视光学协会低视力科的成员。视光学师在低视力领域中的"专门化",使他们解决视觉方面的问题会做得更好,例如对他们设计及开发 各种光学,非光学,电子助视器,同时推荐患者对照明的调整,改善对比度,及其他影响视力的环境因素等。

低视力视光学师常与职业治疗师(occupational therapists)、视觉康复治疗师(vision rehabilitation therapists)及定向与行走专家(orientation and mobility specialists)合作,帮助患者在日常生活中应用各种助视器及帮助他们解决定位及行走问题。

(4) 职业治疗师(occupational therapists):职业治疗师特别专注于帮助患者致力于日常生活的各种活动。职业治疗师的优势在于他们在职业方面的知识.能帮助患者更好地从事自己的职业,并提高他们的工作效绩及影响疾病和残疾。职业治疗师将与那些有精神、身体、感情、发育存在问题及低视力患者打交道。职业治疗师可专注工作于某一个年龄组或某一种残疾患者。例如在学校他们可评估儿童的残疾,并提供建议及治疗,改变教室设施,帮助

患儿能充分参与学校生活及各种活动。职业治疗师对老年人也很有助益,他们通过各种方法,包括应用一些设备,使老年群体更积极,活跃及独立地生活。他们对精神患者,情绪不安及发育障碍进行处理,在外理上述患者时,职业治疗师常应用某些活动,帮助患者学会从事和应付日常生活。这些活动包括时间管理技巧、预算、购物、家庭劳务,及使用公共交通工具导。职业治疗师也应处理酗酒、滥用毒品、与压力相关的障碍、饮食失调等问题。

以前,职业治疗师起码要有学士学位,从 2007 年硕士或更高的学位才能进入此领域。所有美国州和哥伦比亚特区监管职业治疗师的实践。为了获得许可证书,申请者必须毕业于一所被认证的教育项目,及通过国家认证考试。全国委员会认证职业治疗有限公司(The National Board for Certification in Occupational Therapy, Inc,)是一个非营利的认证机构,是提供职业治疗专业认证的。通过考试可获得此头衔 - 注册职业治疗师(occupational therapist registered, OTR)。美国职业治疗师协会(AOTA)2006 年推出一种计划,职业治疗师或职业治疗师助理拥有丰富的临床经验可获得低视力康复的认证。

(5) 视觉康复治疗师(vision rehabilitation therapists):以往称为康复教师(rehabilitation teachers),目前称为视觉康复治疗师。

康复教师由一批接受过大学教育的专业人员组成,解决盲及低视力患者他们广泛的技能需求,例如在家中独立生活、获得职业及社会的参与等。作为一门学科,康复教学结合和运用适应康复的最佳原则进行成人教育,以及以下广泛领域的社会工作:家庭管理、个人处理、交流、教育、日常活动、休闲活动及室内定向技能等。

视觉康复治疗师向盲及低视力患者提供适应独立生活技能的指导,使他们有信心地独立自主地生活。从历史观点上说,视觉康复治疗师着重应用"非视觉"措施,虽然也应用一些低视力技巧与方法。视觉康复治疗师也具有盲文教学的认证,他们是多学科及跨学科的成员,通过利用社会资源提供咨询及转诊服务。视觉康复治疗师可在相当广泛的领域提供服务:对盲及低视力患者提供组织机构的服务,以社区为基础康复教学服务,发育障碍服务,职业康复服务,医院及门诊,寄宿学校康复等。

对低视力学生康复而言,该教师是低视力康复团队中的关键人物,例如确保患儿教育方面的需求,帮助他们课余时间独立生活、工作及学习技能。除了康复教师外,有些低视力学生尚需普通教师、其他特殊教师及其他专家,如物理治疗师(physical therapists)等的指导。该类教师很关键的工作是评估学生们如何应用残余视力进行日常工作与生活。应与学生家长,眼保健工作者及其他低视力康复团队其他成员取得联系。另外康复教师应教授低视力学生残疾特殊技能,因而该类教师应掌握通常称为"扩大的核心课程"的内容,共有 9 项内容:感觉技能、代偿技能包括交流模式、辅助技术、独立生活技能、娱乐与休闲、职业教育、定向与行走、社会互动技巧以及自决。

目前在美国,加拿大,中部欧洲及新西兰共有 10 个大学或学院可提供视觉治疗师学士或硕士认证。目前还没有视觉康复治疗师的国家认证,但是有一个通过"视觉康复和教育专业学会(the Academy for Certification of Vision Rehabilitation and Education Professionals, ACVREP)"的国家认证过程管理而获得许可或认证,当视觉康复治疗师获得认证时,他们可应用"认证视觉康复治疗师的缩写(certified vision rehabilitation therapist, CVRT)"签名。

(6) 临床低视力专家(Clinical Low Vision Specialists):临床低视力专家是由眼科医师及视光学师通过再培训、具有向患者提供低视保健的专门知识者。该专家具有以下专长:对低视力患者进行视功能评估;根据患者视功能情况和需要,制定相匹配的各种治疗方案;对患者开具各种光学及非光学助视器;提供追踪服务,例如培训及测试以确保视觉技能已融合在患者的日常生活之中;如有必要适当转诊,如转诊到定向与行走专家及社会工作者处等。

(7) 定向及行走专家(orientation and mobility specialists):定向及行走专家(O & Ms)是专门教授视力损害患者行走技巧,包括有视力者的帮助,长盲杖,电子助视设备,导盲犬等。定向及行走专家指导视力损害患者的目的是使他们能安全高效、具有信心地及独立地在各种环境中行走。他们应服务于各种年龄组的人群,包括儿童或老人。

作为 O & M,必须参加由"盲及视力损害教育及康复协会(Association for Education and Rehabilitation of the Blind and Visually Impaired, AER)"认可的本科或研究生课程(详见第七章 视力残疾人的定向行走训练)。

(8) 低视力治疗师(low vision therapists):近来关于这种治疗师的总的称谓,是参加低视力康复及曾有 ACVERP(certified low vision therapist program,认证低视力治疗师程序)认证的专业人员,即认证的低视力治疗师(certified Low vision therapists CLVT)。CLVT(认证的低视力治疗师)这个名词实际上是一个"商标"——仅仅是曾获得 ACVERP 的人。实际上低视力治疗师的名称可用于任何治疗师在低视领域中从事低视力康复的人。想作为低视力治疗师均必须通过"国家认证考试认证管理的低视力治疗师程序"。必须具有学士学位才有资格通过考试。因此低视力治疗师、定向与行走专家、视力损害教师、职业治疗师及护士等都需通考试才能获得上述各种资格。

(9) 社会工作者(social workers):社会工作者可帮助患者使他们在各种环境中能发挥他们最大的作用,处理与他人的关系,帮助解决个人及家庭问题。社会工作者常访视处于有危及生命疾病的患者,或患者面对一些社会问题;如住房面积不足、严重疾病、失业、残疾及药物滥用等。帮助解决家内冲突、虐待儿童或配偶等。社会工作者常向患者提供与健康相关的管理机构。

关于低视力康复,社会工作者可向个人,集体提供咨询并能帮助患者获得以社区为基础服务,如参与及帮助公共援助计划、康复计划、老年中心、医院及门诊。社会工作者常应用自我帮助的技术去帮助低视力及盲人,他们可能有许多与视力有关的康复服务的需求,如经济、身体、精神及社会等。因为在视力损害方面常有严重的社会心理学(psychosocial)问题,因而社会工作者在低视力康复领导中扮演重要角色。

虽然学士学位足够进入此领域,但更高的学位可获得很多的职务,例如在一些卫生健康单位的一些临床工作中位置常需有硕士学位的社会工作者。例如在 2004 年社会工作者教育委员会(the Council Social Work Education, CSWE)批准了 442 学士大纲及 168 硕士大纲。

在美国所有的州及哥伦比亚特区所有需要参加实际工作的社会工作者或具有此职称者,都要有注册、认证或许可。大多数州如果成为临床社会工作者,需要 2 年(3000 小时)监督(supervised)临床经验的证书。

(10) 自愿机构和个人自愿者(voluntary sector and individual volunteers):有许多组织和个人可为低视力患者提供许多很好服务与帮助。自愿机构可包括家庭成员,朋友,邻居。他们可向患者提供免费及几乎看不见的服务,例如帮助阅读信件,购物,提供交通等。关于自愿机构,它是一个庞大的队伍,他们在自愿的基础上,提供自己的时间,技能,知识和经验,为低视力患者提供多种服务。他们可能是专业或非专业人员,属于各种自愿组织管理委员会的领导。自愿组织可大,可小,可以是当地的,也可以是国家的。也有一些人提供一些更为直接及个人的服务,如以患者为朋友对待,访问低视力孤独或独居患者,可亲自或以电话,提供免费出租车服务、或到医院预约、或协助购物等。

著名低视力专家 Corn 教授根据低视力康复专业成员,形成了低视团队,如表 18-1。

表 18-1 低视力团队的组成(美国)

- 低视力和家庭成员(如果合适的话)

眼保健提供者

- 视光学师(optometrists,O.D.)
- 眼科医师(ophthalmologists,M.D.)
- 临床低视力专家(clinical low vision specialists M.D. 或 O.D.)
- 低视力治疗师(low vision therapists,LVT)

教育 / 康复学家

- 视力损害学生的教师(teacher of students with visual impairments,TVI)
- 视觉康复治疗师(vision rehabilitation therapists,VRT)
- 职业康复顾问(vocational rehabilitation counselor)
- 定向及行走专家(orientation and Mobility(O&M)specialist)

人群服务 / 专职医务人员

- 职业治疗师(occupational therapist,OT)
- 物理治疗师(physical therapist,PT)

四、低视力康复临床模式

(一) 美国低视力康复模式

20 世纪 50 年代在美国已建成盲及低视力康复系统的模式,下面列出的 4 个因素对这种保健模式持续的生存能力形成了挑战。

1. 低视力服务的发展性需求(growing demand for low vision services) 这种低视力服务的需求预期在下个世纪会明显增长,在美国 65 岁的老年人及老年病的患病率均在增长,因而需要更多的低视力服务方面的需求。

2. 视觉康复提供者分布不均 视觉康复治疗师和定向及行走专家,没能够分布到全国,主要分布在大城市,因而大量需要低视力康复的患者得不到这种模式的服务。

3. 盲系统资金的缺乏 资金的缺乏,特别在老年人群中受到限制。

4. 医疗保险的改变 过去 10 间在医疗保险政策的变化,目前允许职业治疗师可在医疗单位中,如医院、门诊、养老院及患者家庭提供低视力康复服务。这项政策有利于低视力康复服务的开展。

Massof 建议:一个卫生保健服务中的标准低视力康复的实践模式(表 18-2)。

表 18-2 美国卫生保健系统低视力康复服务配送模式

物理治疗及康复专业人员	任务	低视力康复专业人员
物理治疗师(physiatrist)	负责评估患者,诊断功能性残疾,治疗计划,及与卫生保健部门协调	眼科医师 视光学师
职业治疗师	专门从事在日常生活及其他功能性活动的康复	职业治疗师 低视力康复治疗师
理疗师(physical therapist)	专门从事进行行走及关节活动训练,肌肉加强练习	定向及行走专家
社会工作者	帮助患者及家庭应对有关残疾的社会生理学问题及资源的确认与应用	社会工作者

从表 18-2 得知物理治疗专业人员,即物理治疗师(physiatrist)的重要性,他们具有物理治疗学及康复(physical medicine and rehabilitation,PM&R)的知识与实践,处于全身康复团队中的领导地位,物理医学与康复是医学的一个分支,服务对象是那些有物理损伤或残疾者,旨在加强和恢复他们的功能能力和提高生存质量。

Massf 等与其他学者如 Wainapel 及 Fishburn 等认为全身或物理医学与康复(PM&R)与低视力康复极为相似,因而与康复模式联在一起。物理治疗学与康复(PM&R),不像许多医学专家那样,重点在疾病的诊断,治疗等方面,而物理治疗师重点是患者功能能力的恢复,着眼于整个患者,试图查明患者生存的各个方面(身体健康,心理健康及社会结构),最重要的是查明功能的损害情况,然后提供服务,使功能损害最小化。

物理医学与康复(PM&R)干预目的如下:防止外伤、使病理最小化、防止继发性并发症、加强被涉及系统的功能及开发代偿机制。这与低视力康复的目的基本一致,例如:

- 培训视力损害患者行走更加安全,防止跌倒及防止深层静脉栓塞及肺栓塞、突然死亡等。
- 改善患者视功能,通过锻炼身体,调整饮食,及避免错误用药而达到维持良好的全身的健康康复患者防止孤独并发症及抑郁。
- 通过视觉技巧的训练,助视器(放大镜,望远镜)而使视功能提高。
- 减少依赖性,向患者教授代偿技能,如定向与行走,家庭适应,日常生活的技术等。

许多患者在 PM&R 系统中进行康复,而他们许多人也是低视力。事实上低视力康复与 PM&R 是在平行轨道上运行,我们可认为低视力康复是大的康复医学的一部分,因为许多老年低视力患者常有其他健康问题,或任何年龄都可有全身健康问题,如糖尿病,多发性硬化,这些损害全身器官,也包括眼部。PM&R 组成团队进行康复保健服务,而低视力康复很容易整合其中。因此,许多低视力专家持如下观点:即低视力康复应该是全身系统康复的一部分,所以同意表 18-2 模式为低视力康复的模式。

(二) 老年患者康复模式

Bonder(2009)指出康复的定义是很多的,而不是只有唯一的定义,是普遍为大家所接受的,而有些康复的定义也是相当复杂的。他指出康复通常被认为是一个连续的过程,目的是使人们最大程度地恢复,使他们保持最佳的身体、感官、智力、心理和社会功能水平(图 18-1)

在老年患者的康复中,通常包括许多卫生保健专业人员,同时也常包括患者家庭及主要照顾者。康复是为人们提供他们需要的工具,希望达到他们最高级别的独立和自决。康复包括提供活动及参与受限的恢复、重新学习以前的技能,及如何适应不同的环境,为的是代偿功能的丧失或功能受限。康复包括许多各种不同的健康保健专业人员,工作在大量不同的卫生和社会保健行业中。成功的康复关键在于明确患者所存在的问题及需求,并能了解身体功能和结构受损害的情况,活动限制和参与限制状况。

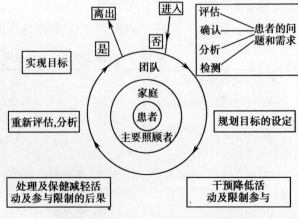

图 18-1　康复是一个复杂的、连续的过程

（三）英国低视力康复模式

1. 英国低视力服务的历史展望　在过去，低视力保健服务不被重视，传统上低视力服务在英国主要是在医院眼科，根据 Culham 等（2002）研究报告指出大约每年有 2/3 低视力咨询，约见是在医院的眼科（图 18-2）。

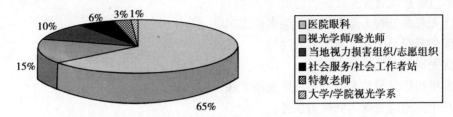

图 18-2　Culham 等指出每年约 2/3 的低视力咨询、约见是在医院眼科

从上图看出低视力服务有 65% 在医院眼科进行。这些服务的主要目的通过提供光学及非光学助视器最大限度地利用剩余的视力，有利于患者的独立生活，通常低视力服务的内容如下：

- 通过检查了解患者的诊断及预后。
- 讨论需 / 视觉要求，并设置初始目标。
- 评估视力（包括远视力和近视力检查）。
- 重新评估目标。
- 演示特定的助视器。
- 解释助视器的使用。
- 建议增强照明及增强视觉等的方法。
- 提供有关诊断，视觉增强，使用助视器及其他服务的大字的印刷资料。
- 如需要可转诊其他的服务单位。
- 安排追访，预约。

这种服务的执行与传递主要是由眼科专业人员负责，转诊到医院眼科进行低视力康复服务途径很多，通常是由患者的家庭医生通过社区的视光学师。

需要变革：

在 20 世纪 90 年代许多组织开始关注低视力康复服务的质量与有效性，在 1999 年制定了低视力服务的国家框架文件即 "低视力共识组，1999"（Low Vision Services Consensus Group 1999）。它是国家级文件，建议各地方的 "低视力服务委员会"（Low Vision Service Committees（LVSC））应设置并开发一个患者中心和建成一个综合康复保健通道。这是确保综合性低视力康复服务按照国家的框架文件在地区一级水平上满足当地的需求。该框架文件提供了一套共同的服务和标准，使地区性低视力服务委员会的需求得到满足。全国低视力服务委员会的目的是设想 "共同努力，使在该地区生活的低视力人们充分满足他们的潜在的视觉需求"。由 "共识组"（Low Vision Services Consensus Group）制定的六种服务标准如下：

（1）谁应该能够使用该服务？无障碍是应根据需求，而不是特定的视觉功能的测量。

（2）地方性的服务：地方的服务应针对本地的患者。如有需要，适当地提供交通工具。

（3）有效性的服务：服务应适应满足个人的身体和精神方面的需求，并确保在全面的康复程中，建立交流及各机构之间转诊模式。

(4) 何时提供服务？如有需要,应及时提供相应的服务,不可延迟。

(5) 持久性的支持:如果患者有需求,在任何时间,服务的任何部分都能易于获得。

(6) 监测与评估:应该对服务不断的监测与评估,进一步研究该保健模型的有效性。

基于"低视力服务共识组"(Low Vision Services Consensus Group)的报告,对政府的法律及志愿部门服务规划者及提供者提出以下建议:

- 优先考虑低视力服务以满足患者的需求。
- 评估低视力的服务模型有效性。
- 优先得到继续教育和训练。
- 发展初级保健验光师的角色来支持二级保健服务。
- 易于无障碍地获得低视力服务。
- 公众和专业人员都能认识到服务的路线及涉及的各专业人员的职责。
- 多学科方法应得到改善,在服务提供者之间应增强交流与合作。
- 进行宣传活动。
- 减少等待时间。
- 低视力服务整合到健康改良计划中。
- 明确的目标和标准。

由于政府官员的支持与帮助使"低视力服务共识组"的建议得到实现,在全国建立了许多"低视力服务委员会"(Low Vision Service Committees(LVSC)),在英国到 2005 年有 68 个这样的委员会,在低视力服务方面获得了成功。

2. 低视力保健路径 在 2012 年卫生署成立国家眼部保健指导小组,该小组关于眼部慢性病患者以社区为基础的服务保健模式途径的开发与更广泛的国民健康保险政策变化是一致的。在有项目中低视力优先考虑,起始的目标是开发和改善国家眼保健服务,以满足不断变化的人口的需求。同时,强调了全部的低视力服务,而不只是仅仅提供助视器。同时强调了对低视力服务的认识,因而服务的及时性,易达性及患者的选择性,都得到了推动。同时,患者等待时间应降低,可通过更多有效资源的利用及利用的初级保健的职能来实现。建议低视力保健的途径,如图 18-3 所示。

(四) 低视力康复北欧模式

北欧包括挪威、瑞典、芬兰、丹麦和冰岛 5 个国家。

1. 低视门诊人员组成 眼科医生、视光师、低视力治疗师、定向及行走指导老师、社会工作者、低视力技师。

2. 低视力康复模式 共分三个阶段

(1) 低视力康复的第一阶段:功能、环境评估,患者在日常生活中的独立性。

① 功能评估:动机、心理、功能性视力、功能性视野、照明,其他障碍。家人及同事反应、活动。

② 需求评估:整体环境,职业要求、教育要求、娱乐要求,及日常生活问题。

③ 辅具展示:望远镜、放大镜及控制照明设备。

④ 其他相关信息:老师、同事、父母及转诊医生等。

⑤ 医疗信息:眼科医生报告、医疗随诊要求。

(2) 低视力康复第二阶段:临床评估。

① 病史:阅读临床前评估报告并比较。

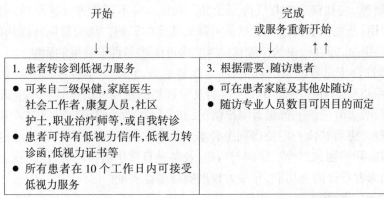

开始　　　　　　　　　　　　完成
　　　　　　　　　　　　或服务重新开始
↓↓　　　　　　　↓↓　　↑↑

1. 患者转诊到低视力服务	3. 根据需要,随访患者
● 可来自二级保健,家庭医生社会工作者,康复人员,社区护士,职业治疗师等,或自我转诊 ● 患者可持有低视力信件,低视力转诊函,低视力证书等 ● 所有患者在 10 个工作日内可接受低视力服务	● 可在患者家庭及其他处随访 ● 随访专业人员数目可因目的而定

↓↓　　　　　　　　　↑↑

2. 患者参与低视力服务

● 服务与健康,社会服务及志愿等单位无缝联结
● 评估视力检查表
● 患者给出眼病,津贴及当地服务方面的信息
● 对职业或教育提出咨询与建议
● 对眼镜,助视器,提供建议(特别关于照明,对比度及大小等),尚包括对家庭适应性进行讨论
● 如需要可转诊其他健康及社会保健单位,包括认证

图 18-3　低视力保健途径(或模式)(英国 2003)

② 确定需求:患者最主要的需求,与以往报告是否一致。

③ 动机与心理:临床印象、他人评价。

④ 视力:远、中及近视力。

⑤ 视野:周边、中心及近距离。

⑥ 屈光检查。

(3) 低视力康复第三阶段:临床评估后训练(最容易忽略)。

① 成功使用助视器:基于评估数据及临床训练。

② 随访:训练是否成功。

③ 与助视器相关的新问题:新的训练问题及新的期望。

④ 新问题:新的需求、新的目标、生活方式改变带来的新的适应问题

⑤ 患者满意度:是否满意、需求是否满足、需求变化及主动寻求低视力康复帮助。

(五) 残疾模式

著名的低视力专家 Jackson 教授提出了"残疾模式(a model of disability)",假设有一条线 A-B(图 18-4),该线代表一个人自然能力的范围,而 A-X_1 表明在视力丧失后,他们相信尚存在的自然能力的范围,另外 X_1-B 表明他们失去的自然能力。X_1-B 的程度或范围常常被夸大了。而这种夸张源于恐惧和缺乏了解,而不是有意识地想夸大这种情况。它反映了感官的精神方面或身体方面的伤害。目前公认,以上情况类似于丧亲之后的情感。

作者等设计的康复计划的目的是最

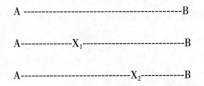

图 18-4　残疾模式图

终将 X_1 移动到 X_2，将残疾影响程度降到最低。残疾本身不可能进行这种"移动"，但是由于其他感官的应用，及视觉取代或视觉增强可降低残疾的影响。如果早期转诊到康复中心，可能限制到 X_1 的距离，即以较快的速度移向 $X2$，这可能才是真正残疾的程度。

早期转诊符合于患者的最大利益，因为在转诊处，它是多学科或跨学科专家的康复中心，因而患者可以得到各种不同专业人员的及时可靠的帮助。但是转诊不应该是眼科治疗及观察的结束，必要时应该了解患者眼部情况，并及时帮助他们眼科方面的需求。

总之，低视力患者转诊一定要得到患者本人及家人同意，多学科的康复计划必须解决每个患者的具体实际问题，如交流，定向与行走，及各种日常生活技巧等，但低视力康复最终目的是充分利用患者残存的视功能，并最大程度提高生存质量。

(六) 视力丧失的概念

当我们了解视康复模式及人员组成时，应该知道"视力减退或丧失(Vision Loss)"的各个方面对低视觉康复团队的影响与重要性，因为在低视康复服务中是由不同专业人员组成的团队一起工作，为了确保他们之间有效的工作，所以团队每一个成员能确保在视力丧失或减退方面的各种术语有统一的认识及标准是非常重要的。

我们从 1980 年 WHO 制定损害与残疾术语(terminology for impairment and disability)，及WHO 制定的损害，残疾，及障碍的国际分类(International classification of impairments, disabilities, and handicap) 中：有关疾病分类手册(A manual of classification relating to the consequences of disease) 中可以得知低视力视觉康复在疾病发展过程中的影响(见表 18-3)。

表 18-3　WHO 失调、损害、残疾及障碍概念的国际分级的界定

分类	疾病过程中不同的功能结果	举例
失调(disorder)	因疾病或外伤损害视觉器官或视路的影响	白内障，黄斑变性青光眼
损害(impairment)	因疾病所致功能下降导致的可测量的后果	对比敏感度下降视野缩小
残疾(disability)	因损害所致患者能力下降而判断的后果	阅读困难，无法辨认面孔，驾车困难
障碍(handicap)	因残疾所致患者社会能力下降而判断的后果	工作困难，社会交往受限，放弃爱好

视力减退在低视力康复中的概念见表 18-4。

表 18-4　视力减退(vision loss)各个方面

视觉失调 disorder	视觉损害 impairment	视觉残疾 disability	视觉障碍 handicap
← 器官 →		← 人 →	
眼部质量			生存质量
↑↑	↑↑	↑↑	↑↑
解剖改变	功能减退	个人能力或技能下降	社会参与能力下降
先天或后天(青光眼，白内障)	生理或心理(视力下降，视野缩小)	正常工作无法执行或受限(阅读困难，不能开车等……)	失去工作能力，社会参与爱好(失业，不与人交往，放弃爱好)
眼科检查(SL,检眼镜等)	定量检查(视力,视野)	各种生存质量调查问卷或量表测试——定性检测	
药物/手术干预	助视器		社会干预(与人交往,培训等)
↑↑	↑↑		↑↑
----------	-----------		-----------
		干预模式	

视力丧失或减退的各个方面走是互相联系的,但这种联系不是死板的,例如康复可使失调变成障碍。

(七) 结语

由于视力损害不能用框架眼镜,隐形眼镜矫正,无法用药物及手术治疗,因而患者视力状况将影响一个人的独立生活能力及生活方式,出现身体能力下降,日常生活中依赖别人,社交孤立及抑郁等。值得注意的是曾有报告(Rubin2002)在老年人低视力造成的残疾比其他慢性病更为严重,仅次于糖尿病及癌症。因此视力损害的后果可影响一个人的生活各个方面,包括社会的、心理的、教育及福利救助等方面。使生存质量明显下降,因而低视力的康复变得十分重要。另外,我国目前尚无成熟的低视力康复模式,或正在探索之中,因而发达国家低视力康复模式值得结合我国情况加以参考。

(孙葆忱)

参考文献

1. Annel L. Corn. Foundations of Low Vision Clinical and Functional Perspectives. 2nd ed.NY, USA, AFB Press.2010.

2. Jonathen Jackson A. Low Vision Manual.PA USA.Elseriver Limited. 2007.

3. Acosta F, Lashkari K, Reynaud X, et al. Characterization of functional changes in macular holes and cysts. Ophthalmology, 1991, 98: 1820-1823.

4. Adbelhafiz AH, Austin CA. Visual factors should be assessed in older people presenting with falls or hip fracture. Age and Ageing, 2003, 32(1): 26-30.

5. Alan H, Carmel S, John M. Community-based health efforts for the prevention of falls in the elderly. Clinical Interventions in Aging. 2011, 6: 19-25.

6. Alcalde Tirado P. Fear of falling. Rev Esp Geriatr Gerontol, 2010, 45(1): 38-44.

7. Artioli S, Durkin SR, Hoyama E. Prevalence and causes of visual impairment in a Brazilian population: The Botucatu Eye Study. BMC Ophthalmol, 2009, 9: 8-9.

8. Black AA, Wood JM, Lovie-Kitchin JE, et al. Visual impairment and postural sway among older adults with glaucoma. Optom Vis Sci. 2008, 85(6): 489-497.

9. Bailey IL, Lovie JE. New design principles for visual acuity letter charts. Amercian Journal of Optometry and Physiological Optics, 1976, 53: 740-745.

10. Black AA, Wood JM, Lovie-Kitchin JE. Inferior field loss increases rate of falls in older adults with glaucoma. OptomVis Sci, 2011, 81: 1272-1282.

11. Bonder, BR. Functional Performance on Older Adults. 3rd edition. USA. F.A.Davis Company.2009.

12. van Isterdael CE, Stilma JS, Bezemer PD, et al. 6220 institutionalised people with intellectual disability referred for visual assessment between 1993 and 2003: overview and trends. Br J Ophthalmol, 2006, 90: 1297-1303.

13. Casten R, Rovner B. Depression in Age-Related Macular Degeneration. J Vis Impair Blind, 2008, 102(10): 591-599.

14. Chew FLM, Youn CK, Ayu M, et al. The association beteeen various visiual function test and fragility hip fractures among the elderly: a Malaysian experience. Age and Ageing, 2010, 39(2): 239-245.

15. Corn AL. Foundationa of Low Vision, Clinical and Functional Perspectives. 2rd edition. USA. American Foundation for the Blind.2010.

16. Crews JE, Jones GC, Kim JH. et al. The effect of Combined conditions among older people with vision loss. Journal of Visual Impairment & Blindness, Special Supplement.2006, 824-845.

17. Cynthia. Vision rehabilitation. Assessment, Intervenon and Outcomes. Swets & Zeitlinger, International Conference on Low Vision. New York, 1999.

18. Maberley DA, Hollands H, Chuo J. The prevalence of low vision and blindness in Canada. Eye, 2006, 20: 341-346.

19. Dandona L, Dandona R. Estimation of global visual impairment due to uncorrected refractive error. Bull World

Health Organ.2008,86(1):63-70.

20. Dhital A,Pey T. Stanford MR.Visual loss and falls:a revew. Eye,2010,24(9):1437-1446.

21. Felson DT,Anderson JJ,Hannan MT,.et al. Impaired vision and hip fracture . The Framingham Study. J AM Geriatr Soc,1989,36(6):495-500.

22. Ferris FL,Kassoff A,Bresnick GH,et al. New visual acuity charts for clinical research. Am J Ophthalmol, 1982,94(1):91-96.

23. Flecher DC,Schuchard,RA. Prefored retinal loci for different lighting condition in patients with central scotomas. Invest ophthalmol VIs Sci,1997,38:1812-1818.

24. Foster A,Gilbert C,Johnson G. Changing patterns in global blindness:1988—2008. Community Eye Health, 2008,21(67):37-39.

25. Freeman,EE. Gresset J,Djafari F,et al. Cataract-related vision loss and depression in a cohort of patients awaiting cataract surgery. Can J Ophthalmol,2009,44(2):171-176.

26. Freeman EE,Muñoz B,Rubin G,et al. Visual field loss increases the risk of falls in older adults:the Salisbury eye evaluation. Invest Ophthalmol Vis Sci,2007,48(10):4445-4450.

27. Frick KD,Foster A. The magnitude and cost of global blindness:an increasing problem that can be alleviated. Am J Ophthalmol,2003,135(4):471-476.

28. Gilbert C,Foster A,Childhood blindness in the context of VISION 2020-The Right to Sight. Bulletin on the World Health Organization,2001,79:227-232.

29. Gray R,Perkins SA,Suryakumar R,et al. Reduced effect of glare disability on driving performance in patients with blue light-filtering intraocular lenses. J Cataract Refract Surg,2011,37(1):38-44.

30. Guccione,AA. Felson,DT,Anderson JJ,et al. The Effects of Specific Medical Conditions on the Functional Limitations of Elders in the Framingham Study. Am J Public Health,1994,84(3):351-358.

31. Harwood RH,Foss AJE,Osborn F. Falls and health status in elderly women following first eye cataract surgery: a randomised controlled trial. Br J Ophthalmol,2005,89(1):53-59.

32. Hill & Blasch. Concept Development,Scholl &Blasch,Foundations of Orientation and Mobility. AFB.1980.

33. Hodge W,Horslet T,Albiani D,et al.The consequences of waiting for catract surgery:a systemtic review. CMAJ,2007,176(9):1285-1290.

34. Kocur I,Resnikoff S. Visual impairment and blindness in Europe and their prevention. Br J Ophthalmol,2002, 86(7):716-722.

35. International Agency for the Prevention of Blindness,2010 Report.

36. Ishii K,Kabata T,Oshika T. The impact of cataract surgery on cognitive impairment and depressive mental status in elderly patients. Am J Ophthalmol. 2008,146(3):404-409.

37. Ivers RQ,Coming RG,Mitchell P,et al. Visual impairment and falls in older adults:the Blue Mountain Eye Study. J AM Geriatr Soc. 1988,46(1):58-64.

38. Ivers RQ,Norton,Cuming RG,et al.Visual impairment and hip fracture.Am J Epidemiol,2000,152(7): 633-639.

39. Jackson,AJ. Low Vision Manual. USA. Elsevier Limited.2007.

40. van Splunder J,Stilmal JS,Bernsen RMD,et al. Prevalence of visual impairment in adults with intellectual disabilities in the Netherlands:crosssectional study. Eye,2006,20:1004-1010.

41. Jack Cl,Smith T,Neoh C,et al. Prevalence of low vision in elderly patients admitted to an acute geriatric unit in Liverpool:elderly people who fall are more likely to have low vision. Gerontology,1995,41(5):280-285.

42. Jack Katz. Handbook of Clinical Audiology,6th ed. Philadelphia:Lippincott Williams & Wilkins,2010.

43. Janet Doyle. Practical Audiology for Speech-Language Therapists. 1999.

44. Jarc—Vidmar M,Popovic P,Hawlina M. Mapping of central visual function by microperimetry and autofluorescence in patients with Best's vitelliform dystrophy. Eye,2006,20:688-696.

45. Julie Lennon BSc(Hons) and Robert Harper. Low Vision:Perspective on a Changing Service. Optometry in Practice,2008,10:117-128.

46. Kamel HK, Guro-Razumam S, Shareeff M. The activities of daily vision scale: a useful tool to assess fall risk in older adults with vision impairment. J AM Geriatr Soc, 2000, 48(11): 1474-1477.

47. Keeler CH. Visual aids for the partially sighted. Transactions of the ophthalmological societies of the United Kingdom. 1956, 76: 605-614.

48. Kiss CG, Barisani-Asenbauer T, SimMer C, et al. Central visua field impairment during and following cystoid mecular edema. Br J Ophthalmol, 2008, 92: 84-88.

49. Kocur I, Resnikoff S. Visual impairment and blindness in Europe and their prevention. Br J Ophthalmol, 2002, 86(7): 716-722.

50. Koski K, Luukinen H, Laippala P, et al. Risk factors for major injurious falls among the home-dwelling elderly by functional abilities. A prospective population-based study. Gerontology, 1998, 44: 232-238.

51. Kuang TM, Tsai SY, Hsu WM, et al. Correctable visual impairment in an elderly Chinese population in Taiwan: the Shihpai Eye Study. Invest Ophthalmol Vis Sci, 2007, 48: 1032-1037.

52. Liou HL, McCarty CA, Jin CL, et al. Prevalence and predictors of undercorrected refractive errors in the Victorian population. Am J Ophthalmol, 1999, 127(5): 590-596.

53. Lamoreux EL, Chong E, Wang JJ, et al. Visual Impairment, Causes of Vision Loss and Falls. Invest Ophthalmol Vis Sci, 2008, 49(2): 528-533.

54. Langelaan M, de Boer MR, van Nispen RM, et al. Impact of Visual Impairment on Quality of Life: A Comparison With Quality of Life in the General Population and With Other Chronic Conditions. Ophthalmic Epidemiol, 2007, 14(3): 119-126.

55. Ljubic A, Trajkovski V, Stankovic B. Strabismus, refractive errors and nystagmus in children and young adults with Down syndrome. Ophthalmic Genet, 2011, 32(4): 204-211.

56. Lord SR, Dayhew J, Howland A. Multifocal glasses impair edge contrast sensitivity and depth perception and increase the risk of falls in older people. J Am Geriatr Soc, 2002, 50(11): 1760-1766.

57. Lord SR, Dayhew J. Visual risk factor for falls In older people. J AM Geniatr Soc, 2001, 49(5): 508-515.

58. Lord SR, Menz HB, Sherrington C. Home environment risk factors for falls in older people and the efficacy of home modifications. Age and Ageing, 2006, 35: 1155-1159.

59. Lord SR, Menz HB. Visual contributions to postural stability in older adults. Gerontology, 2000, 46: 306-310.

60. Lord SR. Visual risk factors for falls in older people. Age and Ageing, 2006; 35: 1142-1145.

61. Maberley D, Hollands H, Chuo J. The prevalence of low vision and blindness in Canada. Eye, 2006, 20: 341-346.

62. Mabuchi, Yoshimura, Kashiwagi, et al. High Prevalence of Anxiety and Depression in Patients With Open Angle Glaucoma. J Glaucoma, 2008, 17(7): 552-557.

63. McBrien J, Macken S. Meeting the health care needs of school-age children with intellectual disability. Ir Med J, 2009, 102(8): 252-255.

64. McClure TM, Choi D, Wooten K, et al. The Impact of Eyeglasses on Vision-Related Quality of Life in American Indian/Alaska Natives. Am J Ophthalmol, 2011, 151(1): 175-182.

65. Mette Warburg. Visual impairment in adult people with moderate, severe, and profound intellectual disability. Acta Ophthalmol Scand, 2001, 79: 450-454.

66. Mitchell Scheiman. Low Vision Rehabilitation: A practical Guide for Occupational Therapists. NJ, USA.SACK Incorporated.2007.

67. Mojon-Azzi SM, Sousa-Poza A, Mojon DS. Impact of low vision on employment, Ophthalmologica, 2010, 224(6): 381-388.

68. Muir SW. Berg K. Chesworth BM, et al. Modifiable Risk Factors Identify People Who Transition from Non-fallers to Fallers in Community-Dwelling Older Adults: A Prospective Study . Physiother Can, 2010, 62(4): 358-367.

69. Munoz B, West SK, Rodriguez J, et al. Blindness, visual impairment and the problem of uncorrected refractive error in a Mexican-American population: Proyecto VER. Invest Ophthalmol Vis Sci, 2002, 43: 608-614.

70. Muhammad N, Mansur RM, Dantani AM, et al.Prevalence and Causes of Blindness and Visual Impairment in

Sokoto State, Nigeria: Baseline Data for Vision 2020: The Right to Sight Eye Care Programme. Middle East Afr J Ophthalmol, 2011, 18 (2): 123-128.

71. Mansur R, Muhammad N, Liman IR..Prevalence and Causes of Blindness and Visual Impairment in Sokoto State. Niger J Med, 2007, 16 (4): 348-353.

72. National Center for Biotechnology Information (US). Bethesda (MD): National Center for Biotechnology Information (US); 1998. NCBI Bookshelf. A service of the National Library of Medicine, National Institutes of HealGenes and Disease [Internet].

73. NCBI Bookshelf. A service of the National Library of Medicine, National Institutes of Health. Bookshelf .ID: NBK22183 (NCB Internet).

74. Nissen KR, Sjolie AK, Jensen H, et al. The prevalence and incidence of visual impairment in the people of age 20~59 years in indestrialized countries: A review. Ophthalmic Epidemiology, 2003, 110 (4): 279-291.

75. Owsley C, McGwin G Jr, Scilley K, et al. Effect of refractive error correction on health-related quality of life and depression in older nursing home residents. Arch Ophthalmol, 2007, 125 (11): 1471-1477.

76. Pascolini D, Mariotti SP. Global estimates of visual impairment: 2010. Br J Ophthalmol, 2012, 96: 614-618.

77. Patino CM. McKean-Cowdin R. Azen SP. Central and Peripheral Visual Impairment and the Risk of Falls and Falls with Injury. Ophthalmology, 2010, 117 (2): 119-206.

78. Peter Ackland. The accomplishments of the global initiative VISION 2020: The Right to Sight and the focus for the next 8 years of the campaign. Indian J Ophthalmol, 2012 60 (5): 380-386.

79. Peter K, KBiser MD. Prospective evaluation of visual acuity assessment: a comparison of Snellen verus ETDRs charts in clinical practice. Trans Am Ophthalmol Soc, 2009, 107: 311-324.

80. Resnikoff S, Pascolini D, Mariotti SP, et al. Global magnitude of visual impairment caused by uncorrected refractive errors in 2004. Bull World Health Organ, 2008, 86: 63-70.

81. Radvay X, Duhoux S, Koenig-Supiot F, et al. Balance training and visual rehabilitation of age-related macular degeneration patients. J Vestib Res, 2007, 17 (4): 183-193.

82. Rahi JS, Phillippa M, Catherine S. Visual Impairment and Vision-Related Quality of Life in Working-Age Adults Findings in the 1958 British birth Cohort. Ophthalmology, 2009, 116: 270-274.

83. Rao, SS. Prevention of Falls in Older Patients. Am Fam Physician 2005: 72 (1): 81-88.

84. Rein DB, Zhang P, Kathleen E, et al. The economic burden of major adult visual disorders in the United States. Arch Ophthalmol, 2006, 124: 1754-1760.

85. Resnikoff S, Pascolini D, Mariotti SP, et al. Global magnitude of visual impairment caused by uncorreted refractive errors in 2004. Bulletin of the World Health Organization, 2008, 86: 63-70.

86. Resnikoff S, Pascolini D, Etya'ale D, et al. Global data on visual impairment in the year 2002. Bulletin of the World Health Organization, 2004, 82: 844-851.

87. Rohrschneider K, Becker M, Fendrich T. Kinetisc fundus controlled Perimetry wiyh the Scanning Laser Ophthalmoscope. Klin Monatsbl Augenheilkd, 1995, 207: 102-110.

88. Rohrschneider K, Bültmann S, Glück R, et al. Scanning laser ophthalmoscope fundus perimetry before and after laser photocoagulation for clinically significant diabetic macular edema. Am J Ophthalmol, 2000, 129: 27-32.

89. Rohrschneider K, Springer C, Bültmann S, et al. Microperimetry comparison between the Micro Perimeter 1 and Scanning Laser Ophthalmoscope fundus perimetry. Am J Ophthalmol, 2005, 139: 125-134.

90. Romano MR, Angi M, Romano F, et al. Macular sensitivity change in multiple sclerosis followed with microperimetry. Eur Ophthalmol, 2007, 17: 441-444.

91. Rosman M, Wong TW, Tay WT, et al. Prevalence and Risk Factors of Undercorrected Refractive Errors among Singaporean Malay Adults: The Singapore Malay Eye Study. Inves Ophthalmol Vis Sci, 2009, 50 (8): 3621-3628.

92. Stevens JA. Olson S. Reducing Falls and Resulting Hip Fractures Among Older Women. Centers for Control and Prevention. MMWR Recomm Rep, 2000, 31: 49 (RR-2): 3-12.

93. Saw SM, Foster PJ, Gazzard G, et al. Undercorrected refractive error in Singaporean Chinese adults: the Tanjong Pagar survey. Ophthalmology. 2004, 111 (12): 2168-2174.

94. Schmitz-Valckenberg S, Bültmann S, Dreyhaupt J et al. Fundus autofluorescence and fundus perimetry in the junctional zone of geographic atrophy in patients with age related macular degeneration. Invest Ophthalmol Vis Sci, 2004, 45:4470~4476.

95. Schneider U, Kuck H, Inhoffen W, et al. Fundus-controlled microperimetry with the scanning laser ophthalmoscope in macular diseases. Klin Monbl Augenheilkd, 1993, 203(3):212-218.

96. Shamanna BR, Ldandona L, Rao L. Economic burden of blindness in India. Community Eye Health, 1998, 46:(3):169-172.

97. Schellini SA, Durkin SR, Hoyama E, et al. Prevalence and causes of visual impairment in a Brazilian population: The Botucatu Eye Study. BMC Ophthalmol. 2009, 19:8-9.

98. Stevens JA, Corso PS, Finkelstein EA, et al. The costs of fatal and non-fatal falls among older adults. Ini Prev. 2006, 12(5):290-295.

99. Stirn Kranjc B. Ocular abnormalities and systemic disease in Down syndrome. Strabismus, 2012, 20(2):74-77.

100. Stringham JM Garcia PV, Smith PA, et al. Macular Pigment and Visual Performance in Glare: Benefits for Photostress Recovery, Disability Glare, and Visual Discomfort. Invest Ophthalmol Vis Sci, 2011, 52:7406-7415.

101. Kenny RA, Rubenstein LZ, Tinetti ME, et al. Summary of the Updated American Geriatrics Society/British Geriatrics Society clinical practice guideline for prevention of falls in older persons.Panel on Prevention of Falls in Older Persons, American Geriatrics Society and British Geriatrics Society. J Am Geriatr Soc. 2011, 59(1):148-157.

102. Sun Bao-chen. A study of regular education for low vision children in a Chinese school for the blind. Journal of Visual Impairment & Blindness. 1989, 66:83.

103. Tsai SY, Cheng CY, Hsu WM, et al. Association between visual impairment And depression in the elderly. J Formos Med Assoc, 2003, 102:86-90.

104. Szabo SM, Janssen PA, Khan K, et al. Older women with age-related macular degeneration have a greater risk of falls: a physiological profile assessment study. J Am Geriatr Soc, 2008, 56(5):800-807.

105. Takeuehi M, Lwssaki T, Kezuka T, et al. Functional and morpholngical changes in the eyes of Behcet's patients with uveitis. Acta Ophthalmol, 2009, 1:176-185.

106. Tastan S, Iyigun E, Bayer A, et al. Anxiety, depression, and quality of life in Turkish patients with glaucoma. Psychol Rep. 2010, 106(2):343-357.

107. Tan JC, Spalton DJ, Arden GB. Comparison of methods to assess visual impairment from glare and light scattering with posterior capsule opacification. J Cataract Refract Surg, 1998, 24(12):1626-1631.

108. The Eye Diseases Prevalence Research Group: Causes and Prevalence of Visual Impairment Among Adults in the United States. Arch Ophthalmol, 2004, 122:477-485.

109. Lamoureux EL, Chong E, Wang JJ, et al. Visual impairment, causes of vision loss and falls: the singapore malay eye study. Invest Ophthalmol Vis Sci, 2008, 49(2):528-533.

110. Thiagalingam S, Cumming RG, Mitchell P. Factors associated with undercorrected refractive errors in an older population: the Blue Mountains Eye Study. Br J Ophthalmol, 2002, 86:1041-1045.

111. Timberlake GT, Mainster MA, Webb RH, et al. Retinal localization of scotomata by scanning laser ophthalmoscopy. Invest Ophthalmol Vis Sci, 1982, 22:91-97.

112. Tom Strachan and Andrew P Read. Human Molecular Genetics. 2nd edition [Internet]. NCBI Bookshelf. A service of the National Library of Medicine, National Institutes of Health.

113. Treumer F, Bunse A, Klatt C, et al. Autologous RPE choroid sheet transplantation in AMD. Morphological and functional results. Br J Ophthalmol, 2007, 91:349-353.

114. Varma R, Wang MY, Lai MY, et al. The prevalence and risk indicators of uncorrected refractive error and unmet refractive need in Latinos: The Los Angeles Latino Eye Study. Invest Ophthalmol Vis Sci, 2008, 49:5264-5273.

115. Watson WL, Clapperton AJ, Mitchell RJ. The cost of fall-related injuries among older people in NSW, 2006-07.

NSW Public Health Bulletin 2011;23:55-59.

116. WHO.Consulation on development of standards fir characterization of vision loss and visual functioning. Ceneva,4-5 Sept. 2003.

117. Xu L,Li J,Cui T,et al. Frequency of under-corrected refractive errors in elderly Chinese in Beijing. Graefes Arch Clin Exp Ophthalmol,2006,244(7):871-873.

118. 朴永馨,张宁生,银春铭,等.缺陷儿童心理.北京:科学出版社,1987.

119. 陈云英.智力落后心理、教育、康复.北京:高等教育出版社,2007:129.

120. 程琳,李强,王超,等.ETDRS标准对数视力表视力测试.中华实验眼科杂志,2011,29(6):574-575.

121. 第二次全国残疾人抽样调查残疾标准.http://temp.cdpj.cn/dlzt/2006-03/03/content_5458.htm.

122. 丁传庆,孙葆忱.视网膜色素变性的对比敏感度改变及滤光镜对其影响.眼科研究,1996,3:189.

123. 董凌燕,王玲,王康孙,等.脉络膜新生血管经TTT治疗前后微视野变化.眼科研究,2007,25(6):443-445.

124. 樊帆,李丹,罗怡.先天性白内障相关致病基因研究进展.国际眼科纵览,2012,36(2):98-103.

125. 韩霞,叶剑.蓝光滤过型Acrysof Natural人工晶体植入术后的临床观察.中国实用眼科杂志,2005,23(9):962-964.

126. 姜泗长.耳鼻咽喉科全书-耳科学.2版.上海:上海科学技术出版社,2002.

127. 金瑜.心理测量.上海:华东师范大学出版社,2001:65.

128. 曲建梅,唐桂兰,贾亚丁,等.青光眼患者中MP-1微视野计与自动静态阈值视野计的对比研究.中国中医眼科杂志,2008,18(5):267-269.

129. 瞿新丛,周炎,方祖怡,等.老年髋部骨折的流行病学特点.中国中医骨伤科杂志,2010,18(10):39-40.

130. 李凤鸣.中华眼科学.2版.北京:人民卫生出版社,2005.

131. 李萌,王娜,田宝,等.国际功能、残疾和健康分类架构在智力残疾标准制订中的应用探讨.中国康复理论与实践,2004,6:328-330.

132. 梁全进,徐白伦.广西视障儿童随班就读的实践和探讨.北京:华夏出版社,1999.

133. 刘春玲,马红英.智力障碍儿童的发展与教育.北京:北京大学出版社,2011:68.

134. 刘晓玲,金成鹏.低视力对数视力表的研制.眼视光学杂志,2002,4(3):175-177.

135. 毛羽,张风.微视野计的临床应用.国际眼科纵览,2010,34(1):61-64.

136. 祁立刚.视力残疾人定向行走.长春:东北师范大学出版社,1992.

137. 钱志亮.谈定向.特殊教育研究,1997:3.

138. 钱志亮.谈行走 特殊教育研究,1998.

139. 钱志亮.盲人定向行走的科学与艺术.北京:中国盲文出版社,2000.

140. 曲建梅,唐桂兰,贾亚丁,等.青光眼患者中MP-1微视野计与自动静态阈值视野计的对比研究.中国中医眼科杂志,2008,18(5):267-269.

141. 宋维平.老年患者摔倒和受伤的原因及应对措施.现代护理,2006;12(22):2069-2071.

142. 孙葆忱,张书泰,高永庆.关于我国盲童教育康复的研究报告.中国康复,1988,3(2):55-58.

143. 孙葆忱.低视力患者生存质量与康复.北京:人民卫生出版社,2009.

144. 孙葆忱.临床低视力学.2版.北京:华夏出版社,1999.

145. 孙葆忱.儿童低视力的研究.国外医学眼科分册,1985,4:232.

146. 孙葆忱.关于临床低视力.实用眼科杂志,1987,5:578.

147. 孙葆忱.闭路电视的临床应用.中华眼科杂志,1988,4:230.

148. 孙葆忱,张晓楼.低视力与助视器.国外医学眼科分册,1982,2:65.

149. 孙葆忱.近用望远镜助视器的应用.中华眼科杂志,1987,5:232.

150. 孙葆忱,张书泰,邹留河,等.老年人低视力研究.实用眼科杂志,1986,4:717.

151. 孙葆忱.眼镜助视器在低视力门诊的应用.中华眼科杂志,1987,1:94.

152. 孙葆忱,邹留河,张书泰,等.远用望眼镜式助视器.中华眼科杂志,1986,5:290.

153. 孙葆忱,邹留河,张书泰,等.阅读用双眼眼镜助视器.实用眼科杂志,1985,3:91.

154. 覃朝晖,于普林,乌正赉.老年人跌倒研究的现状及进展.中华老年医学杂志,2005,24(9):711-714.

155. 王辉.特殊儿童教育诊断与评估.江苏:南京大学出版社,2007:174.

156. 王军,孙葆忱,杨晓慧,等.掺钕钇铝石榴石激光治疗人工晶状体眼晶状体后囊膜混浊的视功能评价方法.中华眼科杂志,2002,9(38):556-561.

157. 韦小满.特殊儿童心理评估.北京:华夏出版社,2006,157.

158. 吴德正,吴乐正.盲人助视器研究的现状.国外医学生物医学工程分册,1979,1:25.

159. 吴乐正,吴德正.人工视觉的进展.北京:科学出版社,1980.1:29

160. 夏家辉,邬玲仟.遗传咨询与产前诊断.中华妇产科杂志,2003,8:474-477.

161. 肖非,刘全礼.智力落后教育的理论与实践.北京:华夏出版社,1992:85-86.

162. 忻岱嫣,吴乐正,吴德正.低视力与康复.眼科学报(增刊),1987,1∶80.

163. 邢紫阳,张裕飞,彭鼎.计算机智能视力测视系统的研究.电脑知识与技术,2010,6(18):5034-5035.

164. 徐白伦.随班就读低视力教育师资培训教程.北京:华夏出版社,2003.

165. 殷亚男,赵鲁杭.先天性小眼球致病基因的研究进展.国际遗传学杂志,2006,29(6):468-471.

166. 尤春芳,须惠玉,刘哲军.引起老年人髋部骨折跌倒的研究进展.解放军护理杂志,2010,27(3A):352-355.

167. 于普林,覃朝晖,吴迪,等.北京城市社区老年人跌倒发生率的调查.中华老年医学杂志,2006,25(4):305-308.

168. 喻晓兵,龙力,师自安,等.用扫描激光检眼镜检测正常人中心 10^0 微视野.中国实用眼科杂志,2004,22(10):791-793.

169. 袁援生.现代临床视野检测.北京:人民卫生出版社,1999:124-125.

170. 张晓楼,等.北京远郊区农村低视力的调查.中华眼科杂志,1984,6:355.

171. 郑远远,孙葆忱.视力残疾儿童的视觉康复与教育康复.眼科,1997,3:173.

172. 钟世镇.临床解剖学丛书-头颈分册.北京:人民卫生出版社,1994.

173. 周琼,王文华.弱视儿童黄斑微视野的研究.中国斜视下小儿眼科杂志,2009,17(2):72-74.

174. 朱剑琴,刘汝瑜,马忠旭,等.白内障摘除蓝光滤过型人工晶状体植入术后的临床观察.中国实用眼科杂志,2009:602-605.

175. 第二次全国残疾人抽样调查办公室.第二次全国残疾人抽样调查资料(上).北京:中国统计出版社,2007.

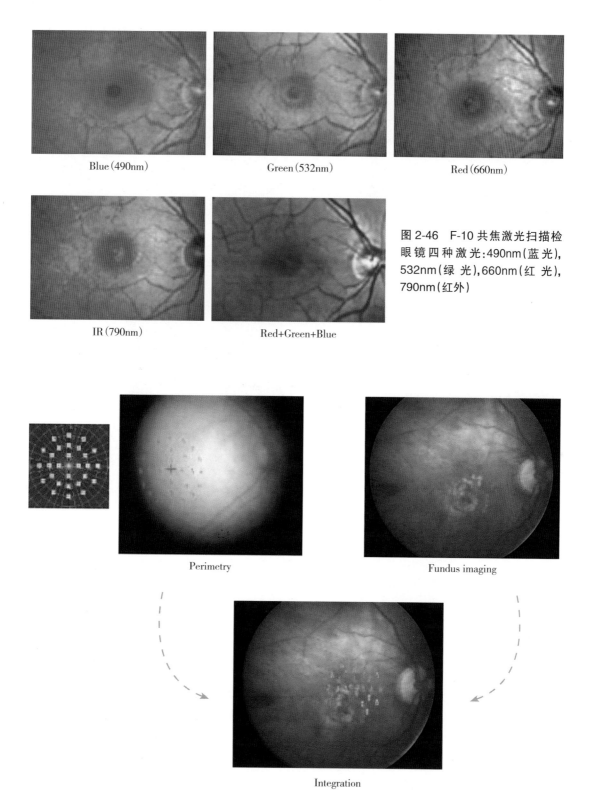

Blue (490nm)　　　　Green (532nm)　　　　Red (660nm)

IR (790nm)　　　　Red+Green+Blue

图 2-46　F-10 共焦激光扫描检眼镜四种激光：490nm(蓝光)，532nm(绿光)，660nm(红光)，790nm(红外)

Perimetry　　　　Fundus imaging

Integration

图 2-48　眼底形态学信息叠加微视野检查结果提供眼底定量视觉功能信息

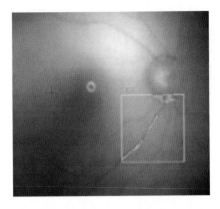

图 2-49　固视不良微视野检查结果

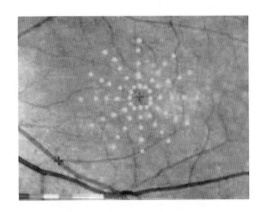

图 2-50　正常人中心 10° 微视野

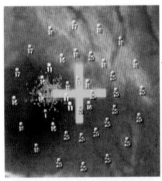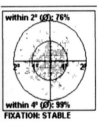

图 2-52　一旁中心注视弱视患儿左眼治疗前的光敏感值（db）及固视稳定数值（%）

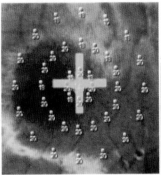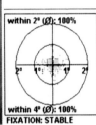

图 2-53　同一弱视患儿左眼治疗后的光敏感值（db）及固视稳定数值（%）

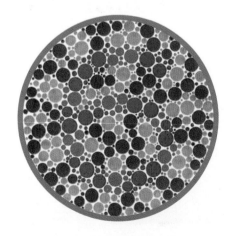

图 2-55　红色盲检查图

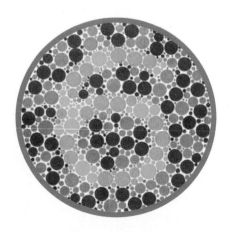

图 2-56　绿色盲检查图

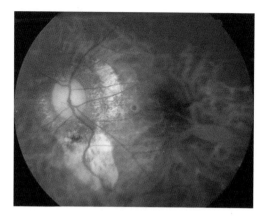

图 5-1　高度近视眼底改变

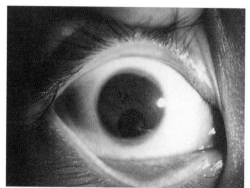

图 5-2　小角膜,虹膜缺损

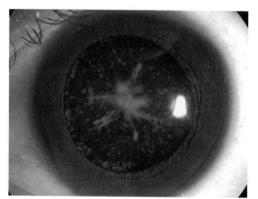

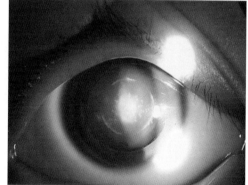

图 5-3,5-4　先天性白内障

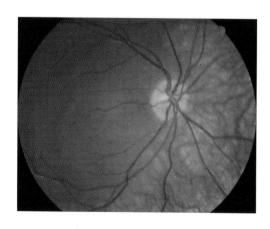

图 5-5　白化病眼底

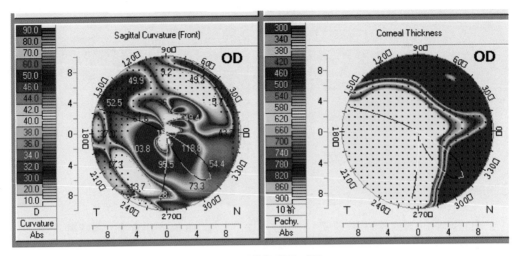

图 5-6 圆锥角膜地形图

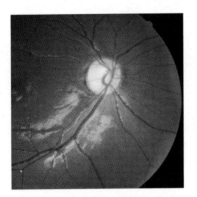

图 5-7 视神经萎缩

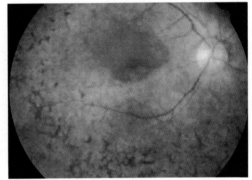

图 5-9 视网膜色素变性眼底

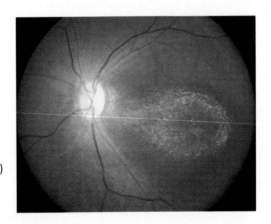

图 5-11 黄斑变性（Stargardt 病）

29